ENCYCLOPEDIE FAMILIALE DES PLANTES CURATIVES

ISBN 978-2-908554-21-2

ENCYCLOPEDIE FAMILIALE DES PLANTES CURATIVES

UTILISEZ LA NATURE
POUR VOUS SOULAGER
ET GUÉRIR

273 PLANTES
MÉDICINALES
ET
LEUR MODE D'EMPLOI

Ouvrage collectif sous la direction de
ERIC MEYER
Mise en forme par
JEAN-PIERRE LEGRAND

SOMMAIRE

Les rubriques de l'encyclopédie **9**

Chapitre 1 **A la découverte d'un monde oublié** **35**

Chapitre 2 **Pourquoi les plantes ?** **39**

a) Mettez la nature de votre côté, *41*
b) Diminuez les risques d'effets secondaires, *41*
c) Soignez-vous vous-même à toute heure du jour - et de la nuit !, *42*
d) Utilisez la plus « simple » des médecines préventives, *42*
e) Découvrez le merveilleux laboratoire des plantes, *43*
f) Apprenez un nouvel art de vivre grâce aux plantes, *44*
g) Les plantes et la médecine : pas forcément incompatibles, *44*
h) Rebâtissez vos défenses, *45*
i) Triomphez de la maladie, *45*

Chapitre 3 **Antibiotiques ou pétales de rose ?** **47**

Chapitre 4 **De la Mésopotamie à nos jours** **51**

Des vues de plus en plus scientifiques, *53*

Chapitre 5 **Les simples : de véritables laboratoires vivants** **55**

La plante, un tout complexe, *57*
Les plantes : inimitables, *58*
Un équilibre naturel, *58*

Chapitre 6 **Que font les plantes ?** **59**

Chapitre 7 **Histoires de bonnes femmes** **63**
Vous êtes le cobaye, *66*

Chapitre 8 **Médicaments : la prudence s'impose** **67**
« Garanti sans effets secondaires ! », *69*

Chapitre 9 **L'industrie de la maladie** **71**
Gobeurs de médicaments, attention !, *73*
La prescription : un simple rituel rassurant ?, *73*
La maladie, un marché en pleine expansion ?, *74*

Chapitre 10 **Etats-Unis : un remède de cheval contre le cancer** **77**
Droits « naturels » contre brevets, *80*

Chapitre 11 **Retrouvez l'équilibre de votre corps** **83**
La médecine d'urgence, *85*
En douceur, en profondeur, *86*
Remonter aux racines du mal, *86*

Chapitre 12 **Santé et mode de vie** **89**
Responsables à 70%, *91*
Trop ou pas assez, *91*
« Docteur, j'ai un petit bruit, là », *93*

Chapitre 13 **Qu'est-ce que la santé ?** **95**
L'absence de maladie, *97*
Un état de bien-être complet, *97*
Santé et maladie, deux contraires inséparables, *98*
La santé : un état relatif, *98*
La maladie : un état passager, *99*

Les trois talents de la parabole, *99*
Eloge de la santé, *100*

Chapitre 14 **Herbes et herboristes** **101**
Les plantes et la Sécurité Sociale, *104*

Chapitre 15 **Acheter ou cueillir ?** **105**
Une tradition tenace, *107*
Un savoir à acquérir, *108*

Chapitre 16 **Rubriques et index** **111**
Description des rubriques, *113*
a) Chaque rubrique,
b) Les « Conseils »,
c) La « Qualité de Vie »,
d) « L'Alimentation »,
e) « Les plantes »,
f) Les rubriques de santé, *114*
Autosuggestion,
Cancer,
Longévité,
Relaxation,
Vitamines,
Visualisation,

Description des index, *114*
a) Le lexique principal,
b) L'index thérapeutique,
c) L'index des plantes,

Chapitre 17 **Les préparations** **115**
a) L'infusion, *117*
b) La décoction, *117*
c) La macération, *118*
d) La teinture, *118*
e) Les vins médicinaux, *119*
f) Les huiles, *119*
g) Les sucs et les jus, *119*
h) Les pommades, *119*
i) Les cataplasmes, *120*
j) Les compresses, *120*
k) Les huiles essentielles, *120*
l) Les essences, *121*

m) L'inhalation, *121*
n) La fumigation, *121*
o) Le bain, *121*
p) Et les autres..., *121*

Chapitre 18 **Comment acheter et conserver vos plantes** **123**
Sachez choisir vos sources, *125*
Quelques points de repère, *125*
En vrac ou en sachet ?, *126*
Votre droguier, *127*

Chapitre 19 **Quelques conseils supplémentaires** **129**
Les instruments, *131*
Ce n'est que de l'eau..., *131*
Douceur et saveur, *131*
Une posologie sur mesure, *132*
Comment peser, *132*
Mesures et équivalences, *133*

Chapitre 20 **Avertissement** **135**
Le diagnostic : essentiel, *138*
Informez-vous, *138*
La guérison à l'époque de la vitesse, *139*
Mise en garde, *139*

L'encyclopédie familiale des plantes **141**
Construite en fonction de vos besoins, *143*
Un système de renvois complet, *144*
Des recettes faciles d'accès, *144*
Des indications et des conseils pratiques, *144*
Des rubriques à consulter, mais aussi à lire, *145*

LES RUBRIQUES DE L'ENCYCLOPÉDIE

L'astérisque * vous suggère de vous reporter à une autre rubrique qui traite ce sujet.

Abattement,

Plantes : Ginseng - Gui,

Abcès,

Plantes : Bardane - Guimauve - Bouleau.
Soins externes : Alchémille - Bardane - Berce - Bourrache - Chou - Bouillon-blanc - Guimauve - Menthe - Mauve,

Abcès dentaire, voir Dents,

Acidité gastrique (Hyperchlorydrie),

Plante : Roseau odorant,

Acné,

Plantes : Artichaut - Bardane - Céleri - Chou - Cresson - Gaillet - Ginseng - Pensée des champs - Sauge - Tomate - (Vous pouvez également avoir recours à la camomille, la guimauve et la mauve, la menthe, le navet, le souci, le tilleul et la violette),

Aérophagie,

Plantes : Achillée mille-feuille - Angélique officinale - Anis vert - Carvi - Fenouil,

Agitation, voir aussi Nervosité,

Plante : Lavande,

Albuminurie ou Néphrite,

Plantes : Bouleau - Bourse-à-pasteur - Genêt à balai - Noyer - Oignon - Prêle,

Algies, voir aussi Douleurs,

Plante : Peuplier,

Alopécie,

Plantes : Bardane - Capucine - Cresson - Oignon - Ortie - Noyer - Romarin,

Amaigrissant,

Plantes : Caragheen - Caroubier - Céleri - Cerisier - Frêne - Maïs - Marrube - Maté - Raisin - Tisane amaigrissante,

Amaigrissement,

Plantes : Angélique - Fenugrec - Roseau odorant,

Aménorrhée,

Plantes : Angélique - Coriandre - Ginseng - Gotukola - Mélisse - Romarin,

Ampoules,

Plantes : Camomille - Prêle - Souci des champs - Tussilage,

Amygdalite,

Plantes : Bardane - Mauve - Sauge,

Anémie,

Plantes : Aunée - Carotte - Petite centaurée - Chardon béni - Chêne - Gentiane - Houblon - Tisane dépurative (Liqueur du Suédois) - Ményanthe - Raifort,

Angines, voir aussi Amygdalyte,

Plantes : Aigremoine - Chou - Guimauve - Hysope - Noyer - Ortie - Raifort - Ronces - Rose rouge,

Angine de poitrine,

Plantes : Aubépine - Chélidoine - Genêt à balai,

Angoisse, voir aussi Dépression nerveuse, Nervosisme,

Plantes : Aubépine - Basilic - Lavande - Mélisse - Oranger - Tilleul - Valériane,

Angoisse cardiaque, voir aussi Angine de poitrine,

Anorexie, voir aussi Apéritives, Appétit,

Plantes : Veuillez consultez la rubrique Appétit,

Antibiotiques, (Plantes A.) Voir aussi Antibiotiques (Réaction aux antibiotiques) Antiseptiques et Poumons (infections broncho-pulmonaires),

Plantes : Capucine - Pétasites officinales - Raifort - Usnea,

Antibiotiques (Réaction aux antibiotiques),

Plantes : Ortie - Rose,

Antiseptiques, voir aussi Antibiotiques et Plaies,

Plantes : Achillée - Ail - Aunée - Boldo - Lavande - Menthe - Pin - Sauge officinale - Tisane antiseptique,

Antiseptiques urinaires, voir Urétrite,

Antispasmodiques, voir Spasmes,

Anxiété, voir Angoisse,

Aphrodisiaques, voir aussi Impuissance et Frigidité,

Plantes : Berce - Céleri - Damiana - Gingembre - Ginseng - Sarriette - Tisane aphrodisiaque,

Aphtes,

Plantes : Aigremoine - Bardane - Camomille - Guimauve - Noyer - Ortie - Ronce - Sauge - Tussilage - Préparation pour bain de bouche,

Apoplexie cérébrale * Athérosclérose,

Appétit (manque d'), voir aussi Anorexie,

Plantes : Absinthe - Angélique - Anis - Aunée - Camomille - Carvi - Centaurée (Petite) - Gentiane - Ginseng - Houblon - Marrube - Sauge - Tisane apéritive - Liqueur du Suédois,

Appétit sexuel, voir Aphrodisiaques,

Artériosclérose,

Plante : Ail aux ours,

Artères, voir Athérosclérose et Vasodilatateurs,

Artérite, voir aussi Athérosclérose,

Arthrite, voir aussi Rhumatismes,

Plantes : 1) Soins externes : Argile - Chou - Consoude - Maïs - Millet - Moutarde - Quark - Saunas,
2) Usage interne : Ail - Aloe vera - Artichaut - Bardane - Camomille - Dépuration corrective - Guimauve - Millepertuis - Reines-des-prés - Tilleul,

Articulations, voir Arthrite, Arthrose, Rhumatismes,

Arthrose, voir aussi Arthrite, Rhumatismes,

Arythmie,

Plantes : Aubépine - Ballote - Genêt à balai - Marrube,

Asthénie, voir aussi Anémie, Appétit, Dépression, Faiblesse,

Plantes : Angélique - Aunée - Ginseng - Pollen - Romarin - Thym,

Asthme,

Plantes : Ail - Bouillon-blanc - Hysope - Lavande - Lierre terrestre - Marrube - Pétasite - Tussilage - Valériane,

Athérosclérose, voir aussi Cholestérol, Hypertension,

Plantes : Ail - Artichaut - Aubépine - Bouleau - Gui - Pissenlit - Tilleul,

Autosuggestion,

Comment guérir ? L'effet placebo guérit,
L'expérience,
La confiance : le début du rétablissement,
La santé : un entraînement,
Voulez-vous (vraiment) guérir ?
Le bonheur d'être malade ?,
L'apport de l'autosuggestion,
Les plantes et l'autosuggestion,
La joie et la santé,

Avitaminose, voir aussi Vitamines,

Bouche, voir Aphtes et Ulcères,

Blessures, voir aussi Antiseptiques, Brûlures et Cicatrisation,

Plantes : Aloe vera - Arnica - Hydrastis canadensis - Pétasite,

Bouffées de chaleur, voir Ménopause,

Bourdonnements d'oreille,

Plantes : Aubépine - Genêt à balai - Ballotte noire,

Bleus, voir Contusions,

Blennoragie * Urétrite,

Bronchite,

Plantes : Angélique - Bouillon-blanc - Bourrache - Eucalyptus - Guimauve - Lierre terrestre - Marrube - Moutarde - Prêle - Tussilage,

Brûlures, voir aussi Blessures,

Plantes : Aloe vera - Bouillon blanc - Carotte - Consoude - Millepertuis - Pomme de terre - Souci,

Brûlures d'estomac * Acidité, Digestion, Dyspepsie, Ulcères,

Café * Peau,

Calculs, voir Lithiases biliaires et Lithiases rénales,

Calmantes,

Cancer, voir aussi Longévité et Tumeurs,

Plantes : Achillée - Aloe vera - Chélidoine - Consoude - Gaillet - Gui - Lapacho - Lycopode - Millepertuis - Ortie - Pétasite - Prêle - Roseau odorant - Souci - Tisane dépurative,

Calvitie, voir Alopecie,

Cataracte,

Plantes : Chélidoine majeure - Dépuration corrective,

Catarrhe des bronches * Catarrhe pulmonaire,

Plantes : Lierre terrestre - Plantain - Polygala,

Cellulite,

Plantes : Bouleau - Bruyère - Chélidoine - Chiendent - Lierre - Reine des prés - Verge d'or,

Chaude-pisse * Urétrite,

Cheveux,

Plantes : Bardane - Camomille - Ortie - Poireau - Sauge,
Shampooings naturels,
Rinçages,
Cheveux secs,
Cheveux gras,
Cheveux ternes,

Cholecystite,

Plantes : Artichaut - Chélidoine - Radis noir,

Cholestérol,

Plantes : Artichaut - Bouleau - Douce-amère - Pissenlit - Romarin,

Cicatrices, voir aussi Blessures et Cicatrisation,

Plantes : Aloe vera - Dépuration corrective - Lycopode,

Cicatrisation, voir Blessures et Cicatrisation,

Plantes : Aloe vera - Dépuration corrective - Lycopode,

Cicatrisation, voir Blessures et Cicatrices,

Plantes : Absinthe - Achillée millefeuille - Ail des ours - Camomille - Eucalyptus,

Circulation (troubles de la), voir Artériosclérose, Artérite, Athérosclérose, Cholestérol, Cœur,

Cirrhose,

Plante : Artichaut,

Cœur, voir aussi Angine de poitrine et Infarctus, Tonicardiaques,

Plantes : Ail - Aubépine - Digitale - Gui - Marrube blanc - Ortie - Pissenlit - Maté - Muguet,

Colibacillose urinaire aiguë, Cystite,

Plantes : Bruyère - Eucalyptus - Myrtille - Verge d'or,

Coliques,

Plantes : Absinthe - Anis - Camomille - Guimauve - Mauve,

Coliques hépatiques, voir aussi Lithiases biliaires,

Plantes : Aigremoine - Bouleau - Chicorée sauvage - Chiendent - Tilleul,

Coliques néphrétiques, voir aussi Lithiases rénales,

Colite,

Plantes : Aloe vera - Chou - Réglisse - Sarriette - Thym,

Conjonctivite,

Plantes : Bleuet - Camomille - Noyer - Plantain,

Comédons,

Plantes : Chélidoine - Chiendent - Gaillet,

Constipation,

Plantes : Aloe vera - Bourdaine - Chicorée - Chiendent - Lin - Tisane composée,

Contusions, voir aussi Blessures,

Plantes : Arnica - Rose - Souci - Thym,

Convalescence, voir aussi Appétit et Anémie,

Plantes : Angélique - Damiana - Germe de blé - Ginseng - Millefeuille - Millepertuis - Pollen - Romarin - Verveine,

Convulsions,

Plantes : Gui - Mouron des oiseaux - Valériane,

Constriction (sensation de), voir Angine de poitrine,

Coqueluche,

Plantes : Bouillon-blanc - Coquelicot - Drosera - Eucalyptus - Lavande - Polygala amara - Raifort - Thym,

Cors aux pieds,

Plantes : Ail - Chélidoine,

Coryza * Rhume de cerveau,

Couperose,

Plantes : Lis - Laitue,

Coup de soleil, voir Insolation,

Coupures, voir aussi Blessures et Plaies,

Courbatures,

Plante : Millepertuis

Crises nerveuses,

Plante : Gui,

Cystite,

Plantes : Ail - Bruyère - Hydraste - Millepertuis - Myrtille - Reine des prés - Sels minéraux,

Dartres, voir Acné, Eczéma, Impétigo,

Démangeaisons, voir Prurit,

Dents,

Plantes : Ail - Camomille - Cresson - Guimauve - Menthe - Thym - Millepertuis,

Dents (enfants qui font leurs -),

Plantes : Plantain - Guimauve,

Dépressifs (états),

Plantes : Aubépine - Camomille - Coriandre - Girofle - Lavande - Mélisse - Menthe - Millepertuis - Thym - Valériane,

Dépuratifs,

Plantes : Alchémille - Alkékenge - Bardane,

Dermatophyties, voir Dermatoses (Souci),

Dermatoses,

Plantes : Artichaut - Bardane - Cerfeuil - Cresson - Douce-amère - Guimauve - Mauve - Ortie - Pensée sauvage - Pissenlit - Salsepareille - Souci,

Dermite, voir Dermatose,

Désinfectant, voir Antiseptiques,

Plantes : Eucalyptus - Pin - Vinaigre des quatre voleurs,

Diabète,

Plantes : Bardane - Chicorée - Eucalyptus - Fenugrec - Galega - Haricot - Myrtille - Noyer - Ortie - Pissenlit,

Diarrhée,

Plantes : Aigremoine - Ail des ours - Bistorte - Carotte - Caroube - Cassis - Myrtille - Plantain - Ronce,

Digestion,

Plantes : Aigremoine - Angélique - Anis vert - Artemise - Camomille - Câprier - Cardamome - Cerfeuil - Coriandre - Cumin - Dépuration corrective - Estragon - Gentiane - Mélisse - Menthe poivrée - Ortie - Rhubarbe asiatique - Roseau odorant - Reine des prés - Sauge - Serpolet - Thym - Verveine,

Douleurs d'estomac, voir Digestion,

Durillons, voir Cors aux pieds,

Dysenterie,

Plantes : Fraisier - Gui - Myrtille - Ronce,

Dysménorrhées,

Plantes : Bourse-à-pasteur - Camomille - Cataire - Gingembre - Matricaire camomille - Mélisse - Menthe - Persil - Sauge - Thym,

Dyspepsies, voir aussi Brûlures d'estomac et Digestion,

Plantes : voir Brûlures d'estomac et Digestion,

Eczéma, voir aussi Dermatose, Prurit,

Plantes : Consultez la rubrique Dermatoses,

Enfants agités * Angoisse (Tilleul),

Entorses * Foulures et Traumatismes,

Erisipèle, voir Abcès,

Excitation nerveuse,

Plantes : Camomille - Lavande - Thym - Serpolet - Valériane,

Excitation sexuelle,

Plantes : Houblon - Nénuphar -Valériane,

Fatigue,

Plantes : Voir Asthénie et Toniques,

Fièvre,

Plantes : Achillée - Angélique - Camomille - Petite centaurée - Dépuration corrective - Eucalyptus - Frêne - Gentiane - Marrube blanc - Ményanthe - Olivier - Oranger - Persil - Quinquina - Romarin - Sauge,

Flatulences, voir aussi Digestion,

Foie, voir aussi Carminatives, Cholagogues, Digestives,

Plantes : Aigremoine - Artichaut - Aunée - Boldo - Chélidoine - Chicorée - Chiendent - Genêt - Gentiane - Pissenlit - Radis - Romarin - Sauge - Souci - Véronique,

Foie (crise de -), voir aussi Foie,

Plantes : Artichaut - Dépuration corrective - Pissenlit,

Foulure,

Plantes : Arnica - Gingembre - Oignon - Souci,

Frigidité, voir aussi Aphrodisiaques,

Plantes : Berce - Menthe - Romarin - Sarriette - Verveine, Sauge,

Furoncles, Furonculose, voir aussi Dermatoses, Dépuratives,

Plantes : Bardane - Chou - Fenugrec - Oignon - Ortie - Pissenlit - Radis noir,

Gale,

Plantes : Noyer - Souci,

Gangrène,

Plantes : Ail - Armoise,

Gastralgies, voir Digestion et Indigestion,

Gaz, voir Carminatifs et Flatulences,

Gencives,

Plante : Sauge,

Génito-urinaire (affections de l'appareil -), voir Urétrite,

Gerçures,

Plantes : Aloe vera - Avoine - Camomille - Poireau,

Gingivite,

Plantes : Bistorte - Noyer - Thym,

Gorge, voir aussi Amygdalite, Angine, Laryngite, Pharyngite,

Plantes : Aigremoine - Cayenne - Marjolaine - Noyer - Pommier - Rose - Sauge - Thym,

Goutte, voir aussi Arthrite,

Plantes : Bardane - Bouleau - Céleri - Consoude - Dépuration corrective - Frêne - Pensée sauvage - Vergerette du Canada,

Gravelle, voir Lithiase urinaire,

Grippe,

Plantes : Bouillon blanc - Cannelle - Chiendent - Citron - Fenouil - Lavande - Romarin - Thym - Tilleul - Tisane composée,

Glaucome,

Plantes : Prêle - Souci - Véronique,

Grossesse Les plantes à éviter,

Nausées au cours de la grossesse,
Plantes : Camomille - Ballotte noire,

Haleine fétide,

Plantes : Aneth doux - Citron - Menthe - Sauge,

Hématémèse * Vomissements de sang,

Hémoptisie, voir Hémorragies,

Hémorragies,

Plantes : Achillée - Bourse-à-pasteur - Ortie - Prêle - Souci,

Hémorroïdes,

Plantes : Achillée - Bouillon-blanc - Chêne - Hamamélis - Pariétaire - Prêle,

Hépatite, voir Ictère,

Herpès,

Plantes : Bardane - Fumeterre - Mauve,

Hoquet,

Plantes : Absinthe - Angélique - Menthe,

Hyperacidité, voir Acidité,

Hypercholestérolémie, voir Cholestérol,

Hypertension,

Plantes : Ail - Ail des bois - Aubépine - Arnica - Gui - Olivier - Ortie - Pomme - Sarrasin - Tilleul,

Hypotension, (basse pression),

Plantes : Aubépine - Bourse-à-pasteur - Chardon-Marie,

Hystérie, voir aussi Dépression nerveuse et Névrose,

Plantes : Aubépine - Ballotte - Gui - Millepertuis,

Idées noires, voir Dépression,

Impetigo,

Plantes : Bardane - Carotte - Chou - Bouleau - Noyer - Sauge - Souci,

Impuissance, voir aussi Aphrodisiaques,
Plantes : Voir Aphrodisiaques,

Incontinence d'urine (Enurésie),
Plantes : Renouée bistorte,

Indigestion, voir Digestion et Dysepsie, notamment,
Plantes : Angélique - Camomille - Cerfeuil - Cumin - Dépuration corrective - Gentiane - Mélisse - Menthe poivrée - Sauge - Serpolet - Thym - Verveine,

Infection, voir aussi Anti-infectieux, Antiseptiques, Blessures,
Plantes : (voir aussi Antiseptiques) Ail - Aunée - Lavande - Papaye - Rose - Sauge - Thym,

Infection intestinale, voir Dysenterie, Infection,

Infection urinaire, voir Cystite,

Inflammations,
Plantes : Amande - Bouillon-blanc - Camomille - Dépuration corrective - Lin - Mauve - Rose - Sauge - Souci,

Insolation,
Plante : Tilleul,

Insomnies,
Plantes : Aspérule odorante - Aubépine - Ballote - Camomille - Houblon - Lotus - Oranger - Passiflore - Tilleul - Valériane - Verveine,

Irritabilité,

Intertrigo, voir Impétigo,

Ivresse,

Jambes,

Jambes lourdes,

Jaunisse, voir Ictère,

Lactation,

Larynx (inflammations du), voir Laryngite,

Laryngite,

Plantes : (Voir aussi Angines) Erysimum - Polygala - Réglisse,

Laxatifs, voir Constipation,

Leucémie * Cancer,

Leucorrhées,

Plantes : Alchémille - Aunée - Lamier blanc - Potentilles - Rose - Thym - Sauge,

Lipothymie * Syncope,

Lithiases,

Lithiase biliaire,

Plantes : Aigremoine - Artichaut - Chicorée - Chiendent - Lin - Pissenlit - Radis noir,

Lithiase rénale,

Plantes : Aigremoine - Artichaut - Bruyère - Chicorée - Chiendent - Fenouil - Genévrier - Pariétaire - Prêle - Persil,

Longévité,

Plantes : Aloe vera - Ail - Algues - Ginseng - Gotu-kola - Kelp - Persil - Sarrasin - Sésame - Tournesol,
Les super-aliments : Pollen - Levure de bière - Germe de blé - Yaourt,

Luxation,

Plante : Millepertuis,

Lumbago, voir Rhumatismes,

Lupus,

Plantes : Bourrache - Prêle,

Maigreur, voir Amaigrissement,

Maladies infectieuses, voir aussi Antibiotiques, Antiseptiques et Désinfectants,

Plantes : Ail - Lin - Plantain - Tisane antiseptique - Tisane diaphorétique - Tisane anti-infection,

Maux de gorge * Angine,

Maux de tête, voir aussi Migraines,

Plantes : Anémone pulsatille - Camomille romaine - Matricaire camomille - Muguet,

Mélancolie, voir Dépression et Neurasthénie,

Mémoire (perte de -),

Plantes : Angélique - Coriandre - Ginseng - Gotukola - Mélisse - Romarin

Ménopause,

Plantes : Achillée mille-feuille - Aubépine - Cyprès - Gui - Menthe - Millefeuille - Sauge - Vigne rouge,

Météorisme, voir Digestion météorisme,

Plantes : Camomille - Centaurée (Petite),

Ménorragies, voir Métrorragies,

Métrorragies,

Plantes : Bourse-à-pasteur - Lamier blanc - Millefeuille - Ortie - Prêle - Salicaire,

Migraines, voir aussi Maux de tête,

Plantes : Camomille - Ergot - Kolatier - Lavande - Matricaire - Menthe - Oranger - Thym - Tilleul,

Néphrite,

Plantes : Bourrache - Prêle - Sureau,

Nervosisme, Nervosité, voir aussi Angoisse, Anxiété, Insomnie,

Plantes : Aubépine - Ballote noire - Houblon - Marjolaine - Mélisse - Oranger - Tilleul - Thym - Valériane - Véronique officinale,

Neurasthénie,

Plantes : (voir aussi Dépressifs (états)) Aspérule - Carline - Maté - Mélisse - Thym - Valériane,

Névralgies, voir aussi Rhumatismes,

Plantes : Camomille - Girofle - Millepertuis - Reine-des-prés - Tisane composée - Verveine,

Névrose, voir Dépressif, Neurasthénie,

Obésité, voir aussi Amaigrissement,

Plantes : Bugrane - Cerisier - Chicorée sauvage - Maté - Reine-des-prés - Varech vésiculeux - Vigne rouge,

Odeur corporelle, voir Transpiration,

Oedème,

Plantes : Ail des ours - Bouleau - Cerisier - Genêt - Reine-des-prés - Sureau,

Ongles, Ongles incarnés,

Plantes : Olivier - Prêle,

Ophtalmies, voir aussi Conjonctivite,

Plantes : Bleuet - Camomille - Cerfeuil - Chélidoine - Euphraise - Plantain - Rose - Sureau,

Orgelet, voir Ophtalmies,

Plantes : Euphraise - Lycopode - Sureau,

Orchite,

Plantes : Mauve - Lamier blanc - Millepertuis,

Oxyures, oxyurose,

Plantes : Ail - Gentiane - Matricaire - Oignon - Potiron - Serpolet - Thym,

Palpitations, voir aussi Arythmie, Cœur, Nervosité,

Plantes : Aubépine - Ballote - Mélisse - Romarin - Valériane,

Panaris,

Plantes : Ail - Bouillon-blanc - Camomille - Lavande - Oignon,

Parasites intestinaux,

Parodontolyse,
Plantes : Cannelle - Girofle - Lavande - Verveine,

Paupières enflammées, voir Orchite (Bleuet),

Peau, voir aussi Dermatites,
Plantes : Amandier - Carotte - Concombre - Consoude - Mauve - Menthe - Romarin - Orge - Rose - Sauge - Thym,

Peau (cancer de la peau),
Plantes, voir Cancer,
Plantes : Aloe vera - Chélidoine - Souci,

Pertes blanches, voir Leucorrhées,

Phlébite,
Plantes : Ail - Chardon - Millefeuille - Souci - Tussilage,

Pieds,
Plantes : Aulne - Roseau odorant - Souci - Tussillage,

Piqûres,
Plantes : Cassis - Lavande - Oignon - Persil - Plantain - Sauge,

Plaies, voir aussi Cicatrisation,
Plantes : Angélique - Bouillon-blanc - Chou - Genêt - Oignon,

Pleurésie,
Plantes : Angélique - Bouillon-blanc - Chou - Genêt - Oignon,

Pneumonie,
Plantes : Angélique - Bourrache - Genêt - Moutarde - Souci,

Prostate,
Plantes : Baie de palmette - Bruyère - Busserole - Epilobe,

Priapisme * Excitation nerveuse,

Protéinurie * Albuminurie,

Prurit,

Plantes : Bardane - Betterave - Chou - Guimauve - Mauve - Pissenlit - Salicaire - Véronique,

Psoriasis,

Plantes : Bardane - Chélidoine majeure - Orge - Pensée sauvage - Sauge - Violette,

Pyorrhée, voir aussi Dents et Parodontolyse,

Plantes : Achillée - Bardane - Noyer - Sauge,

Rachitisme,

Plantes : Achillée - Noyer - Persil - Thym,

Régime hypotoxique,

Règles,

Plantes : Achillée - Angélique - Armoise - Bourse-à-pasteur - Camomille - Consoude - Estragon - Mélisse - Persil - Sauge - Souci,

Règles douloureuses, voir Dysménorrhées,

Relaxation, voir aussi Excitation nerveuse,

Plantes : Alchémille - Angélique - Armoise - Aubépine - Aubergine - Laitue - Mélisse - Oranger - Passiflore - Pulsatille - Tilleul - Verveine,

Rhumatismes,

Plantes : Ail - Ail des bois - Alkékenge - Bardane - Bouleau - Camomille - Chou - Consoude - Cresson - Dépuration corrective - Fenouil - Galanga - Harpagophytum - Maïs - Millepertuis - Ortie - Pensée sauvage - Persil - Pissenlit - Primevère - Raifort - Reine-des-prés - Sauge - Sureau - Thym - Verveine officinale,

Rhinite, voir Rhume,

Rhume de cerveau,

Plantes : Camomille - Bourrache - Eucalyptus - Euphraise - Lierre terrestre - Mauve - Oignon - Sapin - Thym - Tisane composée - Tussilage,

Rhume des foins,

Plantes : Hydraste du Canada - Lierre terrestre - Verge d'or,

Rides, voir aussi Peau,

Plantes : Citron - Concombre - Consoude - Fraises - Mauve - Orge perlé - Pavot - Pomme de terre - Rose,

Rougeole,

Plantes : Ail - Bourrache - Dépuration corrective - Marrube - Oignon - Sauge - Thym - Violette,

Rubéole,

Plantes : voir Rougeole,

Rythme cardiaque, voir Arythmie,

Saignement, voir Hémorragies,

Saignement de nez, voir Hémorragies et Blessures,

Plantes : Alchémille - Prêle,

Salpingite, voir Infection,

Scarlatine,

Plantes : Voir Rougeole,

Sciatique, voir aussi Névralgies,

Plantes : Bryone - Chou - Millepertuis - Ortie - Reine-des-prés - Tilleul,

Scorbut,

Plantes : Cresson - Raifort,

Séborrhée,

Plantes : Bardane - Bouleau,

Seins,

Plantes : Achillée - Fenouil - Galega,

Seins engorgés,

Plantes : Menthe - Persil - Prêle,

Sénescence, Sénilité, voir aussi Longévité,

Plantes : Bleuet - Cassis - Capucine,

Sénilité, voir Sénescence,

Sinusite,

Plantes : Camomille - Eucalyptus - Fenugrec - Muguet - Oignon - Pin - Thym,

Soif,

Plante : Pommier,

Sommeil, voir Insomnie,

Somnolence, voir Asthénie,

Spasmes,

Spasmes digestifs, voir Digestion,

Spasmes nerveux, voir Calmantes,

Plantes : Aubépine - Ballote - Camomille - Guimauve - Houblon - Lavande - Mélisse - Oranger - Tilleul - Valériane,

Stérilité, voir aussi Aphrodisiaques et Impuissance,

Plantes : Romarin - Salsepareille - Sauge,

Stimulants, voir Toniques,

Stomatite, voir aussi Gencives et Gingivite,

Plantes : Bistorte - Myrtille - Sureau,

Stress, voir aussi Relaxation et Surmenage,

Plantes : Aspérule odorante - Camomille - Pissenlit - Ortie - Verveine,

Sudorifiques, voir aussi Transpiration,

Plantes : Menthe - Reine-des-prés - Sureau,

Surmenage, voir aussi Asthénie, Dépression nerveuse, Fatigue, Relaxation, Stress, Toniques,

Plantes : Aubépine - Centaurée (Petite) - Ginseng - Maté - Romarin - Sauge - Thym - Véronique,

Syncope,

Plante : Mélisse,

Tabac, voir aussi Toux, Athérosclérose,
Plantes : Cresson - Erysimum - Roseau odorant,

Taches,
Plantes : Amandes - Lys - Marguerite - Raifort - Souci,

Tachycardie, voir Palpitations,

Teint, voir aussi Peau,
Plantes : Bardane - Dépuration corrective - Ortie,

Tension, voir Nervosité, Excitation, Stress,

Tension artérielle, voir Cœur, Hypertension, Hypotension,
Plantes : Nénuphar - Valériane,

Tête, voir Maux de tête,

Torticolis,
Plantes : Arnica - Consoude,

Toux, voir aussi Asthme, Bronchite, Grippe, Laryngite, Rhume,
Plantes : Angélique - Bouillon-blanc - Bourrache - Capillaire - Coquelicot - Eucalyptus - Guimauve - Lavande - Lierre terrestre - Romarin - Serpolet - Tussilage - Véronique,

Tétanie,

Transpiration excessive,
Plantes : Bouleau - Sauge,

Traumatismes physiques, voir aussi Contusions, Brûlures, Ecchymoses,
Plantes : Arnica - Camomille - Millepertuis - Romarin,

Tremblements, voir Nervosisme,

Troubles cardiaques, voir Angine de poitrine, Arythmie, Cœur, Hypertension, Palpitations, Tachycardie,

Troubles des voies digestives, voir Appétit, Acidité, Cirrhose, Carminatives, Colique, Constipation, Diarrhée, Digestion, Diurétiques, Dysepsies, Flatulences, Foie, Gaz, Hypertension, Hypotension, Ictère, Lithiases, Oxyures,

Troubles menstruels, voir Amenorrhées, Dysmenorrhée, Métrorragies,

Troubles nerveux, voir Agitation, Angoisse, Bourdonnements d'oreilles, Convulsions, Crises nerveuses, Dépressifs (états -), Hypertension, Hystérie, Insomnie, Nervosisme, Relaxation, Stress, Surmenage, Toniques,

Troubles psychologiques, voir Agitation, Angoisse, Anorexie, Crises nerveuses, Dépressifs (états -), Excitation nerveuse, Excitation sexuelle, Hystérie, Insomnie, Nervosisme, Neurasthénie, Névrose, Relaxation, Stress, Surmenage,

Tuberculose pulmonaire,

Plantes : Bouillon-blanc - Fenugrec - Lierre terrestre - Marrube - Ortie - Plantain - Prêle - Renouée-bistorte - Rose rouge - Sauge,

Tumeurs, voir aussi Cancer et Longévité,

Plantes : Achillée - Chou - Dépuration corrective - Millepertuis - Noyer - Pomme de terre - Ortie - Petite oseille - Plantain - Prêle - Souci - Thym,

Ulcères,

Plantes : Bardane - Berce - Lavande - Mauve - Noyer - Plantain - Potentille - Prêle - Thym - Tussilage,

Ulcères de la bouche, voir Aphtes,

Ulcères d'estomac et du duodenum,

Plantes : Amande - Chou - Consoude - Géranium - Houblon - Mauve - Pomme de terre - Reine-des-prés - Réglisse - Roseau odorant,

Ulcère variqueux,

Plantes : Aulne - Chou - Consoude - Noyer - Sauge - Souci - Tisane composée,

Urée, Urémie,

Plantes : Cerisier - Chiendent - Genêt à balai - Ortosiphon - Piloselle - Thym,

Urétrite,

Plantes : Boldo - Bourrache - Bourse-à-pasteur - Busserole - Eucalyptus - Genévrier - Pin - Verge d'or,

Urine (affections urinaires),

Plantes : Busserole - Eucalyptus - Fenouil - Frêne - Oignon - Pissenlit - Pin - Pommier - Thym,

Urticaire,

Plantes : Bardane - Bouleau - Petite centaurée - Fumeterre - Ortie,

Vaginite, voir Leucorrhées,

Varices,

Plantes : Ail - Bourse-à-pasteur - Hamamélis - Lierre - Marron d'Inde - Millefeuille - Sauge - Souci,

Veines, voir aussi Hypertension, Phlébite, Varices,

Plantes : Ail - Citron - Epine-vinette - Hamamélis - Lierre - Marronnier d'Inde - Millefeuille - Peuplier - Tilleul - Vigne rouge,

Vermifuges, voir Parasites,

Verrues,

Plantes : Ail - Chélidoine - Souci,

Vers, voir Parasites,

Vertiges,

Plantes : Aubépine - Gui - Lavande - Mélisse - Menthe - Sauge,

Vessie, voir Cystite, Dépuratifs,

Vieillissement, voir Longévité, Sénescence, Sénélité,

Visage, voir Peau, Rides,

Visualisation, voir aussi Autosuggestion et Relaxation,

La visualisation pour la santé,
Visualiser : principes de base,
Croire en soi,
L'espace intérieur,
La lumière dorée,
Les plantes,
L'aide des Lilliputiens,
Voir la télévision,

Vitamines, minéraux,

Vitamine A,
Complexe vitaminique B,
Vitamine B1,
Vitamine B2,
Vitamine B3,
Vitamine B5,
Vitamine D,
Vitamine E,
Vitamine F,
Vitamine G,
Vitamine H,
Vitamine H2,
Vitamine I,
Vitamine J,
Vitamine K,
Vitamine L1,
Vitamine L2,
Vitamine P,

Minéraux,

Calcium,
Fer,
Cuivre,
Iode,
Magnésium,
Phosphore,
Silice,
Plantes minéralisantes,

Vitiligo,

Plantes : Bette - Cyprès,

Vomissements, voir aussi Dyspepsie, Grossesse,

Plantes : Aneth - Lichen d'Islande - Menthe - Tilleul,

Vomissements de sang (Hématémèse),

Plante : Prêle des champs,

Yeux, voir aussi Conjonctivite et Ophtalmies,

Plantes : Bardane - Camomille - Chélidoine majeure - Citron - Euphraise - Pomme de terre - Rose - Rue fétide,

Zona,

Plantes : Joubarbe - Saponaire - Souci.

CHAPITRE 1

A LA DÉCOUVERTE D'UN MONDE OUBLIÉ

A la découverte d'un monde oublié

Eucalyptus, Valériane, Roseau odorant... Ces noms ont bien plus en commun qu'une résonance belle et mystérieuse. Ils désignent en effet trois plantes, de ces plantes dont les vertus curatives sont de plus en plus connues et reconnues.

Saviez-vous que l'une peut vous aider à guérir ce mauvais rhume que vous traînez depuis de longues semaines déjà ? Que l'autre est réputée mettre fin à ces insomnies qui empoisonnent trop souvent vos nuits ? Que la dernière vous soulagera des aigreurs d'estomac les plus persistantes ?

Depuis la nuit des temps, les plantes sont appréciées pour leurs propriétés curatives et thérapeutiques, souvent transmises par la tradition orale. On les retrouve aussi dans des traités, poussiéreux, certes, mais riches en enseignements.

Au tournant du siècle, dans une civilisation du progrès qui voulait oublier tout ce qui n'était pas « moderne », l'usage médicinal des plantes a connu une sorte d'éclipse.

Ce n'était, heureusement, que pour revenir en force. Aujourd'hui l'usage thérapeutique des plantes connaît en effet une recrudescence bien méritée en Europe et aux Etats-Unis (où sa mise au ban avait été plus radicale encore). Comme si le public avait décidé de rattraper soudain le temps perdu, en revenant aux valeurs simples de la nature.

Qui sait, peut-être s'est-on dit que le progrès tant recherché pendant des années, a lui aussi ses limites... et ses effets secondaires : les maladies du modernisme.

Ulcères d'estomac, stress, insomnies, crises cardiaques, dépression, cancer... Autant de maux que la plus moderne des pharmacopées paraît bien incapable de guérir totalement, du moins sans créer des troubles nouveaux.

Notre observation nous permet de croire que nombre de gens ont eu envie, ainsi, de revenir à ce qui avait permis, en toute modestie — et souvent à bon compte — de guérir des milliers d'individus à travers les âges.

Pour qu'une médecine survive de telle façon aux bouleversements des siècles, il faut bien qu'elle renferme plus de vertus que ses détracteurs ne le laissent croire. Les accusations de « remèdes de bonne femme » (nous verrons plus loin que l'expression est plus respectable qu'il n'y paraît de prime abord) sont souvent bien déplacées...

Résumons en quelques paragraphes les principaux avantages que vous pouvez retirer du recours aux plantes.

CHAPITRE 2

POURQUOI LES PLANTES ?

a) Mettez la nature de votre côté

De même que l'être humain tire sa subsistance de la terre, il peut y trouver les substances qui vont l'aider à se maintenir en bonne santé.

Les plantes sont les médicaments les plus… « naturels » (du moins quand elles n'ont pas subi *d'épandage* d'insecticides). Poussant dans le sol, à leur propre rythme, elles ne peuvent être produites à la chaîne, dans un grand laboratoire. Leur origine garantit un certain équilibre. Utilisées en connaissance de cause, elles présentent un caractère inoffensif.

Les médicaments, qui sont des synthèses chimiques, demandent en général une plus grande maîtrise. En effet l'organisme tolère souvent beaucoup mieux les substances naturelles que les substances de synthèse.

b) Diminuez les risques d'effets secondaires

Pour de nombreux problèmes de santé, les plantes permettent d'avoir un meilleur contrôle que celui des médicaments, puissants mais dont le maniement est autrement plus délicat et dont les effets secondaires sont parfois néfastes.

D'une vocation subtile, les plantes ne sont pas toujours les plus puissantes ni les plus rapides (encore que cela reste parfois à démontrer), mais au moins elles ne passent pas dans l'organisme comme Attila le Hun, dont on disait que « même l'herbe ne repoussait pas derrière lui ».

Plus les problèmes des médicaments actuels sont connus, plus la recherche identifie dans les plantes des substances actives (celles qui les rendent efficaces), et moins la sagesse d'antan paraît dépassée.

D'autant que la recherche permet justement de mettre à l'épreuve la tradition : le plus souvent, celle-ci s'avère étonnamment juste. C'est le progrès qui nous donne aujourd'hui une confiance renouvelée dans la pharmacopée naturelle.

c) Soignez-vous vous-même à toute heure du jour - et de la nuit !

Une famille est confrontée à la maladie un peu plus de 16 fois par an en moyenne. Et dans trois cas sur quatre (75%), les personnes traitent elles-mêmes leurs malaises. En ce cas, il serait préférable de pouvoir disposer de ressources supplémentaires. Les plantes répondent tout à fait à ce besoin.

Vous pouvez vous procurer la majorité des simples sans prescription, et le pharmacien-droguiste préparera volontiers la plupart des mélanges. Cela ne signifie pas que vous allez cesser de consulter votre médecin ou d'avoir recours aux médicaments, mais que vous pouvez, vous aussi, prendre en main votre santé.

Comme les plantes sont connues et mises à l'épreuve depuis fort longtemps, vous pouvez exercer un contrôle sur les substances que vous absorbez. Vous êtes gagnant chaque fois que vous arrivez à remplacer les médicaments par des substances naturelles.

Par ailleurs, les plantes ne requièrent pas une aussi grande précision dans les dosages que les médicaments. Elles permettent d'adopter des principes généraux, justement à cause des effets modérateurs qu'elles contiennent et qui assurent le contrepoids de l'effet du principe actif.

d) Utilisez la plus « simple » des médecines préventives

On entend parler, de plus en plus, de prévention : à notre époque, les soins de santé coûtent cher, et une prévention efficace permet souvent d'éviter le pire.

Lorsque vous avez recours aux plantes pour soigner des symptômes (plutôt que d'attendre des états de crise), vous mettez en marche un processus primordial : vous exercez une action à long terme qui s'avère, en fin de compte, préventive.

Les plantes vous permettent de tenir compte de vos points faibles (souvent révélés par des praticiens) et d'agir à long terme, en dehors des situations de crise, même si les plantes doivent habituellement céder le pas à la médecine d'intervention dans les cas d'urgence.

Par définition, la prévention n'est pas une intervention : personne ne peut vous obliger à la pratiquer, et personne ne peut la pratiquer pour vous. Elle nécessite une attitude beaucoup plus active de votre part. L'avantage des plantes à cet égard, c'est qu'elles représentent un outil à votre portée.

Exemple : quelqu'un de votre famille ou vous-même souffrez de brûlures d'estomac. Votre médecin vous prévient qu'il s'agit d'un ulcère et qu'une opération pourrait s'avérer nécessaire. Peut-être aurez-vous envie de vous informer sur les effets adoucissants de la mauve ou du noyer ? Peut-être aimerez-vous savoir quelles mesures (plantes médicinales mais aussi alimentation et rythme de vie) permettraient d'éviter une récidive ?

Avec leur action douce, les plantes s'intègrent mieux à votre mode de vie et respectent donc davantage votre organisme. C'est pourquoi elles constituent un volet important de cette nouvelle façon de garder — ou de retrouver — la santé qu'est la prévention.

e) Découvrez le merveilleux laboratoire des plantes

Quand vous ressentez un malaise, vous n'êtes pas forcément très malade pour autant... Allez-vous déranger le médecin ? Peut-être pas, surtout si vous savez parfaitement ce qui vous fait souffrir, à la suite de diagnostics antérieurs.

Autrement dit, il existe de nombreux maux qui sont d'apparence bénigne parce qu'ils ne nécessitent pas forcément une intervention. Et pourtant, ils nous minent le moral... et sont souvent les signes avant-coureurs de la maladie. Il est bon de pouvoir réagir à ces signes. Si vous laissez dégénérer la situation, elle nécessitera une intervention radicale — et médicale (si vous trouvez que cela ressemble à de la politique, vous avez tout à fait raison : à vous de choisir entre un gouvernement éclairé et un despotisme genre « Après moi le déluge »).

Les plantes offrent la juste mesure entre le laisser-aller (dangereux) et le fait d'ingurgiter, parfois pendant des années, des médicaments qui peuvent encore venir compliquer les choses.

Considérez également que chaque individu, chaque famille a ses maux typiques. Après quelque temps, vous finirez par accumuler une expérience qui vous permettra de réagir aux situations imprévues, de garder votre sang-froid dans des situations de crise.

Une forme de prévoyance, en quelque sorte, qui sera utile en l'absence de médecin, et vous permettra de diminuer vos frais. Peut-être serez-vous même amené à dépanner des amis à l'occasion, et à faire valoir les bienfaits qu'ils retireront de l'usage des plantes.

Petit à petit, vous apprendrez à maîtriser un nombre croissant de simples, vous disposerez de ressources plus étendues. Or il n'y a rien de tel que les connaissances pratiques pour vous donner confiance en vous. Et cela, c'est déjà un atout pour votre santé.

f) Apprenez un nouvel art de vivre grâce aux plantes

Votre fournisseur de plantes, les préparations que vous aurez appris à maîtriser, vos techniques, vos petits secrets, l'odeur de vos plantes préférées : tout cela peut devenir une partie importante de votre vie.

Le simple fait de vous donner la peine de trouver le meilleur herboriste de votre ville ou de votre quartier, de choisir avec amour vos plantes, c'est déjà vous armer contre la maladie.

Sur un tout autre plan, mais non moins important, les plantes sont un témoignage d'attention ou d'affection envers la personne soignée, qu'il s'agisse de vous ou d'une personne de votre entourage.

Quand vous vous affairez dans votre cuisine, autour de votre petit droguier, à préparer vos huiles, vos tisanes composées, vos infusions ou vos décoctions de simples, vous mettez déjà en marche un processus de guérison.

g) Les plantes et la médecine : pas forcément incompatibles

En outre, les plantes vous offrent une recours même si vous suivez les prescriptions de la médecine actuelle. Selon la plupart des spécialistes, en effet, elles ne nuisent pas à l'efficacité de ces dernières. En même temps, elles permettent d'exercer une action positive sur l'organisme, dont elles contribuent à rétablir l'équilibre.

En ce sens, l'action des plantes est comparable à celle de l'homéopathie. Les deux approches ont en commun de partir du corps : *elles stimulent ses réactions de défense*. Les médicaments, eux, combattent directement la maladie.

Les plantes vous permettent de tenir compte de vos points faibles et d'agir à long terme, en dehors des situations de crise. Dans les cas d'urgence, elles doivent habituellement céder le pas à la médecine d'intervention.

D'ailleurs, personne ne songe sérieusement à défier la médecine contemporaine sur ce terrain. La complémentarité permettra de profiter du meilleur de deux mondes.

h) Rebâtissez vos défenses

Comme l'homéopathie, la phytothérapie (la médecine par les plantes) fait partie de ce qu'il est convenu d'appeler les « médecines douces », réputées respecter l'organisme tout en combattant la maladie.

Même si l'homéopathie et la phytothérapie agissent de façon très différente, toutes deux partent du même point de vue : selon elles, le corps n'est pas impuissant, sans défense face aux agressions des micro-organismes et aux difficultés de toutes sortes qui peuvent surgir.

Au contraire : votre corps est déjà équipé de systèmes de défense intégrés — ce n'est pas une option coûteuse ! Lorsque vous tombez malade, cela signifie que ces systèmes se sont effondrés un moment. Mais vous pouvez les rebâtir.

Lorsque vous renforcez vos défenses, cela se traduit par une autonomie accrue, une plus grande indépendance. L'indépendance, de ce point de vue, c'est déjà un peu la santé, non ?

i) Triomphez de la maladie

L'usage des plantes ne signifie pas que vous cesserez d'être malade pour autant, mais vous avez maintenant deux alliés à votre disposition pour vous soigner : votre médecin - et les plantes.

Lorsqu'une insomnie familière réapparaît, qu'une fièvre subite se déclenche, qu'un malaise d'estomac vous surprend, allez-vous encore avaler un somnifère, ou appeler le médecin au milieu de la nuit ? Surtout pour vous faire prescrire les mêmes cachets une fois de plus ? Non sans doute.

Alors que faire ?

Rassurez-vous, vous n'êtes pas seul(e) ! Avec votre petit droguier, vous pouvez déjà réagir de votre propre initiative, offrir une résistance de première ligne qui vous permettra, dans bien des cas, de faire toute la différence.

Les plantes sont aussi un gage d'amour envers la personne soignée : elles « parlent » un langage proche de celui du corps.

Quand vous vous tournez vers elles pour vous soigner plutôt que de vous en remettre uniquement aux autres, *vous manifestez clairement à votre corps une volonté de guérir*. Sans cette volonté, la guérison est toujours plus longue. Et puisqu'elle est doublée d'une action concrète, vous mettez vraiment toutes les chances de votre côté.

CHAPITRE 3

ANTIBIOTIQUES OU PÉTALES DE ROSE ?

Antibiotiques ou pétales de rose ?

Prenons un cas bénin. Un de vos proches se plaint de légères douleurs dans le nez. A l'observation, vous remarquez qu'une croûte étrange s'est effectivement formée sur la paroi intérieure. Le lendemain, le nez est bouché et enflé, et la narine en question semble avoir doublé de volume.

Vous décidez de consulter un spécialiste.

Le médecin jette un bref coup d'œil dans la narine en question et diagnostique sans hésiter un impétigo banal. Il prescrit une crème antibiotique. Ce qu'il ne vous dira pas forcément, c'est que la maladie en question est due à une hygiène déficiente, et il oubliera peut-être de mentionner qu'elle est contagieuse. Pas autant qu'une épidémie, mais certaines précautions s'imposent tout de même.

Ces détails, vous les découvrirez si vous consultez un dictionnaire médical — ou le présent volume. Mais il y a très peu de chances qu'il vous recommande de manger des carottes, ou de faire des cataplasmes de carottes. Peu de chances aussi qu'il vante les qualités antiseptiques et antibiotiques des pétales de rose.

L'occasion se prête parfaitement pour mettre les plantes à l'épreuve. Après avoir bien étudié la question, vous passez chez votre pharmacien herboriste, et vous achetez... des pétales de rose. Puis vous allez au marché, où vous choisissez des fruits et des légumes, des carottes surtout.

Une fois à la maison, vous préparez votre premier « mélange médicinal », non sans une vague appréhension. Mais, il faut bien le dire, vous ressentez aussi du plaisir, une certaine satisfaction à « faire » vous-même votre préparation. Le doute est encore là, mais désormais, vous le combattez.

Vous procédez aux applications de compresses d'infusion concentrée de pétales de rose. Pour plus de précautions, vous décidez aussi de faire des cataplasmes de carottes râpées. Elles semblent surtout soulager les *démangeaisons*. Vous appliquez scrupuleusement les règles d'hygiène et incluez une plus grande quantité de fruits et légumes dans le menu quotidien.

Au bout de trois jours, le nez est débloqué, mais la maladie semble se répandre. Les choses ne se vont décidément pas assez vite. Dès le lendemain, pensez-vous, vous irez cherchez la prescription d'antibiotiques.

Mais ce matin-là, vous n'avez pas le temps de mener à bien votre projet. Le soir venu, vous examinez le nez en question. A votre agréable surprise, vous vous rendez compte que la plaie ne suppure presque plus. Vous décidez de persévérer encore une journée ou deux. Et puis vient le moment où la dernière croûte tombe enfin, laissant derrière elle une peau neuve, légèrement rosée...

Résultat : vous savez désormais ce qu'est un impétigo. Vous avez fait une tentative qui a été couronnée de succès. Bien sûr, vous avez travaillé un peu plus. Mais vous vous sentez maintenant autonome devant au moins une maladie bénigne. Et vous ne regarderez plus jamais une carotte ni une rose de la même façon !

Cela dit, rien ne vous empêche d'avoir la crème antibiotique prescrite sous la main, au cas où les choses ne se passeraient pas aussi bien. Mais à la différence du remède naturel, cette crème ne peut servir que pour une affection précise — il n'est donc pas question de l'employer pour autre chose, sans l'avis du médecin.

Ainsi, vous disposez de deux moyens au lieu d'un. Il peut être bon de rappeler que les plantes ont été utilisées bien avant notre époque, et qu'on ne peut pas, impunément, balayer une telle tradition à la légère.

CHAPITRE 4

DE LA MÉSOPOTAMIE A NOS JOURS

Que l'on parle des anciennes civilisations du Bassin Méditerranéen, de Mésopotamie ou des sociétés Amérindiennes, les unes comme les autres ont fait appel aux vertus curatives des plantes pour soulager leurs maux et leurs souffrances.

Des papyrus égyptiens datant de 1700 ans avant Jésus-Christ mentionnent cet usage. Dès le siècle de Périclès (450 av. J.-C.), les Grecs se sont consacrés à l'étude systématique des effets curatifs des plantes.

On a trouvé à Pompéi les restes d'une herboristerie qui devait dater du premier siècle, et on sait que la recherche dans le domaine fut active, notamment dans les monastères d'Europe, jusqu'à la période du haut Moyen Age, au cours duquel l'usage des plantes semble s'estomper.

Au XVIIe siècle, en brûlant sur la place publique les ouvrages d'Hippocrate, de Galien et d'Avicenne, Paracelse, un apothicaire, alchimiste et médecin suisse, a tourné la page sur les traditions de la médecine antique.

En plus de ses multiples activités d'homme de la Renaissance, Léonard de Vinci a fait progresser notre connaissance des plantes et mis à l'honneur les jardins botaniques dans les centres universitaires.

Des vues de plus en plus scientifiques

Au fil des siècles, les expériences et les observations portant sur les plantes sont devenues plus rigoureuses. Petit à petit, les plantes se dégagent de la *gangue* de superstitions dont elles font l'objet. Au XVIIe siècle, les connaissances botaniques progressent vers davantage de rigueur et de cohérence.

En 1735, Charles de Linné publie un ouvrage de base qui fera date, le *Système de la Nature*, dans lequel il propose une classification des plantes d'après l'organisation des fleurs (il existe à l'époque des classifications, mais elles ne sont pas fondées sur des critères aussi rigoureux).

Au XIXe siècle, les plantes connaissent leur apogée, à laquelle succèdent au XXe siècle plusieurs décennies de désintérêt, qui commencent avec la découverte des premiers médicaments de synthèse (inspirés des plantes, faut-il le préciser). Mais cette époque tire heureusement à sa fin.

CHAPITRE 5

LES SIMPLES : DE VÉRITABLES LABORATOIRES VIVANTS

La science a évidemment fait des progrès depuis le Moyen Age ; il est vrai aussi que des médicaments comme la digitaline, la quinine et la morphine proviennent des plantes. En fait, près de 50% de la pharmacopée moderne est issue des plantes.

Les médicaments peuvent-ils prétendre rayer leurs ancêtres de la carte ?

Essayons de faire valoir les avantages techniques des plantes sans trop ennuyer notre ami lecteur.

La plante, un tout complexe

On se rend compte depuis quelque temps que les produits humains les plus sophistiqués n'approchent pas les plantes pour ce qui est de la complexité. De plus, cette complexité est alliée, dans le cas des plantes, à la simplicité et la facilité d'utilisation.

Mais il existe, par ailleurs, une différence essentielle entre les médicaments et les plantes dont ils sont issus.

Quand une plante présente des propriétés médicinales reconnues, c'est qu'elle contient un « principe actif ». Une fois cette substance active identifiée, les chercheurs l'isolent et (le plus souvent) essaient d'en produire une réplique chimique.

Pourquoi ne pas utiliser seulement les extraits, direz-vous, au lieu de nous astreindre à ces préparations d'un autre âge ? D'abord, il y a des choses que l'on n'arrivera jamais à accélérer : une certaine qualité de soins, tout comme l'art de vivre, font partie de cette catégorie.

Des recherches ont montré que le médicament dérivé de l'extrait est souvent moins efficace que la plante même — d'où la recherche de médicaments de synthèse, plus puissants, mais qui posent de nouveaux problèmes : effets secondaires, intérêts des compagnies qui mènent la recherche, comme nous le verrons un peu plus loin.

En outre, les molécules de synthèse ont souvent des effets assez différents des extraits dont elles sont dérivées.

Les médicaments, ces substances fortement concentrées, s'avèrent donc dans l'ensemble beaucoup plus délicats à manipuler — et il n'est pas prouvé qu'ils soient toujours plus efficaces.

Les plantes : inimitables

Il semble y avoir une différence essentielle entre l'activité totale d'une plante et l'activité d'ensemble de ses constituants chimiques lorsqu'on les prend isolément.

Une plante renferme en moyenne 30 à 150 composantes. Lorsque vous prenez une infusion ou une décoction de la plante entière, il s'opère entre ces constituants ce qu'on appelle une *synergie* : cette expression désigne un type d'activité, de réaction qui ne prend naissance qu'avec la présence de tous les éléments. Il se crée un équilibre particulier devant la présence simultanée de tous les éléments.

Cette synergie est une des forces des simples. Elle se produit aussi lorsqu'on mélange plusieurs plantes (mais étant donné la complexité des plantes prises isolément, il est généralement préférable de laisser le soin de faire des mélanges sur mesure aux personnes spécialisées).

Un équilibre naturel

Ces autres substances en présence dans la plante créent aussi un équilibre : elles font ainsi contrepoids au principe actif, sur lequel elles ont en quelque sorte un effet modérateur. Cette effet modérateur assure précisément que le principe actif ne produira pas des effets secondaires néfastes (tant que les normes de la posologie sont respectées, bien entendu). Ces substances permettent aussi au corps de mieux assimiler la plante.

Les simples portent donc en fait bien mal leur nom, et il nous reste encore bon nombre de choses à comprendre. Puisque la nature nous offre des « cocktails » médicinaux déjà préparés, et qui ont l'avantage de présenter des risques minimes, pourquoi ne pas en profiter ?

CHAPITRE 6

QUE FONT LES PLANTES ?

Les plantes forment un tout du point de vue chimique. De la même façon que nous ne pouvons pas créer la vie, il n'est pas encore possible de produire un ensemble aussi complet avec les substances de synthèse qu'avec les substances naturelles.

Les plantes permettent de nettoyer l'organisme.

Elles le renforcent et peuvent servir d'appoint précieux aux médicaments chimiques.

Sous leur forme complète, outre leurs propriétés curatives, elles possèdent des propriétés digestives qui facilitent l'absorption des principes curatifs.

Les plantes travaillent aussi à améliorer ce qu'on appelle le « terrain », c'est-à-dire l'état de l'organisme, sa plus ou moins grande réceptivité aux invasions des microbes. Elles sont donc une forme concrète d'assurance-maladie !

L'action des plantes est en quelque sorte plus « organique » : comme nous l'avons vu, les « simples » sont complexes et contiennent une foule de substances qui s'équilibrent entre elles, composant un tout que l'organisme peut assimiler plus facilement.

Contrairement aux antibiotiques, elles n'ont pas pour effet de détruire les bactéries (qui sont de toutes façons toujours présentes en quantité, même dans un individu en bonne santé), mais elles permettent de contrôler leur prolifération.

CHAPITRE 7

HISTOIRES DE BONNES FEMMES

Bien sûr, nous savons tous que les médicaments modernes sont devenus irremplaçables. Pas question de revenir à l'époque des « remèdes de bonne femme ».

Cette expression, cependant, n'a pas toujours eu le sens péjoratif qu'on lui attribue aujourd'hui. Elle provient en effet de l'expression latine « bona fame », qui signifie « de bonne réputation », et ne devrait donc pas être synonyme de pratiques douteuses.

Il y a un point sur lequel peu de médecins vous contrediront : le recours aux médicaments, qui est justifié dans bien des cas, a connu un développement sans doute abusif au cours des dernières décennies. Et nous en prenons pleinement conscience en constatant la quantité d'effets secondaires néfastes qu'ils peuvent engendrer.

L'idée défendue ici, c'est que les médicaments chimiques et la pharmacopée actuelle ne sont pas la solution unique contre la maladie. Dans certains cas, il existe des voies alternatives fort avantageuses et les plantes sont loin d'être dépassées en la matière.

Certains objecteront que les plantes n'ont pas l'efficacité des médicaments modernes. Et pourtant, comme vous venez de le voir, cette efficacité pose précisément des problèmes considérables.

D'abord les médicaments n'ont pas le même effet sur toutes les personnes. Votre organisme possède sa propre identité, il a ses réactions à lui, variables selon les circonstances, l'environnement, etc.

L'homéopathie a porté ce principe très loin. Puisque chaque personne réagit différemment, l'homéopathe prescrit différents remèdes pour différents symptômes.

Quant aux plantes, elles offrent une diversité telle qu'il est toujours possible de trouver celle qui convient aux circonstances. Mais la réaction individuelle est toujours importante.

Vous êtes le cobaye

Cela vous paraîtra sans doute curieux, mais dans un sens, une prescription est comparable à une expérience. Quand votre médecin vous remet une ordonnance, il met en quelque sorte à l'épreuve une hypothèse selon laquelle le produit prescrit aura sur vous les mêmes résultats que ceux obtenus au cours des expériences cliniques.

N'exagérons rien, les risques sont minimes. Mais l'histoire récente (et déjà bien lourde) des effets secondaires est là pour attester que nous ne contrôlons pas entièrement les substances nouvelles. Car ces effets ne se déclarent pas forcément à court terme, ou tant que la dose indiquée n'est pas dépassée.

Cela rappelle l'histoire — sans doute fictive — de ce malade hospitalisé qui refuse un jour de prendre ses médicaments. La garde fait venir le médecin. Ce dernier s'enquiert auprès du malade, pour connaître les raisons de son curieux comportement. « C'est que, docteur, je préfère encore la maladie aux effets secondaires des médicaments ! » lui répond le malade impénitent.

Lorsqu'on augmente la dose des médicaments destinés à soulager l'asthme par exemple, ils auront pour effet de stimuler le rythme cardiaque et de faire augmenter la pression sanguine. Mais il y a des cas plus graves, et un petit rappel à ce sujet ne peut pas faire de tort.

CHAPITRE 8

MÉDICAMENTS : LA PRUDENCE S'IMPOSE

Certains effets secondaires se manifestent parfois après des années : les contraceptifs oraux ont ainsi pour effet d'accroître les risques d'accidents cérébro-vasculaires, et de tumeurs hépatiques bénignes.

Mais cela, on ne l'a su que vingt ans après la mise sur le marché...

Comme on teste rarement un produit pendant vingt ans, il faut bien reconnaître qu'ici, l'expérimentation s'est faite aux dépens des consommatrices.

Dans certains cas, les effets secondaires se manifestent non pas chez celui ou celle qui consomme le médicament, mais chez ses enfants : est-il nécessaire de rappeler à cet effet les tristes exemples de la thalidomide et du DES (diéthylstilbœstrol).

« Garanti sans effets secondaires ! »

La thalidomide, un somnifère léger, a provoqué des malformations sur des milliers d'enfants. Au cours de la grossesse, leurs mères avaient utilisé ce produit qui était en principe « dépourvu d'effets secondaires ».

Quant au DES, un médicament destiné aux grossesses difficiles, il a été consommé par des millions de femmes avant que l'on s'aperçoive qu'il était lié à l'apparition de cancers du vagin chez la fille de l'utilisatrice, vers l'âge de quinze ou vingt ans, donc près d'une génération plus tard.

On pourrait tirer de ces deux expériences malheureuses du savoir moderne plusieurs conclusions.

D'abord, on était beaucoup trop confiant, à l'époque, dans l'idée que les médicaments absorbés par la mère ne peuvent pas atteindre le fœtus. La nature ne prend pas les choses isolément.

Ensuite, cela montre à quel point la prudence s'impose dès que nous voulons modifier l'ordre naturel des choses. Plus un médicament est puissant, plus les risques sont grands.

La science actuelle a fait de nous des apprentis sorciers : la fascination d'un pouvoir nouveau n'est pas encore tempérée par le respect de ce que nous pouvons bouleverser avec ce pouvoir.

CHAPITRE 9

L'INDUSTRIE DE LA MALADIE

Même lorsqu'un médicament est judicieusement choisi, il subsiste des problèmes. Par exemple, bien des personnes ne respectent pas les prescriptions.

Gobeurs de médicaments, attention !

Certains consomment simultanément plusieurs médicaments, prescrits par des médecins différents — histoire d'avoir la certitude de guérir plus rapidement. Inutile de souligner l'irresponsabilité d'un tel comportement. D'autant plus que l'effet conjugué des principes actifs est parfois à l'opposé de ce qu'on souhaitait (une synergie négative, en quelque sorte).

La prescription : un simple rituel rassurant ?

Comme la plupart des gens, vous pensez sans doute que le médicament prescrit est toujours nécessaire pour guérir rapidement.

Pourtant, des chercheurs ont fait une constatation troublante : seule une minorité d'ordonnances serait en fait absolument essentielle. La plupart « ont des chances d'aider », tandis que d'autres encore « soulageront peut-être » (Mongeau - Roy).

Bien des médecins vous le diront : la plupart des personnes qui viennent les consulter repartiront déçues, angoissées et même fâchées dans certains cas, si elles ressortent de leur cabinet les mains vides, sans la sacro-sainte ordonnance (rédigée, comme il se doit, dans une écriture indéchiffrable pour le profane).

Attention : ne cessez pas pour autant de consulter votre médecin ni de prendre des médicaments : sachez simplement qu'ils ne sont pas toujours aussi indispensables que nous le croyons.

A ce propos, ce ne sont pas toujours les réflexes des médecins qui sont en cause. A vous de trouver la juste mesure. Tenez-vous vraiment à consommer quantité de médicaments qui, sans forcément vous aider à guérir, ne sont même pas dépourvus d'effets secondaires ?

C'est ce qui explique que tant de personnes se tournent vers les plantes. Celles-ci, au moins, aident le corps à se refaire un équilibre...

La maladie, un marché en pleine expansion ?

Si le nombre de produits offerts sur le marché se stabilisait, on pourrait se rassurer, en se disant qu'ils sont bel et bien mis à l'épreuve. Mais saviez-vous que tous les dix ans, l'industrie remplace 50% de ses thérapeutiques, parce qu'elles sont devenues désuètes ? Au Canada et aux Etats-Unis, l'industrie pharmaceutique dépense chaque année plus de 6000 dollars par an et *par médecin* en publicité.

Il est utopique d'attendre un changement pour bientôt. Ce n'est un secret pour personne, le médicament est devenu un industrie dont la puissance n'est plus à sous-estimer.

En 1978, l'Organisation mondiale de la santé (O.M.S.) a publié une liste de médicaments essentiels : or cette liste ne contient que 200 substances que l'on juge indispensables.

Et pourtant, on trouve sur le marché entre 10 à 30 000 préparations commerciales (le nombre varie selon la sévérité des différentes réglementations nationales). Les personnes malades du cancer rapportent des milliers de dollars, de francs, de deutschmarks...

Chaque année, près d'un million de personnes sont frappées du cancer aux Etats-Unis. Elles dépensent en moyenne cinquante mille dollars par an, ce qui donne une industrie du cancer qui rapporte près de cinquante milliards de dollars (!) dans ce seul pays (on a même calculé qu'aux Etats-Unis, le cancer fait vivre plus de gens qu'il n'en fait mourir...)

Et pourtant, une population en bonne santé permettrait de faire des économies phénoménales. Mais à qui... ? Pour chaque personne en bonne santé, l'industrie perd des sommes considérables. Pourquoi la maladie rapporte-t-elle autant ?

Est-ce que nous serions aussi souvent malades si nous revenions à une pratique de la Chine ancienne, qui consistait à ne payer le médecin que lorsque son patient se portait bien, ou une fois le malade rétabli ? Par ailleurs, certaines anecdotes modernes ne peuvent que nous laisser songeurs.

CHAPITRE 10

ÉTATS-UNIS : UN REMÈDE DE CHEVAL CONTRE LE CANCER

Etats-Unis : un remède de cheval contre le cancer

Si les plantes continuent, de nos jours, à susciter l'intérêt du public, il faut dire qu'elles sont parfois au centre de controverses et de débats fort animés. A se demander si elles sont reconnues à leur juste valeur. Le cas des cliniques Hoxsey, aux Etats-Unis, est un exemple parmi d'autres.

Un film-documentaire (*Hoxsey : Quacks Who Cure Cancer ?*, Hoxsey : ces charlatans qui guérissent le cancer, de Ken Asubel et Catherine Salveson) rapporte en effet l'histoire de ces cliniques qui offraient un traitement à base de plantes, auquel avaient recours les personnes désespérées. Vers le début des années soixante, avant leur fermeture, on en trouvait dix-sept à travers les Etats-Unis. On y traitait chaque année quelque 12 000 personnes.

Aujourd'hui, le remède Hoxsey est banni des Etats-Unis à la suite d'une bataille légale qui dura trente-cinq ans. L'infirmière en chef des cliniques Hoxsey, installée à Tijuana, au Mexique, continue de traiter les patients, avec un taux de réussite dont on dit qu'il est estimé à 80%.

Le remède ? Un remède de famille, basé sur des plantes. Vers 1840, John Hoxsey doit mettre à son dernier pâturage son cheval de race, car l'animal a une jambe rongée par une tumeur. Il observe cependant que l'animal broute des herbes particulières. Au bout de trois semaines, la tumeur cesse de progresser et un an plus tard, l'animal est tout à fait rétabli.

Le fermier utilisera les plantes en question pour faire une préparation qui se transmettra de génération en génération dans la famille Hoxsey. En 1924, son arrière petit-fils fonde la première clinique Hoxsey, pour traiter les humains atteints du cancer.

C'est le début d'une longue bataille juridique, au cours de laquelle le remède Hoxsey ne sera pourtant jamais testé, les médecins arguant que cela équivaudrait à lui faire de la publicité. Invité à donner une démonstration aux médecins, Hoxsey s'exécute et réussit à guérir un patient atteint d'un cancer avancé (le film montre d'ailleurs des photos de cette guérison).

L'ex-mineur accepte ensuite de céder la formule, mais à une condition : que personne ne se voie refuser le traitement faute de moyens financiers. C'est, dit-il, ce que son père lui a fait promettre sur son lit de mort. Devant le refus des médecins de céder sur ce point, Hoxsey repart avec la formule de son remède. Les médecins nieront toujours cette version des faits.

Aujourd'hui, le *National Cancer Institute* a donné au jardin botanique de New York une bourse de 700 000$ pour faire de la recherche sur les plantes qui peuvent combattre le cancer. On étudie également très sérieusement l'impact de l'attitude du malade sur le rythme de guérison : l'esprit est impliqué dans la maladie autant que le corps.

Droits « naturels » contre brevets

Une partie du problème réside par ailleurs dans les « droits d'auteur » des médicaments. Une société qui veut lancer un produit sur le marché est forcée de tenir compte des coûts de la vérification que doit subir tout médicament.

Or, ces coûts atteignent facilement près de 5 millions de francs français par produit. Les brevets ne couvrent évidemment que les produits synthétiques — les dérivés des plantes, par exemple — et non les produits naturels.

Imaginez un instant que vous êtes le PDG d'une société qui vient de dépenser plusieurs millions pour tester et valider un produit que n'importe qui peut aller cueillir dans un champ ou sur le flanc d'une montagne : il y a fort à parier que l'assemblée des actionnaires vous trouverait très vite un remplaçant. Celui-ci n'aurait d'autre choix que de remettre les laboratoires en quête de produits susceptibles d'être brevetés, et pouvant donc demeurer la propriété exclusive de la compagnie, pendant quelques années.

Ceci pourrait bien expliquer la résistance à laquelle se heurtent des médecines comme l'homéopathie, l'ostéopathie, la phytothérapie, l'acupuncture — bref, les médecines douces — qui privilégient des qualités d'écoute et ne se fondent pas uniquement sur un appareillage sophistiqué ni sur des médicaments.

Ces alternatives à la médecine actuelle ne permettraient-elles pas d'accroître le soulagement obtenu par les médicaments et d'accélérer la guérison ?

De plus, ne pensez-vous pas qu'il serait légitime de souhaiter la diminution de la consommation de médicaments ? Et si l'on pouvait, dans certains cas, les supprimer complètement ?

Les plus éclairés des praticiens comprennent d'ailleurs fort bien que l'on se mette à la recherche d'alternatives à la médecine actuelle, tant comme patient que comme thérapeute.

CHAPITRE 11

RETROUVEZ L'ÉQUILIBRE DE VOTRE CORPS

On pourrait encore parler des antibiotiques, et souligner qu'ils n'aident pas l'organisme à développer ses résistances naturelles. De plus, ils dévastent la flore intestinale, puisqu'ils attaquent autant les micro-organismes utiles que ceux qui sont nuisibles.

« Si vous ne disposez pour tout outil que d'un marteau, vous serez porté à voir des clous partout », dit Maslow.

En vous détournant de la voie (violente) des antibiotiques lorsqu'ils ne sont pas strictement indispensables, vous évitez la renaissance de micro-organismes renforcés.

Car les microbes, eux aussi, ont leurs systèmes de défense. Plus ils sont soumis à l'action des antibiotiques, plus ils développent en effet leurs capacités d'adaptation. Ils finissent dans certains cas par s'immuniser contre les antibiotiques.

La question est donc de savoir si vous voulez développer les anticorps des microbes ou les vôtres ?

Le fait de ne pas utiliser les antibiotiques systématiquement et à la moindre alerte vous permet de les réserver pour les circonstances où leur efficacité s'avère vraiment indispensable... et irremplaçable.

La médecine d'urgence

Il n'est pas question ici de nier les réalisations de la médecine actuelle, mais de circonscrire son action, qui est remarquable notamment en chirurgie et dans la technologie de pointe. En fait, elle règne sans conteste dans toutes les interventions dites « de crise ».

Tant qu'il y aura des urgences, des accidents — y compris des accidents de la nature, comme des malformations de naissance — tant qu'il y aura des maladies sournoises, la médecine d'intervention sera nécessaire.

C'est pourquoi on commence aujourd'hui à la qualifier de « médecine de pompiers », ce qui n'est pas péjoratif en soi. Les pompiers sont indispensables. Mais lorsqu'ils se déplacent, cela signifie que le sinistre a déjà pris certaines proportions (ils font aussi beaucoup de dégâts...).

N'importe qui vous dira qu'une bonne alarme est aussi nécessaire que les pompiers. Elle permet dans bien des cas de mettre fin soi-même aux incendies.

Les plantes sont, pour ainsi dire, votre extincteur-maison...

En douceur, en profondeur

Partant de l'idée que l'organisme tend toujours à regagner son équilibre interne, les médecines douces se retrouvent aussi sous la bannière du holisme (du grec « holos », qui signifie « tout », comme dans « holocauste », qui signifie littéralement « brûlé tout entier »).

Selon ce point de vue, tout est lié, dans la santé comme dans la maladie. Symptômes et causes, régime de vie, alimentation, maladie, esprit et corps...

D'autre part, le type de médicament employé doit être entièrement compatible avec l'état de santé. Afin d'éviter de créer des troubles supplémentaires, l'approche holistique consistera donc à tâcher de trouver le remède le moins violent.

Remonter aux racines du mal

Or, vous exploiterez pleinement les pouvoirs des plantes si vous vous efforcez de rétablir l'équilibre de tout l'organisme, plutôt que de ne traiter qu'une maladie en particulier.

Bien sûr, vous partez forcément d'un problème, d'une maladie, d'un symptôme, etc. Mais tâchez de ne pas vous arrêtez là, du moins tant que n'a pas été corrigé le déséquilibre qui se trouve à l'origine de la maladie.

Dans l'évolution normale des choses, un traitement commencerait par un ajustement du régime alimentaire. Puis, dans un deuxième temps, vous passeriez aux plantes médicinales, pour n'en venir aux médicaments chimiques qu'en derniers recours. Inutile de souligner que vous avez tout intérêt à ne pas attendre un état de crise pour consulter votre médecin.

L'approche holistique est adoptée par tout praticien qui recommande à son patient un changement de son mode de vie pour venir à bout de la maladie, mais qui préconise aussi, lorsque cela est possible, des méthodes respectant l'équilibre de l'organisme, et qui l'engagent, à son rythme, sur le chemin de la santé : phytothérapie, homéopathie, ostéopathie, etc.

Il ou elle fournira à son patient une information complète sur son état. Le fait de connaître les origines du mal qui nous atteint entre également dans le processus de guérison.

En effet, quand une personne avertie nous explique notre problème dans une atmosphère d'empathie chaleureuse, le processus de guérison est déjà presque entamé. *Sans le moindre médicament.*

Au contraire, le fait de ne rien savoir, de ne rien comprendre à ce qui nous arrive quand nous sommes malades, est une source d'anxiété considérable, peu propice à un prompt rétablissement.

CHAPITRE 12

SANTÉ ET MODE DE VIE

Responsables à 70%

Certains médecins, qui sont passés à une approche holistique, n'hésitent pas à affirmer que le mode de vie est responsable à 70% de notre état de santé. Notre hérédité, notre état biologique, les techniques médicales et l'état de l'environnement se partageraient les 30% qui restent.

Les implications pour les individus sont énormes. En deux mots, le choix vous revient. A moins d'un accident toujours possible, ce ne sont ni la fatalité, ni vos parents, ni la médecine, etc. qui décident de votre état de santé : c'est bien vous.

Autrement dit, *vous êtes les actionnaires majoritaires de votre capital-santé. Avez-vous envie d'investir* ?

Si oui, qu'entend-on réellement par « mode de vie » ? Le fait de faire ou non de l'exercice, de fumer ou non, de consommer plus ou moins d'alcool. Les mêmes médecins vous diront que les temps sont révolus où l'on se livrait à des exploits, comme de transplanter un cœur.

Les opérations à cœur ouvert font en effet partie d'une médecine de dernier recours réservée à une minorité privilégiée. Les coûts sont extravagants. Se fier à ce genre de technologie de pointe, c'est un peu comme attendre d'avoir une place dans la fusée Ariane pour partir en vacances...

Trop ou pas assez

Autre exemple : le cancer. Nous savons désormais que l'apparition de cette maladie est liée à un ensemble de facteurs. Or, *dans un cancer sur trois (33,3 %) qui se déclenchent dans le monde occidental, une alimentation déséquilibrée est en cause* : trop de calories, trop de graisses, trop d'alcool, pas assez de légumes, de fruits et de grains entiers.

Lorsque la consommation de matières grasses passe de 40 à 30%, la proportion des femmes qui développeront un cancer du sein tombe à une sur 24, au lieu d'une femme sur onze : une diminution de presque la moitié (Mongeau). Uniquement par une alimentation différente.

Le plus souvent, c'est un mauvais calcul de se tirer d'affaire rapidement, mais grâce à un médicament dont les effets secondaires déclencheront peut-être un autre mal. Inutile aussi de soigner un état de crise sans en approfondir les raisons.

On se dit : « Bah, demain est un autre jour. Il faut vivre dangereusement... » Et quelques années plus tard, nous voilà encore une fois à la case départ (à moins que ce ne soit celle de l'arrivée).

Les plantes ne peuvent être vraiment utiles que s'il s'agit de rétablir l'équilibre de tout un organisme, et non de ne traiter qu'une maladie en particulier. On part d'un problème, une maladie, un symptôme, etc. Mais on ne s'arrête pas là, tant que le déséquilibre de base n'a pas été corrigé.

L'idée d'attribuer la maladie à un déséquilibre de l'organisme ne date pas d'hier. On sait d'après les écrits d'Hippocrate (460-377 env. av. J.-C.), éminent médecin de la Grèce Antique, « père de la médecine », qu'il considérait la santé comme un équilibre entre les influences de l'environnement, le mode de vie, et les composantes de la nature humaine.

Hippocrate estimait aussi que le corps dispose de ses propres pouvoirs de guérison, une disposition innée, naturelle, à tenter de rétablir l'équilibre. Selon celui qui est devenu le patron des médecins (rappelez-vous le serment d'Hippocrate), le rôle du médecin consiste d'abord à faciliter au maximum le travail de ces énergies de guérison.

Or, l'action par les plantes et par le régime alimentaire est beaucoup plus respectueuse de l'équilibre interne : elle contribue avant tout à rétablir cet équilibre.

L'action des plantes se déroule sur une tout autre échelle que les médicaments. On attend de ceux-ci qu'ils agissent rapidement, pour pouvoir reprendre nos activités sans tarder, et l'on ne songe pas au prix à payer à long terme, pour ce régime. Car l'organisme malade requiert des soins, et pas seulement d'être « retapé » en moins de deux.

Dans cette perspective, les soins du médecin et l'action des plantes sont tout à fait complémentaires, d'autant plus qu'elles ne se déroulent pas sur le même plan : l'un fonctionne surtout dans l'immédiat, alors que le recours aux plantes veut prévenir une rechute ou une récidive.

Leur action, plus lente il est vrai, fait des plantes un choix dont la portée est différente. Voilà pourquoi il est essentiel de penser à les utiliser au moment de la prévention : autrement dit, lorsque vous êtes encore relativement en bonne santé et que vous pouvez mobiliser vos énergies.

« Docteur, j'ai un petit bruit, là »

Prenons un exemple : si vous roulez en voiture, vous savez qu'une panne se produit rarement de façon tout à fait inopinée : il y a toujours de petits signes avant-coureurs, des bruits ou des difficultés qui indiquent qu'un problème est en train de se préparer ; on sait aussi qu'un problème en amène souvent un autre.

Or, comme vous le savez, il en coûte généralement beaucoup moins de remplacer les pièces avant qu'elles ne soient hors d'usage : vous évitez ainsi tous les ennuis causés par la panne, sans compter les frais de dépanneuse, etc. Et un dégât fortuit entraîne presque toujours d'autres dommages.

Bien sûr, le corps n'est pas une machine, et il faut se méfier des comparaisons qui font abstraction de la richesse du corps humain, de la subtilité de ses réactions, de la délicatesse de ses équilibres. Mais la prévention se base tout de même sur la lecture de certains signes, tout comme une mécanique.

D'autant plus que *nous disposons tous d'un capital d'énergies dormantes*. Ce capital, vous pourriez le mettre à profit pour vous rétablir. Plus vous éviterez d'introduire dans votre organisme des quantités de substances chimiques, mieux vous vous sentirez.

Et plus vous restez en bonne santé, plus vous évitez les médicaments, l'hôpital et les risques de complications éventuelles.

Cela paraît évident, n'est-ce pas ? Et pourtant...
A ce propos, il serait peut-être utile de préciser ce que nous entendons par santé.

CHAPITRE 13

QU'EST-CE QUE LA SANTÉ ?

Pour un organisme international comme l'Organisation mondiale de la santé (O.M.S.), plus que l'absence de maladie, la santé est l'état complet de bien-être, physique, mental et social.

Or, que l'on parle de la santé comme d'un état complet de bien-être ou comme d'une absence de maladie, les deux définitions méritent un commentaire critique.

L'absence de maladie

Il est difficile de concevoir la santé uniquement comme une absence de maladie. Il arrive que des personnes généralement en bonne santé soient occasionnellement malades.

A cette différence près : elles sont malades beaucoup moins souvent, et elles se rétablissent beaucoup plus rapidement que les personnes dont la santé est « mauvaise ».

La santé comme simple absence de maladie, cela relève encore de la conception voulant que si une chose fonctionne, c'est qu'elle va bien. Alors qu'on peut très bien « fonctionner » dans la vie quotidienne, et ne pas aller bien du tout. Cela, nous pouvons tous en témoigner.

L'absence de maladie paraît donc un critère insuffisant pour définir la santé : elle est autre chose que l'absence de quelque chose.

Un état de bien-être complet

Si elle est bien entourée, bien soignée, une personne malade peut se sentir réconfortée, rassurée, bref elle peut éprouver un sentiment de bien-être. On s'occupe d'elle.

A l'opposé, une personne bien portante, mais qui se sent isolée socialement, ou qui traverse seule une période difficile émotivement, peut fort bien se sentir malade, même si elle est en bonne forme physiquement.

Par ailleurs, santé et maladie ne coïncident pas nécessairement avec le diagnostic. Le diagnostic affirme parfois que le patient n'est pas malade, alors qu'en fait il n'est, de toute évidence, pas bien portant : comme le soigner ?

Par exemple, un traitement permet de résorber une tumeur, et le patient est en principe guéri. Mais s'il y a un conflit émotif *larvé*, et que ce conflit n'est pas réglé, la personne peut fort bien faire une rechute. Peut-on considérer que cette personne a retrouvé la santé, même si les *stases* se sont résorbées ?

La définition de l'O.M.S., un « état complet de bien-être », tout en étant un objectif valable, n'en paraît pas moins difficile, voire impossible à atteindre, pour la même raison : il arrive qu'une personne en bonne santé ressente un total sentiment de bien-être, mais il arrive aussi qu'elle tombe malade, et qu'elle ne se sente pas bien du tout.

Il paraît utopique de vouloir éliminer cette situation complètement, même si politiquement cela reste un objectif louable. Alors ?

Santé et maladie, deux contraires inséparables

La santé et la maladie, tout en étant opposées, n'en sont pas moins indissociables. Tout comme la vie et la mort sont indissociables. Comme le positif et le négatif, elles font partie d'un même ensemble.

En deux mots, *être en bonne santé, c'est aussi être malade parfois*. L'organisme est une réalité mouvante, en constant ajustement face aux pressions de l'environnement. On a vu qu'Hippocrate décrivait la maladie comme un déséquilibre ; la santé, ce serait l'état dans lequel nous pouvons toujours retrouver notre équilibre, même si nous le perdons. La maladie, ce serait un état où la moindre poussée (le moindre microbe) nous fait perdre l'équilibre...

La santé : un état relatif

Le bien-être est donc un état relatif : pour être en bonne santé, un organisme doit demeurer flexible, afin de pouvoir s'ajuster à des circonstances changeantes. Dans cette optique, perdre sa flexibilité, c'est perdre la santé : si les circonstances changent (et elles changent toujours, inévitablement), l'organisme devient des plus vulnérables. On rejoint ici la notion d'« équilibre dynamique » prônée par Hippocrate.

La maladie est une façon pour l'organisme de s'ajuster, elle est aussi un moment privilégié pour faire soi-même des ajustements. Nous connaissons tous des individus qui, suite à une grave maladie, ont pris de sérieuses résolutions qui ont radicalement modifié le cours de leur existence. Tout leur entourage s'accorde à dire que c'est pour le mieux, et pourtant cette amélioration est partie d'un point à première vue négatif, la maladie.

La maladie : un état passager

La maladie demeure, certes, un état de déséquilibre et de disharmonie. Mais il n'en reste pas moins que vous pouvez voir une maladie passagère comme une période de réajustement, au cours de laquelle vous travaillez à retrouver l'équilibre perdu.

Dans cette optique, la maladie fait partie de la santé, vue comme un processus d'intégration dynamique.

Un peu comme si nous ne tombions malades que pour apprendre à retomber sur nos pattes, et pour ne pas oublier certaines réalités.

L'avantage qu'offrent les plantes à ce propos, c'est de nous permettre de participer aux subtils efforts de réajustement effectués par l'organisme. Plutôt que de se contenter de combattre la maladie, les plantes permettent en effet de renforcer les défenses naturelles de l'organismes, sans le perturber dans son fonctionnement. Et avec des risques d'effets secondaires bien moindres.

Les trois talents de la parabole

La santé n'est donc pas une donnée fixe sur laquelle vous ne pouvez agir. On pourrait même faire un rapprochement avec les trois talents de l'Evangile.

Selon cette fameuse parabole, trois personnes reçoivent un jour trois talents, c'est-à-dire une certaine somme d'argent.

La première dépense son avoir sans compter, pour se retrouver démunie ; la deuxième l'enterre, et se retrouve ni plus riche ni plus pauvre. La troisième « investit », en quelque sorte, et fait fructifier la somme donnée, pour finalement atteindre la prospérité.

Et Jésus-Christ de préciser que des trois personnes, celle qui est vraiment en état de grâce, c'est bel et bien celle qui travaille activement à améliorer sa condition.

Eloge de la santé

Donc, nous disposons au départ d'un capital-santé. Nous pouvons le dilapider, nous contenter de le laisser tel quel, ou au contraire le faire fructifier... Le choix nous revient.

Faire fructifier la santé ? Eh oui ! La notion paraît étrange, mais elle n'est pourtant pas si loin de la réalité. Car *les bienfaits d'un organisme en bonne santé vont en se multipliant.*

Au lieu de rester pris dans le cercle vicieux : « faiblesse - maladie - faiblesse », nous pouvons évoluer vers un véritable cycle « vertueux » : de plus en plus forts, de plus en plus aptes à relever les défis, à encourager, à donner l'exemple, à stimuler, nous sommes d'autant moins souvent vulnérables. Et quand la maladie se produit malgré tout, c'est un temps d'arrêt, une occasion constructive de découvrir autre chose.

Plus vous êtes en bonne santé, plus vous êtes en mesure d'apprendre et de découvrir davantage, de jour en jour. Pas par devoir, mais par amour pour la vie : un homme, une femme en bonne santé sont dynamiques, vivants. Ils savent apporter des changements dans leur vie et n'ont pas peur d'affronter la maladie.

CHAPITRE 14

HERBES ET HERBORISTES

Les herboristeries sont en voie de disparition, puisqu'un décret obscurantiste, édicté sous le régime de Vichy, a été maintenu de façon incompréhensible, signant l'arrêt de mort de cette profession.

Cette formation impliquait autrefois trois années d'études de Pharmacie, suivies de stages chez des herboristes et des botanistes.

Les herboristes et les pharmaciens-herboristes sont d'ailleurs les seuls habilités à mélanger les plantes à des fins thérapeutiques. De toute façon, le présent volume préconise dans l'ensemble l'utilisation des « simples », déjà suffisamment complexes pour qu'on ne les additionne pas sans expérience.

Il est certain que les plantes n'ont pas disparu pour autant et que leurs vertus thérapeutiques se maintiendront malgré tout. Signe des temps, certains pharmaciens se donnent la peine de tenir un petit rayon d'herboristerie, ce en quoi il faut les encourager.

D'autres établissements spécialisés en produits de santé mettent des plantes à la disposition du public sous une forme ou une autre. 60% des pharmaciens se disent d'ailleurs favorables à la vente de plantes et de médicaments phytothérapiques.

Mais l'évolution vers les gélules, les gouttes, les teintures, les *nébulisats*, les poudres, modifie considérablement la situation. Elle permet bien entendu de gagner beaucoup de place, par la concentration des principes actifs (développements qui ne privent en rien les infusions et les tisanes de leur efficacité).

Bon nombre de médecins allopathes (ainsi appelés par opposition aux homéopathes, déjà « branchés » sur la nature), se dotent d'une formation en phytothérapie : d'une part à cause de la demande du public, mais aussi parce qu'ils constatent que l'action des plantes est dans certains cas la plus appropriée.

Mais il est toujours regrettable qu'un savoir organisé, comme la phytothérapie, ne soit pas doté d'une formation certifiée et reconnue. Résultat : le développement des connaissances est ralenti et le public est désemparé lorsqu'il veut faire appel aux plantes pour leurs vertus thérapeutiques. Il existe toutefois deux cycles d'enseignement, même s'ils ne sont pas sanctionnés par un diplôme officiel.

Deux organismes dispensent en effet une formation plus spécialisée, soit un cours portant sur la phytothérapie, destinée aux médecins, pharmaciens, dentistes biologistes et vétérinaires. Il s'agit de l'Institut d'Enseignement de Phytothérapie et de Médecine Globale (l'I.E.P.M.G.) et du Syndicat National des Phyto-Aromathérapeutes, (la S.F.P.A.), qui ont uni leurs forces pour dispenser ces connaissances.

Les plantes et la Sécurité Sociale

Si un médecin vous prescrit une plante sur ordonnance, elle vous sera remboursée par la Sécurité Sociale, à condition d'avoir été achetée dans une pharmacie-herboristerie.

CHAPITRE 15

ACHETER OU CUEILLIR ?

Réalité urbaine oblige : nous ne sommes pas, pour la plupart d'entre nous, en mesure d'aller cueillir nos plantes fraîches, de parcourir les champs à la recherche de nos remèdes, puis de les sécher avec tout le soin nécessaire.

Le plus souvent, nous devons donc céder aux pressions de la spécialisation. Pendant que nous vaquons à nos activités particulières, d'autres s'adonnent à la récolte, parfois à la culture des plantes médicinales.

Certains, ayant la chance de disposer d'un peu de terrain, voudront essayer de faire pousser eux-mêmes quelques plantes dont ils pourront faire un usage médicinal. Si les conditions s'y prêtent, ils auraient effectivement tort de se priver de ce plaisir.

D'autres affirment que la plante que l'on fait pousser ne vaut pas celle que l'on trouve à l'état sauvage. Mais ce qui importe, en fin du compte, ce sont ses conditions de vie, la qualité du sol, les soins qu'on lui apporte.

Ainsi vous pouvez, par des soins consciencieux, un bon contrôle des conditions d'ensoleillement, du sol, de l'humidité, etc., arriver à des résultats tout à fait satisfaisants.

Une tradition tenace

La profession d'herboriste a beau ne plus se renouveler depuis 1941, il est encore possible de se procurer les plantes de chez nous, et même des espèces plus exotiques.

L'herboristerie présente évidemment l'avantage de mettre à votre portée une grande diversité d'espèces, quelle que soit la saison, et d'offrir certaines garanties de cueillette.

Les temps de cueillette sont respectés et les risques de confusion entre espèces différentes sont réduites à un minimum. De plus, les personnes qui œuvrent pour ces établissements sont en mesure, en principe, de respecter les règles de l'environnement, et de respecter les espèces dont la survie est menacée ou protégée par la loi.

D'autres établissements, comme certaines pharmacies, ou les magasins diététiques, prennent la relève aujourd'hui, et de nombreuse personnes ont développé des compétences pratiques en matière de plantes médicinales.

Ne confondez pas, cependant, le conseil d'un employé bien intentionné avec le diagnostic d'un phytothérapeute. Il est toujours préférable de vérifier et de contre-vérifier les indications que l'on pourrait vous donner.

Un savoir à acquérir

Bien entendu, quel que soit le moyen que vous employez pour vous les procurer, il est bon d'apprendre à reconnaître nos amies du monde végétal. Commencez par les découvrir grâce aux livres de botanique et au cours de vos promenades.

Il existe suffisamment de livres fort bien faits qui vous permettront de vous les représenter vivantes, à l'état sauvage... Et lorsque vous aurez la chance de vous promener ailleurs qu'en ville, vous prendrez plaisir à les reconnaître, vous guetterez le moment où elles vous surprendront, surgissant au détour d'un bois, abritées au creux d'une clairière...

Si vous n'avez encore connu que les quelques espèces commercialisées en sachet, vous apprécierez les qualités des plantes à mesure que vous les étudierez. Plus vous explorerez le monde des plantes, plus vous apprendrez à les reconnaître facilement, à les distinguer par leurs goûts, leurs odeurs, leurs effets.

Vous serez enthousiasmé par vos nouvelles connaissances tant vous apprécierez les effets bénéfiques des plantes. Elles éliront domicile chez vous petit à petit, jusqu'à faire partie de votre vie et finiront par devenir des compagnes de route irremplaçables.

Pour nous qui sommes lancés à fond de train dans l'aventure techno-scientifique sans espoir de ralentir, le monde végétal est absolument vital. On peut même penser que c'est du contact avec ce monde que viendra l'équilibre qui nous permettra éventuellement de survivre au « choc du futur ».

Quel avenir nous attend si nous réussissons à tout polluer ?

En attendant, prenez la peine de découvrir les plantes dans leur habitat naturel. A défaut de parcourir les champs à votre guise, vous pourrez explorer votre herboristerie locale, ou ce qui en tient lieu : la tradition est tenace, et l'on n'élimine pas par un simple décret une tradition millénaire.

Si vous cueillez effectivement vos plantes, il est impératif de bien connaître l'espèce à laquelle vous avez affaire. Dans le doute, laissez cette belle fleur, cette plante inconnue, à son existence sauvage.

Vous devez aussi vous assurer que les plantes en question n'ont pas été soumises à des *épandages* d'insecticides, qui, appliqués par voie aérienne, peuvent voyager fort loin, portés par le vent. Evitez aussi les bords de route, à cause de l'amiante, du plomb qui proviennent de nos voitures.

CHAPITRE 16

RUBRIQUES ET INDEX

Description des rubriques

a) Chaque rubrique commence par une description de maladie en tant que telle : cette entrée en matière donne, de façon sommaire, le tableau clinique de la maladie ou de l'affection en question lorsque cela s'avère nécessaire. Inutile, par exemple de décrire en détail la diarrhée ou l'eczéma. En revanche, nous connaissons bien la couperose, mais il peut s'avérer utile et intéressant d'avoir une meilleure idée de ce qu'elle représente et de savoir si la couperose est effectivement liée ou non à des excès d'alcool.

Il s'agit d'un aperçu des principales manifestations d'une maladie, pour vous aider à situer les symptômes : vous ne pouvez vous fier uniquement à ces indications pour établir un diagnostic.

b) Les « Conseils » indiquent les soins les plus généraux que vous pouvez prodiguer en attendant le médecin, ou en plus de ce qu'il prescrira. Souvent, il s'agit de moyens pratiques, parfois presque « mécaniques », qui permettent dans certains cas d'alléger la souffrance ou d'écourter la maladie.

c) La « Qualité de Vie » indique des habitudes individuelles qui sont généralement liées à l'apparition de la maladie en question. Elle a le mérite de mettre en valeur l'interaction entre notre mode de vie et notre état de santé et d'éclairer les racines de certaines maladies en montrant comment nous « ajuster », en dehors des soins directs.

d) « L'Alimentation » indique les aliments qui sont recommandés et ceux qui sont déconseillés, de sorte que vous pouvez, là encore, ajuster votre régime alimentaire de façon à écourter la maladie le plus possible, ou à éviter les récidives.

e) « Les plantes » : vous y trouverez d'abord une liste alphabétique des plantes indiquées. Chaque plante fait ensuite l'objet d'un court développement, qui permet de la situer et d'en repérer les principales qualités, de façon à faciliter le choix selon le type d'affection : même un rhume ne se manifeste pas de façon identique d'une personne à l'autre.

Afin de faciliter la consultation, on a choisi d'éviter les renvois : même si certaines plantes reviennent souvent, la posologie ou le mode de préparation sont donc indiqués individuellement, chaque fois qu'une plante est nommée dans une rubrique. Une affection est reliée en moyenne à une dizaine de plantes.

f) Les rubriques de santé sont les suivantes :

Autosuggestion - Cancer - Longévité - Relaxation - Vitamines - Visualisation.

Plus développées, ces rubriques sont destinées à être lues en dehors de problèmes de santé — ou pour mieux les prévenir. Il vous est donc recommandé de les parcourir au même titre que l'introduction, car elles contiennent des informations qui pourront s'avérer utiles dans votre vie quotidienne.

Les rubriques « Autosuggestion » et « Visualisation » traitent du pouvoir de l'esprit et de son rôle dans la guérison, et comprennent des exercices et des techniques à mettre en application.

Description des index

a) Le lexique principal regroupe toutes les données, avec les plantes correspondantes à chaque affection et, le cas échéant, les renvois. C'est donc par lui que vous commencerez pour localiser la rubrique qui vous intéresse. Si vous cherchez un remède pour un lumbago, l'index vous renverra à Rhumatismes, ou si vous souffrez de règles douloureuses, il vous indiquera de consulter la rubrique Dysménorrhées, le terme médical correspondant.

b) L'index thérapeutique regroupe les propriétés des plantes.

c) L'index des plantes vous permet d'identifier rapidement les maladies auxquelles répondent les plantes nommées dans l'ouvrage. Ceci permet dans certains cas de faire des regroupements et d'identifier les plantes les plus appropriées lorsque plusieurs affections s'entremêlent.

CHAPITRE 17

LES PRÉPARATIONS

Il vous est spécifié dans les rubriques à quel mode de préparation vous devez avoir recours, entre l'infusion, la décoction ou la macération, qui sont le plus souvent utilisées.

Préparez vos tisanes au jour le jour, pour qu'elles soient toujours fraîches. Nous vous indiquerons aussi d'autres formes de préparation.

a) L'infusion

Commencez par réchauffer votre théière avec de l'eau chaude. Mettez-y ensuite la plante et versez dessus l'eau bouillante. Couvrez et coupez le feu. Laissez infuser entre 5 et 15 minutes, selon les cas. On laisse généralement reposer plus longtemps les infusions de feuilles ou de racines que celles de fleurs. D'autre part, les plantes fraîches se laissent infuser beaucoup plus rapidement que les plantes séchées : entre une et deux minutes. Filtrez et servez.

Notons que l'on utilise généralement l'infusion dans le cas des parties tendres (les feuilles, les fleurs, ou certaines semences), mais aussi pour les écorces, les rhizomes et les racines, réduits en poudre. Les noix, les graines et les bourgeons peuvent aussi être infusés s'ils sont écrasés au préalable.

Pour conserver une infusion, il vous suffira de la filtrer et de la transvaser, encore chaude, dans une bouteille que vous fermerez de façon à éliminer l'air. Vous pouvez pour ce faire utiliser un bouchon de liège percé d'un trou, que vous boucherez immédiatement avec un peu de cire.

b) La décoction

Portez l'eau à ébullition, puis ajoutez la ou les plantes et laissez bouillir (toujours à petit feu) pendant le temps précisé (entre 3 et 30 minutes). Laissez infuser quelques minutes. Passez le tout pendant que la décoction est encore chaude.

Vous ferez appel à la décoction pour extraire les principes actifs des végétaux plus denses et plus durs, ou encore de la tige, du bois, des racines, ou de l'écorce. Certaines plantes, en effet, ne se libèrent de leurs principes actifs que si on les laisse mijoter pendant un assez long moment dans l'eau bouillante. Pour conserver la décoction, procédez comme pour l'infusion (voir plus haut).

c) La macération

Elle consiste à faire tremper la plante dans un liquide pendant quelques heures. Il peut s'agir d'eau, d'alcool ou de vin — lorsqu'il est question de macération ici, c'est toujours d'eau qu'il s'agit. Dans certains cas, il est recommandé de réchauffer la macération au bain-marie avant de la boire. Evitez par ailleurs de laisser macérer une plante dans l'eau pendant plus de douze heures, à cause des risques de stagnation.

La macération est utilisée pour les plantes ou les graines mucilagineuses (celles qui contiennent des substances visqueuses), qui perdent leurs principes actifs quand on les expose à la chaleur.

d) La teinture

Aussi appelée alcoolat, la teinture est une forme de macération qui fait appel à l'alcool pour extraire les produits actifs. Ce procédé, qui vous est plus rarement indiqué ici, offre l'avantage de permettre une conservation prolongée de ces principes actifs.

Le procédé consiste habituellement à faire macérer la plante pendant une semaine ou deux dans de l'alcool à 50 ou 70 degrés, en agitant la bouteille tous les jours. Filtrez (dans certains cas, on fait passer plusieurs fois l'alcool dans un filtre à café contenant la plante) et conservez au frais.

Utilisez de l'alcool de bonne qualité, à 45 ou 90 degrés selon le cas (vous pouvez aussi employer un alcool blanc, comme la vodka). Les doses sont beaucoup plus faibles que pour les tisanes : entre 5 et 15 gouttes remplaceront la tasse d'infusion habituelle. Il est aussi possible d'ajouter ces gouttes à votre infusion.

e) Les vins médicinaux

On utilise le vin pour extraire les principes actifs de la plante, quoiqu'ils se conservent moins longtemps que dans le cas des teintures. On emploie un vin de Madère, par exemple, dans lequel on fait macérer la plante pendant dix jours environ, en prenant soin d'agiter la bouteille chaque jour.

f) Les huiles

Elles permettent de recueillir les principes actifs qui ne sont pas solubles dans l'eau, et offrent un mode de conservation fort utile. Remplissez un bocal avec des feuilles, sans les tasser ; noyez les feuilles dans l'huile d'olive vierge. Puis fermez bien le bocal et placez-le au soleil ou près d'une source de chaleur (20 degrés environ) pendant dix à quinze jours.

g) Les sucs et les jus

Vous avez avantage, dans certains cas, à extraire le jus de la plante (également appelé le suc). Ce procédé permet de tirer un maximum des légumes (carottes, céleri, etc.), mais aussi des plantes. Vous pouvez commencez par utiliser une centrifugeuse, un mixeur ou un mortier de porcelaine. Placez ensuite la pulpe de plante dans une gaze ou un linge très fin en coton blanc. Pressez fortement pour faire sortir le liquide. Le suc doit être utilisé dans la journée même, à moins de le mettre au réfrigérateur dans un récipient scellé hermétiquement, ou encore de le congeler.

h) Les pommades

Les pommades sont utiles pour les applications locales. Comme les huiles, elles permettent d'avoir certains remèdes toujours sous la main. Passez au mixeur fleurs, tiges ou feuilles fraîches de la plante indiquée, selon le cas. Mélangez la pulpe ainsi obtenue à du saindoux tout juste fondu (à moins de 100 degrés, pas plus). Retirez du feu, couvrez, filtrez avec une toile de lin et laissez reposer pendant une journée. Filtrez sur une toile de coton fin et versez dans des pots stérilisés.

i) Les cataplasmes

Egalement pour la plante fraîche utilisée en applications locales. Faites bouillir de l'eau dans un récipient où vous avez placé les feuilles de la plante indiquée dans une passoire. Lorsque les feuilles sont chaudes et molles, placez-les dans un linge fin, et appliquez le tout sur la peau.

On peut aussi broyer la plante : écrasez-la au mortier ou au mixeur, puis mettez-la dans une gaze ou un linge fin (une fibre naturelle : lin ou coton fin). Pour conserver leur efficacité aux plantes utilisées, vous procéderez aux applications immédiatement après avoir écrasé les plantes, sauf pour l'aloe vera et le pétasite par exemple (voir Blessures).

j) Les compresses

Les compresses consistent à tremper un linge de coton propre dans une infusion ou une décoction chaude, de l'essorer et de l'appliquer sur l'endroit affecté.

Vous pouvez aussi imbiber le linge d'une infusion, décoction, huile, etc. On applique généralement les plantes en compresses sur une peau en bonne santé, ou en tout cas qui ne présente pas de risque d'infection (comme des tuméfactions qui menaceraient de devenir des abcès).

k) Les huiles essentielles

Elles sont pratiques et relativement faciles à préparer. Ecrasez une demi-tasse de plante au mortier jusqu'à obtenir une purée verte. Versez dans un bocal, couvrez d'huile végétale (huile d'amande, ou de maïs par exemple). Ajoutez une cuillerée de vinaigre de cidre. Fermez hermétiquement. Ne remplissez pas le bocal à ras-bord, pour pouvoir agiter le liquide régulièrement. Placez au soleil ou à la chaleur. Après un mois, passez le tout en pressant fortement. Si le mélange ne vous paraît pas assez fort, recommencez avec de nouvelles plantes et la même huile.

Notez bien que ces huiles essentielles, destinées à un usage externe seulement, sont fort différentes des huiles essentielles officinales, qui reposent sur des procédés de fabrication plus sophistiqués et ont des propriétés toxiques.

l) Les essences

Diluez une petite quantité (30 ml environ) d'huile essentielle dans 1 litre d'alcool ou du vinaigre. Vous pouvez les utiliser comme eau de toilette. Pour les huiles essentielles comme pour les essences, vous pouvez employer les plantes dont vous aimez les parfums (lavande, eucalyptus, menthe, rose, etc.).

m) L'inhalation

Elle consiste à respirer les vapeurs d'une infusion, en se plaçant au-dessus du récipient, la tête recouverte d'une serviette. Elle fait aussi partie des soins pour la peau.

n) La fumigation

Elle consiste à faire bouillir une plante dans la chambre d'une personne malade.

o) Le bain

On utilise 4 ou 5 litres de macération ou d'infusion, que l'on ajoute ensuite à l'eau du bain. On y reste environ 20 minutes, en gardant la température aux environs de 39 degrés C. Pour profiter au maximum des bienfaits du bain, vous pouvez vous envelopper dans une serviette ou un peignoir immédiatement en sortant de l'eau, puis vous mettre au lit une heure.

p) Et les autres...

A part toutes ces formes de préparation, il y a encore les extraits, les *nébulisats*, les sirops, les onguents, les suppositoires, les lavements, les lotions (infusion ou décoction employée sur le corps), sans oublier les collyres (pour les yeux), les gargarismes, les injections vaginales, les bains de bouche et les capsules (la poudre de plante séchée).

L'ingéniosité humaine met donc aujourd'hui les qualités des plantes à notre portée pour ainsi dire sous toutes les formes. Et si l'on s'en étonne, il suffit de songer à tous les produits qui proviennent des plantes, et dont nous tirons notre subsistance.

Note : à moins d'avoir une large expérience des préparations, il est toujours préférable d'en faire une seule à la fois. Cela facilite la concentration et évite les distractions toujours possibles.

CHAPITRE 18

COMMENT ACHETER ET CONSERVER VOS PLANTES

Sachez choisir vos sources

Si vous ne cueillez pas vos plantes vous-mêmes, il est important de bien choisir vos sources d'approvisionnement. Il est préférable de vous donner la peine de trouver un établissement qui vous inspire confiance et corresponde à certains critères, quitte à vous déplacer et à passer pour très intransigeant.

Les établissements de confiance font appel aux services de ramasseurs avertis qui savent aller où il faut pour trouver des plantes exemptes de pollution et de produits chimiques.

Cela dit, la vogue des produits naturels est devenue telle que nous faisons aujourd'hui d'importantes concessions à la qualité. L'essentiel à retenir est que vous devez insister pour savoir la provenance des plantes que vous vous procurez.

Quelques points de repère

- Développez une relation de confiance avec votre herboriste.
- Informez-vous sur les plantes que vous voulez acheter : quand et où elles ont été récoltées, par qui, etc.
- Choisissez de préférence les établissements qui présentent les plantes selon des méthodes éprouvées, pour mieux en conserver l'efficacité. Elles seront entreposées en vrac, et conservées dans des contenants opaques plutôt qu'à la lumière (voir plus loin (Votre Droguier » : les mêmes critères doivent être respectés, quant à la lumière et au type de récipient).
- Les espèces cultivées à grande échelle n'ont pas l'efficacité des plantes sauvages.
- Assurez-vous que les plantes auxquelles vous avez recours pour vous soigner n'ont pas été soumises à des épandages d'insecticides, notamment au moyen des produits modernes, encore plus

actifs que le D.D.T. (aldrinine, deildrine, lindane, malathion et autres).

- Les plantes vendues dans des enveloppes en plastique ne sont pas non plus à l'abri des problèmes, car ce genre de milieu favorise la fermentation.
- Ne vous laissez pas guider par le prix : mieux vaut acheter des herbes dont vous connaissez la provenance, qu'un produit bon marché, qui a peut-être subi toutes sortes d'abus.
- Observez attentivement l'odeur et l'apparence des plantes qu'on vous propose. Est-ce qu'elles sentent ? Ont-elles une couleur verte ou jaune ? Si oui, il y a de bonnes chances qu'elles soient effectivement fraîches.
- Si, en revanche, elles sont ternes et grises, qu'elles n'ont aucun parfum, vous pouvez supposer qu'elles ont été fraîches - jadis !
- Optez pour les plantes qui poussent le plus près de l'endroit où vous habitez. Moins elles auront voyagé, plus vous aurez de chances qu'elles soient fraîches. D'autre part, certains pays aspergent systématiquement tous les produits en transit, ce qui fait qu'un lot d'herbes exotiques peut avoir subi plusieurs arrosages d'insecticides.
- Dans certains cas, il est nécessaire d'avoir recours à la plante fraîche, pour bénéficier des principes actifs qu'elle contient. Le cas échéant, ceci vous sera précisé dans les rubriques.
- Vous pouvez vous procurer certaines feuilles, des racines, des pousses, des légumes et des fleurs sous forme de poudre. Mais ce type de présentation ne laisse guère présager de la fraîcheur du produit. Pire encore, il arrive que des marchands peu scrupuleux mélangent une espèce avec une autre, moins coûteuse et moins efficace...
- Autant que possible, achetez la plante entière, plutôt que coupée ou hachée.

En vrac ou en sachet ?

Les infusions vendues en sachet peuvent avoir un goût agréable, mais cela ne signifie pas pour autant que leur efficacité atteigne celle de la plante fraîche.

Le fait de sécher la plante, puis de la hacher en petits morceaux, peut avoir un caractère pratique appréciable. Mais cela a aussi pour effet de réduire considérablement les principes actifs de la plante, qui s'échappent plus facilement, d'où une perte d'efficacité.

Si vous cherchez seulement à obtenir un breuvage agréable, cela ne porte guère à conséquence, — encore que les habitués des plantes fraîches (ou séchées mais entières) jurent que le goût est bien insipide en comparaison. Mais s'il s'agit de mettre à profit les vertus médicinales des camomille, menthe, tilleul et autres, n'hésitez pas : faites passer le côté pratique au second plan.

Que l'on parle des feuilles, des fleurs ou des graines, vous avez donc avantage à vous procurer vos plantes en vrac, entières, ni coupées ni hachées. Racines, rhizomes et écorces sont habituellement coupés d'avance, de même que les feuilles, les fleurs et les tiges de certaines plantes.

Une fois vos plantes achetées, à vous de jouer. Il vous incombe maintenant de bien les entreposer si vous voulez qu'elles conservent toutes leurs propriétés le plus longtemps possible.

Votre droguier

Les plus grands obstacles à une bonne conservation des plantes sont l'humidité, la lumière et l'oxygène. Vous aurez donc intérêt à garder vos plantes à l'intérieur de récipients bien fermés, dans un endroit abrité et sec, pas trop chaud.

Idéalement, vous consacrerez un petit placard, bien sec et aéré, à votre entreposage : ce sera votre droguier personnel. Vous y placerez vos pots, vos bocaux ou vos boîtes de plantes, fermés et à l'abri de la lumière.

- Utilisez des récipients individuels pour chaque plante.
- Inscrivez dessus le nom de la plante et la date de cueillette approximative (d'où l'importance de connaître les conditions de la cueillette).
- Assurez-vous que le contenant en question n'ait pas gardé l'odeur d'un autre produit.
- Vous pouvez aussi conserver vos plantes dans des sachets de papier ou de toile, ou encore dans des bocaux en terre, mais en principe, les bocaux en verre opaque ou les contenants en métal, bien

étanches, sont préférables. Quant aux sacs de plastique, ils ne sont pas recommandés car ils conservent l'humidité et favorisent le développement de moisissures.

- Si vous les entreposez à portée de la main, sur les étagères de la cuisine par exemple, placez au moins vos plantes dans des récipients opaques.
- Au delà d'une certaine quantité, vous aurez avantage à bien identifier les contenants, les dater et les classer : camomille, consoude et coriandre seront ainsi regroupées.
- Enfin, un peu de lavande tiendra votre droguier à l'abri des insectes.
- Certaines espèces peuvent durer deux ou trois hivers. Il est cependant souhaitable de renouveler annuellement votre provision lorsque les plantes fraîches sont disponibles, car même bien entreposées, la plupart des plantes ne conservent pas leurs principes actifs plus d'un an. Ceci ne vaut généralement pas pour les racines et l'écorce, dont la « durée de vie » sera de deux années environ.

Il y a un signe évident qui indique si vos mesures de conservation ont été efficaces : plus vos herbes sont bien entreposées, plus elles conserveront leur parfum.

CHAPITRE 19

QUELQUES CONSEILS SUPPLÉMENTAIRES

Les instruments

Prenez soin de bien choisir les ustensiles que vous utiliserez pour faire vos préparations.

- Ainsi, n'utilisez ni couverts ni casseroles en cuivre : ils ont le malheureux effet de détruire la vitamine C, lors des décoctions par exemple. Utilisez plutôt des casseroles émaillées ou en acier, jamais en aluminium.
- Pour vos tisanes, vous aurez intérêt à utiliser une théière qui sera exclusivement consacrée à cette fin. Choisissez-en une qui soit en porcelaine, en terre cuite ou en verre.
- Quant à la passoire que vous emploierez pour filtrer, évitez le métal : ayez plutôt recours au nylon ou à un coton.
- Dans certains cas, pour les plantes qui renferment du tanin par exemple, il est recommandé de n'utiliser que des cuillères en bois, et non en métal.

Ce n'est que de l'eau...

L'eau, nous n'y attachons pas toujours suffisamment d'importance. Il est toujours préférable d'utiliser de l'eau pure, comme de l'eau de source par exemple, pour vos tisanes et préparations. Employez les eaux faiblement minéralisées, car les eaux calcaires durcissent les plantes et diminuent l'efficacité de leurs principes actifs.

Douceur et saveur

Nous trouvons amer tout ce qui n'est pas sucré. Mais en sucrant tout, nous nous privons de la gamme des saveurs, d'une incroyable richesse, et de la subtilité de toutes les nuances que renferme le monde des plantes. La gamme des goûts est pourtant aussi variée que la gamme des couleurs.

Tâchez donc de vous habituer à ne pas sucrer vos tisanes. Si vous trouvez le goût d'une infusion par trop désagréable, il est préférable d'y ajouter un zeste de citron, ou d'avoir recours à un miel naturel.

Une posologie sur mesure

Les posologies vous sont données dans les rubriques.

- Elles se situent habituellement entre trois et six tasses par jour. A moins d'avis contraire dans la rubrique qui vous concerne, vous pouvez boire entre une demi-tasse et une tasse trois fois par jour, avant les repas.
- Tâchez d'observer les réactions de votre organisme à ce traitement. Si, au bout de trois à quatre jours, vous n'observez aucun progrès positif significatif, interrompez la cure.
- A ce sujet, il est bon de préciser que les posologies indiquées dans ce volume sont des moyennes, et que vous pouvez faire appel à votre jugement pour les faire varier selon l'âge, le poids et la taille de la personne.
- Un jeune homme d'un mètre quatre-vingt-dix, pesant quatre-vingt-dix kilos, recevra un peu plus que la dose indiquée, alors que l'organisme d'une aïeule de quatre-vingt-dix ans et quarante-cinq kilos réagira à une quantité inférieure à la moyenne.

Dans le cas des enfants, diminuez la posologie requise de la moitié. S'il est dit « entre 30 et 40 g pour 1 litre d'eau », employez entre 15 et 20 g pour 1 litre d'eau, selon la taille et l'âge de l'enfant.

Comment peser

Une balance (ou un simple pèse-lettres) servira à établir les quantités que vous utiliserez. Si vous devez descendre au-dessous du seuil de précision de l'instrument dont vous disposez, procédez à partir de ce seuil, en divisant par deux. Si votre balance perd sa précision à partir de 10 g et que vous avez besoin de 5 g par exemple, prenez un tas de 10 grammes et faites-en deux tas égaux.

Mesures et équivalences	
Cuillère à café	5 ml
Cuillère à dessert	10 ml
Cuillère à soupe	15 ml
Verre à liqueur	50 ml
Verre à vin	50 ml
Verre à bordeaux	70 ml
Verre	120 à 150 ml

Notez que le poids en liquides de ces différentes mesures est du même nombre (exemple : l'eau contenue dans une cuillère à café pèse aussi 5 g).

CHAPITRE 20

AVERTISSEMENT

Nous avons tendance aujourd'hui à nous faire une idée singulièrement édulcorée de la nature, comme si nous espérions parfois pouvoir lui attribuer les qualités dont nous croyons les hommes dépourvus. Bien sûr, la nature est synonyme de soutien de vie, puisque c'est d'elle que nous tirons, directement ou indirectement, l'immense majorité de nos ressources.

Mais elle a aussi un aspect terrible, dévastateur. Lorsqu'une lame de fond balaie et décime une région côtière, qu'un torrent de boue entraîne des villages entiers ou qu'on séisme secoue brutalement une métropole, comme cela s'est passé au Mexique en 1985, le romantisme est bien loin. Et pourtant, il s'agit là de phénomènes « naturels ».

Pensez aussi à la ciguë, à tous ces champignons vénéneux qui, en moins de deux, vous envoient à l'hôpital sinon au cimetière. Ne vous fiez donc pas à l'aspect bucolique des plantes que vous utilisez. Evidemment, comparées aux pilules, elles font un peu vieux jeu, comme on dit. Mais ne croyez pas que les plantes sont aux médicaments ce que la fusée Ariane est au tacot de grand-papa...

Bref, les plantes méritent tout notre respect. Et leur action sera d'autant plus remarquable que votre organisme sera libéré des toxines, que vous aurez un mode de vie sain (entre autres un bon niveau d'activité physique), et une alimentation équilibrée.

Ceci pour attirer votre attention sur le fait que les plantes ne doivent pas être prises à la légère : assurez-vous de faire leur connaissance avant d'en multiplier l'usage. Bien que la phytothérapie soit classée parmi les médecines douces, une plante dont le dosage n'a pas été respecté peut déclencher des réactions fort désagréables : vomissements, vertiges, maux de têtes et maux de ventre, diarrhées, etc. Sans être d'une gravité extrême, de tels ennuis servent d'avertissements.

Des plantes comme le gui, la valériane, la digitale, pour ne nommer que celles-là, doivent être maniées avec précaution, par des mains avisées. Enfin, est-il besoin de le rappeler, aucun ouvrage n'est parfait, et celui-ci ne prétend pas l'être non plus. Même s'il existait, un livre parfait ne saurait remplacer la connaissance vivante, interactive, du phytothérapeute ou de l'herboriste.

Le diagnostic : essentiel

Lorsque vous décidez de faire appel aux plantes, commencez par vous assurer de quoi il retourne au juste. De deux choses l'une : soit il s'agit d'un mal banal, bénin, que vous êtes en mesure d'identifier vous-même sans aucun risque d'erreur, soit il vous faut passer par le diagnostic médical, c'est-à-dire au moins une consultation, pour l'identifier correctement.

Si vous ne vous faites pas traiter par un phytothérapeute, les plantes ne peuvent servir que d'adjuvant au traitement médical. Dans cette optique, le recours aux plantes est toujours justifiable et défendable. Il n'y a pas de raison en effet pour que vous ne cherchiez pas à améliorer votre sort, à contribuer vous-même à votre état de santé.

Le problème, à cet égard, c'est que les spécialistes que sont les médecins ont pris l'habitude de ne pas chercher à communiquer avec les profanes que sont la plupart des malades. Absorbés par leur dialogue avec la maladie, souvent pressés par une lourde tâche, ils oublient les préoccupations de leur patient qui souffre, souvent sans même savoir de quoi.

Il n'est pas question ici d'accuser les médecins de vouloir conserver leurs privilèges en couvrant leur activité du voile du mystère, mais il est indéniable que leur silence à l'égard de ceux qu'ils traitent a souvent été critiqué au cours des dernières années.

Informez-vous

Lorsque vous subissez un examen médical dans le cadre d'un diagnostic, vous êtes en droit de savoir de quoi vous souffrez, et le médecin doit en principe prendre le temps de vous expliquer de quoi il s'agit, au moins dans les grandes lignes. C'est pourquoi il faut poser des questions, essayez de savoir si la maladie dont vous souffrez est inévitable, si elle est liée ou non à certains de vos choix de vie. Si tel est le cas, vous déciderez ensuite si vous voulez ou non apporter les modifications nécessaires.

D'ailleurs, conscients de la lacune que représente ce silence, de nombreux médecins se donnent aujourd'hui beaucoup de peine pour ne pas laisser leurs patients dans l'ignorance.

Ces renseignements sont précieux, car ils vous permettront de confronter votre cas, toujours particulier, au cas général, tel qu'il est décrit dans les ouvrages comme celui-ci. Vous permettant aussi de mieux choisir les plantes que vous allez employer, ces précisions vous aideront à influencer indirectement votre rythme de guérison (voir à ce sujet la rubrique Autosuggestion).

La guérison à l'époque de la vitesse

A quel rythme pouvez-vous espérer guérir en ayant recours aux plantes ? Tout dépend bien entendu de la gravité de la maladie en question (pour les affections autres que bénignes, la consultation s'impose). La qualité des plantes que vous trouvez sur le marché, la qualité de l'entreposage aussi, tout cela entre en ligne de compte.

N'oubliez pas que nous sommes habitués à exiger des guérisons rapides, et c'est pourquoi les médicaments sont souvent préférés aux simples. Même dans le cas d'un rhume ou d'une grippe, nous tendons la main vers les antibiotiques. Leur action, pourtant indispensable dans certains cas, risque ainsi à long terme de s'émousser.

Vous devez donner aux plantes une chance d'agir. C'est pourquoi il faut vous astreindre à poursuivre la cure pendant quelques jours au moins, afin de donner au monde végétal l'occasion d'entrer en action.

Mise en garde

Le présent ouvrage est destiné à votre information. Il ne s'agit donc pas d'un manuel qui permettrait de remplacer un praticien, et on ne devrait l'utiliser que pour les problèmes à très court terme.

Si vous n'obtenez pas des résultats observables dans un délai raisonnable (trois à quatre jours pour les cas bénins), mieux vaut passer aux médicaments « traditionnels ». Prévalez-vous toujours du diagnostic pour vous assurer que vous avez bien saisi la nature du problème.

Dans les cas plus complexes, le recours à un praticien diplômé est toujours recommandé. L'Encyclopédie familiale des plantes médicinales est donc destinée à servir de source d'appoint.

Les auteurs et l'éditeur ne peuvent être tenus responsables des conséquences qui pourraient résulter de l'emploi des plantes indiquées sans avis médical officiel.

Cependant, les spécialistes s'accordent pour dire que le fait d'utiliser les plantes sous forme de tisanes ne contrarie en rien l'action des médicaments prescrits. L'action des plantes, c'est un peu le travail de fond qui seconde les rétablissements rapides qu'exige le monde dans lequel nous vivons.

L'ENCYCLOPÉDIE FAMILIALE DES PLANTES

Si vous parcourez l'index de l'encyclopédie, vous y trouverez les maux courants, ceux qui concernent la vie de tous les jours. En dehors de quelques maladies rares et exotiques, vous constaterez que l'ensemble est composé des affections qui frappent le plus souvent, et à tous les âges.

En font également partie les maladies dites de civilisation : cancer, sénescence, stress, athérosclérose...

Mais le plus important, c'est que vous trouviez l'information que vous cherchez.

Les grandes entreprises sont les premières à s'en être rendu compte : peu importe la masse de données dont vous disposez, elle ne vaut strictement rien si vous n'avez pas accès rapidement, efficacement, à une information spécifique.

Construite en fonction de vos besoins

C'est pour répondre à vos besoins que l'encyclopédie a été composée avec des entrées par maladies. Le même souci explique l'effort particulier qui a été apporté au chapitre des renvois et des index. Ce sont là, en effet, autant d'accès à l'information qui facilitent la consultation du présent volume.

Pourquoi ? Parce que vous cherchez des remèdes ou des solutions à des maux précis, plus que des informations sur telle ou telle plante. Vous partez de problèmes concrets. Nous vous suggérons des mesures concrètes.

En règle générale, les volumes sur les plantes médicinales sont classés par plantes, avec des indications quant aux maladies que chacune d'elles permet de soigner. Cette organisation est logique et cohérente dans la mesure où elle réunit les différentes indications pertinentes à chaque plante.

Ce type d'organisation des données est plus utile à la personne qui est en quête d'information sur une plante, qu'à celle qui cherche des données sur une maladie.

Un index thérapeutique qui vous renvoie à près de quatre-vingt-quatre plantes pour soigner un rhumatisme, en quoi cela vous avance-t-il ? En fait, il faudrait presque être herboriste ou phytothérapeute pour s'y retrouver.

Ce qui ne veut pas dire, au contraire, que les ouvrages regroupant des rubriques sur les plantes soient inutiles ou dépassés, loin de là. Mais ils vous seront plus utiles lorsque vous voudrez approfondir et connaître toutes les propriétés d'une plante.

Un système de renvois complet

L'Encyclopédie familiale des plantes présente deux index pour vous permettre de retrouver facilement la maladie, la plante ou l'effet que vous recherchez. Si vous avez à traiter (en douceur, bien sûr) le cas d'un enfant par trop agité, vous pouvez aborder soit l'index général, sous « Agitation » ou « Nervosité ». Mais vous pouvez également consulter l'index des propriétés sous « Calmantes ».

Chaque rubrique réunit aussi d'autres informations que celles qui se rapportent aux plantes : symptômes, alimentation, soins, qualité de vie : vous voilà pourvu d'un « vade-mecum » qui vous permettra de parer à une quantité de situations, soit en attendant le médecin, soit comme complément d'information.

Des recettes faciles d'accès

Pour vous donner plus facilement l'information désirée, les préparations ont été indiquées chaque fois qu'une plante est recommandée : cela vous évite d'avoir à vous reporter à une autre page lorsque vous voulez des détails.

Des indications et des conseils pratiques

Mode de vie, alimentation, soins, tous ces aspects sont importants lorsque vous vous attaquez à la maladie, c'est pourquoi **l'Encyclopédie familiale des plantes curatives** ne se contente pas de vous indiquer les plantes les plus appropriées : elle vous indique aussi les rapports possibles entre le mode de vie et l'état de santé.

Des conseils vous sont donnés, tenant compte des difficultés que peuvent demander certains ajustements.

Les soins particuliers que vous pouvez vous-même donner font l'objet d'un développement particulier, de même que l'alimentation à adopter selon les cas.

Des rubriques à consulter, mais aussi à lire

Longévité, vitamines, visualisation, autosuggestion... Un certain nombre de rubriques sont conçues pour être lues, et non seulement consultées lorsqu'un membre de votre entourage ou vous-même êtes malade. On pourrait les appeler des rubriques... de santé, tout simplement.

Tout ceci fait de **l'Encyclopédie familiale des plantes curatives** un outil pour la vie de tous les jours, un compagnon qui saura s'adapter à vos besoins.

ABATTEMENT Voir aussi FATIGUE, SURMENAGE, TONIQUES
Il y a bien sûr plusieurs formes d'abattement, et l'abattement peut avoir plusieurs causes. On peut être abattu parce qu'on n'a pas obtenu une augmentation ou encore parce qu'on n'a pas de travail — ce qui est bien différent. Mais il y a aussi l'abattement dû au surmenage (voir cette rubrique) ou encore à une alimentation présentant des lacunes, soit en sels minéraux, soit en vitamines. L'abattement chronique peut également provenir d'une mauvaise condition cardiaque.

Si cet état pénible dure depuis longtemps, vous devriez pouvoir identifier la cause possible, selon qu'il s'agisse d'angoisse, de fatigue morale ou physique (il est vrai que les uns et les autres sont souvent partenaires associés). Bien entendu, en cas d'abattement sérieux et chronique, prenez les mesures qui s'imposent, et consultez un spécialiste : votre organisme est en train de vous signaler sans équivoque qu'il y a un problème. S'il est vrai que vous pouvez avoir recours au pouvoir des plantes pour vous aider à traverser cette période difficile, il ne faut pas compter uniquement sur elles pour « recharger vos batteries » : considérez plutôt un ensemble de facteurs, dont les plus importants sont votre mode de vie, votre alimentation et votre niveau d'exercice.

PLANTES : Ginseng - Gui

- *Le ginseng* asiatique augmente la résistance au stress, le pouvoir de concentration, l'énergie vitale, l'efficacité. On en consomme les racines séchées, à raison de 0,4 g à 0,8 g pour les états d'abattement chronique. Pour les personnes jeunes et actives, mieux vaut s'abstenir d'en prendre au-delà de 3 semaines. En infusion, 2 ou 3 g pour 1 tasse d'eau frémissante, que vous laissez infuser pendant 10 minutes. Si vous prenez le ginseng en ampoules, contentez-vous d'une ampoule par jour pendant 10 jours, tous les deux mois environ.

- *Le gui* pourra, dans un premier temps, offrir un bon recours contre la fatigue (il est, d'autre part, meilleur marché que le ginseng), surtout si votre état est associé à des troubles cardiaques ou à un métabolisme déficient. Le gui est en effet un excellent régularisateur, tonique du cœur et de la circulation (en particulier si vous souffrez d'hypertension ou d'hypotension). Il se prépare à froid : laissez macérer une cuillerée à thé de brindilles dans 1/4 de litre d'eau froide pendant 24 heures. Prenez une tasse par jour, en trois parts égales, matin, midi et soir. Si vous disposez de feuilles de gui fraîches, faites-en tremper 6 cuillerées à thé dans 1/3 de litre d'eau froide pendant 8 heures : à prendre au cours de la journée, une gorgée à la fois.

ABCÈS

L'abcès est facilement reconnaissable à une accumulation de pus à même la peau, ou dans une cavité naturelle (le foie, les poumons, voire les reins et le cerveau). S'il y a inflammation, comme c'est le plus souvent le cas, il s'agit d'un « abcès chaud ». La région affectée est rouge, douloureuse au toucher, une fièvre légère s'installe. Attendez que l'abcès soit « mûr », avant de le drainer en le perçant.

Vous pouvez soigner vous-même ce genre de problème mineur, mais ne le négligez jamais même s'il vous paraît peu important. Lorsqu'il y a plusieurs abcès, il s'agit d'érypisèle (voir ce mot). Enfin, les abcès chroniques peuvent se révéler tuberculeux.

PLANTES : Alchémille - Bardane - Berce - Bouleau - Bourrache - Chou - Guimauve - Mauve

- *L'alchémille* sera utilisée en cataplasmes. Rincez la quantité appropriée de feuilles, écrasez-les sur une planche pour en faire un cataplasme.
- *La bardane*, en infusion et en décoction concentrée, permet d'éviter les infections. En applications locales : employez la pulpe de racine cuite et de jeunes feuilles, très chaudes. Pour la

décoction concentrée : faites bouillir 60 à 100 g dans 1 litre d'eau pendant 15 minutes.

- *La berce :* utilisez les feuilles et les racines écrasées, en applications locales, à utiliser sur les abcès froids, qui se présentent comme une enflure insensible.
- *Le bouleau* en décoction calme la douleur. Vous le préparerez avec 30 grammes de bourgeons par litre d'eau. Buvez-en quatre ou cinq tasses au cours de la journée.
- *La bourrache* sert en applications locales : utilisez les feuilles bouillies comme cataplasmes.
- *Le chou* vous servira à faire des compresses. Prenez des feuilles fraîches, lisses, propres. Débarrassez-les d'abord de leurs côtes, puis chauffez-les brièvement en les pressant au fer à repasser, entre deux serviettes et appliquez-les directement. Vous pouvez aussi les tremper dans l'eau chaude, les appliquer et les changer.
- *La guimauve* sera utile à la fois en compresses et en usage interne : buvez 2 tasses par jour de décoction de fleurs, à raison de 30 g pour 1 litre d'eau.
- *La mauve* est utile si l'abcès est situé sur les pieds ou les mains ; vous aurez alors recours à des bains de mauve : faites-en tremper deux poignées de fleurs ou de feuilles dans 5 litres d'eau froide, pendant une nuit. Le lendemain, prenez un bain de vingt minutes, le plus chaud possible.

Vous pouvez aussi procéder à des enveloppements, à partir de plantes de mauve ayant servi à faire la tisane : réchauffez-les avec un peu d'eau, puis mélangez-les avec de la farine d'orge pour obtenir une bouillie, que vous étendez sur une toile de lin et appliquez à chaud.

ACIDITÉ GASTRIQUE (HYPERCHLORYDRIE)

Nul besoin de faire un dessin : l'hyperacidité gastrique est un symptôme bien connu, qui se manifeste après les repas, par des brûlures d'estomac et des renvois acides : elle est souvent liée à un ulcère d'estomac. Les personnes qui souffrent de rhumatismes, d'arthrite, parfois de cystite (voir ces rubriques) sont souvent affectées par ce problème. Lorsqu'il se manifeste de façon chronique, ce problème nécessite une supervision médicale.

Parmi les causes possibles de l'acidité gastrique, mentionnons l'hépatisme, la lithiase biliaire (calculs aux reins), l'alcoolisme, la constipation et la fatigue.

Soins

Il est préférable de prendre un rythme de vie assez calme, d'éviter si possible les sources de tension affective : comme nous n'avons pas toujours le choix en ce domaine, essayez au moins de pratiquer la relaxation (voir cette rubrique) ou le yoga. Evitez les tracas et les soucis incessants. Cultivez la placidité !

Note

Evitez les pastilles dites « anti-acide » : elles ne font que rendre le problème tolérable, tout en le perpétuant. Pour venir à bout de ces réactions désagréables de votre estomac, il y a différents remèdes, plus efficaces, quoiqu'un peu moins « expéditifs ».

Qualité de vie

Fumez le moins possible (promettez-vous de cesser dès que vous pourrez - consultez la rubrique Tabac). Quand l'occasion se présente, faites une courte sieste après les repas. Débarrassez-vous des vêtements trop serrés (ceintures, gaines, corsets). Une cure thermale peut s'avérer bienfaisante.

Alimentation

Tâchez de manger lentement, et de bien mastiquer — ce conseil vaut même si vous êtes en parfaite santé. Tenez-vous-en à un régime sobre, peu élevé en sodium.

Des exemples d'aliments à éviter ? Les charcuteries, les conserves de viande ou de poisson, les mayonnaises et les moutardes, les fromages à pâte dure. Mangez moins de pain, évitez les épinards, le céleri, les radis.

Les fritures et les aliments riches en matières grasses sont déconseillés. Abstenez-vous de boire de l'alcool, évitez le vinaigre, le citron et les pamplemousses, la rhubarbe et les épinards, de même que la farine blanche et le sucre blanc (remplacez-le par un peu de miel). Recherchez les sources de vitamines D et G (voir Vitamines). Par ailleurs le Molkosan — le petit-lait —, un excellent régulateur de l'acide sécrété par l'estomac, permet aussi d'obtenir de bons résultats.

L'eau de lavage

Pour apaiser les brûlures d'estomac, vous pouvez aussi avoir recours au riz brun : lavez à fond du riz brun cuit avec un peu d'eau, puis mettez de côté le liquide, pour le boire.

PLANTE : Roseau odorant

- *Le roseau odorant*, toujours préparé à froid. Faites macérer une cuillerée à café toute une nuit, dans 1/4 de litre d'eau froide. Le matin, tiédissez et passez. Réchauffez au bain-marie. Prenez une gorgée avant et après le repas, mais pas plus de six fois par jour.

ACNÉ

Caractérisée par l'hyperactivité des glandes sébacées, l'acné reflète des fluctuations dans le taux d'activité des hormones sexuelles (typique de l'adolescence). Il y a pourtant des recours possibles pour éviter d'être victime de cette manifestation intempestive.

Soins

Gardez votre peau bien propre, à l'aide d'un savon de Marseille par exemple. Utilisez régulièrement les infusions et cataplasmes indiqués plus bas. Parmi les plantes, ce sont les cholagogues, les diurétiques et les dépuratives qui viendront à votre secours. Notez bien que le traitement interne est au moins aussi important que le traitement externe.

Si l'adolescence est pour vous un souvenir lointain, (remarquez qu'il s'agit ici d'une adolescence prolongée, puisqu'on considère que l'acné « juvénile » peut durer jusqu'à trente-cinq ans environ), vous pourrez avoir recours aux plantes « adaptogènes » — selon le terme de Hans Selye — soit les ginsengs asiatique et sibérien, le gotu-kola, qui ont la propriété d'aider l'organisme à faire face au stress. Cependant, ne négligez pas pour autant vos habitudes alimentaires.

Alimentation

Réduisez le plus possible le sel, et méfiez-vous en général des aliments à forte teneur en iode (le sel courant, les coquillages et les épices). Eliminez les sucres (comme le chocolat, par exemple), réduisez votre consommation de bœuf et de porc, de produits gras, de noix et de boissons gazeuses. En lieu et place, mangez des crudités à volonté, des fruits et des légumes frais, et buvez beaucoup. Voir Régime hypotoxique.

Le riz est aussi un aliment conseillé. Mastiquez vos aliments à fond, et veillez à ce que vos intestins fonctionnent régulièrement. Sinon, consultez la rubrique Constipation. Recherchez les vitamines A, D2 et H (voir Vitamines). Buvez chaque jour deux verres de jus de cresson et de jus d'orange, mélangés à parts égales.

PLANTES : Artichaut - Bardane - Céleri - Chou - Cresson - Gaillet - Ginseng - Pensée des champs - Sauge - Tomate

Soins internes

- *L'artichaut* est recommandé en cas d'acné due à une insuffisance du foie ou des reins. Préparez l'infusion avec les feuilles et/ou les racines : 30 g de feuilles pour 1 litre d'eau. Buvez-en trois tasses par jour, sucrées avec du miel pour faire passer le goût amer, ou ayez recours à la teinture ; coupez et faites sécher des feuilles d'artichaut ; faites-en macérer 500 g pendant 15 jours dans un litre d'eau-de-vie blanche. Pressez en extrayant le liquide des feuilles. Prenez 1 ou 2 cuillerées avant les repas.
- *La bardane* est un des principaux remèdes de l'acné. Grâce à ses propriétés antiseptiques, elle permet d'obtenir d'excellents résultats. Faites infuser 50 à 60 g de racines fraîches, dont vous boirez entre trois et cinq tasses par jour. Vous pouvez aussi la prendre en décoction, à raison de 50 g pour 1 litre d'eau.
- *Le ginseng* asiatique vous sera utile si vous êtes sorti de l'adolescence et que les autres plantes indiquées ne vous permettent pas d'obtenir l'effet désiré : on le trouve dans le commerce sous forme de racines séchées. Pour les personnes jeunes et actives, mieux vaut s'abstenir d'en prendre pendant plus de 3 semaines. En infusion, 2 ou 3 g pour une tasse d'eau frémissante, que vous laissez

infuser pendant 10 minutes. Si vous prenez le ginseng en ampoules, contentez-vous d'une ampoule par jour pendant 10 jours, tous les deux mois environ.

- *La pensée des champs,* pour l'acné juvénile. Faites bouillir pendant 10 minutes 20 g de plante sèche dans 1 litre d'eau. Buvez-en quatre ou cinq bonnes tasses par jour.
- *La sauge,* en lotions et en compresses, entretient la santé de votre peau, tout en combattant l'acné (voir Peau).

Soins externes

- *La bardane :* pour les applications locales, vous pouvez vous préparer un baume à base de bardane. Ecrasez les feuilles fraîches avec un mortier, puis faites macérer vingt-quatre heures dans un bocal fermé, avec de l'huile d'olive, dans un endroit chaud. Filtrez bien. Le topique obtenu sera actif pendant quelques jours. En cas d'acné folliculaire, vous pouvez aussi utiliser des racines de bardane écrasées, dont vous faites une pâte. Laisser agir localement pendant une demi-heure.
- *Le céleri :* le masque de céleri peut s'avérer un remède efficace : écrasez bien le céleri, avant de l'appliquer pour une durée de trente minutes environ. Vous l'enlèverez en frictionnant doucement avec du yaourt.
- *Le chou frais :* les compresses ou lotions de suc de chou frais peuvent aussi donner de bons résultats si vous y associez des décoctions (15 g dans du lait), prises matin et soir.
- *Le gaillet* en pommade : mélangez le jus frais de la plante à du beurre, à température ambiante.
- *La tomate, avec l'oseille :* d'abord, appliquez une tranche de tomate fraîche contre la peau ; ne lavez pas ; une demi-heure après, appliquez des feuilles d'oseille fraîche froissée. Rincez avec de l'eau fraîche une demi-heure plus tard.

AÉROPHAGIE

Faire de l'aérophagie, c'est littéralement « manger de l'air ». Sans être dramatique, cette affection est ennuyeuse, à cause des ballonnements d'estomac et des situations inconfortables qu'elle peut provoquer dans la vie de tous les jours.

Qualité de vie

Ne seriez-vous pas de ceux ou celles qui « enfournent » leur repas en pensant à autre chose ? Prenez la résolution de savourer vos aliments, de bien mastiquer, bref de manger plus lentement, dans le calme, et seulement aux repas.

La télévision, les journaux, les discussions animées empiètent trop souvent sur cette activité essentielle qu'est la restauration de nos énergies physiques. Nous en subissons les conséquences. Tâchez par ailleurs d'avaler votre salive le moins possible : ces mouvements de déglutition sont une source importante d'aérophagie. Si vous fumez, délaissez cette habitude dans la mesure du possible (voir Tabac).

Alimentation

Reléguez le café et les alcools forts au rang des souvenirs. Evitez les ragoûts, le chou, les radis, la mie de pain, les pommes de terre et les condiments forts, de même que les boissons gazeuses. Ne mangez ni trop chaud ni trop froid, et ne buvez pas en mangeant.

Pour bébé : après son repas, tenez-le à la verticale jusqu'à ce qu'il ait fait son rot. Puis couchez-le sur le côté gauche.

PLANTES : Achillée mille-feuille - Angélique officinale - Anis vert - Carvi - Fenouil

- *L'achillée mille-feuille,* en infusion : une cuillerée à thé dans 1/4 de litre d'eau bouillante, que vous laissez infuser rapidement. Deux à trois tasses par jour, fraîchement préparées.
- *L'angélique officinale* favorise les efforts musculaires et le travail de la digestion. Utilisez les racines ou les semences, à raison de 10 à 15 g par litre d'eau.
- *L'anis vert :* 5 à 10 g de fruits d'anis vert par litre d'eau ; une ou deux tasses par jour.
- *Le carvi* en infusion : 10 g de semences par litre d'eau. Quand on prend ses repas à l'extérieur, il n'est pas toujours facile de se préparer une tisane. Vous pouvez donc vous munir d'essence de fenouil ou d'essence de carvi, que vous trouverez dans le commerce : versez trois à six gouttes de la première sur un morceau de sucre à midi ; même chose pour le repas du soir, avec l'essence de carvi.

- *Le fenouil*, tout comme l'anis vert et le carvi, renferme de nombreuses qualités médicinales ; il est stimulant, diurétique, emménagogue, vermifuge et galactogène. Employez l'infusion : 3 ou 4 g de semences dans 1/4 de litre d'eau bouillante, à la fin des repas.

AGITATION Voir aussi NERVOSITÉ, PLANTES CALMANTES

Il peut y avoir différentes causes de l'agitation, qu'il s'agisse de maladie infectieuse, de fièvre, douleurs lancinantes ou de nervosité extrême. C'est bien entendu cette cause, identifiée par un avis compétent, que vous devez étudier avant tout. (Dans le cas du nourrisson, voir aussi Dentition, Fièvre, Vers intestinaux).

ALBUMINURIE Voir aussi NÉPHRITE

Cette inflammation du rein, caractérisée par la présence d'albumine et de protéines (on dit aussi protéinurie) accompagne les néphrites et peut être aiguë ou chronique. Dans le deuxième cas, elle s'avère plus difficile à identifier. Frissons, fièvre, violents maux de tête, vomissements peuvent être des signes d'albuminurie. Les urines sont rares, troubles, de couleur foncée, et présentent de grandes quantités de protéines, notamment l'albumine. Paupières, chevilles, jambes et parfois tous les tissus sont gonflés : le doigt qu'on y enfonce laisse une trace profonde. Parmi les causes possibles, on trouve l'angine, la scarlatine, l'érysipèle et parfois les empoisonnements.

Dans le cas de l'albuminurie chronique, les urines ne sont pas rares, mais plutôt abondantes. Des maux de tête, des douleurs, des crampes musculaires, des vertiges et des bourdonnements d'oreille résultent du fait que le rein accumule de l'urée et ne filtre pas le sang comme il le devrait.

En cas de néphrite aiguë : la mise au repos immédiate s'impose, et à tous les points de vue. On recommande les lavements, les enveloppements des reins avec de la flanelle, et un régime d'eau lactosée (60 g de lactose par litre, à prendre en petites quantités).

Pour ce qui est de la néphrite chronique : veillez à avoir de bonnes nuits, portez aussi la flanelle autour des reins, évitez le froid et les changements de température, n'exagérez pas les efforts intellectuels ou physiques.

Soins

Vous l'avez compris : dans un cas comme dans l'autre, mieux vaut vous référer à votre médecin, qui peut décider, s'il s'agit de néphrite aiguë, de procéder à une dialyse ou même de faire appel au rein artificiel.

Alimentation

Que ce soit en cas de néphrite aiguë ou chronique : régime hypotoxique (voir cette rubrique). Consommez la viande et les poissons en petite quantité. Abstenez-vous de consommer des produits laitiers ainsi que des œufs, amandes, noix, riz, asperges, dattes, pruneaux et bananes.
Vitamines : A, B3, C, D, G (voir Vitamines).

PLANTES : Bouleau - Bourse-à-pasteur - Genêt à balai - Noyer - Oignon - Prêle

- *Le bouleau* est un puissant diurétique qui favorise l'élimination de l'acide urique. Infusion : 25 à 35 g de feuilles fraîches pour un litre d'eau. Trois tasses par jour.
- *La bourse-à-pasteur :* préparez une décoction à partir de la plante entière, à raison de 40 g par litre d'eau. Trois tasses par jour.
- *Le genêt à balai* est un autre diurétique fort utile. Prenez la décoction, faites avec les tiges, à raison de 30 à 60 g par litre d'eau. Portez à ébullition pendant cinq minutes, et laissez infuser pendant 15 minutes. En boire cinq tasses par jour environ.
- *Le noyer :* les feuilles et l'enveloppe de la noix en infusion ou en décoction : 50 g par litre d'eau.
- *L'oignon cru :* 100 g, réduit en pulpe et tamisé, mélangé à 100 g de miel blanc liquide et 600 g de vin blanc. Quatre cuillerées par jour.
- *La prêle,* en décoction : 50 g pour 1 litre d'eau ; faites bouillir une demi-heure, et en boire régulièrement au cours de la journée.

N.B. Rappelons qu'il est parfois utile de cumuler différentes plantes ; ainsi, vous pourrez boire successivement une tasse de primevère, de noyer et de bourse-à-pasteur, trois fois dans la même journée.

ALGIES

Il existe bien entendu d'innombrables types de douleurs. Si on veut les voir se dissiper il faut commencer par les identifier de façon assez spécifique pour en retrouver la cause et choisir le remède approprié. Dans le cas de douleurs fulgurantes, voir NÉVRALGIES.

PLANTE : Peuplier

- *Le peuplier,* grâce à son pouvoir sédatif, sera utile pour calmer les douleurs dues aux rhumatismes, aux crises de goutte, aux abcès, ulcères et panaris. Utilisez-le en décoction, que vous préparerez avec 30 grammes de bourgeons par litre d'eau. Buvez-en quatre ou cinq tasses au cours de la journée.

ALOPÉCIE

L'alopécie, c'est le mot savant employé pour parler de la chute des cheveux. A ce propos, disons tout de suite qu'il convient d'être réaliste. D'abord, il faut se faire à l'idée que les cheveux tombés ne repoussent pas. Ensuite, s'il y avait une recette-miracle pour empêcher la chute des cheveux, on verrait sans doute bien peu de crânes dégarnis. Ce qui n'est pas une raison pour ne rien faire : les mesures préventives sont certainement les plus efficaces. Par ailleurs, il est tout à fait normal de perdre entre 20 et 40 cheveux par jour. Pour les soins d'ordre général, consultez la rubrique Cheveux (soins du).

Quand l'alopécie est due à une maladie comme l'eczéma, l'impétigo ou le psoriasis, il est évident que ce sont ces maladies que vous commencerez par traiter. De même, un épuisement nerveux ou un état de faiblesse générale peuvent être à l'origine de la chute des cheveux.

Qualité de vie

Bien sûr, les canons de la mode et de l'esthétique nous imposent parfois des choix dont nos cheveux portent ultérieurement les traces.

Une règle de base, qui concerne plus particulièrement les femmes, consiste à éviter de faire subir simultanément à votre chevelure une permanente et une teinture (accordez-vous au moins dix jours d'intervalle entre les deux). Ensuite, les manipulations au fer chaud et les bigoudis en métal sont à éviter autant que possible, de même que les coiffures qui serrent les cheveux, comme les queues de cheval ou les chignons.

Nos excès de table, ou de travail, les surmenages en tous genres se répercutent sur notre attribut capillaire. En outre, certains médicaments, antibiotiques, antituberculeux, anticoagulants, ou contraceptifs oraux, peuvent provoquer des alopécies. On dit qu'il ne faut se faire couper les cheveux que pendant la période ascendante de la lune. Ayez recours à de fréquents massages et frictions du cuir chevelu, de préférence avec les lotions recommandées. Mentionnons la vitamine F, que vous pouvez utiliser en application locale : le suint (ou encore toute crème à base de lanoline). Enfin, mieux vaut ne pas faire de shampooings trop fréquents (voir Cheveux, soins des -).

Alimentation

Adoptez un régime qui se rapproche le plus possible du régime hypotoxique (voir cette rubrique). Recherchez les aliments riches en vitamines B1, B2, F, G et I (voir vitamines). La levure de bière (une cuillerée à soupe, dans votre potage) renferme d'ailleurs ces vitamines. Dans certains cas, il est recommandé de prendre des tisanes composées fortifiantes car le cuir chevelu est révélateur d'un état général.

PLANTES : Bardane - Capucine - Cresson - Noyer - Oignon - Ortie - Romarin

- *La bardane* vous permet de procéder chaque soir à des frictions de la région malade. Faites bouillir pendant 1/2 heure 60 g de racines de bardane dans 1 litre d'eau, en rajoutant de l'eau à mesure qu'elle s'évapore.
- *La capucine,* la « plante à cheveux » sans doute la plus populaire, vous permet de préparer vous-même une lotion capillaire très réputée : faites macérer pendant quinze jours 200 g de semences de capucine dans 1/2 litre d'alcool à 60°, que vous agiterez régulièrement. Filtrez.

- *Le suc de cresson frais*, mélangé à parts égales avec de l'alcool à 70°, donne aussi une lotion qui permet de tonifier le cheveu (agitez avant l'emploi).
- *Le noyer,* en décoction, permet dans certains cas d'enrayer les fortes chutes de cheveux. 4 cuillerées à thé de feuilles dans 1/4 de litre d'eau, que vous faites bouillir pendant 10 minutes. Massez chaque jour vigoureusement le cuir chevelu avec cette décoction.
- *L'oignon* a sur le cuir chevelu un effet stimulant : vous pouvez l'utiliser avant votre shampooing : coupez un oignon cru en deux, et frictionnez le cuir chevelu. La lotion d'oignon est un autre recours. Si vous ne voulez pas utiliser l'oignon cru : faites macérer 3 oignons émincés dans un litre d'eau, pendant une nuit. Exprimez, passez (vous pouvez ajouter une essence comme la lavande).
- *L'ortie,* en lotion, favorise la pousse des cheveux : faites macérer 60 g de racines séchées dans un litre d'eau-de-vie pendant trente jours. Faites des frictions quotidiennes. Dans le cas de cheveux secs, vous pouvez aussi utiliser la préparation suivante : 80 g de racines, 25 g de vinaigre, bouillis pendant huit minutes dans un litre d'eau. Laissez refroidir et doublez d'applications d'huile de ricin deux fois par semaine.
- *Le romarin* favorise la croissance des cheveux et aide à leur entretien, tout en étant un bon excitant du cuir chevelu. Idéalement, on le mélangera avec 80 g à 60 g de bardane et 60 g d'ortie ; faites macérer pendant deux semaines dans un litre d'alcool. Frictions quotidiennes, le soir.

AMAIGRISSANT Voir aussi AUTOSUGGESTION, CELLULITE, DIÉTÉTIQUE, OBÉSITÉ

Maigrir sans effort, qui n'en a jamais rêvé ? C'est pourtant un rêve impossible, malgré tous les moyens que la publicité fait miroiter à nos mauvaises consciences en jouant sur le désir de reperdre sans effort ce que nous avons gagné sans effort : les kilos superflus qui accusent nos excès de table. S'il est une chose difficile à modifier, ce sont bien nos habitudes : mis à part les problèmes congénitaux qui expliquent certains cas (et encore...), nous préférerions bien souvent déclarer forfait plutôt que de modifier la plus petite habitude. Ce n'est d'ailleurs pas uniquement une question d'inertie : il nous est parfois bien difficile d'aller de l'avant et de vaincre une peur cachée. Envisagez, le cas échéant, de vous faire aider de façon professionnelle.

Il n'est pas question de vous économiser ici la lecture d'un bon livre de diététique, qui sera le deuxième pas vers une vie nouvelle, une image renouvelée de vous même. Le premier sera de mettre en application quelques-uns des principes et des remèdes indiqués plus bas. N'oubliez pas que pour aimer et être aimé (et c'est là le cœur du problème, bien souvent) il faut bien commencer quelque part : si vous vous détestez avec quelques kilos en trop, peut-être que le fait de les perdre arrangera tout. Mais le problème peut aussi tout simplement se « déplacer », pour se retrouver à un autre niveau. Autrement dit, lorsque vous correspondez enfin à un certain idéal, il se peut que vous trouviez encore d'autres raisons de vous déprécier. La question est alors plus fondamentale, et nous mènerait trop loin, car elle relève de la psychologie. Le fait de nous conformer aux canons de la beauté moderne n'est pas, en soi, une recette de bonheur. Ce qui est important, c'est la façon dont vous vous sentez, selon votre constitution, vos habitudes de vie, vos besoins, et vos goûts.

A l'inverse des francs, plus on perd les kilos rapidement, plus on a tendance à les reprendre. Vous gagnez réellement lorsque vous arrivez à modifier vos habitudes, par exemple à supprimer certains aliments, ou du moins à en oublier l'obsession.

Vous pourrez avoir recours aux plantes dépuratives, qui purifient le sang et vous débarrassent des principes toxiques en vous permettant de les éliminer par la peau. Les digestives faciliteront le travail de l'estomac. Les cholagogues aident aussi le travail de l'intestin, car elles facilitent l'évacuation des voies biliaires.

Alimentation

N'oubliez pas les vertus d'un régime équilibré et d'un minimum d'exercice physique : non seulement ces mesures vous permettront-elles de mieux combattre le stress et les maladies, mais de plus, vous vous en porterez mieux : c'est là votre meilleur garde-fou contre les rechutes dans les mauvaises habitudes. Mentionnons simplement trois aliments qui peuvent s'inscrire dans un régime strict sans être désagréables : l'ananas, le céleri et la tomate.

PLANTES : Carragheen - Caroubier - Céleri - Cerisier - Frêne - Maïs - Marrube - Maté - Raisin - Tisane amaigrissante

- *Le carragheen* et *le caroubier*, que vous pouvez prendre simultanément, en gélules, **créent l'impression d'avoir mangé suffisamment, et réduisent ainsi le besoin de manger.** A prendre une heure avant les repas.
- *Le céleri* est un de ces aliments, avec la tomate, qui devraient faire partie de tous les régimes amaigrissants. Il ouvre l'appétit, mais son effet dépuratif et tonique, antiseptique et amaigrissant fait de lui un ami sûr de tous ceux et celles qui cherchent à retrouver ou à maintenir leur poids.
- *Les cerises*, en cure, peuvent aider à combattre les kilos superflus ; pendant quelques jours, remplacez vos repas par 500 g de cerises, (ou encore, pratiquez cette cure une journée par semaine, en saison).
- *Le frêne,* un diurétique, permettra d'obtenir des résultats encore meilleurs si vous suivez un régime. Faites de l'infusion de feuilles de frêne votre boisson quotidienne.
- *Le maïs,* ou du moins la « barbe » du maïs, vous aidera aussi à maigrir : mettez-en quelques grammes (une cuillerée à thé) bien secs dans 1/4 de litre d'eau, faites infuser rapidement, et buvez sans ajouter ni sucre ni miel.
- *Le marrube* est réputé avoir un léger pouvoir amaigrissant : trois ou quatre tasses par jour de la plante en infusion, à raison de 15 à 20 grammes par litre d'eau.
- *Le maté,* récemment introduit dans la pharmacopée, est à la fois un stimulant, un diurétique et antiseptique. En infusion, il aide à observer les contraintes d'un régime en atténuant la sensation de faim.
- *La cure de raisin* vous donne de l'avance dans un régime, mais ne doit pas être prolongée.
- *La tisane amaigrissante :* la même que celle qui est indiquée pour l'obésité, **cette tisane active le travail des organes d'élimination** (reins, foie, intestins, glandes sudoripares) : Hysope (5 g), Romarin

(5 g), Chiendent (10 g), Bourdaine (10 g) et feuilles de Vigne (30 g), dans un litre d'eau. Une tasse avant les repas, le midi et le soir.

AMAIGRISSEMENT Voir aussi ANOREXIE, APPÉTIT, CONVALESCENCE, MAIGREUR

Si vous avez toujours été maigre, et que vous ne vous en portez pas plus mal, inutile de chercher à prendre du poids : il y a tant de gens qui voudraient être à votre place ! A la rigueur, faites un peu plus de sport ou de musculation, à un rythme raisonnable. Si, en revanche, vous maigrissez à la suite d'une mauvaise alimentation ou d'une maladie, vous pouvez avoir recours à des plantes pour vous aider à retrouver votre appétit et stimuler votre état général. Notons aussi que l'exercice est toujours un bon adjuvant à une reprise de poids, à condition bien entendu d'éviter les excès.

Alimentation

Il ne s'agit pas de se gaver, mais de retrouver progressivement l'appétit. Le régime sera varié, riche en vitamines, (B1, B2, C, D, L2 et O notamment) (voir Vitamines). Vous y additionnerez du germe de blé, qui est un reconstituant puissant, et un tonique du système nerveux et de la nutrition. Les fruits, les légumes et les salades à feuilles vertes (céleri en branches, chicorée, chou, cresson, épinards, carottes, navets, chou-rouge, lentilles), sont recommandés, ainsi que les œufs, viandes rouges et les abats — le foie de veau surtout. Signalons le germe de blé en poudre, un aliment « équilibrant » par excellence : une cuillerée (à soupe pour les adultes, à thé pour les personnes âgées et les enfants) délayée dans un peu de lait ou d'eau, au début du repas.

La levure de bière est un autre aliment plein de substances nutritives. Si vous craignez les carences alimentaires, mélangez une cuillerée (à dessert pour les enfants, à soupe pour les adultes) de levure de bière à votre soupe, ou au jus du petit déjeuner.

Enfin, il ne faut pas oublier les vertus du pollen, riche en protéines, en sucres, en matières grasses et en matières minérales : on en consommera entre 1/2 et 1 cuillerée à café chaque jour.

PLANTES : Angélique - Fenugrec - Roseau odorant

- *L'angélique* en infusion est connue, entre autres, pour son action sur les reins et son effet stimulant sur l'appétit : 20 g de feuilles dans 1/4 de litre d'eau bouillante, que vous laissez infuser 10 à 15 minutes avant de filtrer et boire.
- *Le fenugrec* **a un effet tel sur la maigreur qu'il est recommandé d'interrompre le traitement pendant une semaine sur deux.** Mélangez une cuillerée à café de graines réduites en poudre à une cuillerée de miel ; une cuillerée matin et soir.
- *Le roseau odorant* permet de stimuler l'appétit ; il aide à l'élimination en général. Tisane de racine de roseau, préparée à froid : une cuillerée à café, macérée toute une nuit dans 1/4 de litre d'eau froide. Réchauffer légèrement et passer. Chauffez au bain-marie avant de boire. Un bain peut aussi s'avérer efficace : 200 g de racines mises à tremper pendant la nuit, dans 5 litres d'eau. Le matin, portez à ébullition le mélange, et ajoutez-le à l'eau du bain (voir Bain complet).

AMÉNORRHÉE

Signifie que les règles sont insuffisantes, ou interrompues. Voir sous cette rubrique.

AMPOULES Voir aussi CALLOSITÉS

Vous êtes en vacances et avez décidé de « faire le plein de nature ». Vous marchez énormément. Vos chaussures de randonnée, toutes neuves, bien raides, vous font terriblement souffrir. Voilà au moins une façon de se faire de belles ampoules, qui éclaireront vos nuits de leurs élancements. Heureusement, vous pouvez vous soignez sans courir à l'hôpital.

Soins

Commencez par des applications de glace.

PLANTES : Camomille - Prêle - Souci des champs - Tussilage

- *La camomille,* en infusion concentrée (entre 50 et 100 g de camomille, macérée dans 1 litre d'eau pendant une demi-heure) en application locale.

- *La prêle,* en bains de pieds (ou de mains, selon le cas) : mettez 50 g de prêle à tremper dans l'eau froide pour une nuit. Le matin, portez à ébullition et ajoutez à la quantité d'eau nécessaire. Faites tremper les parties atteintes pendant 20 minutes, puis enveloppez-les au moins 20 minutes.
- *Le souci des champs* vous permet de soigner les ampoules ouvertes, par des applications locales : 10 g pour 1/2 litre d'eau, que vous laissez macérer une demi-heure.
- *Le tussilage :* appliquez-en les feuilles fraîches sur les ampoules.

AMYGDALITE

On l'appelle aussi « angine », à ne pas confondre avec tous les maux de gorge. Cette inflammation des amygdales et des tissus qui les entourent peut être soit aiguë, soit chronique. Ce genre de maladie exige de préférence une consultation médicale. Il est des cas où il ne faut pas tergiverser, ni attendre : lorsque la douleur est très vive, qu'il y a une fièvre importante, que la personne a très mal à la gorge, que vous apercevez un gonflement des amygdales, la présence d'une membrane ou de plaques blanches ou grises sur les amygdales (dans ce dernier cas, il peut s'agir d'une angine à fausse membrane, qui s'avère souvent diphtérique). Les remèdes indiqués par la phytothérapie doivent donc agir rapidement, au tout début du mal. Sinon, la présence d'un médecin est recommandée. Au cours de la période de fièvre, le malade devra garder le lit.

Notons enfin que les amygdalites chroniques, qui conduisent souvent à l'ablation des amygdales, ne sont en général que le signe d'un mal dont il faut chercher ailleurs les causes : régime, faiblesse du système immunitaire, etc. Les amygdales sont loin, en effet, d'être de simples appendices inutiles : elles jouent le rôle de garde du corps, et empêchent les microbes de pénétrer les défenses de l'organisme.

Alimentation

Lait, laitages, jus de fruits, bouillons de légumes, légumes en compote, biscottes. Le pain et les féculents sont à éliminer. Les aliments seront salés avec beaucoup de modération.

L'enfant plus âgé et l'adulte pouront ajouter à leur alimentation des sources de magnésium (graines de céréales, pommes de terre, poissons, huîtres, cervelle, gruyère).

PLANTES : Bardane - Mauve - Sauge

- *La bardane,* en infusion (40 g dans un litre d'eau bouillante, pendant 5 à 10 minutes), est un complément utile des gargarismes.
- *La mauve* aide à décongestionner et à combattre l'inflammation. On fera une préparation à froid : laissez macérer pendant une nuit quelques grammes (une cuillerée à thé pleine) dans 1/4 de litre d'eau. Le matin, faites chauffer légèrement, et buvez-en 3 à 4 tasses par jour, une gorgée à la fois.
- *La sauge* permet de faire des gargarismes très efficaces : une cuillerée à thé de feuilles, cueillies avant la floraison, que vous laissez macérer à froid pendant une demi-heure. Les gargarismes seront faits avec une cuillerée à thé de l'infusion, jusqu'à concurrence d'une tasse environ. Cette préparation, dont vous veillerez à ne pas faire une habitude, est à éviter dans le cas de jeunes enfants. Vous pouvez aussi en imbiber un gros coton-tige, que vous appliquerez sur les amygdales.

ANÉMIE Voir aussi ASTHÉNIE

Lassitude, affaiblissement physique et intellectuel, pâleur du teint : ces symptômes précèdent des vertiges et des évanouissements, des palpitations... Il faut en général procéder à des analyses de sang pour établir un diagnostic exact de l'anémie. Elle est le plus souvent due à une insuffisance en globules rouges ou en hémoglobine, ou à une surcharge en hémoglobine des globules rouges. Or, c'est le fer qui permet de fabriquer l'hémoglobine, qui transmet l'oxygène aux tissus et aux cellules.

Dans les deux cas, on peut relier cet état à une carence en vitamine B12. Par ailleurs, les femmes sont particulièrement sujettes à l'anémie, à cause des pertes en fer causées par les menstruations.

Alimentation

C'est vraiment ici que se trouve le remède de l'anémie. Le foie de bœuf, les fèves de lima, les graines de tournesol, les abricots séchés, le broccoli cru, les épinards, les amandes, les pois et la viande de volaille vous aideront à reconstituer vos stocks de fer.

Recherchez une alimentation variée, riche en fer et en légumes verts. Evitez cependant de surcharger l'organisme par une nourriture trop abondante. Chaque jour, prenez 1/4 de tasse de jus de betterave, mélangé à parts égales avec du jus de carotte frais.

Le miel, dans la mesure où il permet une meilleure assimilation du calcium, est un aliment utile pour prévenir et combattre l'anémie (prenez-le le plus naturel possible). Une bonne résolution consiste à manger chaque jour 150 à 200 g de foie bouilli, ou cuit modérément sur le gril (sans dépasser 160 degrés). Vous pouvez aussi manger des orties comme légume. Bien entendu, plus elles sont fraîches, plus elles sont actives. Recherchez les vitamines B1, B9 et B12 (Voir Vitamines), pour lesquelles vous pouvez d'ailleurs recourir à la levure de bière fraîche.

Combattez l'anémie

Nous n'avons pas tous exactement les mêmes besoins : il s'agit d'opérer une sélection des aliments susceptibles d'aider les différentes catégories de personnes.

Femmes enceintes : broccoli, pruneaux, haddock, épinards.

Femmes qui allaitent : dinde (chair brune), épinards crus, abricots séchés, pommes de terre.

Nourrissons : céréales d'orge, d'avoine et de riz, jus de fruits.

Enfants : bœuf maigre, dinde (chair blanche), amandes, oranges.

Adolescents : bœuf, dinde (chair brune), amandes, oranges.

Adolescentes : raisins, graines de tournesol, abricots séchés, jus de pamplemousse.

Personnes âgées : dinde (chair blanche), pruneaux, jus de tomate.

Femmes sportives : fèves de lima séchées, fèves de soja, raisins, jus d'orange.

Hommes sportifs : fèves de soja, mélasse, bœuf haché, jus d'orange.

PLANTES : Aunée - Carotte - Petite centaurée - Chardon béni - Chêne - Fenugrec - Gentiane - Houblon - Ményanthe - Ortie - Raifort

- *L'aunée* en décoction : jetez entre 20 et 40 g de racines concassées dans un litre d'eau froide, faites bouillir une minute et laissez infuser 10 minutes. Boire une tasse avant les repas (malgré le goût amer). Particulièrement recommandée pour l'anémie des jeunes filles.
- *La carotte*, comme nous l'avons mentionné plus haut, est un légume de choix, riche en vitamines et en éléments minéraux ; son jus est d'ailleurs excellent, et vous pouvez en boire deux verres chaque matin, à jeun.
- *La petite centaurée* constitue un excellent tonique général, à condition toutefois de ne pas en prolonger l'usage, car elle irrite, à la longue, les muqueuses gastro-intestinales. Comme l'infusion est amère, mélangez 10 g de petite centaurée avec 10 g d'absinthe, 10 g de ményanthe, laissez macérer dans 1 litre de vin doux liquoreux, et filtrez pour obtenir un vin tonique, dont vous prendrez un verre à bordeaux avant les repas.
- *Le chardon béni* est un excellent stimulant de l'appétit. En infusion, il combat utilement l'anémie : 30 à 50 g pour 1 litre d'eau bouillante. Laissez infuser pendant 10 minutes. Boire 3 tasses par jour.
- *Le chêne* est un tonique bienfaisant, dont vous ferez cependant un usage modéré et prudent. Buvez-en deux ou trois tasses par jour, entre les repas : 20 à 30 g de feuilles pour 1 litre d'eau bouillante. Laisser infuser cinq minutes.
- *Le fenugrec* est un stimulant du métabolisme en général, qui redonne aussi de l'appétit. Vous pouvez manger chaque jour deux cuillerées à café de fenugrec avec du miel, du pain d'épice, du chocolat. Ou l'absorder en décoction : une poignée de graines, grossièrement moulues, mélangées à un litre d'eau et bouillies pendant dix minutes.
- *La gentiane* fait office d'apéritif si vous la prenez avant, et stimule la digestion après les repas. Versez une tasse d'eau bouillante sur 3 g de racines de gentiane. Laissez reposer une heure. Boire avant les repas.
- *Le houblon,* un calmant du système nerveux, est aussi un excellent tonique pour les personnes anémiées et fatiguées. L'infusion permet de régénérer le sang : prendre 20 à 30 g de cônes, verser

1 litre d'eau bouillante, laisser infuser dix minutes. Utilisez du miel pour en compenser le goût amer.
- *La ményanthe,* ou trèfle d'eau, un tonique qui stimule l'appétit et la digestion, convient bien aux personnes nerveuses. L'infusion de ményanthe se prépare avec une cuillerée à soupe de plante brisée pour une tasse d'eau bouillante, à prendre avant les repas. Vous pouvez également consommer la ményanthe en poudre : de 2 à 3 g par jour, en cachets, par exemple.
- *L'ortie,* riche en calcium, phosphore et autres substances minérales, contient en outre une solide quantité de vitamine D. Elle excelle dans le traitement de l'anémie. En plus de l'ortie consommée à table, vous pouvez utiliser l'extrait frais d'ortie, disponible sous le nom d'Urtica primaire, ainsi que la tisane d'ortie : une pleine cuillerée à thé d'ortie pour 1/4 de litre d'eau ; laissez infuser 10 minutes, et boire avant les repas. Dans les cas graves, buvez-en deux litres par jour.
- *Le raifort,* bonne source de vitamine C, est un excellent stimulant, mais parfois difficilement supporté par les estomacs fragiles : pour l'anémie, on recommande entre 15 et 30 g de suc frais chaque jour (sauf dans le cas d'irritation des voies digestives et urinaires). Vous pouvez aussi utiliser le vin, en mélangeant 30 g de raifort et 30 g de baies de genévrier concassées dans du vin blanc de bonne qualité. Faites macérer 24 h. Boire 2 ou 3 verres par jour.

ANGINES Voir aussi AMYGDALYTE

Il convient de ne pas traiter à la légère l'angine véritable, qui est bien autre chose qu'un simple mal de gorge. Comme il n'est pas facile de distinguer l'un de l'autre, mieux vaut prendre toutes ses précautions. Ce genre de maladie peut en effet s'installer de façon chronique, et dégénérer en complications pénibles et nocives, comme des maladies rénales, cardiaques ou articulaires. On parle aussi d'inflammation de l'oreille moyenne, de rhumatismes articulaires, et de symptômes d'arthrite apparus suite à une angine.

La thérapeutique s'attachera à désintoxiquer l'organisme. Un examen sommaire à la lumière électrique ou naturelle vous indiquera si l'inflammation de la gorge se double de taches blanches, ou si un voile gris-blanc apparaît au fond de la gorge ou sur les amygdales. Dans ce cas, vous devez consulter un spécialiste sans tarder : ces membranes peuvent être causées par une mononucléose infectieuse, ou par la diphtérie.

Si, par ailleurs, l'inflammation ne disparaît pas au bout de deux à trois jours, consultez également votre médecin. Les allopathes auront tendance à recourir immédiatement aux antibiotiques.

Sans rejeter a priori les antibiotiques, les homéopathes, eux, essaieront d'abord de venir à bout du mal par l'usage de médicaments aux effets plus doux. En cas d'utilisation des antibiotiques, voir cette rubrique.

Soins

Comme vous pouvez le constater, les plantes vous offrent ici encore une quantité de solutions : vous pourrez choisir selon vos goûts et les ressources de votre herboristerie familiale.

Il peut être utile, pour procéder à une désintoxication, de recourir à des bains de sudation, ou à des saunas, qui aident à éliminer rapidement les poisons accumulés dans l'organisme.

Il y a, enfin, les gargarismes à l'eau salée, ou le fait de sucer une tranche de citron (n'en prenez pas l'habitude, cependant, car à la longue le citron attaque de façon irrémédiable l'émail des dents).

Mentionnons encore un remède important, même s'il n'est pas issu de la phytothérapie : il s'agit des badigeonnages au Molkosan, un désinfectant très puissant et sans effet secondaire, qui permet de détruire même les germes logés dans les recoins des amygdales.

Alimentation

Elle sera peu salée, riche en vitamine C, mais aussi en vitamines A et B1. Tant que la personne est fiévreuse, elle prendra du lait, des laitages, des bouillons de légumes, jus de fruits et biscottes. Evitez le pain et les féculents.

Les grands enfants et les adultes prendront des aliments riches en magnésium (graines de céréales, pommes de terre, poissons, huîtres, cervelle, gruyère).

PLANTES : Aigremoine - Chou - Guimauve - Hysope - Noyer - Ortie - Raifort - Ronces - Rose rouge

Soins externes

Pour les soins externes proprement dits, vous avez plusieurs possibilités (consultez aussi les soins externes recommandés pour l'amygdalyte).

- *Le chou :* les compresses de chou et d'argile, mélangées avec une tisane de prêle. Les applications de feuilles de chou sont également fort efficaces.
- *La guimauve* en gargarismes : mélangez dans 1/2 litre d'eau 10 g de racine de guimauve avec une tête de pavot desséchée et concassée ; faites bouillir pendant une demi-heure. Ajoutez deux ou trois cuillerées à soupe de miel. On recommande également d'alterner les gargarismes à la guimauve avec les gargarismes d'une solution d'eau oxygénée.
- *L'hysope* en gargarismes, grâce à une infusion concentrée (100 g de plante dans 1 litre d'eau bouillante, que vous laissez infuser pendant dix minutes).
- *Le noyer,* en décoction (50 g de feuilles pour 1 litre d'eau, que vous laissez reposer une nuit), produit également un gargarisme efficace. Vous pouvez aussi combiner avantageusement le noyer et les ronces, pour un gargarisme que vous utiliserez plusieurs fois par jour, le plus chaud possible : prendre 50 g de feuilles de noyer, 150 g de feuilles de ronces, que vous faites bouillir 3 minutes dans 1/2 litre d'eau, avant de laisser infuser 20 minutes.
- *L'ortie* en décoction donne aussi un excellent gargarisme : 60 g dans un litre d'eau, que vous laissez réduire d'un tiers.
- *Le raifort :* 1/3 de raifort, 2/3 de fromage blanc ou de carotte râpée (pour atténuer l'effet caustique du raifort) vous donne une autre application bien utile.
- *La rose rouge* nous offre un gargarisme astringent, appelé miel rosat : faites infuser pendant 24 heures 100 g de pétales déposées dans 400 g d'eau bouillante. Passez, puis cuisez avec un poids égal de miel doux, jusqu'à obtenir un sirop épais.

Soins internes

- *L'aigremoine* est utile pour toutes les inflammations du cou, de la bouche et de la gorge, soit en gargarismes (50 g par litre d'eau) soit en infusion : 20 g environ par demi-litre d'eau, à raison de plusieurs tasses par jour.
- *L'hysope,* outre ses vertus sous forme de gargarismes, a le mérite de dégager les bronches lorsqu'on en fait un usage interne : 20 g de feuilles et de sommités (extrémité de la feuille) par litre d'eau, deux ou trois tasses par jour.
- *Ronces* en décoction : une bonne poignée dans 1/4 de litre d'eau, mélangé avec 5 g d'alun et 3 cuillerées à soupe de miel.

ANGINE DE POITRINE

L'athérosclérose et l'hypertension artérielle, de même que le tabagisme, peuvent en être l'origine. Le stress professionnel figure souvent parmi les circonstances qui favorisent l'apparition de ce type de maladie (voir Stress).

Mais en fait, on ignore encore les causes exactes de l'angine de poitrine : d'après certains, elle est due à une coronarite (l'inflammation et l'obturation des artères du cœur par un caillot).

Le malade ressent souvent une constriction, des spasmes au niveau de la poitrine. Les crises ne sont pas forcément spectaculaires : sensation d'engourdissement, d'un poids sur la poitrine, douleur aiguë irradiant parfois dans les membres supérieurs ou inférieurs, mais surtout dans le bras gauche. La personne ressent une angoisse profonde, comme si elle savait sa dernière heure venue. Au cours des crises, le pouls est irrégulier et accélère au moindre mouvement. Les crises surviennent parfois au cours de la nuit.

Une chose est certaine : il faut se mettre au repos. C'est le corps qui l'exige de façon impérieuse. L'issue n'est pas du tout forcément fatale. Mettez toutes les chances de votre côté, et soyez confiant. Comme l'angine de poitrine a parfois ses racines dans notre psychisme, peut-être devriez-vous jeter un coup d'œil à la rubrique Autosuggestion.

Précisons que les indications données ici ne sont fournies qu'à titre complémentaire d'un traitement médical sérieux et suivi, qu'il soit homéopathique ou allopathique. Les applications de la phytothérapie ne peuvent, en revanche, pas nuire à ce travail. Une fois la crise passée (le médecin prescrit le plus souvent un médicament à base de trinitrine), il faut passer à la période « préventive », qui concerne le mode de vie et l'attitude — et bien entendu le pouvoir des plantes.

En cas de crise

Au cas où vous seriez confronté à une crise sans soutien médical, une bouteille de cidre pourrait s'avérer fort utile. Chauffez le cidre jusqu'à ébullition. Trempez-y des linges, que vous appliquerez aussi chauds que possible sur les bras de la personne souffrante, en les recouvrant entièrement. Pour compléter l'action calmante de l'acide contenu dans le cidre, appliquez en même temps des sachets de graines de lin chauds sur la région du cœur.

Dans le cas où la crise semble imminente, vous pouvez l'éviter en respirant lentement, profondément. Vous pouvez aussi prendre un bain de bras pour permettre au sang de se retirer du cœur.

Qualité de vie

Prenez l'habitude de vous reposer pendant une demi-heure avant et après les repas. Evitez les changements de température brusques, les bains de soleil, de même que tout effort intempestif, qu'il soit intellectuel ou physique (même amoureux). Dormez avec deux oreillers sous la tête, pour qu'elle reste assez haute.

Au chapitre de l'exercice — car il en faut un minimum, même si c'est à doses modérées — faites de la bicyclette, sur terrain plat : si vous évitez les températures extrêmes, seuls les automobilistes seront un risque pour votre santé. Vous pouvez aussi utiliser une bicyclette ergométrique.

Veillez à éviter la constipation (sinon, consultez cette rubrique).

Soins

Ne prenez que des bains tièdes, sauf pour les bains de bras. Chaque soir, pendant plusieurs mois, prenez des bains de bras : pendant un quart d'heure, immergez les deux avant-bras dans une eau dont vous augmenterez progressivement la température. Lorsque vous les sortez, les bras doivent être tout rouges.

Alimentation

Elle sera riche en glucose, pauvre en sel, en protéines, en graisses animales et suivra la politique du régime hypotoxique (voir cette rubrique). Mangez lentement, en mastiquant à fond (ce que nous devrions d'ailleurs toujours faire). Buvez beaucoup de jus naturels : jus de citron, d'orange, de carotte. Abandonnez entièrement le tabac, le thé, le café et l'alcool.

PLANTES : Aubépine - Chélidoine - Genêt à balai

- *L'aubépine* est une des plantes les plus utilisées pour prévenir les problèmes cardiaques ; elle agit comme un sédatif sur le système nerveux central. Vous pouvez vous adresser à votre pharmacien pour obtenir des extraits, mais l'infusion aussi a son efficacité : 10 g de fleurs d'aubépine pour un litre d'eau bouillante, infusée 15 minutes ; vous boirez deux ou trois portions d'1/4 de litre par jour. Outre son efficacité pour les problèmes cardiaques, cette fleur aide aussi à retrouver le sommeil du juste — que vous méritez sûrement !
- *La chélidoine* est une plante antispasmodique dont l'usage doit faire l'objet de prudence car, à fortes doses, elle s'avère toxique. Mais trois tasses d'infusion de chélidoine, avant les repas, sont recommandées pour les angines de poitrine, à titre curatif et préventif. Pour une tasse d'infusion, ne dépassez pas 3 g (30 pour 1 litre) de feuilles sèches, que vous laisserez infuser 10 minutes.
- *Le genêt à balai* contient de la spartéine, qui agit comme tonique, régulateur et protecteur cardiaque. Infusion : 25 g par litre d'eau bouillante, que vous laissez infuser 10 minutes. Prenez-en deux cuillerées toutes les heures, en veillant toutefois à ne pas dépasser deux tasses par jour en tout.

ANGOISSE Voir aussi DÉPRESSION NERVEUSE, NERVOSISME

Entre l'inquiétude, l'anxiété et l'angoisse, on peut dire qu'il n'y a qu'une variation de degrés : on a affaire au même mal, qui va en s'amplifiant. Alors que l'inquiétude est relativement bénigne, avec des sentiments de crainte, d'appréhension et d'incertitude, l'anxiété se manifeste par un état troublé et une certaine agitation intellectuelle. Des palpitations apparaissent, signalant que le trouble émotif gagne clairement le terrain physiologique.

Enfin, dans le cas de l'angoisse, l'appréhension est portée à son comble, la respiration et le pouls s'accélèrent, des sensations d'étouffement se manifestent et le malaise devient autant physique que psychique.

De nos jours, le problème de la santé mentale a pris une ampleur considérable. Bien entendu, nous savons depuis toujours que l'angoisse est un mal de l'âme, un malaise psycho-logique (« logique de l'âme »). Elle nous rend souvent improductifs et tendus, détériore nos rapports avec nos proches, et mérite à ce titre un examen attentif de la rubrique Autosuggestion.

A moins que l'angoisse ne soit un choix de vie — ce qui arrive quelquefois — nous pouvons agir sur notre état de conscience, de façon à quitter ces sphères tourmentées — sans devenir pour autant insensible. Des moyens matériels, physiques, sont à notre disposition si nous voulons essayer d'influencer délibérément notre état d'esprit.

Alimentation et agitation

Prenons l'exemple de l'alimentation. Des recherches faites aux Etats-Unis ont permis de constater que les délinquants étaient souvent de grands consommateurs de sucreries en tous genres, et que lorsque l'on parvenait à en réduire la dose — entreprise qui se heurtait d'ailleurs a beaucoup de résistance de leur part — on obtenait des comportements nettement moins agressifs.

Nous pouvons aussi agir sur notre état d'esprit en faisant appel à des moyens comme l'autosuggestion, la méditation, l'exercice. Notre alimentation peut, à son tour, influer sur notre état moral. Les plantes sont également à notre disposition, et il serait dommage de ne pas les mettre à profit, conjointement à un traitement plus « conventionnel » : on ne peut nier, par exemple, le rôle positif joué par des médicaments récents comme le lithium, qui permet à de nombreux cyclothymiques de trouver un équilibre dans leur vie.

Le simple fait de se donner la peine de préparer une infusion, le rituel que cela suppose, suffit parfois pour apaiser l'esprit et dissiper les fantômes. C'est une façon de pratiquer un retour aux sources, de nous retrouver. Mais il faut savoir reconnaître à quel moment une aide extérieure devient indispensable.

Qualité de vie

Essayez de voir ce que votre état peut comporter de bénéfique à long terme. Vous pouvez interpréter les difficultés que vous vivez comme un message, un signe annonçant que votre vie actuelle demande un examen approfondi. Sans doute avez-vous quelque chose à reconsidérer : des habitudes à modifier, des croyances à réviser, qui sait ? Surtout, soyez positif. Si vous le voulez, sincèrement, vous réussirez sûrement.

Examinez attentivement les habitudes qui minent votre santé. Même si elles nous aident parfois à tenir le coup d'une journée à l'autre, ce sont de faux amis. Bien que les fumeurs et les buveurs de café aient l'impression de trouver un soulagement dans leur drogue quotidienne, ils doivent bien se rendre compte que c'est la partie d'eux-mêmes qui est droguée qui ressent le bien-être, tandis que le reste de l'organisme continue de pâtir de ces habitudes pourtant socialement acceptées.

Eliminez le thé, le café, l'alcool, et même le chocolat, à cause du sucre et de la caféine qu'il contient. Quant aux fumeurs, essayez de limiter les dégâts : une cigarette après le repas, voilà déjà un objectif fort honorable (voir Tabac).

En général, tâchez de vous donner un cadre de vie assez organisé, à l'intérieur duquel vous préserverez des moments de détente et d'autosuggestion, à pratiquer de préférence à la même heure et au même endroit chaque jour.

En matière de mesures préventives, vous pouvez bien entendu faire appel à la psychothérapie, qui a fait ces dernières années des progrès considérables et met à notre disposition quantités de moyens nouveaux. Si vous êtes en mesure de profiter des bienfaits de la nature, n'hésitez pas, elle peut soulager bien des maux. Evitez le plus possible les tranquillisants qui endorment le mal, mais ne font que retarder l'échéance.

Alimentation

Astreignez-vous à suivre un régime hypotoxique (voir cette rubrique) riche en vitamines (notamment les vitamines B1, E et G - Voir Vitamines) et en sels minéraux. La levure de bière vivante, qui contient plusieurs vitamines B (et de la vitamine D) est ici tout indiquée. Recherchez une nourriture saine, aux aliments non transformés, raffinés, pour garder les fruits et les légumes sains, non altérés par les engrais ni les pesticides chimiques.

PLANTES : Aubépine - Basilic - Lavande - Mélisse - Oranger - Tilleul - Valériane

- *L'aubépine* est certainement une des premières plantes à utiliser en cas d'anxiété. Une cuillerée à café de fleurs dans une tasse d'eau bouillante, à raison de trois ou quatre tasses par jour, voilà qui serait un des premiers remèdes à essayer. Vous pouvez aussi associer l'aubépine, la sauge et le lotier : une cuillerée à soupe de chaque, dans un demi litre d'eau, que vous ferez bouillir 3 minutes et laisserez infuser un quart d'heure. Buvez ce mélange au cours de la journée.
- *Le basilic* est un tranquillisant naturel qui permet de soigner les angoisses, les insomnies et les troubles d'origine nerveuse en général. Pour l'infusion, que vous prendrez après les repas et avant le coucher, mettez quelques pincées de basilic, frais ou sec, dans une tasse d'eau frémissante.
- *La lavande* peut aider à venir à bout de tremblements, de l'agitation, du nervosisme. Utilisez la décoction : faites bouillir pendant quelques minutes entre 20 et 30 g de lavande dans un litre d'eau, puis laissez infuser.
- *La mélisse* est elle aussi reconnue dans ce domaine, notamment dans le cas de crises de nerfs, ou de difficultés psychologiques liées aux règles. Essayez l'infusion, à raison de 20 à 30 g par litre d'eau bouillante. Laissez infuser 10 minutes. Boire 2 ou 3 tasses par jour.
- *L'oranger bigaradier* aidera les personnes nerveuses, angoissées, insomniaques, sujettes aux migraines, voire hystériques. L'eau de fleur d'oranger sera un remède utile à garder à portée de la main, et vous pouvez aussi préparer une infusion à raison de 25 g de fleurs par litre d'eau bouillante.
- *Le tilleul* est un calmant très apprécié qui apaise en douceur le système nerveux, notamment en cas de fatigue nerveuse, d'agitation et de surmenage, surtout lorsque ces troubles donnent lieu à des difficultés de digestion. Mettez 25 g de fleurs environ dans

un litre d'eau et laissez infuser pendant 10 minutes. En ce qui concerne les enfants trop agités, vous pourrez avoir recours aux bains de tilleul : ajoutez simplement au bain une décoction de tilleul (faites bouillir 500 g de tilleul pendant 25 minutes dans 2 litres d'eau, puis filtrez).

- *La valériane* détient un pouvoir calmant, antispasmodique et soporifique incontestable, utile dans tous les cas d'agitation et d'excitabilité qui accompagnent l'anxiété. Elle vous offrira le refuge du sommeil si vous n'arrivez pas à calmer un esprit fébrile. Utilisez la racine sèche, en décoction : entre 30 et 60 g par litre (selon l'intensité de l'effet désiré), que vous laisserez bouillir quelques instants avant de laisser infuser dix minutes. Pour les cas d'insomnie, ajoutez du tilleul.

ANGOISSE CARDIAQUE Voir ANGINE DE POITRINE

ANOREXIE Voir aussi APÉRITIVES, APPÉTIT

Il est des circonstances où le refus de se nourrir n'est pas un mauvais signe en soi : en cas de fièvre, par exemple. Mais dans le cas de l'anorexie nerveuse, on est en droit de s'inquiéter.

Nous avons affaire ici à une maladie de société, liée parfois aux pressions d'un modèle esthétique, ou encore à un malaise psychique plus profond. L'absence de communication est un facteur que l'on observe souvent dans l'environnement de celui ou celle — il s'agit le plus souvent de jeunes filles ou de jeunes femmes — qui en vient au point de se laisser dépérir. Les plantes ne peuvent rien ici si elles ne s'inscrivent pas dans une approche empathique : l'entourage ne doit pas être indifférent au sort de la personne atteinte.

L'anorexie peut souvent être interprétée comme un appel au secours, et c'est d'abord à cet appel qu'il faut répondre. Il convient en général de s'assurer la collaboration d'un médecin, et parfois d'un psychothérapeute. Sauf en dernière extrémité, il est inutile de vouloir imposer la nourriture de force, et les plantes pas plus que tout autre médicament.

PLANTES : Veuillez consultez la rubrique Appétit.

ANTIBIOTIQUES Voir aussi ANTIBIOTIQUES (Réaction aux antibiotiques)

ANTISEPTIQUES et INFECTIONS

Le saviez-vous ? La nature a mis à notre disposition des plantes qui nous permettent de combattre les infections, sans présenter les inconvénients des antibiotiques chimiques. Elles n'en ont pas la puissance, mais elles n'en présentent pas non plus les dangers (voir la rubrique suivante). Un usage régulier des antibiotiques naturels est avant tout de nature préventive : il permettra à votre organisme de mieux résister aux infections.

PLANTES : Capucine - Pétasite officinale - Raifort - Usnea

- *La capucine* renferme des principes qui en font un antibiotique fort actif. Vous pouvez vous prévaloir de ces qualités de différentes façons. D'abord le fait d'inclure régulièrement la capucine à votre régime, en salade par exemple, vous permet de résister aux maladies infectieuses (il est recommandé de la mélanger à une autre salade au goût plus relevé). Il y a aussi le jus de capucine : 1/2 tasse de jus frais. Ce jus peut servir de désinfectant interne ou externe. Enfin, on a mis au point en Allemagne le Tromalyt, dont on dit qu'il présente l'avantage de laisser intacte la flore intestinale.
- *La pétasite* est une plante recommandée comme antibiotique, mais dont la consommation comme aromate est impossible : on l'a donc combinée avec de la teinture d'extrait de capucine, de raifort, de cresson alénois et de cresson de fontaine, également dotés d'un pouvoir antibiotique.
- *Le raifort,* considéré comme un bon purificateur sanguin, est recommandé dans le cas de rhumatismes et de maladies vénériennes. Comme il faut le consommer frais, ajoutez-le simplement à une salade de carottes, par exemple, râpé.
- *L'usnea,* une plante encore relativement peu connue, de la famille des mousses et des lichens, est utilisé pour produire l'Usneasan, un remède qui peut diminuer les risques de rhume.

ANTIBIOTIQUES (Réaction aux antibiotiques) Voir aussi ANTIBIOTIQUES (Plantes A.)

Malgré le secours considérable qu'elle nous procure en de nombreuses circonstances, l'utilisation des antibiotiques présente plusieurs inconvénients dont il convient d'être averti. D'abord, ils sont devenus en peu de temps une panacée qui, dispensée d'études suivies, mériterait parfois d'être mieux connue. Leur usage massif peut être toxique, causant différents malaises comme des allergies, des vertiges, la surdité, des accidents sanguins.

Ensuite, les antibiotiques détruisent autant les bactéries nuisibles que les bactéries utiles — la flore intestinale par exemple — laissant parfois le champ libre à l'action des staphylocoques, streptocoques et colibacilles. Il faut donc veiller à n'utiliser les antibiotiques que lorsqu'il n'y pas d'autre recours, et notamment si vous avez épuisé les remèdes par les plantes.

Les vertus de la prévention

C'est pourquoi la prévention et l'attention à l'état du corps sont si importantes : elles aident à éviter les situations d'urgence, où les antibiotiques sont justement le seul recours. Evitez d'utiliser ces derniers à tout propos, par exemple pour accélérer un processus de guérison qui prendrait deux ou trois jours de plus sans leur intervention. Mentionnons aussi l'homéopathie, qui stimule les défenses de l'organisme, au lieu de le rendre entièrement tributaire de l'action des médicaments.

Heureusement, la levure de bière vivante est une contre-mesure efficace que vous aurez avantage à employer suite à toute administration d'antibiotiques. En effet, insensibles à l'action de ces médicaments, les cellules de levure administrées en ampoules buvables prolifèrent dans l'intestin et mettent un frein à l'action des germes. Voilà autant d'efforts économisés pour l'organisme, qui en a bien besoin à ces moments-là. Mentionnons en passant les vertus du yaourt, qui aide à rétablir la flore intestinale et détruit en même temps les bactéries nuisibles.

PLANTES : Rose - Ortie

- *La rose* nous vient ici en aide : une cure d'infusion de pétales de rose est recommandée pour rétablir la flore intestinale décimée par l'usage intempestif d'antibiotiques (20 à 30 g de pétales de rose pour 1 litre d'eau bouillante).
- *L'ortie* permet dans certains cas de compenser les effets des antibiotiques, notamment lorsque leur usage se traduit par la chute des cheveux : prenez 100 g de feuilles d'ortie que vous faites bouillir pendant 20 minutes avec 1/2 litre d'eau et autant de vinaigre de vin. Filtrez et utilisez chaque jour pour faire des frictions du cuir chevelu.

ANTISEPTIQUES Voir aussi ANTIBIOTIQUES et INFECTION

Les plantes indiquées ici sont utiles pour lutter contre les maladies infectieuses. Sans doute est-ce l'un des plus grands pouvoirs des plantes que l'homme ait utilisé depuis toujours. Le pouvoir antiseptique des plantes devrait être considéré comme particulièrement précieux, car il symbolise toute la générosité de la nature, alors que l'on a souvent tendance à mettre l'accent sur son côté implacable. Cet aveuglement contribue à produire une attitude négative à l'égard du sol même qui nous nourrit.

PLANTES : Achillée - Ail - Aunée - Boldo - Lavande - Menthe - Pin - Sauge officinale - Tisane antiseptique

- *L'achillée* produit un effet antiseptique reconnu contre de nombreuses infections, à condition toutefois de poursuivre le traitement pendant une période de temps assez longue. Il s'agit aussi d'un stimulant et d'un emménagogue. On l'utilise également en traitement externe, pour les blessures (voir ce mot). Infusion : 10 à 20 g de plante, dans un demi-litre d'eau bouillante. Laissez infuser pendant dix minutes.
- *L'ail,* bien intégré à notre cuisine, n'a pas que son goût comme qualité particulière : ses propriétés antiseptiques, fort utiles, sont en effet des plus reconnues. Il agit comme remède préventif de maladies infectieuses comme la grippe, la diphtérie, les diarrhées infectieuses, la fièvre typhoïde, la bronchite, l'emphysème et la tuberculose. En bon antiseptique naturel, il assainit l'intestin sans en décimer la flore. On pense même qu'il aide peut-être à préve-

nir le cancer des voies digestives. Consommez l'ail cru, dans les salades et les sauces par exemple.

- *L'aunée* est salutaire dans le cas des maladies de l'appareil respiratoire. Outre ses propriétés antiseptiques, elle a un pouvoir calmant certain. Préparez l'infusion avec 20 à 30 g de racines dans un litre d'eau bouillante. Laissez infuser 10 minutes. Prenez une tasse avant chaque repas.
- *Le boldo* agit notamment sur les maladies de l'appareil urino-génital, comme les urétrites chroniques et les blennorragies. Mélangez l'infusion avec de l'anis ou de la menthe pour en renforcer l'effet : deux cuillerées à soupe de boldo dans un demi-litre d'eau bouillante. Laissez infuser.
- *La lavande,* antiseptique mais aussi sudorifique et diurétique (voir ces rubriques), est utile dans le cas des maladies infectieuses et les fièvres éruptives en particulier. Elle travaille efficacement contre les grippes (voir aussi la Tisane des cinq fleurs). Utilisez la lavande en infusion concentrée : 20 à 30 g par litre d'eau bouillante. Faites infuser dix minutes. Buvez entre 3 et 4 tasses par jour.
- *La menthe,* bien connue de tous, est pourvue d'une quantité de propriétés. Elle apporte de grands bienfaits en ce qui a trait aux affections de la peau. Quoique la menthe en sachets soit plus facile à trouver, préférez-lui la menthe en vrac. Mettez 15 à 20 g de feuilles sèches dans un litre d'eau bouillante. Laissez infuser. Vous pouvez en boire plusieurs tasses par jour.
- *Le pin* aide à désintoxiquer, à désinfecter et à cicatriser. Les infections de la vessie, les rhumatismes, et les maladies de peau figurent au nombre de ses principales applications. Faites infuser pendant une heure 30 à 40 g de bourgeons dans un litre d'eau. Ajoutez du miel pour compenser le goût amer.
- *La sauge officinale* est un antiseptique, en usage externe surtout. Préparez une décoction de sauge (60 g de feuilles dans un litre d'eau, que vous laissez infuser pendant 15 minutes), à laquelle vous ajouterez un peu de vinaigre pour obtenir une lotion antiseptique.
- *La tisane antiseptique d'Henri Leclerc* permet également de combattre les maladies infectieuses et les fièvres éruptives : mélangez des fleurs de lavande (10 g), des fleurs de souci, de bourrache,

de pensée sauvage et de genêt (5 g de chaque). Mettez deux cuillerées à soupe de ce mélange dans une tasse d'eau bouillante et laissez infuser pendant deux ou trois minutes. Vous pouvez en boire deux ou trois tasses par jour, ou même davantage, selon la gravité de l'infection que vous voulez combattre.

ANTISPASMODIQUES Voir SPASMES

ANXIÉTÉ Voir ANGOISSE

APHRODISIAQUES Voir aussi IMPUISSANCE et FRIGIDITÉ

Le meilleur aphrodisiaque, c'est encore l'amour... Il est des moments, pourtant, où la psychologie seule n'est pas en cause. Le stress, l'épuisement, la fatigue nerveuse, les soucis et la maladie sont autant d'entraves possibles à une pleine satisfaction de nos sens. Il faut reconnaître, aussi, que nous ne sommes pas toujours prêts à nous livrer à des ébats amoureux. Hommes ou femmes, nous avons nos cycles et connaissons des hauts et des bas dans le désir ; ceux-ci ne s'accordent pas nécessairement aux circonstances, ni aux besoins de nos partenaires.

Les difficultés sexuelles, comme les maladies, font partie du langage du corps : il ne faut pas s'étonner si, par exemple, elles surviennent après des excès. Il suffit alors d'attendre que le corps reprenne lui-même son rythme naturel — et d'essayer autant que possible de le respecter par la suite. Il se peut également que l'angoisse, le stress (voir ces rubriques), soient à l'origine de nos difficultés. Le corps humain est une merveille de subtilité. Pour en tirer le maximum, il faut être à l'écoute de ses réactions.

Bref, nous ne pouvons isoler nos activités de notre état général, psychique et physique. Dans les cas chroniques, il est préférable de s'adresser directement aux compétences professionnelles d'un psychothérapeute.

Qualité de vie

Une dose suffisante d'exercice est toujours préférable si l'on veut garder le désir à un niveau optimal. Toutefois, l'ensemble est une question de juste répartition des énergies...

Alimentation

Il y a effectivement des aliments auxquels vous pouvez faire appel pour stimuler votre appétit sexuel. Parmi les aliments courants, mentionnons les artichauts, les oignons, les carottes, le céleri, la laitue, les huîtres (à cause de leur forte teneur en zinc) : ces aliments de tous les jours influent sur le désir, parfois de façon subtile. Ajoutons à cette énumération quelques épices : la coriandre, le clou de girofle et le safran. D'autre part, puisque l'odorat est un stimulant sexuel puissant, tout ce qui développe ce sens — parfois oublié — peut s'avérer utile. La nature n'a oublié aucune de nos petites défaillances !

Enfin, la vitamine E est considérée comme un régénérateur qui a pour effet de stimuler la virilité et la fécondité ; la levure de bière vivante est une excellente source de vitamine E. Mentionnons encore quelques plantes réputées pour leurs pouvoirs aphrodisiaques : le droséra, le jasmin, la menthe, le noyer, le plantain et la verveine.

PLANTES : Berce - Céleri - Damiana - Gingembre - Ginseng - Sarriette - Tisanes aphrodisiaques N° 1 et 2

- *La berce* détient des propriétés toniques et stimulantes en général. Son action, qu'on dit proche du ginseng, porte particulièrement sur les fonctions sexuelles. Utilisez 15 à 20 g de feuilles de berce et un litre d'eau bouillante pour préparer l'infusion. Quant à la décoction, mettez 15 g de racines et de semences dans 1 litre d'eau, et faites bouillir pendant 15 minutes.
- *Le céleri,* malgré sa banalité et son goût peu marqué, figure au nombre des aliments quotidiens qui influent favorablement sur notre appétit sexuel. Pour bénéficier pleinement des vertus aphrodisiaques du céleri, buvez-en le jus, particulièrement utile dans le cas d'une sexualité entamée par une maladie ou une longue convalescence : une heure avant les repas, prenez une cuillerée à thé de jus préparé avec une centrifugeuse. Vous pouvez aussi le mélanger avec du jus de carottes et de pommes, dont vous prendrez de plus grandes quantités, étant donnée la haute teneur en sodium du céleri.
- *La damiana* porte un nom scientifique fort révélateur : *Turnera*

aphrodisiaca. Que vous ayez ou non « perdu votre latin », vous comprendrez aisément que la faculté aphrodisiaque de cette plante, originaire du Mexique et de la Californie, est fort reconnue. Elle est particulièrement efficace dans le cas de difficultés dues à des troubles émotifs ou psychologiques, des dépressions légères ou un état de faiblesse marquée. L'infusion : 1 à 4 g de feuilles de damiana séchée pour 1/4 de litre d'eau bouillante. Laissez infuser un quart d'heure. Vous pouvez aussi l'utiliser en macération : 6 à 8 g de feuilles de damiana pour 1/2 litre d'eau froide. Laisser reposer pour la nuit. Dans un cas comme dans l'autre, prendre une ou deux tasses par jour, et patienter au moins 10 jours pour que l'effet se manifeste.

- *Le gingembre* a sur l'appareil génital un pouvoir excitant. Il suffit de le mettre à contribution dans les plats de tous les jours, râpé, selon le goût. L'infusion se prépare avec 1/2 cuillerée à thé de gingembre en poudre, que vous mélangez avec une cuillerée à thé de miel. Versez une tasse d'eau bouillante (vous pouvez, si vous le désirez, ajouter un peu de brandy ou de cognac).
- *Le ginseng,* en plus de son effet stimulant sur l'ensemble de l'organisme — ou à cause des répercussions de cet effet — est considéré comme un aphrodisiaque. Utilisez la racine séchée de Panax Ginseng, le ginseng coréen, en infusion : 2 ou 3 g par 1/4 de litre d'eau bouillante. Laissez infuser pendant 10 minutes.
- *La sarriette* est un tonique autant de l'intelligence que de la sexualité. Prenez-en une tasse après les repas, en infusion (50 g par litre d'eau bouillante).
- *La tisane aphrodisiaque N° 1.* Mélangez 25 g de berce (ou de céleri), 25 g de sarriette, 30 g de gingembre, avec 5 g de ginseng. Faites cuire à feux doux 3 cuillerées à thé de ce mélange dans 1/2 litre d'eau pendant 20 minutes. Buvez la tisane en trois portions en cours de journée.
- *La tisane aphrodisiaque N° 2.* Pour un litre d'eau bouillante, vous ajoutez (5 g de chaque) : noix de muscade râpée, sauge, romarin, origan, camomille, menthe, genièvre, girofle. Laissez reposer vingt minutes, et buvez-en une tasse par jour — à moins que vous ne cherchiez un effet plus marqué ; dans ce cas, plusieurs tasses par jour sont autorisées.

APHTES

L'apparition de ces inflammations dans la bouche, si elle se produit à intervalles assez rapprochés, fait référence à une cause générale plus qu'à un problème local. Il s'agit souvent de problèmes de digestion. Malgré les apparences, les inflammations aphteuses aiguës (lorsque la langue, les gencives, le palais et l'arrière-gorge sont atteints), sont en fait faciles à traiter. Si les lésions sont très étendues, que les gencives saignent beaucoup, ou qu'il y a une forte fièvre, n'hésitez pas à consulter votre médecin.

Alimentation

Evitez la viande de porc, les mets très épicés, les aliments acides, les matières grasses, certaines conserves, les alcools forts, et les aliments irritants en général. Prenez chaque jour deux cuillerées à soupe de chou cru haché et une cuillerée à café de blé germé. Accordez-vous un moment de détente après le repas de midi.

PLANTES : Aigremoine - Bardane - Camomille - Guimauve - Noyer - Ortie - Ronce - Sauge - Tussilage - Préparation pour bain de bouche

- *L'aigremoine* en infusion permet de faire des gargarismes : prenez 50 g de fleurs, que vous laissez infuser dans 1 litre d'eau pendant 15 minutes. Vous pouvez en faire usage dès qu'elle est à la température de la pièce, quatre fois par jour.
- *La bardane,* avec ses pouvoirs antiseptiques et son efficacité pour les maladies de peau en général, est tout indiquée ici. En infusion, elle vous permettra de faire des drainages : entre 50 et 60 g de racines fraîches par litre d'eau, à raison de trois ou quatre tasses par jour.
- *La camomille* (on devrait en fait dire les camomilles, puisqu'il y en a plusieurs ; il s'agit ici de l'Anthemis nobilis), vous sera utile en décoction : 20 à 30 g de fleurs sèches, que vous jetez dans l'eau bouillante et laissez infuser à couvert pendant une vingtaine de minutes.
- *La guimauve* en décoction permet de préparer un gargarisme pour calmer l'irritation et réduire l'inflammation. Mettez 30 g de racines de guimauve à tremper dans 1 litre d'eau, et faites bouillir

pendant 1/4 d'heure. Sucrez avec un peu de miel. Vous pouvez en consommer plusieurs fois par jour.

- *Le noyer* mettra à contribution ses propriétés antibiotiques. Faites bouillir 10 g de feuilles de noyer dans 1/2 litre d'eau pendant 20 minutes. Laissez refroidir à la température de la pièce. Procédez à des gargarismes trois fois par jour.
- *L'ortie,* efficace dans bien des maladies de peau (entre autres à cause de ses vertus antiseptiques), sera employée en décoction pour préparer un gargarisme. Prenez 50 g de feuilles d'orties par litre d'eau. Laissez bouillir jusqu'à l'évaporation d'un tiers du liquide. A utiliser trois ou quatre fois par jour.
- *La ronce* permet de combattre l'inflammation et accélère la cicatrisation. Vous l'utiliserez en décoction : 50 g de feuilles dans 1 litre d'eau, que vous ferez bouillir pendant 10 minutes, et que vous laisserez infuser 10 minutes. Prenez-en 4 tasses par jour, avec du miel.
- *La sauge* possède, quant à elle, un pouvoir cicatrisant très actif ; utilisez-la en décoction, avec laquelle vous pratiquerez des gargarismes, quatre fois par jour : 125 g de feuilles dans 1 litre d'eau, que vous laisserez bouillir à petit feu pendant vingt minutes.
- *Le tussilage* vous permet de préparer une lotion que vous appliquerez directement sur l'aphte : 6 gouttes d'huile essentielle de tussilage, 3 gouttes de teinture de myrrhe, mélangées avec une cuillerée à thé de miel. Il faudra continuer le traitement pendant une semaine à dix jours.
- *La préparation pour bains de bouche* vous permet d'associer les vertus de plusieurs plantes déjà citées dans cette rubrique. Mélangez 50 g de fleurs de guimauve, 50 g de feuilles de ronces et 100 g de feuilles de noyer. Mettez 60 g de ce mélange dans 1 litre d'eau bouillante, et laissez infuser pendant 20 minutes. Filtrez, puis ajoutez un peu de borate de soude (2 g environ). Laissez à la température ambiante et procédez au bain de bouche 4 fois par jour.

APPÉTIT (MANQUE D') Voir aussi ANOREXIE

Perdre l'appétit, c'est un peu perdre le goût de vivre. Il faut parfois en chercher la source ailleurs qu'à table. Ce désintérêt pour l'activité des papilles gustatives peut tenir à des raisons d'ordre

« existentiel », à une insatisfaction profonde — consultez à ce sujet la rubrique Angoisse — ou encore à des phénomènes physiques : faites-vous suffisamment d'exercice ? Pour conserver un sain appétit, il est en effet important d'avoir un minimum de dépense physique, et parfois de pratiquer des techniques de respiration. Cela dit, il est normal de perdre l'appétit lorsqu'on est malade : c'est même un phénomène naturel, par lequel le corps s'allège pour éliminer les toxines.

Mais dans les cas qui ne sont pas dus à la maladie, il y a lieu de prendre des mesures. L'appétit est en effet indispensable à une bonne digestion, même s'il n'est nullement recommandé de manger plus que votre estomac ne veut vraiment absorber (un péché dit « mignon » que nous payons d'ailleurs fort cher... par la suite !).

Qualité de vie

Notre état d'esprit influe sur notre appétit, et donc sur notre digestion. C'est pourquoi la table n'est pas forcément le lieu le plus approprié pour les discussions d'affaires, ni pour la politique ou les confrontations. Et c'est pourtant presque un sport national que de se livrer à ce genre de discussions. La nourriture devient alors un simple prétexte, et la table un point de rencontre. Même les conversations sur la nourriture portent souvent sur tout autre chose que ce qu'il y a dans notre assiette. Pour bien digérer dans la vie quotidienne (celle qui importe pour notre santé, à long terme), vous tâcherez donc de traiter les sujets litigieux à d'autres moments : par exemple dans le calme amené par une bonne tisane de menthe ou d'oranger !

De la psychologie du goût

Nous prenons plus de plaisir à manger quand nous sommes détendus et de bonne humeur que lorsque nous sommes agacés, nerveux. Mais en plus, notre digestion s'en trouve améliorée. C'est pourquoi l'atmosphère de la table (ou du restaurant) est importante : surtout en période de travail intense, elle peut faire toute la différence. On s'efforcera donc de créer autour de la table une atmosphère agréable, tout en s'efforçant de rendre attrayante la présentation des plats, un autre facteur qui tend à exciter l'appé-

tit. Même pour les personnes seules, dont le nombre est si important de nos jours, il est important de ne pas négliger cet aspect sous prétexte que personne n'est là pour partager ce repas.

De la simple perte d'intérêt, passagère, pour la nourriture, à l'anorexie, en passant par la dépression légère, le monde végétal met à notre disposition un grand choix de remèdes, dont nous vous présentons ici quelques-uns des plus remarquables.

Il y a d'abord des légumes, des épices, des condiments et des herbes aromatiques que vous pouvez inclure dans vos plats pour raviver un appétit défaillant. Ils confirment le proverbe : « L'appétit vient en mangeant ».

Alimentation

Etablissons ici une sélection des légumes et des condiments susceptibles de rehausser l'appétit : les pousses d'alfa, l'artichaut, le céleri, le persil, l'oignon, le cresson, le radis noir, le poireau, la cardamone, le cayenne, la chicorée, l'ail, le fenouil, le genièvre, la menthe, le raifort, le romarin, la sarriette, la marjolaine, l'oseille et la sauge, le serpolet, le thym et la verveine.

PLANTES : Absinthe - Angélique - Anis - Aunée - Camomille - Carvi - Centaurée (Petite) - Dépuration corrective - Gentiane - Ginseng - Houblon - Marrube - Sauge - Tisane apéritive

- *L'absinthe* est avant tout une plante pour l'estomac ; son action porte autant sur l'appétit que sur les douleurs gastriques, la nausée, les brûlures d'estomac et les flatulences. Elle a aussi pour effet de stimuler le foie et de favoriser la circulation sanguine. Une seule contre-indication : on ne la recommande pas pour les mères qui allaitent. Une ou deux tasses d'infusion (2 ou 3 g par tasse) par jour, à boire par petites gorgées.
- *L'angélique* stimule l'appétit, soulage les flatulences et les spasmes de l'estomac, tout en aidant le travail des reins. Elle est bénéfique pour plusieurs sortes de maux d'estomac, y compris les ulcères et les vomissements accompagnés de crampes. Une cuillerée à thé de graines d'angélique écrasées, dans une demi-tasse d'eau bouillante.

- *L'anis* facilite la digestion tout en agissant sur l'appétit, et est un tonique de l'estomac en général. Elle s'adresse aux surmenés qui perdent l'appétit, qui subissent des crampes et des spasmes. Outre l'anisette, digestif bien connu, vous pouvez faire appel à l'infusion d'anis : une cuillerée à thé de graines d'anis écrasées, dans une tasse d'eau bouillante, que vous ferez infuser pendant 10 minutes avant de filtrer. En boire une tasse par jour, à petites gorgées.
- *L'aunée* aidera la digestion tout en excitant l'appétit et en stimulant le foie. Elle est utile dans les cas d'affaiblissement général, d'anémie, de convalescence, et pour les intestins paresseux. Vous pourrez en faire une décoction : entre 30 et 40 g de racines concassées dans un litre d'eau froide, que vous mettrez à bouillir pendant 1 minute. Laissez infuser. Quant à l'infusion, elle se fait avec 20 à 30 g de racine, dans un litre d'eau bouillante.
- *La camomille* facilite la digestion en général, stimule l'appétit, et joue aussi un rôle calmant. Si votre digestion est difficile, que vous avez des spasmes, et que vous souffrez de constipation ou de diarrhée, essayez l'infusion de camomille, nature, une demi-heure avant les repas (et non après, comme on le fait souvent) : une cuillerée à thé de fleurs d'Anthemis nobilis (entre plusieurs camomilles, les dosages peuvent varier), à laisser infuser une demi-heure. Une tasse par jour. Les enfants prendront une cuillerée à thé toutes les demi-heures.
- *Le carvi* stimule les voies digestives paresseuses ainsi que l'appétit (il permet aussi, dans le cas des jeunes enfants, de faire passer les coliques). Les personnes un peu nerveuses, souffrant de spasmes et de douleurs d'estomac, ont avantage à profiter des vertus de l'infusion de carvi : 3 cuillerées à café de graines de carvi écrasées pour une tasse d'eau bouillante. Trois tasses par jour.
- *La petite centaurée* est doublement appréciée dans les cas où l'absence d'appétit se double de problèmes de digestions douloureuses, avec fermentations intestinales. Elle est également utile pour combattre l'anémie, la faiblesse générale et l'asthénie. Elle stimule l'activité des glandes salivaires, de l'estomac et de l'intestin, en plus de son action apaisante sur la constipation et les flatulences.

- *La dépuration corrective* (voir cette rubrique), est recommandée en cas d'anémie, de dépression. Ne se contentant pas de stimuler l'appétit, elle a un effet bénéfique sur le travail des reins.
- *La gentiane* est reconnue pour son pouvoir sur l'estomac ; elle le stimule, améliore l'appétit et la digestion. Elle excite également les glandes salivaires. De plus, comme elle favorise aussi la production de globules blancs, elle est recommandée en cas d'asthénie et d'anémie. Vous pouvez utiliser la macération : faites tremper une cuillerée à thé de racines dans une tasse d'eau pendant 4 heures. Prenez une cuillerée à thé toutes les deux heures ou avant les repas (au moins une demi-heure avant le repas, pour que la gentiane puisse faire effet). Espacez cependant les cures de gentiane, car elle peut causer des malaises bénins : maux de tête et nausées, par exemple. En cas d'anémie, vous pourrez faire appel au vin de gentiane : faites macérer pendant une nuit 15 à 30 g de racines dans un litre de vin blanc, filtrez et ajoutez 800 g de sucre. Deux verres par jour, un à midi et un le soir, auxquels vous pouvez associer des cachets de ményanthe (3 g par jour), disponible dans le commerce.
- Originaire d'Orient, *le ginseng* est un revigorant général de plus en plus reconnu en Occident. Il aide à retrouver l'appétit et redonne vigueur à un organisme fatigué. Utilisez 2 g environ de racine séchée pour une tasse d'eau bouillante. Laissez infuser 5 à 10 minutes. Pour les personnes jeunes et actives, mieux vaut s'abstenir d'en consommer pendant plus de 3 semaines. Si vous prenez le ginseng en ampoules, contentez-vous d'une ampoule par jour pendant 10 jours, tous les deux mois environ.
- *Le houblon* excite l'appétit, il dissipe les flatulences et les spasmes intestinaux. Son effet apaisant sur le système nerveux est bien connu. Il est aussi recommandé en cas de diarrhée, d'agitation et de nervosité. Faites infuser 2 à 3 g de cônes dans 1/4 de litre d'eau. Evitez les doses excessives ou un usage prolongé.
- *Le marrube* ajoute à son pouvoir sur l'appétit une efficacité certaine dans les cas de grippe ou de bronchite, quand l'appétit fait défaut (ne forcez pas les choses cependant, puisque le fait de manger moins est alors une défense de l'organisme). Tonique de l'estomac, il en soulage les lourdeurs. En raison de la faible efficacité

de l'infusion, il est recommandé d'en prendre 1 à 2 g de cachets aux 3 repas.

- *La sauge* excite l'appétit, permet d'apaiser la diarrhée et les troubles intestinaux. Une cuillerée à thé dans 1/4 de litre d'eau bouillante, que vous laisserez infuser 5 minutes. La sauge permet aussi de combattre la fièvre. Elle est recommandée, enfin, dans les cas de fatigue et de troubles nerveux.
- *La tisane apéritive* est recommandée pour les cas d'anémie, d'anorexie et d'asthénie : mélangez en quantités égales de la benoîte, de la centaurée, de la gentiane et de la verveine. Ebouillantez (3 pincées par tasse) et laissez infuser cinq minutes.

APPÉTIT SEXUEL Voir APHRODISIAQUES

ARTÉRIOSCLÉROSE

On voit souvent l'artériosclérose confondue avec l'athérosclérose. Les deux sont très proches, mais l'artériosclérose est le plus souvent considérée comme le processus de durcissement des artères qui accompagne le vieillissement.

Ce qui est pathologique, c'est bien le durcissement prématuré des artères, causé par certaines habitudes de vie (tabac, alcool, excès de nourriture, manque d'exercice), mais aussi par certaines maladies comme le diabète, l'hypertension artérielle ou l'obésité. L'artériosclérose se traduit par de l'hypertension (voir cette rubrique) et par une mauvaise circulation, qui peut à son tour provoquer l'artérite (voir plus bas).

Qualité de vie et Alimentation, voir Athérosclérose.

PLANTE : Ail aux ours

- *L'ail aux ours* est bien connu pour son efficacité dans la lutte contre la calcification des artères. Il abaisse la pression sanguine et assouplit les vaisseaux. Vous pouvez le consommer cru en salade, ou encore sous forme de liqueur d'ail : remplissez un flacon de feuilles fraîches ou de bulbes finement hachés sans les tasser, puis ajoutez de l'alcool à 40° jusqu'au col. Laissez reposer au soleil ou au chaud pendant deux semaines au moins. Quatre fois par jour, prenez-en 10 à 15 gouttes, dans un peu d'eau.

ARTÉRITE Voir aussi ATHÉROSCLÉROSE

Ce terme désigne une dégénérescence ou une inflammation des artères. L'artérite est liée à la présence de l'artériosclérose ou de l'athérosclérose. Elle peut à son tour causer une thrombose (obstruction d'un vaisseau sanguin par un caillot de sang), ou un anévrisme (dilatation et parfois rupture d'un vaisseau sanguin ou du cœur). Le diabète est souvent en cause dans les cas d'artérite.

L'artérite atteint en général les membres inférieurs. La circulation est bloquée dans une des jambes, à cause de la présence d'athéromes dans les artères. Les jambes sont lourdes, la personne se met à boiter, des crampes apparaissent. Le pied du membre atteint est froid, un orteil peut devenir noirâtre, et de petites coupures qui cicatrisent très lentement apparaissent entre les orteils.

La difficulté à marcher est accrue par la douleur qui se manifeste inévitablement après avoir parcouru une certaine distance. La marche déclenche des douleurs dans les fesses ; quand vous élevez le membre atteint, il pâlit, puis rougit quand vous l'abaissez.

Bien entendu, ce type d'affection requiert une supervision médicale, car au-delà d'un certain seuil, il faut prévoir l'intervention chirurgicale, notamment quand la gangrène s'installe.

Qualité de vie

Si vous fumez encore, vous devez savoir que les risques s'accroissent en proportion. Il ne s'agit pas, dans votre cas, de statistiques ni de moyennes, mais bien de certitudes.

Soins

Pratiquez plusieurs fois par jour des exercices appropriés, afin de faire bouger le membre atteint.

Exercices

Le docteur Buerger recommande de lever pendant 2 minutes le membre atteint à la verticale, pendant que vous êtes couché sur le lit. Puis asseyez-vous au bord du lit, et laissez votre jambe pendre au-dessus du sol, en la remuant constamment, pendant 3 minutes. Puis, repos pendant 5 minutes. Pratiquez cet exercice trois fois par jour.

Accordez-vous de longues nuits de sommeil, dans le plus grand calme possible. Evitez d'avoir froid aux pieds. Portez des chaussures souples et confortables. Faites de courtes promenades, sans vous faire souffrir. Vos pieds doivent toujours rester d'une propreté extrême. Si possible, marchez tous les jours, et pratiquez la relaxation (voir cette rubrique).

Consultez la rubrique Athérosclérose, surtout si vous n'en êtes pas au dernier recours, celui du chirurgien.

Alimentation

Adoptez un régime hypotoxique (voir ce mot), pauvre en sucre et en graisses : contentez-vous d'un peu de beurre aux repas, afin de suppléer à vos besoins en vitamines A et E et en acides gras insaturés.

Evitez les confitures, les pâtisseries, les crèmes, le chocolat (autrement dit les glucides, riches en sucre) de même que les aliments riches en cholestérol.

Les aliments recommandés

L'ail, les carottes crues râpées et le jus de carotte, le citron, le cresson, le miel pur, les oignons, les poireaux, les prunes, les jus de fruits, la levure de bière.

Quant au sel, limitez-vous à du sel marin ou du sel iodé, en faible quantité. Utilisez de l'huile de tournesol, de soja ou de maïs. Buvez entre les repas, de l'eau Evian ou Vittel par exemple. Les vitamines : A, B1, B3, C, E, P (voir Vitamines).

PLANTES : Voir Athérosclérose.

ARTHRITE Voir aussi RHUMATISMES

Cette rubrique mérite un développement plus important. L'arthrite est en effet une de ces maladies chroniques qui nous renvoie à la condition générale de l'organisme : on ne peut pas lui assigner un point précis ni une cause spécifique. C'est donc un terrain d'étude privilégié pour l'approche thérapeutique dite « holistique » (de « holos », en grec, qui signifie « entier »).

Le trouble à l'origine de l'arthrite peut trouver son origine dans de multiples causes, liées à des problèmes d'alimentation, d'hormones, d'infection, d'intoxication, etc. Si elle déjoue encore les explications, on s'accorde pour la définir comme une maladie « de civilisation », c'est-à-dire liée à notre mode de vie. C'est là, précisément, que vous pouvez contribuer à modifier votre condition en dehors de l'intervention médicale.

Précisons que nous appellerons ici rhumatismes les douleurs diffuses qui logent dans les articulations, alors que les arthrites et les arthroses désignent des variétés de rhumatismes infectieux. L'arthrite se produit à tout âge, et se manifeste par l'enflure, la douleur, la chaleur, une fièvre et parfois des rougeurs. Les douleurs ont plutôt tendance à apparaître le matin. Dans le cas de l'arthrose, la douleur est moins aiguë et se fait sentir surtout en mouvement.

Soins

Enveloppez l'articulation atteinte avec un pansement ouaté et essayez autant que possible de rester immobile. De temps en temps, vous pouvez stimuler la circulation sanguine par des moyens mécaniques, comme un séchoir à cheveux par exemple.

Argile et feuilles de chou

Par périodes de trois jours, vous pouvez suivre le traitement suivant : le premier jour, des enveloppements de feuilles de chou ; chauffez-les avec un fer à repasser. Le lendemain, faites des enveloppements de feuilles d'argile et le surlendemain, une compresse de séré (fromage blanc).

Si possible, prenez des saunas, qui ont un effet bénéfique sur tout le métabolisme, et aident par conséquent à combattre des maladies comme l'arthrite. En effet, à travers la transpiration, ils permettent d'éliminer des toxines accumulées dans l'organisme (voir aussi maïs, millet, moutarde).

Qualité de vie

Lors de vos déplacements et des exercices que vous pratiquerez, vous essaierez le plus possible de ne pas exciter la douleur et de ne pas l'exacerber.

Alimentation (consultez aussi la rubrique LONGÉVITÉ).
S'il est une question cruciale quand on parle d'arthrite, c'est bien celle de l'alimentation. Certaines personnes ont complètement bouleversé le cours des choses en modifiant leur alimentation.

- Adoptez le régime le plus naturel possible : céréales, riz naturel, fruits et légumes frais. Mangez moins de conserves, de nourritures transformées et d'aliments tout préparés.

Protéines animales : à surveiller

Vous aimez beaucoup, beaucoup, la viande ? Vous en mangez jusqu'à deux fois par jour ? Alors, il se peut que vous ayez à choisir entre ce plaisir de la table et votre santé. Une relation entre l'excès de protéines animales et le vieillissement précoce (ou une maladie comme l'arthrite) paraît, en effet, évidente aujourd'hui.

Commencez par vous débarrassez de l'idée que plus on mange de viande, plus on est en bonne santé, et du préjugé qu'il vous faut entre 100 et 200 g de protéines par jour. Selon plusieurs auteurs, la quantité de protéines quotidiennes nécessaires est largement surfaite : entre 25 et 30 g par jour, pas plus.

Au contraire, il s'agit de réduire tous les déchets qui proviennent des aliments transformés, des viandes et des sucres, en commençant par les charcuteries, les plats à base d'œufs ou de fromage.

Les protéines végétales contenues dans les fèves de soja, les graines de tournesol, les amandes, le millet, le sarrasin, les noix sont aussi complètes que les protéines animales. De plus, elles sont de qualité supérieure, surtout si elles sont consommées crues.

- Une heure avant le repas de midi, mâchez longuement quelques baies de genièvre. Après le repas, vous en ferez de même avec quelques grains de moutarde.
- Remplacez tous les liquides avec lesquels vous vous désaltérez par de l'eau de cuisson de pommes de terre, de chou ou de carottes. Le jus de pommes de terre est réputé être particulièrement efficace dans les cas d'arthrite.

- Tous les matins, au petit déjeuner, mangez une cuillerée de ce super-aliment qu'est le pollen de fleurs, disponible dans les magasins d'alimentation naturelle. Le chercheur Rémi Chauvin rapporte que le pollen détruit les bactéries nuisibles qui se logent dans les intestins et facilite la digestion et l'élimination.
- Remplacez tout sucre raffiné par du miel naturel.
- Absorbez de la vitamine E, régénératrice et d'une influence bénéfique sur votre état de santé général et sur l'état de vos articulations.

PLANTES : Aloe vera - Artichaut - Bardane - Camomille - Consoude - Dépuration corrective - Maïs - Millet - Moutarde - Tilleul - Guimauve - Reine-des-prés

- *L'aloe vera* renferme des pouvoirs qui n'ont pas fini de nous surprendre. La recherche n'a pas encore démontré si oui ou non, l'aloe vera est absolument infaillible pour traiter l'arthrite, mais de nombreuses personnes qui boivent chaque jour un peu de jus d'aloe vera rapportent que leur arthrite les fait nettement moins souffrir. Il suffit de prendre quatre cuillerées à thé de jus avec un peu de jus de fruit, le matin. Comptez environ deux mois de ce traitement pour avoir des résultats. Une fois que les douleurs se sont estompées, continuez à raison d'une cuillerée à thé par jour.

  Etant donné le prix de revient relativement élevé du jus d'aloe vera, il est plus économique d'avoir recours à la plante, qui pousse bien en appartement. Coupez une des feuilles du bas de la plante (elles sont plus juteuses et le fait de les couper n'entrave pas la croissance). Coupez la feuille en cubes, pelez la peau (qui donne un goût amer), rincez la pulpe et mettez-la dans un peu d'eau. Gardez au réfrigérateur et ajoutez un peu d'eau au fur et à mesure que vous consommez la préparation, au rythme indiqué plus haut.
- *La bardane* s'avère doublement intéressante si vous souffrez de diabète, et figure au nombre des remèdes très utiles contre l'arthritisme et les rhumatismes en général. Buvez 4 ou 5 tasses d'infusion par jour : 40 à 50 g de racines fraîches par litre d'eau bouillante, que vous laisserez infuser pendant 10 minutes.
- *La camomille* (Anthemis nobilis) permet dans certains cas d'apaiser

les articulations douloureuses. Il vous suffira de laisser tremper 30 g de fleurs fraîches ou séchées dans 1 litre d'huile d'olive pendant 24 h ou plus. Filtrez avant d'utiliser en applications et massages locaux.

- *L'artichaut,* un diurétique et un cholagogue, permet d'abaisser le taux de cholestérol, et à ce titre, permet de combattre l'arthritisme. L'infusion, que vous prendrez avant les repas, requiert 4 ou 5 g de feuilles d'artichaut dans un litre d'eau bouillante. Il vous faudra l'adoucir avec du miel, car elle est fort amère. Si vous la trouvez insupportable, vous pouvez toujours vous tourner vers une préparation pharmaceutique : la teinture-mère d'artichaut par exemple, dont vous prendrez entre 6 et 10 cuillerées à thé par jour, dissoute dans un verre d'eau.
- *La consoude* permet d'atténuer la douleur : utilisez la racine de consoude écrasée ou encore la teinture de consoude. Vous pouvez aussi y mélanger de la pétasite officinale. Un autre remède consiste à mélanger une cuillère à thé de teinture de consoude à quatre cuillères à café de miel. Chauffez au bain-marie. Lorsque le mélange est chaud, trempez-y un linge, que vous pliez quatre fois avant de l'appliquer à l'endroit endolori.
- *La dépuration corrective* (voir cette rubrique pour la préparation) peut avantageusement servir contre l'arthrite, tout comme pour d'autres problèmes. Vous la prendrez au cours de la journée, mélangée avec une infusion de tisane d'ortie (4 cuillerées à thé par litre d'eau bouillante, infusée rapidement). Un quart d'heure avant et après le petit déjeuner, ainsi qu'une 1/2 heure avant et après les deux autres repas : 1/4 de tasse de tisane d'ortie, avec 1 cuillère à thé de dépuration corrective ; entre les repas et avant de vous coucher, buvez lentement 1/4 de tasse d'infusion de tilleul (M. Treben).
- *La guimauve* sera utile contre l'arthrite dentaire, sous forme de bains de bouche : 50 g de racines de guimauve concassée dans 1 litre d'eau froide, que vous portez à ébullition, et laissez reposer pendant 10 minutes avant d'utiliser.
- *Le maïs et le millet* permettent tous deux de préparer des bouillies qui restent chaudes pendant très longtemps, stimulent la circulation sanguine et créent, ce qu'on appelle une hyperémie.

- *La moutarde,* en cataplasmes, est aussi utilisée pour apporter un soulagement à l'arthrite à cause de son effet stimulant sur la circulation sanguine.
- *La reine-des-prés* jouit d'une excellente réputation pour son efficacité sur l'arthrite et les rhumatismes articulaires. De plus, elle a un effet tonique sur le cœur. Buvez entre 3 et 5 tasses d'infusion par jour : versez 1/4 de litre d'eau frémissante sur 5 g de sommités fleuries de reine-des-prés (ne les faites pas bouillir).
- *L'ortie* est utilisée en homéopathie sous forme d'extrait frais, ce qui est, en fait, plus proche de la phytothérapie (l'homéopathie fait plutôt appel en principe à de hautes dilutions). Urtica primaire, l'extrait d'ortie : 10 gouttes par jour, diluées dans un verre d'eau.

ARTHROSE Voir aussi ARTHRITE, RHUMATISMES

Dans l'arthrose, la douleur, moins aiguë que dans le cas de l'arthrite, se fait sentir lorsque le corps est en mouvement. L'arthrose ne s'accompagne pas de fièvre ni d'une inflammation de la région atteinte, et se produit essentiellement au « troisième âge ». Elle est parfois liée à un traumatisme ou à une pratique professionnelle.

Le fait de rester debout pendant de longues périodes, les chocs répétées (dans certains sports par exemple), sont autant de facteurs qui peuvent encourager l'arthrose à s'installer.

Au-delà d'un certain stade, on a habituellement recours à une opération pour contrer les effets de l'arthrose. Les plantes ne peuvent alors plus être très utiles. Mais si elles sont mises à profit à temps, elles peuvent freiner la détérioration des cartilages.

PLANTES : Veuillez consulter la rubrique Rhumatismes.

ARYTHMIE

Ce terme, fort général, désigne toutes les situations où le cœur ne bat pas à son rythme habituel et régulier. Cette anomalie peut avoir de sérieuses conséquences, mais le plus souvent, elle diminue la résistance cardiaque à l'effort et au stress.

Ces troubles du muscle cardiaque peuvent être attribués à plusieurs causes. Mentionnons, entre autres, la simple nervosité, la constipation, les flatulences, l'intoxication alimentaire, le tabac, les lésions ostéopathiques de la colonne vertébrale, etc. (voir aussi ces rubriques s'il y a lieu). Bien entendu, il faut consulter le médecin, sauf pour les cas les plus bénins. Les remèdes qui suivent ne sont nullement en mesure de le remplacer.

Le pouls lent (bradycardie), qui descend entre 50 et 60 pulsations/minute, peut être causé par des infections ou des intoxications, par une convalescence pénible, un ictère, etc. En plus du traitement prescrit par le médecin, vous ralentirez considérablement le rythme de vos activités, et adopterez un régime alimentaire léger, dépourvu d'excitants et pauvre en sel.

En cas de perturbation permanente (arythmie permanente), il faut recourir au repos complet. Evitez cependant d'immobiliser les jambes complètement : assurez-vous qu'elles bougent régulièrement afin d'éviter la phlébothrombose.

Qualité de vie

S'il s'agit d'une accélération constante et frénétique du rythme cardiaque (tachycardie paroxystique), ne vous contentez pas de vous faire soigner : vous avez intérêt à passer à l'action. En l'occurence, cela signifie ajuster votre mode de vie, qui sera le plus calme et le plus reposant possible (ce n'est malheureusement pas toujours facile).

Alimentation

Faites tout pour vous soustraire à l'influence des excitants comme le café, le thé, l'alcool. Eliminez le sel, adoptez un régime hypotoxique (voir cette rubrique) et recherchez la vitamine B1 et C (voir Vitamines).

Note

Si la phytothérapie a traditionnellement fait appel au muguet et à la digitale pour soigner les difficultés cardiaques, les risques toxiques que présentent ces plantes sont suffisamment élevés pour nécessiter une supervision médicale (ces plantes entrent d'ailleurs dans la composition de remèdes homéopathiques et de médicaments spécialisés destinés à soigner les affections du cœur).

PLANTES : Aubépine - Ballote - Genêt à balai - Marrube blanc

- *L'aubépine* est un régularisateur cardiaque qui réussit à la fois à stimuler le cœur et à avoir sur l'organisme un effet calmant et bienfaisant. Un tour de force ! Elle agit donc autant sur les nerfs que sur le système cardiaque, et à ce titre elle est doublement recommandée dans bien des cas. Prenez-la en infusion (10 g de sommités fleuries par litre ; laissez infuser pendant 15 minutes). Même s'il faut savoir que l'aubépine peut être toxique à très hautes doses, l'infusion est sans danger.
- *La ballote noire* permet de mettre un terme à des palpitations, et agit comme calmant ; son action légèrement soporifique lui permet de calmer l'anxiété et la nervosité d'origine psychologique. Un seul inconvénient : son goût amer. Pour contourner ce problème, ayez plutôt recours à la teinture : hachez la planche fraîche, faites macérer deux semaines dans une quantité d'alcool à 95 degrés égale en poids. Passez. Prenez 25 à 30 gouttes matin et soir.
- *Le genêt à balai* est fort utilisé dans l'industrie pharmaceutique. On extrait en effet de ses tiges et de ses feuilles un principe actif, la spartéine, pour produire différents régulateurs cardiaques. Utilisez uniquement la plante en boutons — sans dépasser la dose de 5 g par jour — que vous utiliserez pour préparer une infusion : 5 g par 1/2 litre d'eau bouillante ; laissez infuser pendant 15 minutes. En cas de vertiges, de vomissements, de ralentissement du rythme cardiaque, interrompez la prise du médicament. Cela ne peut cependant se produire que si vous avez dépassé la dose indiquée.
- *Le marrube blanc* est un cardiotonique qui aide à accroître la résistance du muscle cardiaque, permet de combattre la fièvre et stimule l'appétit. Vu la faible solubilité de ses principes actifs dans l'eau, prenez plutôt des cachets : entre 3 et 4 cachets de 0,5 g par jour.

ASTHÉNIE Voir aussi ABATTEMENT, FATIGUE et SURMENAGE

L'asthénie désigne un état de faiblesse qui peut être proche d'une forme de dépression (voir cette rubrique) légère, caractérisée par une lassitude accompagnée de découragement et parfois d'un désintérêt plus ou moins marqué pour tout.

La motivation de la personne affectée s'en ressent, ce qui ne peut que se répercuter dans d'autres sphères de la vie, notamment son rendement au travail.

Qualité de vie

Bien entendu, il s'agit de considérer attentivement votre mode de vie, sous tous ses aspects, afin d'identifier tout élément perturbateur : mentionnons par exemple le manque d'exercice en quantité suffisante, ou des conditions de travail difficiles (locaux non aérés, tâches pénibles et peu gratifiantes, etc.).

Alimentation

Veillez à ce que votre alimentation soit régulière, équilibrée, et la plus naturelle possible, très riche en vitamines (voir cette rubrique). Vous pouvez aussi faire appel aux « aliments-miracle » : le germe de blé, la levure de bière vivante et le pollen, entre autres. Consultez la rubrique Longévité pour une description des aliments susceptibles de vous procurer un regain d'énergie.

- *Le germe de blé* est un tonique et un revitalisant, riche en fer ; il est aussi un tonique du système nerveux. Une cuillerée à thé aux repas, mélangé aux aliments.
- *La levure de bière* renferme une foule de substances nutritives, augmente la résistance à la fatigue, prévient et remédie aux avitaminoses : une cuillerée à soupe par repas, mélangée aux aliments (une cuillerée à thé pour les enfants).
- *Le pollen,* d'une proximité évidente avec le monde des plantes, est un dérivé aux effets bénéfiques considérables. Vendu dans le commerce sous forme de granulés, le pollen est un supplément alimentaire fort utile, riche en vitamines, en minéraux et en oligo-éléments importants : il est particulièrement recommandé pour les personnes qui fournissent un travail intellectuel. Prenez-en une cuillerée à thé par jour, au petit déjeuner.

PLANTES : Angélique - Aunée - Ginseng - Romarin - Thym

- *L'angélique* n'est pas surnommée « le bâton de vieillesse » pour rien : elle permet en effet de combattre la fatigue générale, la dépression nerveuse, le vieillissement précoce et les pertes de mémoire. De plus, elle parvient à stimuler l'appétit, à favoriser le travail musculaire et l'équilibre nerveux. Vous pouvez l'associer à la gentiane, un autre tonique qui ouvre l'appétit : 15 g de racines d'angélique, pour 1 litre d'eau bouillante. Prenez 3 ou 4 tasses par jour, auxquelles vous ajoutez 1 g de poudre de racines de gentiane.

- *L'aunée* aide à rétablir les états de faiblesse générale, le manque d'appétit ou les états de faiblesse dus à une convalescence. Une tasse d'infusion avant chaque repas : entre 20 et 30 g de racines pour un litre d'eau, que vous laissez infuser pendant 10 minutes.
- *Le ginseng,* à titre de tonique général, permet de surmonter bien des états de faiblesse, en renforçant l'ensemble de l'organisme. Il améliore la concentration, la résistance au stress et l'efficacité. On en fera une cure d'une semaine à la fois, à raison d'environ 1 g de racines séchées par jour. Pour les états de fatigue chronique, 0,4 g à 0,8 g par jour suffisent. Les personnes jeunes et actives, devraient s'abstenir d'en consommer pendant plus de 3 semaines. En infusion, 2 ou 3 g pour 1 tasse d'eau frémissante, que vous laissez infuser pendant 10 minutes. Si vous prenez le ginseng en ampoules, contentez-vous d'une ampoule par jour pendant 10 jours, tous les deux mois environ.
- *Le romarin* est un autre stimulant, utile en cas de faiblesse générale, de surmenage physique et intellectuel. Il est recommandé notamment aux personnes qui n'ont pas de problème des voies digestives. Buvez 3 à 5 tasses d'infusion de romarin : 20 à 30 g de sommités fleuries pour un litre d'eau bouillante. Laissez reposer pendant vingt minutes.
- *Le thym* est un remède fort populaire et des plus efficaces pour lutter contre l'asthénie, à titre de stimulant : il permet en effet de combattre les effets du surmenage et de la fatigue. Prenez-en 5 ou 6 tasses par jour, à raison de 20 à 30 g par litre d'eau bouillante. Laissez infuser 5 minutes.

ASTHME

Pour en donner une description très large, on pourrait dire que l'asthme, c'est le fait d'éprouver de la difficulté à respirer. Or, cette affection peut provenir de plusieurs sources, d'où l'existence de plusieurs types d'asthme.

Les asthmes allergiques sont déclenchés par des substances d'origine minérale, animale ou végétale (la poussière par exemple). L'asthme peut également être d'origine nerveuse. L'asthme cardiaque, lui, s'annonce de façon dramatique : la personne a le visage bleuâtre, et éprouve de la difficulté à respirer au moindre effort. Ce type d'asthme renvoie aux maladies cardiaques. On connaît enfin l'asthme bronchique, qui répond à des variations climatiques ; quand celui-ci démarre sur un terrain miné par une maladie pulmonaire, il s'avère souvent extrêmement difficile à guérir.

Les crises d'asthme ont tendance à se produire au milieu de la nuit. La personne est réveillée par une difficulté à respirer et une sensation d'étouffement. La crise, qui peut durer jusqu'à trois heures, se termine souvent en quintes de toux (l'enfant ne tousse pas mais sa respiration se fait sifflante). Ces symptômes sont de plus en plus forts et de plus en plus fréquents avec l'évolution de la maladie.

En ce qui concerne les asthmes dus aux allergies, il est évidemment souhaitable de trouver l'élément auquel la personne est allergique. Notons ici que l'homéopathie, qui crée des remèdes à partir de la substance même qui cause l'asthme, permet souvent d'obtenir d'excellents résultats.

Soins

Dans les cas aigus, le malade devra garder le lit, dans une pièce aérée, chauffée avec modération, où ne pénétreront pas les animaux familiers s'il y en a. Evitez au maximum l'accumulation de poussière.

Soyez très prudent avec les produits à base de cortisone. Il existe maintenant des micro-dosages de cortisone qui ont des effets immédiats et sont beaucoup moins dangereux. Comme la plupart des médecins prescrivent ces produits, il est préférable de ne pas s'y opposer de front.

Quand c'est un enfant qui est atteint, évitez de trop le « couver » en cas d'asthme, ou d'en faire un être d'exception, exclu de mille et une activités : plutôt que d'arranger les choses, cela risquerait au contraire de les aggraver.

Dans tous les cas, aidez la personne atteinte à « garder le moral ». Cela nécessite parfois la présence d'une tierce personne, un psychothérapeute ou une autorité spirituelle compétente. L'autosuggestion peut être d'un grand secours (voir cette rubrique).

En cas de crise

Si vous êtes confronté à une crise aiguë, faites asseoir la personne, le dos droit et la tête haute. Vous pouvez arriver à la calmer en lui relevant fermement le bas-ventre, à deux mains. En l'absence de tout remède disponible, une tasse de café noir et fort, qui sera bu froid, est réputée aider à rétablir la situation. Voir aussi Ail et Valériane, plus loin.

Dans le cas de l'asthme bronchique, vous ferez appel à des plantes antispasmodiques (voir Antispasmodiques).

Qualité de vie

Evitez les sports trop violents, qui risqueraient de provoquer un essoufflement prononcé. Si vous fumez, faites tout pour vous débarrasser de cette habitude néfaste (voir Tabac, mais aussi Pétasite, plus bas).

La maison sera entretenue avec soin. Utilisez l'aspirateur plutôt que le balai pour éliminer la poussière. Si possible, procurez-vous un aspirateur qui possède un filtre d'évacuation de qualité professionnelle. En effet, la plupart des aspirateurs ménagers n'arrêtent pas les poussières les plus fines, donc les plus allergisantes, qui sont ainsi propulsées dans l'air ambiant.

Si la personne atteinte d'asthme dort sur un vieux matelas, il est conseillé de le remplacer. Les personnes souffrant d'asthme cardiaque ont parfois intérêt à rechercher un climat plus adapté à leur état, au moins le temps de se remettre (soit près de deux ans sans subir aucune crise).

Il est également recommandé d'avoir un appareil diffuseur d'ions négatifs, efficace dans une grande proportion de cas. Comptez entre 3 et 6 semaines pour obtenir des résultats probants, et utilisez-le en inhalations (2 séances de 20 minutes chaque jour).

Alimentation

Une alimentation régulière s'impose : elle sera assez légère, faible en protéines, la plus naturelle possible ; bouillons de légumes, compotes, jus de fruits (oranges, pamplemousses, citrons, tomates), et tisanes l'accompagneront avantageusement.

Evitez les excitants et le café. Le repas sera léger et commencera par une soupe à l'ail. Recherchez les vitamines A, B5, C, D, E, L2 (voir Vitamines).

PLANTES : Ail - Bouillon-blanc - Hysope - Lavande - Lierre terrestre - Marrube - Pétasite - Tussilage - Valériane

- *L'ail,* parfois surnommé « la pénicilline russe », est un tonique et un rhumatismal qui s'avère utile dans tous les cas d'affections pulmonaires. Si vous anticipez une crise, préparez une macération : laissez trois ou quatre gousses d'ail de taille moyenne dans l'alcool à 90 degrés pendant dix jours. Lorsqu'une crise survient, imbibez un morceau de sucre d'une vingtaine de gouttes, et faites-le sucer lentement à la personne atteinte. Vous pouvez aussi inclure l'ail à votre régime alimentaire quotidien.
- *Le bouillon-blanc* aide à calmer la toux ; et on lui attribue aussi un pouvoir sédatif. Il convient particulièrement pour l'asthme des personnes âgées. Utilisez l'infusion de bouillon-blanc, à raison de 20 à 30 g de fleurs par litre d'eau bouillante. Filtrez soigneusement avec un linge fin avant de boire. Ceci pour éviter d'avaler les poils des fleurs, qui auraient pour effet d'irriter la gorge. Ajoutez un peu de miel.
- *L'hysope* permet de combattre l'asthme et la toux, de même que les affections des bronches. Elle est aussi un stimulant et aide à éliminer les sécrétions des bronches. Prenez 10 g de sommités fleuries pour 1 litre d'eau bouillante. Ajoutez du miel. En boire chaque jour 2 ou 3 tasses.
- *La lavande* est un antiseptique bien connu, un antispasmodique et un sédatif. Vous pouvez faire appel aux inhalations de lavande pour calmer l'asthme, en utilisant l'infusion : 20 à 30 g de sommités fleuries pour 1 litre d'eau.
- *Le lierre terrestre* vous permet de combattre l'asthme, mais aussi de calmer la toux et l'emphysème, car il est un stimulant des bron-

ches utile dans tous les cas d'affections pulmonaires. Prenez 3 ou 4 tasses d'infusion par jour, entre les repas. Elle se prépare avec 20 à 30 g de lierre séché pour 1 litre d'eau bouillante. Laissez infuser pendant 10 minutes.

- *Le marrube blanc* permet de calmer la toux et est recommandé pour l'asthme humide, l'asthme surinfecté : prenez 3 ou 4 tasses d'infusion par jour ; 20 à 30 g par litre d'eau bouillante, que vous laissez infuser pendant 10 minutes.
- *La pétasite,* qui s'adresse aux asthmes bronchiques, permet parfois d'obtenir des résultats étonnants car il calme rapidement les essoufflements intempestifs. Utilisez la macération : une cuillerée à thé dans 1/4 de litre d'eau, que vous faites tremper pendant une nuit. Vous trouverez aussi le sirop de pétasite en vente libre dans le commerce. Dans certain cas, vous préférerez peut-être avoir recours à l'Asthmasan, un remède végétal à base de pétasite.
- *Le tussilage* est un anti-inflammatoire utilisé avec succès dans le traitement des bronchites, de l'asthme bronchitique et des inflammations de la gorge et de la trachée. Vous pouvez aussi remplacer les cigarettes de tabac par des cigarettes au tussilage. Elles aident à apaiser la toux, stratagème utile le matin surtout, lorsque frappent les quintes dévastatrices.
- *La valériane* est utile notamment pour calmer les crises d'asthme et éviter qu'elles ne se multiplient. Cette infusion n'a pourtant pas d'effet en profondeur. Faites bouillir dans 1/4 de litre d'eau 5 g de racines concassées, laissez infuser pendant 5 minutes. Ajoutez un peu de miel et faites boire très chaud.

ATHÉROSCLÉROSE Voir aussi ARTÉRIOSCLÉROSE, CHOLESTÉROL et HYPERTENSION

Elle est caractérisée par la présence dans les artères d'artériosclérose et de dépôts de cholestérol, les athéromes. L'accumulation d'athéromes est due au fait que les vaisseaux sanguins deviennent incapables d'absorber le cholestérol (voir Cholestérol).

Le résultat est mécanique : le sang circulant moins bien (c'est ce qu'on appelle « l'ischémie »), cela peut évidemment avoir des conséquences néfastes sur le cœur, les membres inférieurs, etc.

Quant aux athéromes qui se logent dans le cerveau, ils peuvent causer l'apoplexie cérébrale.

Même si nous sommes loin de tout comprendre dans l'athérosclérose, son apparition est liée à des facteurs clairement identifiables : le manque d'exercice, une haute pression sanguine, et dans certains cas l'excès de poids.

Le tabac et l'alcool sont très souvent les compagnons de tous les jours des personnes atteintes d'athérosclérose. Cette maladie peut avoir des conséquences pénibles, comme l'angine de poitrine, ou des risques de thrombose, sans oublier l'athérite.

Encore une fois, il ne s'agit pas ici de remplacer le médecin par des plantes médicinales. Parallèlement aux conseils qui suivent, elles vous permettront toutefois de faire votre possible pour alléger le fardeau de la maladie.

Qualité de vie

L'exercice, comme vous le savez, est indispensable à la santé, et c'est encore plus vrai si vous voulez réussir à travailler contre l'athérosclérose.

Il n'est pas recommandé, après un certain âge, de faire du jogging ou des exercices violents. En revanche, le vélo et la marche sont des activités pratiquement sans contre-indications. Le tout, c'est d'arriver au point où l'exercice fait naturellement partie de votre vie. Par exemple, en délaissant de temps en temps l'ascenseur et la voiture, moyens que la vie moderne met à notre disposition pour nous empêcher de nous fatiguer...

Il faut également combattre l'hypertension (voir cette rubrique). Si vous ne faites pas suffisamment d'exercice pour transpirer, tâchez de prendre un sauna par semaine. Le tabac est à éviter le plus possible. Organisez-vous des heures régulières, éliminez le stress inutile.

La seule solution à une maladie comme l'athérosclérose, d'une certaine façon, consiste à rester jeune, ou du moins relativement jeune. Plus facile à dire qu'à faire, bien sûr. Et pourtant, on n'a pas nécessairement « l'âge de ses artères »...

L'âge est aussi une question d'attitude : plus vous vous trouvez vieux, plus vous vivez comme un vieux, et plus vos activités ralentissent. Une alimentation et un exercice appropriés vous permettront, bien souvent, de faire des progrès inattendus.

Consultez aussi la rubrique Autosuggestion ; n'en attendez pas des miracles, mais au moins des surprises si vous jouez le jeu à fond. D'autant plus que le facteur psychologique, en agissant sur l'état de vos artères, peut avoir une portée considérable dans ce genre d'affection.

Alimentation

Plus nous vieillissons, plus nous avons du mal à changer nos habitudes. Mais à mesure que l'on prend de l'âge, on devient aussi plus raisonnable — du moins en principe. Or les changements de cap sont parfois indispensables pour éviter les récifs !

Abandonnez la consommation d'œufs, de fromages, de viande et même de légumineuses (haricots, fèves, pois, lentilles). Ils contiennent trop d'amidon. Préférez-leur la salade et le fromage blanc, de même que le riz naturel et le sarrasin, deux céréales qui font baisser la tension (le riz rend les veines et les artères plus souples).

Mangez peu salé, remplacez le vinaigre par du citron, les épices par des herbes aromatiques. Cuisez les légumes à l'étuvée. Quant aux « petites sauces », faites-en un régal pour les jours de fête : avec le temps, vous ressentirez l'effort supplémentaire qu'ils imposent à l'organisme, et vous en perdrez le goût assez spontanément.

Enfin, surveillez votre consommation de graisses, d'origine animale surtout (voir encadré). Le thé et le café devraient progressivement s'effacer de votre vie. Vous vous apercevrez d'ailleurs qu'ils n'emportent pas avec eux la joie de vivre — au contraire !

Bref, faites tout votre possible pour évoluer vers une alimentation saine, à base d'aliments non raffinés, qui permette aux intestins de reprendre leur vitalité ; essayez de ne prendre que des jus de fruits une journée par semaine. Et ne vous en croyez surtout pas « incapable » : ce préjugé est justement la seule chose qui pourrait vous retenir.

Un sujet glissant : les huiles et les matières grasses

Il est reconnu que la qualité et le type des huiles employées dans l'alimentation ont de grandes répercussions sur notre santé. On a en effet démontré, il y a quelques années, un rapport entre la consommation d'huile de colza et l'athérosclérose. Une alimentation saine répartira la consommation d'acides gras entre les quatre groupes suivants :

a) Les huiles riches en acides gras poly-insaturés : tournesol, sésame, carthame. Elles aident à faire baisser le taux de cholestérol dans le sang et à diminuer les risques d'athérosclérose. L'huile de tournesol notamment, contient plus de 40% d'acides gras non-saturés. Ces huiles servent surtout pour l'assaisonnement.

b) Les huiles largement composées d'acides gras mono-saturés : arachide, olive, nouvelle huile de colza. Ces huiles tolèrent mieux la chaleur que les précédentes.

c) Les corps gras composés d'acides saturés : viandes, beurre, lard, saindoux, lait. Ce sont ces aliments, sources de protéines, qui provoquent l'athérosclérose quand on les consomme en quantités excessives. Le beurre est sain, mais à condition de le consommer cru, le moins souvent possible cuit et jamais « noir ».

d) Les margarines : utilisez de préférence la margarine de tournesol. N'employez que des huiles naturelles non oxygénées. Elles seront de préférence pures, vierges et pressées à froid (Source : Louis Pommier).

Outre les aliments précités, il y a des aliments à rechercher pour combattre l'athérosclérose de façon plus thérapeutique.

- *L'ail commun et l'ail sauvage (ail des ours)* sont très importants : l'ail permet de combattre le durcissement des artères, et c'est sans doute le premier aliment à s'intégrer de façon quotidienne à votre nouveau régime alimentaire (voir plus bas).
- Enumérons aussi, entre autres, l'artichaut, le cresson, le pain complet, les olives, les oignons, le persil. Le raifort, la marjolaine et le thym permettent de remplacer avantageusement les épices.
- Ajoutons enfin l'huile de germe de blé, et aussi la lécithine et la levure de bière vivante, qui permettent de régulariser le taux de cholestérol. Vitamines : A, B1, B3, C, G, I, J, P (voir Vitamines).

PLANTES : Ail - Artichaut - Aubépine - Gui - Pissenlit - Tilleul

- *L'ail* est un des plus importants remèdes naturels pour combattre l'athérosclérose. Il permet à la fois d'abaisser la tension et de dilater les vaisseaux sanguins, tout en agissant comme régulateur du taux de cholestérol. Pour les fumeurs, il combat dans une certaine mesure les effets du tabac sur le sang. Si vous redoutez l'effet de l'hérédité, mangez de l'ail dans au moins un plat par jour, à titre préventif. Vous pouvez aussi faire une cure d'ail (Errera) : 150 g d'ail pilé au mortier, que vous faites macérer 6 semaines dans 1 litre d'eau. Filtrez. 25 gouttes par jour pendant 3 jours. Interrompez 3 jours et reprenez à raison de 20 gouttes par jour. Recommandé au printemps et à l'automne.

  En cas d'athérosclérose déclarée, choisissez la tisane : deux gousses d'ail écrasées dans un litre d'eau, que vous faites bouillir 3 minutes. Retirez du feu, ajoutez 10 g de sauge et 10 g de menthe. Filtrez après 10 minutes et buvez. Ajoutons que l'ail aux ours offre autant, sinon plus d'efficacité encore : son suc est un remède préventif pour les vieillards aux artères durcies.

- *L'artichaut* est un remède traditionnellement utilisé pour combattre l'excès de cholestérol et l'athérosclérose. Diurétique et cholagogue, il permet en effet d'abaisser le taux de cholestérol, et combat ces accumulations que sont les athéromes tout en régularisant le métabolisme des sucres. L'infusion, que vous prendrez un peu avant les repas, requiert 4 ou 5 g de feuilles d'artichaut dans un litre d'eau bouillante. Il vous faudra l'adoucir avec du miel, car elle est fort amère. Vous pouvez aussi avoir recours à une préparation pharmaceutique, la teinture-mère, moins... amère : 50 à 100 gouttes chaque jour.

- *L'aubépine* agit comme vasodilatateur et comme régulateur cardiaque : son action est bienfaisante pour le cœur affaibli par l'âge. Elle est également recommandé aux personnes confrontées à une lourde charge professionnelle. Prenez l'aubépine en décoction ou en infusion. En décoction : deux cuillerées à thé de fleurs écrasées, dans une tasse d'eau froide. Laissez macérer pendant 7 à 8 heures, puis faites bouillir et passez. Prenez entre 1 et 2 tasses par jour, à petites gorgées. Infusion : une cuillerée à café par tasse d'eau bouillante, que vous laissez infuser 10 minutes. Prenez entre 3 et 4 tasses par jour.

- *Le gui* est un tranquillisant et un vasodilatateur, actif notamment dans le cas d'artères vieillies prématurément, et particulièrement utile quand l'athérosclérose se double d'hypertension. Si possible, utilisez la plante fraîche, dont vous mettrez 40 g à bouillir pendant quelques minutes. Laissez infuser 15 minutes. Ajoutez du miel. N'excédez pas deux à trois tasses par jour, entre les repas, en raison de la qualité toxique du gui pour le cœur s'il est pris en trop grandes quantités. Il existe d'ailleurs un remède naturel, que vous pouvez demander à votre herboriste ou magasin diététique : Crataegus, à base de gui, d'ail aux ours et d'aubépine.
- *Le pissenlit,* également recommandé aux diabétiques, permet de guérir les troubles circulatoires et l'hypertension tout en s'attaquant aux problèmes du foie et de la peau. Il facilitera aussi la digestion. Faites tremper 25 g de racines hachées, mélangées à 25 g de feuilles, dans 1 litre d'eau, pendant deux heures. Portez à ébullition, laissez infuser 15 minutes. Une tasse après chaque repas.

  Si vous disposez d'une centrifugeuse, vous pouvez aussi recourir au jus de pissenlit, fort efficace : une cuillerée à table d'extrait de feuilles, mélangée à un verre de lait, fait un excellent tonique de printemps, à consommer tous les jours.
- *Le tilleul* joue essentiellement un rôle de prévention en nettoyant le sang, qu'il rend plus fluide. On déconseille toutefois d'en faire usage pendant des périodes prolongées, car ce serait au détriment du cœur. Laissez infuser une cuillerée à thé de fleurs de tilleul dans 1/2 tasse d'eau bouillante pendant 10 minutes. Buvez une à deux tasses par jour.

AUTOSUGGESTION Voir aussi RELAXATION et VISUALISATION

Vous vous demanderez peut-être ce que vient faire cette rubrique dans un recueil sur les plantes médicinales. La raison en est simple : quel que soit le type de médicament que vous emploierez pour vous soigner, votre disposition d'esprit sera toujours l'élément essentiel de votre guérison.

Cette affirmation peut paraître exagérée, et mérite pourtant sûrement réflexion de votre part. Souvent, la maladie est à considérer comme une rupture de l'équilibre entre l'esprit et le corps, un blocage de « l'énergie » (à défaut d'un terme plus clair). Et l'interaction du corps et de l'esprit fait l'objet d'études de plus en plus poussées.

A ce propos, une petite digression sur la vie et la maladie pourra s'avérer utile.

Comment guérir ?

Voilà une bien grande question, direz-vous. Mais il suffit de se la poser pour se rendre compte que l'on ne peut pas s'en remettre corps et âme à la médecine. Car il y a des phénomènes que la science ne parvient pas à expliquer.

Pourquoi une personne guérit-elle plus rapidement qu'une autre, alors que les deux souffrent du même mal ?

Pourquoi certains médecins obtiennent-ils régulièrement de meilleurs résultats que d'autres, qui traitent pourtant des maladies semblables ?

L'effet placebo guérit

Connaissez-vous l'effet placebo ? C'est ainsi que l'on nomme ce qui se produit lorsque des personnes guérissent, après avoir reçu un médicament n'ayant absolument aucun effet.

Impossible ?

Cela paraît effectivement curieux ; mais il n'en reste pas moins que l'effet placebo (en latin, placebo signifie « il plaît »), a été maintes fois observé. Son efficacité tient à ce que le patient a confiance en la personne qui lui administre le médicament.

L'expérience

Résumons brièvement une expérience qui illustre clairement l'effet placebo. On administra le même médicament à deux groupes de personnes atteintes d'ulcères de l'estomac. On affirma aux personnes du premier groupe que ce produit était d'une efficacité reconnue. En revanche, on déclara au deuxième groupe que ce même médicament en était au stade expérimental et que ses effets étaient encore mal connus.

Résultat : 70% des personnes du premier groupe connurent une amélioration notable, tandis que seulement 25% des patients de l'autre groupe (celui du médicament « expérimental »), obtinrent des progrès significatifs (Simonton). Les patients du deuxième groupe avaient en quelque sorte « annulé » l'effet du médicament.

On observe aussi l'effet inverse : des personnes guérissent après avoir reçu un médicament en principe inactif, dont on leur a dit beaucoup de bien.

C'est « l'effet placebo ».

La confiance : le début du rétablissement

Selon certains, la clé du mystère réside dans la confiance. Celle-ci serait indispensable à une guérison rapide et commencerait à se bâtir dès le moment où vous décidez de consulter une personne que vous jugez compétente.

Dans cette optique, le médecin qui obtient les meilleurs résultats est celui qui instaure un climat de détente, une atmosphère sécurisante. Ainsi mis en confiance, votre inconscient accepterait de mettre en action vos « forces innées de guérison ». C'est dire l'importance de votre relation avec celui ou celle qui vous soigne !

Vous voyez désormais que la guérison ne tient pas uniquement à la puissance du remède, mais aussi à **votre attitude.** Bien entendu, la confiance à elle seule ne peut pas grand-chose non plus.

Mais peut-être devinez-vous déjà l'avantage d'exploiter vos forces innées de guérison : elles vous permettront de tirer un maximum d'effet des plantes. En effet, celles-ci seront vos alliées sur le chemin de la bonne santé.

Les plantes représentent un moyen d'action concret, qui vous permet d'échapper à la passivité. Leurs éventuels effets secondaires sont suffisamment bénins pour que vous puissiez les employer sans inquiétude... mais en même temps, elles sont dignes de votre confiance. Et la confiance, nous venons de le voir, est essentielle !

Cette confiance en vous et dans les plantes, c'est vous qui la bâtirez : d'abord petit à petit, par des réalisations modestes, puis par des victoires de plus en plus éclatantes.

La santé : un entraînement

S'il est vrai, comme l'affirment plusieurs théoriciens de la santé, que toutes les maladies commencent sur le plan psychologique, alors cette démarche vous permettra de commencer par le commencement. Vous devez prendre pour objectif d'inverser le travail inconscient qui rend malade.

Il ne s'agit pas d'affirmer ici que les moyens psychologiques sont suffisants pour guérir une maladie, mais de rappeler un fait important, et qui est rarement soulevé. Les entraîneurs des athlètes olympiques connaissent bien, eux, l'importance de la dimension psychologique. Ils savent que les exercices de visualisation, l'autosuggestion et même la méditation sont des instruments indispensables pour atteindre l'excellence. Certains athlètes s'y adonnent spontanément, d'autres les cultivent. Mais depuis quelques années, personne ne conteste plus l'importance de ces méthodes. Or, si les pouvoirs de l'esprit sont mis à profit pour gagner, ils peuvent aussi servir pour surmonter la maladie.

Tout comme il ne viendrait à l'esprit d'aucun athlète de laisser tomber l'entraînement pour autant, il n'est pas question non plus de laisser tomber le traitement.

Vous pourrez approfondir ces notions et en étudier les applications pratiques en vous reportant aux rubriques Autosuggestion et Visualisation.

Voulez-vous (vraiment) guérir ?

Une question qui pourra vous paraître absurde, et qui, pourtant, se pose : voulez-vous vraiment guérir ? Ou y a-t-il quelque chose dans la maladie qui satisfait au désir plus ou moins avoué d'être pris en charge ? La maladie correspond parfois aussi à un besoin pour l'organisme de reprendre son souffle...

Si votre corps essaie effectivement de vous signaler quelque chose, plus vous comprendrez vite, plus vous vous rétablirez rapidement.

C'est au malade et à personne d'autre d'entreprendre son propre voyage intérieur. En attendant, les soins que vous pourrez lui donner ne porteront que sur l'enveloppe extérieure, sur le corps, l'aspect visible des choses. Selon cette optique, les soins ne toucheront la source de la maladie, l'âme, que s'ils sont prodigués avec un amour réel.

Le bonheur d'être malade ?

De fil en aiguille, nous observons ce que beaucoup de personnes ont découvert lorsqu'elles étaient alitées, confrontées à ce que Pascal appelait la tâche la plus difficile : rester dans une pièce à ne rien faire.

Si vous n'êtes pas malade au point de devoir rester à l'hôpital, habituellement peu propice à l'introspection, vous constaterez peut-être que la maladie est souvent une excellente occasion de méditer sur votre existence, de revenir sur vos choix de vie, de les examiner. Et d'aller plus loin.

Sans vouloir être morbide, il faut bien ajouter que la maladie est aussi un moment où, bien souvent, nous sommes amenés à songer à notre mort, une réalité que nous enfouissons habituellement sous le poids de la vie quotidienne. Quand vous êtes souffrant, ce spectre se lève plus facilement.

Cette réalité, nous l'évitons parfois, si bien qu'il n'y a qu'un choc profond pour nous la rappeler. Un temps d'arrêt forcé peut vous amener à approfondir et apprivoiser cette idée de finalité. Quand bien même la maladie ne devait jouer que ce rôle, elle serait déjà très utile. Sous cet aspect, on pourrait même dire que si elle n'existait pas, il faudrait sans doute l'inventer. C'est d'ailleurs peut-être ce que nous avons fait, qui sait ?

L'apport de l'autosuggestion

Ce qui précède peut vous aider à voir la maladie sous un jour moins négatif. Et à prendre conscience du fait que vous n'êtes absolument pas sans ressources face à la durée de votre maladie.

Bien que le « bon » remède finisse généralement par avoir raison du mal, vous êtes vous-même en mesure d'influer sur la rapidité de votre guérison, sur votre convalescence, mais aussi sur les rechutes éventuelles. Or, il n'est pas simplement question d'adopter une attitude « positive » — souvent préconisée de nos jours — mais de recourir à une gymnastique de l'esprit, à des pratiques mentales concrètes, comme l'autosuggestion, la relaxation et la visualisation.

Avec l'entraînement, ces techniques se traduiront par un avantage qui peut faire toute la différence le jour où votre santé se trouve réellement en péril.

Vous avez donc intérêt à ne pas sous-estimer le pouvoir de l'esprit, sans croire, toutefois, que vous pouvez guérir ou vous faire guérir **uniquement** par ce pouvoir. On a rarement vu le pouvoir de la pensée positive réparer une fracture ! (En revanche, elle en a sûrement prévenu plus d'une). Ne comptez pas sur les miracles.

Les connaissances scientifiques en la matière sont encore fragmentaires, mais nous commençons à reconnaître qu'il y a une part de vérité dans les expressions populaires comme « se faire un sang noir », ou « se faire du mauvais sang » : s'inquiéter, au-delà d'un certain point, c'est encourager la maladie.

Une étude faite à Washington, aux Etats-Unis, a démontré que des patients atteints de cancer avaient un plus grand nombre de globules blancs après avoir visualisé leur corps en train de combattre la maladie. Cela indique le pouvoir qu'à notre esprit sur la maladie. Il est prouvé aussi qu'un patient a de plus grandes chances de guérir lorsqu'il a confiance en la personne qui le soigne.

Si notre esprit joue un rôle déterminant dans notre état de santé et notre façon de surmonter la maladie, on pourrait presque dire que la santé mentale, c'est la santé. C'est pourquoi il est important d'apprendre à nous servir de notre esprit, à le développer et à respecter les lois de notre écologie intérieure. Pour aller plus loin encore, on peut avancer que cet état de santé morale peut même aider à éloigner les accidents !

Mais cela suppose, avant tout, l'abandon d'un certain fatalisme devant la maladie. Bien entendu, elle ne peut jamais être évitée entièrement : mais par votre attitude, vous pouvez en diminuer la fréquence, ce qui n'est déjà pas si mal... De plus, lorsque vous tombez effectivement malade, votre attitude peut aussi modifier l'issue. Cela ne veut pas dire qu'il faut s'en remettre à la providence, et cesser de consulter le médecin pour autant.

Quelque part entre deux excès, entre le scepticisme excessif et la crédulité naïve, vous trouverez la juste mesure. Nous disposons tous de ressources littéralement « merveilleuses » si nous acceptons de croire en nous-mêmes et d'avoir confiance en la nature humaine.

Les plantes et l'autosuggestion

Ensuite, il y a tout le rituel qui entoure la préparation, qui peut être bienfaisant en soi. Quand vous vous astreignez à suivre une cure, c'est comme si vous décidiez : « Je fais ceci pour moi, pour mon bien-être, je m'occupe de moi, je me prends en charge ».

Technique

• Détentez-vous, en suivant les indications données dans la rubrique Autosuggestion.

• Mettez votre esprit dans un état passif. Apaisez vos émotions.

• Fixez votre attention sur le contenu et la forme des affirmations que vous allez prononcer.

• Utilisez des formules de suggestions comme les suivantes, que vous répéterez à plusieurs reprises :

** Je reprends mes forces chaque jour.*

** Je ne laisse pas la douleur m'atteindre.*

** Chaque jour, je me porte de mieux en mieux, et à tous les points de vue.*

** Je suis désormais en pleine santé, débordant d'énergie et de vitalité.*

** Je suis de plus en plus en harmonie avec mon corps.*

** J'aime de plus en plus mon corps.*

** Je progresse vers la santé chaque jour.*

Ce sont des exemples : vous pouvez choisir vos propres formules. L'important est qu'elles soient faites sur un mode affirmatif et qu'elles se déroulent au présent. Ne dites pas, par exemple : « Je ne serai bientôt plus malade ». Votre subconscient interpréterait : « Je suis encore malade », et ne mettrait pas en action les défenses naturelles de votre organisme.

Pour qu'une suggestion acquière un certain impact, il faut la pratiquer avec un minimum d'assiduité. Vous pourrez donc la répéter, en état de relaxation, au moins une fois par semaine. Quant aux affirmations, vous leur consacrez idéalement une courte séance matin, midi et soir.

La plante exotique

Développer notre pouvoir intérieur demande un travail conscient. Un peu comme si vous décidiez de faire pousser une fleur exotique dans votre jardin : vous ne vous contenteriez pas de semer à tout vent et d'attendre de voir s'épanouir la fleur.

De la même façon, si vous vous contentez de lire ces passages et de réfléchir à la question, on ne peut pas dire que vous mettez réellement en œuvre vos ressources. Autrement dit, vous avez peu de chances d'obtenir le moindre résultat. C'est la pratique quotidienne qui vous permet de concrétiser votre potentiel.

Nos sentiments affectent notre état psychique et physique ; nous ne sommes pas obligés de les nourrir tous. Sans refouler certaines émotions, nous pouvons encourager et nourrir certains états d'esprit plus que d'autres.

Harold Sherman, auteur de plusieurs livres sur le pouvoir de l'esprit, raconte à ce sujet comment, ayant connu une vive aversion pour une personne en raison d'un échec professionnel, il contracta une maladie rare dont il ne fut délivré qu'après avoir réussi à pardonner à cette personne. Il explique qu'il lui fallait, pour guérir, parvenir dans son for intérieur à disperser les émotions négatives que cette personne suscitait en lui. Car c'est lui qui souffrait d'émotions négatives, et non l'autre.

La joie et la santé

Vous voulez vous offrir une bonne assurance gratuite contre la maladie ? Cultivez la joie. Une assurance naturelle, sans additifs ni produits chimiques, sans effets secondaires pénibles. Dans le jargon médical, on parle d'un organisme propice à la maladie comme d'un « terrain morbide ». Or la joie, c'est bien l'opposé d'un état morbide.

Tout comme Janus, le dieu latin qui veillait sur les habitations romaines et qui était représenté au-dessus de la porte d'entrée, à l'intérieur comme à l'extérieur de la maison, la joie a deux faces : elle nous porte à apprécier ce que nous avons, et elle nous pousse à la découverte de ce qui nous entoure. La joie est une des clés de la santé.

La joie se cultive. Nous sommes en général oppressés, trop soucieux. Bien sûr, c'est facile à dire. Et pourtant, il est important d'apprendre à ne pas accueillir certaines pensées, à éviter jusqu'à l'idée de la maladie, lorsque nous sommes en bonne santé.

Vous pouvez faire l'effort d'entretenir votre état d'esprit comme un jardin auquel vous tenez, et de ne pas le laisser envahir par les mauvaises herbes : rancune, amertume, haine, envie, jalousie, craintes et peurs injustifiées. Moins vous leur laisserez le champ libre, moins ces parasites vous troubleront, et plus vous les reconnaîtrez facilement lorsqu'elles frapperont à votre porte.

Evitez aussi de vous laisser prendre au piège des faux problèmes, illusoires : ils nous donnent tout simplement un prétexte pour être soucieux, pour nous inquiéter.

Pour cultiver la joie, vous pouvez avoir recours à l'autosuggestion, à la méditation, aux visualisations. Rappelez-vous que ce n'est pas vous qui créez la joie. Vous ne faites que lui ouvrir la voie, lui permettre de s'exprimer : elle est l'état naturel de la vie.

Le meilleur moment pour commencer votre programme « bonne humeur », c'est le matin, lorsque vous émergez du sommeil. Certains sont dotés d'une bonne humeur naturelle dès le lever, mais si vous avez à la travailler un peu, votre entrain n'en est pas moins valable — au contraire.

AVITAMINOSE Voir aussi VITAMINES

Des avitaminoses, les plus connues sont issues de la carence en vitamine C (reliée au scorbut), et de vitamine D (reliée au rachitisme) : consultez ces rubriques, ainsi que Vitamines pour une liste des équivalences entre certaines plantes et les vitamines.

BLESSURES Voir aussi ANTISEPTIQUES, BRÛLURES et CICATRISATION

Bien entendu, il faudra vous assurer que les premiers soins ont été correctement dispensés, et désinfecter les plaies de façon adéquate avant de les traiter. Consultez aussi la rubrique Antiseptiques, pour les plantes dont l'usage interne peut aider à prévenir les complications.

PLANTES : Aloe vera - Arnica - Consoude - Hydrastis canadensis - Millepertuis - Pétasite - Plantain

- *L'aloe vera* était déjà connue du temps d'Alexandre le Grand pour son pouvoir curatif. Elle est parfois présentée comme une plante-miracle, à cause du triple pouvoir qu'elle a d'aider à prévenir l'infection, de guérir et de cicatriser. Si vous avez une plante d'aloe vera dans la maison — en cas de blessure ouverte notamment — coupez une des feuilles du bas, appliquez la pulpe de la plante sur la blessure nettoyée. Sinon, vous pouvez vous procurer le jus d'aloe vera dans le commerce et en imbiber le pansement. Le gel d'aloe est un antiseptique qui aide la coagulation et la cicatrisation.
- *L'arnica* est une plante traditionnellement employée pour soigner et guérir les coups et les blessures en général, tant qu'elles ne sont pas ouvertes. Coups : utilisez les feuilles et les fleurs, froissées, pour appliquer comme cataplasme. Contusions et ecchymoses : employez la décoction : mettez 10 g de fleurs dans 1 litre d'eau bouillante, laissez mijoter pendant 20 minutes, et appliquez en compresses très chaudes. Vous pouvez également garder en réserve de la teinture d'arnica, que vous emploierez en compresses. Prenez la teinture-mère (200 g de fleurs dans 1 litre d'alcool à 60° à macérer pendant 10 jours) que vous diluez dans les proportions suivantes : 1 part de teinture d'arnica pour 3 parts de glycérine et 3 parts d'eau.
- *L'hydrastis canadensis* et *l'Ulmus fulva* aident à guérir et réduisent les risques d'infection. Vous pouvez les utiliser pour préparer un onguent : mélangez une quantité égale de chaque et ajoutez un peu d'eau, de façon à former une pâte. Vous pouvez également utiliser l'hydrastis canadensis mélangée avec un onguent à base de plantain ou de consoude.
- *Le millepertuis,* aussi appelé Herbe de Saint Jean, nous permet de fabriquer la fameuse huile de Saint Jean, fort utile en cas de blessures et de brûlures. Il s'agit toutefois d'être prévoyant et d'en préparer à l'avance. Remplissez un bocal de millepertuis, que vous noyez dans l'huile d'olive vierge. Gardez le bocal au soleil ou près de la chaleur pendant cinq à six semaines, en l'agitant, et entreposez-le dans un contenant opaque. L'huile de millepertuis ainsi obtenue se conserve jusqu'à deux ans. Utilisez en application externe pour les plaies ouvertes, les blessures fraîches et les ecchymoses.

- *Le pétasite* est utile notamment en cas de blessure infectée : lavez des feuilles fraîches, posez-les en emplâtre sur la blessure.
  Renouvelez plusieurs fois dans la journée.

BLEUS Voir CONTUSIONS

BOUCHE Voir APHTES et ULCÈRES

BOUFFÉES DE CHALEUR Voir MÉNOPAUSE

BOURDONNEMENTS D'OREILLE

Les bourdonnements d'oreille peuvent être des phénomènes auditifs sans importance. Ils ont parfois une cause réelle, liée au système sanguin, et renvoient alors à des problèmes de circulation et d'hypertension. Il peut aussi s'agir d'une affection de l'ouïe. En ce cas, consultez un oto-rhino-laryngologiste. Par ailleurs, évitez de vous concentrer sur ces bruits, d'écouter attentivement pour savoir s'ils sont toujours présents.

PLANTES : Aubépine - Ballotte noire - Genêt à balai

- *L'aubépine*, en tant que régularisateur cardiaque et nerveux, s'avérera une bonne contre-mesure en cas de bourdonnements trop insistants. Vous la prendrez en infusion (10 g de sommités fleuries par litre, que vous ferez infuser pendant 15 minutes). Gardez présent à l'esprit que l'aubépine peut être toxique à très hautes doses, quoique l'infusion soit sans danger.
- *La ballote noire* agit comme calmant, et permet d'apaiser l'anxiété et les nervosités d'origine psychologique. Pour résoudre le problème de son goût amer, utilisez plutôt la teinture : hachez la plante fraîche, faites macérer deux semaines dans une quantité d'alcool à 95° égale en poids. Passez. Prenez 25 à 30 gouttes matin et soir.
- *Le genêt à balai* est un autre régularisateur cardiaque que la nature met à notre disposition. Utilisez uniquement la plante en boutons. Veillez à ne pas dépasser 5 g par jour, en infusion : 5 g par 1/2 litre d'eau bouillante ; laissez infuser pendant 15 minutes. Les effets secondaires du genêt à balai (vomissements, ralentissement du rythme cardiaque, vertiges) ne peuvent se produire que si vous dépassez la dose indiquée.

BRONCHITE

Comme l'asthme (voir cette rubrique), la bronchite est une affection des voies respiratoires qui se traduit par une difficulté à respirer, et il n'est pas toujours facile de distinguer les deux.

Lorsqu'elle respire, la personne fait entendre un léger sifflement accompagné de petits gargouillis : on les appelle parfois des « râles humides ». Cette affection des bronches se traduit par une inflammation des muqueuses. Elle peut se déclarer de façon chronique, ou de façon aiguë.

La bronchite aiguë, que les enfants et les vieillards sont le plus susceptibles de contracter, s'accompagne d'une faible fièvre. La personne est courbaturée, fatiguée, parfois déprimée. La toux grasse, progressivement accompagnée de crachats, est caractéristique ; la personne ressent une douleur au niveau du sternum. Le tout dure entre une et deux semaines. En cas de fièvre élevée ou de gêne respiratoire trop marquée, faites appel au médecin sans tarder.

Quant à la bronchite chronique, elle est accompagnée des mêmes symptômes que la bronchite aiguë, mais se présente chaque année. Elle frappe souvent les personnes qui fument.

Le médecin prescrit généralement des antibiotiques (consultez cette rubrique) contre la bronchite, mais cela n'exclut pas les initiatives de votre part.

Soins

La personne gardera le lit, surtout tant qu'elle a de la fièvre. Maintenez la température de la pièce à 18 degrés et renouvelez l'air régulièrement. Les bains de pieds à la moutarde sont recommandés, ainsi que les fumigations à l'eucalyptus.

Qualité de vie

Tâchez de mettre un frein à une éventuelle consommation de tabac, d'alcool et de café.

Alimentation

Elle sera naturelle, légère, facile à digérer. Evitez autant que possible les produits riches en hydrates de carbone raffinés (sucre, farine blanche, pâtes, etc.). N'abusez pas des produits laitiers.

PLANTES : Angélique - Bouillon blanc - Bourrache - Eucalyptus - Guimauve - Lierre terrestre - Marrube - Moutarde - Prêle - Tussilage

- *L'angélique* est recommandée dans les affections respiratoires en général (chez les enfants notamment). Elle est, par ailleurs, un bon stimulant et un reconstituant. L'infusion se prépare avec 15 g de racines ou de graines par litre d'eau bouillante, que vous laissez infuser pendant 10 minutes. Quatre tasses par jour.
- *Le bouillon blanc* s'avère un bon expectorant et, à ce titre, aide à dégager les bronches. De plus, il calme et prédispose au sommeil. L'infusion se prépare avec 15 g de fleurs, que vous laissez infuser pendant 10 minutes avant de filtrer avec un linge fin. Ajoutez un peu de miel. Deux tasses par jour.
- *La bourrache* aide à combattre la fièvre ; elle a un effet tonique et adoucit les inflammations des voies respiratoires. Préparez l'infusion avec 2 ou 3 cuillerées de feuilles séchées pour une tasse d'eau bouillante, que vous laisserez infuser pendant 5 minutes et filtrerez avec un linge fin. Sucrez avec du miel. Deux tasses par jour, pendant une semaine.
- *L'eucalyptus* en fumigations permet de combattre la toux et de dégager les voies respiratoires. Faites bouillir 30 g de feuilles d'eucalyptus émiettées dans 1 litre d'eau pendant 10 minutes. Mettez le liquide dans un inhalateur ou placez-vous au-dessus de la casserole, une serviette sur la tête. Trois fois par jour. Pour aseptiser la pièce où repose le malade, vous pouvez aussi faire bouillir des feuilles d'eucalyptus mélangées à des bourgeons de peuplier noir et de sapin, auxquels vous ajouterez une cuillerée d'essence de térébenthine, goutte par goutte. Laissez bouillir jusqu'à évaporation. Vous pouvez également avoir recours à la décoction pour combattre la toux : 20 g de feuilles, dans 1 litre d'eau bouillante pendant 1 minute. Laissez infuser pendant 10 minutes, filtrez et ajoutez un peu de miel. Cinq tasses par jour.
- *La Guimauve* en macération aide à calmer la toux, et à décongestionner les bronches. Laissez reposer une cuillerée à thé de plan-

tes ou de racines dans une tasse d'eau froide pendant 8 heures. Passez et réchauffez légèrement avant de boire. Une tasse par jour.

- *Le lierre terrestre* est utile pour les affections pulmonaires et bronchiques, et dans le cas de bronchites chroniques en particulier. On fera appel à la décoction : faire bouillir 25 g de fleurs dans 1 litre d'eau pendant 15 minutes environ. Filtrez et sucrez avec un peu de miel. Quatre tasses par jour.
- *Le marrube* s'adresse autant à la bronchite aiguë qu'à la bronchite chronique, et combat la toux tout en aidant l'organisme à rejeter les sécrétions bronchiques. Utilisez-le en infusion : 25 g environ par litre d'eau bouillante ; laissez infuser pendant 10 minutes, ajoutez du miel. Cinq tasses par jour au moins.
- *La moutarde* en cataplasmes garde son efficacité d'antan pour soulager une poitrine congestionnée. Faites une pâte avec 150 g de graines de moutarde broyées en farine, que vous mélangez longuement avec autant de farine de lin. Ajoutez de l'eau tiède, et appliquez le cataplasme sur la poitrine. Les bains de pieds aident aussi à décongestionner : mettez une tasse de graines de moutarde par litre d'eau. Trempez les pieds dans l'eau très chaude.
- *La prêle* est un tonique des poumons, souvent recommandée en cas de bronchite chronique. Pour l'infusion : laissez reposer 2 cuillerées à thé de la plante séchée dans une demi-tasse d'eau bouillante. Boire une tasse par jour.
- *Le tussilage* est depuis longtemps utilisé pour combattre la bronchite. Il calme la toux et facilite l'expectoration des sécrétions bronchiques. Quelques feuilles de tussilage séchées, légèrement fermentées, roulées en cigarette, sont recommandées pour les bronchites chroniques et les toux sèches : elles ont sur les bronches un effet apaisant. Dans le cas des fumeurs, elles permettent aux poumons de se reposer du goudron et de la nicotine qui provoquent les quintes matinales. Le tussilage est aussi recommandé en infusion : 25 g environ de feuilles par litre d'eau bouillante ; laissez infuser pendant 1/2 heure, et passez. Ajoutez du miel. Quatre tasses par jour.

BRÛLURES Voir aussi BLESSURES

En cas de brûlures peu étendues et en l'absence de tout remède, vous pouvez appliquer des compresses froides ou tremper la partie atteinte dans l'eau froide. Bien entendu, en cas de brûlure grave ou étendue, il faut transporter la personne à l'hôpital, enroulée dans un drap propre. Une brûlure est considérée comme grave à partir du moment où elle est ouverte (brûlure au deuxième degré). En cas de brûlure causée par de l'acide, il faut bien nettoyer la plaie avant de la traiter.

PLANTES : Aloe vera - Bouillon blanc - Carotte - Consoude - Millepertuis - Pomme de terre - Souci

- *L'aloe vera* en onguent permet d'apaiser rapidement la douleur des brûlures mineures, et constitue un traitement efficace pour prévenir l'infection. Vous pouvez aussi, si vous avez une plante d'aloe vera à portée de la main, couper un morceau d'une des feuilles du bas, l'ouvrir et la poser sur la plaie. Une fois la pulpe desséchée, il suffit de gratter légèrement avec un couteau pour faire apparaître à nouveau le jus.
- *Le bouillon blanc* permet de faire des pansements sur les blessures, lorsqu'on l'utilise en décoction : trois poignées de fleurs et de feuilles pour 1 litre d'eau froide, que vous laissez reposer une nuit durant. Trempez-y les pansements avant de les appliquer.
- *La carotte* est une des denrées que l'on a presque toujours sous la main et en cas d'urgence, et il est bon de savoir qu'un cataplasme de carottes apaise la douleur : râpez une carotte finement et appliquez-la immédiatement sur la brûlure.
- *La consoude* aide à calmer la douleur de la brûlure sur le moment, tout comme elle aide à cicatriser les blessures en général. Vous aurez recours aux cataplasmes de racines fraîches broyées, ou à la macération : laisser macérer 200 g de racines de consoude broyées dans 1 litre d'eau froide. Filtrez à l'aide d'un linge fin et appliquez en cataplasme sur la brûlure.
- *Le millepertuis*, parfois appelé Herbe de Saint-Jean, permet de préparer l'huile de Saint-Jean, pour soigner blessures et brûlures. Voir Blessures, Millepertuis.
- *La pomme de terre,* même si elle est presque banale, n'est pas limitée à nos assiettes : en cas de brûlure, pelez et coupez une pomme de terre crue, et appliquez-la sur la blessure pour un soulagement rapide.

- *Le souci*, en teinture ou en décoction, est utile pour les brûlures comme pour les blessures : pour la décoction, faire bouillir 5 g pendant 10 minutes dans 1 litre d'eau. Pour la teinture, mettez une tasse de fleurs à macérer dans un litre d'alcool à 40° au soleil ou près d'une source de chaleur.

CAILLOTS DE SANG Voir aussi CIRCULATION

Les caillots de sang indiquent un grave problème de circulation, qui requiert la présence d'un médecin. Vous pouvez cependant avoir recours à la Dépuration corrective (voir cette rubrique) comme complément au traitement médical : cette tisane composée a un effet bénéfique considérable sur les troubles du système circulatoire.

CALMANTES

Ces plantes agissent sur le système nerveux et sont appréciées pour leur caractère non toxique et leur efficacité. Pour ne pas compliquer votre choix inutilement, nous avons limité cette liste à dix plantes aux effets calmants.

PLANTES : Aubépine - Ballotte - Camomille - Guimauve - Houblon - Lavande - Mélisse - Oranger - Tilleul - Valériane

- *L'aubépine* est utile pour les troubles nerveux comme l'insomnie, l'irritation, les palpitations. Prendre 2 ou 3 tasses d'infusion, 10 jours par mois : entre 10 et 20 g de fleurs pour 1 litre d'eau bouillante.
- *La ballotte* est antispasmodique, et joue le rôle de calmant pour toutes les affections nerveuses (palpitations, angoisses, bouffées de chaleur, sommeil agité, etc.) Utilisez la teinture, à raison d'une cuillerée 3 ou 4 fois par jour, selon le cas. Faites macérer pendant 15 jours une tasse de plante bien tassée dans 2 tasses d'eau-de-vie blanche. Passez, filtrez avec un linge de coton et conserver dans un récipient bien fermé.
- *La camomille* commune, aussi appelée camomille romaine, est un antispasmodique et un antinévralgique, utile pour calmer les douleurs. Prenez 2 ou 3 tasses d'infusion par jour ; entre 20 et 30 g de feuilles pour 1 litre d'eau.

- *La guimauve* est émolliente et adoucissante. Prenez-la à raison de 3 tasses d'infusion par jour : entre 30 et 40 g de feuilles et de fleurs pour 1 litre d'eau. En usage externe, employez la décoction (30 g pour 1 litre d'eau) pour faire des compresses.
- *Le houblon*, calmant du système nerveux, agit comme un tranquillisant, voire comme soporifique. Prendre 2 tasses d'infusion par jour, entre les repas : entre 10 et 15 g de cônes de houblon pour 1 litre d'eau.
- *La lavande* calme les spasmes et l'agitation nerveuse, et favorise la détente ; 2 tasses d'infusion par jour : 40 à 50 g de feuilles pour 1 litre d'eau ; laissez infuser pendant 10 minutes.
- *La mélisse* est sédative, antispasmodique, tonique et stimulante : prenez 3 ou 4 tasses d'infusion par jour : 20 à 25 g pour 1 litre d'eau.
- *L'oranger,* un calmant et un sédatif du système nerveux, est indiqué pour les spasmes nerveux et l'excitation nerveuse. Prenez 2 ou 3 tasses d'infusion par jour : 15 à 20 g de fleurs pour 1 litre d'eau.
- *Le tilleul* est calmant et antispasmodique. Employez-le à raison de 3 tasses d'infusion par jour ; 40 g pour 1 litre d'eau ; laissez reposer pendant 1/2 heure.
- *La valériane* est antispasmodique et calmante, voire soporifique. Vous la prendrez à raison de 1 ou 2 tasses par jour, sans en abuser (ce qui provoque des résultats contraires à ceux que l'on recherche) ni en faire un usage prolongé. Faites une décoction avec 30 à 60 g de racine sèche (vous pouvez lui adjoindre le houblon, la passiflore ou encore le tilleul pour en améliorer le goût peu agréable).

CANCER Voir aussi LONGÉVITÉ et TUMEURS

Peut-on combattre efficacement le cancer par l'action des plantes ? Là où la médecine moderne s'acharne depuis des décennies à trouver des réponses, l'herboristerie aurait-elle la prétention de détenir des solutions infaillibles ? Certainement pas. Il ne s'agit pas de proposer ici des recettes-miracles, mais de mieux comprendre en quoi le cancer est une de ces maladies dites de « civilisation », et en quoi nous ne sommes pas totalement impuissants devant ce phénomène déroutant.

Le cancer vient au deuxième rang des maladies mortelles en France, précédé seulement par les maladies cardiaques. Si ce mal demeure en grande partie mystérieux, nous disposons cependant de certains indices, qui nous permettent, sinon de guérir le cancer à coup sûr, du moins de mieux connaître les circonstances favorisant son apparition.

L'accent est donc mis ici sur la prévention, ou sur les mesures à prendre alors que le mal en est encore à un stade précoce. Tous les moyens qui ne sont pas des interventions directes, comme la chirurgie, la radiothérapie ou la chimiothérapie, doivent d'ailleurs être employés aux premiers stades de la maladie. Ce qui rend ces moyens difficiles, c'est bien le fait que le cancer, dans ses premières phases, est absolument indolore. La solution consiste donc à adopter une attitude préventive et un régime se rapprochant le plus possible du régime idéal avant que le mal ne se déclare, surtout si vous êtes une personne à risque élevé : selon votre hérédité, par exemple.

Dans le cas d'une maladie complexe comme le cancer, il y a toujours plus d'un facteur en cause. On parle généralement d'un ensemble d'éléments qui sont à l'œuvre, comme l'alimentation, le manque d'activité physique et d'oxygène, les humeurs, et dans certains cas, l'hérédité, les parasites, les irritations locales répétées, les corps chimiques... Ainsi, les matières grasses qui « fument » sur le feu deviendraient cancérigènes une fois absorbées par l'organisme.

Au chapitre des substances dangereuses, mentionnons encore les produits utilisés pour protéger les plantes des parasites, certains médicaments (comme les dérivés du goudron), certains engrais, qui perturbent l'équilibre biologique des plantes. N'oublions pas la radioactivité, ni les gaz nocifs...

On dénombre actuellement près de 600 corps cancérigènes, de l'amiante au tabac, en passant par le chrome. Devant cette avalanche d'informations sur les produits suspects, comment ne pas éprouver un certain défaitisme ? Pourtant, la confiance est toujours importante de nos jours, surtout depuis que les recherches ont permis d'établir à quel point notre état d'esprit joue sur notre état de santé : les personnes qui refoulent leurs émotions (à cause de conflits larvés avec leur milieu, par exemple), et celles qui viennent de subir un choc émotif profond (un décès, la rupture d'une liaison, des difficultés financières extrêmes, un traumatisme physique) semblent plus vulnérables au cancer.

Autrement dit, le fait d'être sans arrêt inquiet, soucieux, tourmenté ne peut que vous prédisposer à accueillir certaines formes de cancer, tout comme le fait de fumer est une prédisposition au cancer de la gorge et du poumon. Bien sûr, il ne s'agit là que d'un aspect de la maladie, mais dont on démontre de plus en plus l'importance.

Cela ne signifie pas, bien sûr, que vous ne serez jamais affecté si vous êtes toujours de bonne humeur, ou que vous serez automatiquement malade si vous êtes triste et inquiet. Mais le fait d'être constamment contrarié, tendu, rend réellement votre organisme plus vulnérable. « Se faire du mauvais sang », selon l'expression populaire, c'est un peu préparer le terrain au développement du cancer.

Qualité de vie

Etant donné l'impact profond de nos émotions sur notre santé, une constatation s'impose : pour un nombre croissant d'experts de la santé, la joie de vivre fait figure d'anticorps. Même pour accélérer la guérison, elle est un ingrédient essentiel de la santé.

La joie chasse la maladie

Vous gagnez énormément à cultiver la joie tous les jours, car elle aide à chasser la maladie. Puisque l'état psychique semble souvent faire partie de la maladie, vous avez là une prise sur la situation. Si vous ne pouvez pas être gai comme un pinson en toutes circonstances — cela ne serait pas naturel — vous pouvez au moins, par un effort conscient, faire pencher la balance du côté de la relaxation, de la détente et de la bonne humeur. Consultez, à ce propos, la rubrique Autosuggestion et Relaxation.

D'autre part, le fait d'habiter dans un lieu ensoleillé, bien aéré, encourage le travail préventif du système lympathique. Faites de l'exercice chaque fois que l'occasion s'en présente, et, bien entendu, si possible, ne fumez pas. Il est bon de savoir également que les saunas, qui provoquent un état de fièvre artificiel, peuvent avoir sur le métabolisme un effet très bénéfique, et s'avérent utiles dans les cas d'arthrite et de cancer. Il est recommandé d'en pratiquer deux par semaine.

Alimentation

L'alimentation entre sans aucun doute en ligne de compte dans l'apparition de beaucoup de cancers. Citons quelques exemples où on peut associer le régime alimentaire à l'apparition de la maladie : les carences en vitamines ; les problèmes causés par la consommation régulière de produits usinés transformés, pleins d'additifs chimiques et de colorants ; tous les régimes comportant une grande quantité de graisses animales ; la constipation chronique.

D'autres choix de nutrition minent encore l'organisme. Le jaune de beurre et les colorants de la même famille causent le cancer du foie chez les rats, sauf si le régime contient du blé, de la poudre de foie ou de la levure de bière.

Cholestérol : attention !

Tous les aliments riches en cholestérol figurent parmi les aliments à éviter. Mentionnons-en quelques exemples : abats, gibier, boudin, cervelle, ris de veau, viandes fumées (qui renferment des goudrons cancérigènes), viandes d'animaux jeunes, jaune d'œuf, crustacés, coquillages, sardines, anchois, anguilles, crevettes, graisse de bœuf, lard, beurre, crème fraîche, fromages, champignons, cacao, chocolat.

Evitez aussi les sauces grasses, les mayonnaises, les graisses animales, les fritures. Consommez les pommes de terre en quantité modérée.

Le sel raffiné serait actuellement au banc des accusés dans la lutte contre le cancer. C'est dans le pays où l'on consomme le plus de protéines animales, les Etats-Unis, que l'on retrouve aussi le plus de cancers (mais aussi le plus fort taux d'arthrite, de diabète et de maladies de cœur).

Même les protéines

Evitez les repas trop riches en protéines. Les recherches indiquent qu'une telle nourriture pourrait être une source de cancer, tout comme les graisses animales et les graisses hydrogénées. Ceci est confirmé par la haute proportion de cancers dans les populations dont le régime est riche en protéines animales.

Sans aller jusqu'à rompre complètement avec cet aliment si présent dans nos habitudes, il est bon de savoir que l'on a beaucoup exagéré l'importance des protéines : on parlait autrefois d'un apport minimal de près de 200 g par jour, alors qu'il n'en faut que 25 ou 30 g par jour.

Enfin, tous les aliments contenant des colorants, des parfums chimiques, sont susceptibles de renfermer des produits cancérigènes.

Evitez donc les produits dont l'étiquette indique la présence de colorants, et en général tâchez de consommer les plus naturels que vous trouviez, c'est-à-dire les produits non transformés de façon industrielle, sans additifs chimiques, qui n'ont pas poussé dans un sol plein d'engrais artificiels, et n'ont pas subi d'arrosage de pesticides... Lavez bien les fruits et les légumes avant de les consommer.

Manger assez frugalement, en veillant à ne pas sortir de table avec un estomac surchargé (malheureusement synonyme de bien-être).

En cas de leucémie, Maria Treben recommande d'éviter de manger les fruits et légumes acides (citrons, oranges, jus de fruits), ainsi que les mets épicés et salés, les viandes grasses et la charcuterie.

Alimentation

Et maintenant, place à ce qui est recommandé ! Si vous trouvez que « tout donne le cancer », n'oubliez pas qu'il y a toujours eu des dangers dans la vie quotidienne : songez au temps où nos ancêtres devaient combattre la faim, le froid, les bêtes sauvages... Aujourd'hui, il suffit de lire les étiquettes, et de savoir que certains aliments ne doivent pas faire partie de votre menu de façon quotidienne.

A côté de la liste un peu déprimante des aliments susceptibles d'encourager la croissance d'un cancer, signalons donc des aliments susceptibles, au contraire, de combattre le cancer !

Au départ, encore une fois, orientez votre consommation vers des aliments aussi « naturels » que possible, sans colorants ni additifs artificiels.

Quelques aliments hautement intéressants

Des recherches faites aux Etats-Unis ont souligné l'efficacité de l'ail pour prévenir la formation de tumeurs cancéreuses.

Certains soutiennent aussi que la vitamine C, en fortes doses, peut freiner l'action du cancer.

Outre l'ail et la vitamine C, d'autres aliments font bonne figure dans la lutte contre le cancer : la betterave rouge, les carottes crues râpées, l'épinard cru haché, les fruits frais, le persil, l'estragon. Optez pour de l'huile de maïs, de sésame ou de tournesol, pressée à froid, et utilisez largement le miel comme source de sucre. La graisse de sésame, qui contient jusqu'à 43% d'acides gras non saturés, facilite le travail de digestion.

Parmi les autres aliments hautement recommandés, mentionnons encore la levure de bière, le germe de blé et les sels de magnésium que vous trouverez dans le sel de mer non raffiné. Prenez une cuillerée à thé de levure de bière par repas, et ajoutez du germe de blé à vos céréales ou à votre jus de fruit le matin.

PLANTES : (N.B. Il est bien entendu que les remèdes qui suivent ne sont donnés qu'à titre indicatif, et qu'ils ne prétendent en aucun cas remplacer les soins d'un praticien efficace. Lui seul peut vous conseiller dans le cas où des thérapies anti-cancéreuses comme la chimiothérapie et la radiothérapie sont utilisées parallèlement).

Ces plantes se sont avérées efficaces dans certains cas, mais il n'est pas dit qu'elles auront les mêmes effets dans toutes les circonstances. Elles sont donc donnés ici à titre indicatif, et nous ne voulons pas nourrir de faux espoirs. Tant que la recherche n'aura pas fait de progrès dans cette direction, le cancer demeurera une maladie dont on guérit difficilement. On ne perd rien à essayer les remèdes que nous offre le monde des plantes, mais sous toute réserve. On a vu, depuis quelques années, à quel point l'attitude de la personne atteinte joue parfois un rôle décisif dans l'évolution de cette terrible maladie. Cela suffit à rendre les observations difficiles : chaque cas est particulier.

Achillée - Aloe vera - Chélidoine - Consoude - Dépuration corrective - Gaillet - Gui - Lapacho - Lycopode - Marjolaine - Ortie - Pétasite - Prêle - Roseau odorant - Souci

- *L'achillée*, combinée avec la prêle, est utilisée contre les cancers des poumons : 4 tasses d'infusion d'achillée avec une tasse de prêle (voir cette plante dans la présente rubrique), et une demi-tasse plus tard dans la journée. Mâchez aussi des racines de roseau odorant au cours de la journée, dont vous avalerez le jus avec une gorgée de tisane d'achillée : 10 à 20 g de plantes pour 1/2 litre d'eau bouillante (pour les douleurs, voir prêle).
- *L'aloe vera* est réputée avoir combattu efficacement des cas de cancers de la peau : appliquez le jus d'aloe vera 2 à 4 fois par jour, pendant plusieurs mois.
- *La chélidoine* sera utilisée pour stimuler le travail du foie, dont l'activité est affectée par le cancer. Elle est aussi d'un précieux recours en cas de cancer de la peau : badigeonnez les verrues avec du jus de chélidoine, que vous obtenez en passant la plante (feuilles, tiges et fleurs) dans un mixer, après l'avoir bien lavée et égouttée. Laissez pénétrer le jus pendant quelques heures, lavez avec un savon doux, puis appliquez une pommade pour adoucir la peau asséchée. Complétez ce traitement par trois ou quatre tasses par jour de tisane d'ortie et par des bains de prêle.
- *La consoude* agira favorablement sur les cancers de l'estomac et de l'intestin ; antihémorragique, cicatrisante et calmante, elle est déjà efficace pour combattre les ulcères. Coupez des cubes de racines, séchées, et faites-en bouillir 100 g dans 1 litre d'eau, puis laissez macérer pendant une nuit. Prenez-en une tasse après les repas ou quand les douleurs se manifestent.
- *La dépuration corrective* (voir cette rubrique pour la préparation) est réputée avoir joué un rôle bénéfique contre des cancers, de l'estomac par exemple : on fera des applications de compresses imbibées de dépuration corrective, quatre heures par jour ; endui-

sez au préalable la peau de pommade de souci. Evitez de rester couché pendant ce temps (voir aussi ortie, plus bas). Chaque jour, la personne malade boit à petites gorgées cette préparation, qu'elle complète avec trois bains de siège hebdomadaires à l'achillée.

- *Le gaillet* est parfois utilisé pour les cancers de la langue : une cuillerée à thé dans 2 tasses d'eau bouillante. Le suc de gaillet frais, mélangé à du beurre, aide à combattre les ulcérations et les lésions cancéreuses.
- *Le gui* a une heureuse influence sur l'ensemble du métabolisme, que l'on parle d'hypertension, d'arthrite ou d'artériosclérose ; il améliore le fonctionnement de l'organisme et peut aider à prévenir et à combattre le cancer. Vous pouvez avoir recours à des piqûres, ou encore à du jus de gui, que vous obtiendrez en passant les tiges et les feuilles de gui frais au mixer. Il existe aussi des gouttes de teinture de gui, disponibles en pharmacie.
- *Le lapacho* est utilisé par des médecins en Amérique du Sud pour prévenir et guérir les cancers de tous les types, y compris la leucémie. Ils préconisent d'en prendre 1 à 2 compte-gouttes par jour dans une tasse d'eau, trois fois par jour (en guise de prévention, en prendre 20 gouttes par jour).
- *Le lycopode* est utilisé pour soigner les cancers du foie, d'ailleurs difficilement traitables. Une tasse le matin, à jeun, et une tasse 1/2 heure avant le repas du soir. On fait aussi des compresses de tisane dépurative (voir plus loin) et des compresses de prêle cuite à la vapeur.
- *La marjolaine* est recommandée pour combattre le cancer des glandes lymphatiques : remplissez un bocal de marjolaine fraîche, sans tasser, puis ajoutez de l'huile d'olive vierge. Laissez macérer au soleil ou dans un endroit chaud pendant une dizaine de jours. Vous enduirez les glandes malades avec cette huile, en alternant avec la pommade de souci (voir plus loin) et de l'huile de millepertuis.
- *L'ortie*, souvent utilisée comme dépuratif, est un remède populaire, pris en tisane, dans des cures de plusieurs semaines pour vaincre le cancer de la rate. On doit prendre garde à ne pas la faire bouillir : une cuillerée à thé dans 1/4 de litre d'eau bouil-

lante, que vous faites infuser pendant trois minutes. Elle est également utilisée à parts égales avec le souci pour combattre les cancers de l'estomac. On la boit par petites gorgées au cours de la journée, en la combinant avec les applications de dépuration corrective (voir un peu plus haut). Cette tisane est en outre précieuse, en applications locales, avec des emplâtres de prêle étuvée, par exemple dans le cas d'une intervention chirurgicale.

- *La pétasite*, sans guérir le cancer, a un effet anticancérigène. De plus, son effet antispasmodique efface les crampes et atténue les douleurs. Vous pouvez consommer des doses massives de cette plante non toxique avec votre alimentation de tous les jours. Pour le cancer des glandes lymphatiques, vous pouvez faire des cataplasmes : prenez des feuilles de pétasite, de millepertuis, de gaillet et de souci, fraîchement lavées, que vous écrasez encore humides au moyen d'un rouleau à pâte. Recouvrez les glandes atteintes avec un cataplasme de la purée de feuilles ainsi obtenue. En cas d'intervention chirurgicale, voir la tisane dépurative, dans la présente rubrique.
- *La prêle* est réputée arrêter la progression des tumeurs, qui, selon certains, reculeraient même sous son action. Elle est utilisée en emplâtres étuvés, pour atténuer les douleurs dues au cancer et à la suite d'interventions chirurgicales. Faites chauffer les feuilles de prêle dans une passoire à l'intérieur d'un récipient couvert où vous aurez mis de l'eau à bouillir. Une fois les feuilles ramollies, enveloppez-les dans une étoffe en laine épaisse et mettez-les fermement en place pour qu'elles gardent leur chaleur. Il faut garder les emplâtres pendant 2 heures au moins. La prêle est également employée comme préventif du cancer, et pour les cancers des poumons, combinée avec l'achillée (voir plus haut). On utilise la décoction : faites bouillir 60 g de tiges sèches dans 1 litre d'eau, pendant 10 minutes.
- *Le roseau odorant* est recommandé pour le cancer des intestins et en cas de leucémie : mettez une cuillerée à café de racines de roseau odorant à macérer pendant une nuit dans 1/4 de litre d'eau froide. Filtrez, buvez réchauffé, à raison de 6 gorgées par jour (pas davantage) avant et après les repas (voir aussi souci).
- *Le souci* figure au nombre des quelques plantes qui ont la solide

réputation de prévenir le cancer. Vous aurez recours au souci notamment pour les cancers de l'estomac et de l'utérus. Prenez-le en décoction, à raison de 30 g de feuilles et de fleurs pour 1 litre d'eau froide que vous laisserez reposer pendant une nuit. Deux tasses pas jour. Maria Treben rapporte que 6 à 8 cuillerées de tisane dépurative (voir plus loin), diluées dans une 1,5 l de tisane préparée avec 300 g de souci et autant d'achillée mille-feuille, peuvent s'avérer efficaces pour combattre les tumeurs du bas-ventre, des ovaires et de l'utérus. Elle conseille également de prendre un bain de siège à l'achillée trois fois par semaine.

Pour le cancer de l'intestin ou du pancréas, comme pour la leucémie, mélangez 200 g de souci, 100 g d'achillée et autant d'ortie. Ebouillantez 6 cuillerées à thé de ce mélange dans 1,5 d'eau : il faut boire le tout à raison d'une gorgée par quart d'heure, pour faciliter le travail de digestion. Ajoutez une cuillerée à soupe de tisane dépurative à une demi-tasse de cette tisane ; buvez une moitié avant le repas et l'autre après le repas.

Appliquez des compresses de dépuration corrective (voir plus haut) sur le ventre. La pommade de souci, utile pour combattre le cancer des lymphes (voir aussi marjolaine) se prépare avec deux bonnes tasses de fleurs, tiges et feuilles fraîches que vous passez au mixer. Mettez le souci dans 500 g de saindoux tout juste fondu (à moins de 100 degrés, pas plus) ; retirez du feu, couvrez, filtrez sur une toile de lin et laissez reposer pendant une journée. Filtrez encore sur une toile en coton fin et versez dans des pots propres.

CARMINATIVES

Ces plantes ont pour effet d'aider à provoquer l'évacuation des gaz intestinaux.

PLANTES : Aneth - Anis vert - Camomille - Cardamome - Carotte - Carvi - Céleri - Coriandre - Cumin - Fenouil - Mélisse - Menthe - Persil - Sarriette - Sauge - Serpolet - Thym

- *L'aneth* agit sur l'aérophagie et les spasmes intestinaux, mais aide aussi à stimuler les estomacs paresseux. Une tasse, une heure après le repas. Pour les enfants, ajoutez une cuillerée de décoction au biberon. 8 à 10 g de semences pour 1 litre d'eau.

- *L'anis vert* est un excitant qui facilite la digestion et le passage des gaz. Il apaise en outre les spasmes douloureux des voies digestives. Une tasse après les repas permet d'aider les digestions difficiles et de calmer les flatulences. Faites bouillir 15 g de graines dans 1 litre d'eau pendant 2 minutes. Laissez infuser 10 minutes.
- *La camomille* romaine sera utile pour l'enfant qui a des gaz ; il suffira dans certains cas de lui frictionner le ventre avec de l'extrait de camomille ou de la décoction : 60 g de fleurs pour 1 litre d'eau, bouillies pendant 20 minutes.
- *La cardamome* est un stimulant de la digestion et de la circulation qui agit sur les coliques flatuleuses et les atonies digestives (estomac paresseux), notamment quand elles s'accompagnent de sensations de froid. De plus, si vous mangez un grain de cardamome après un repas riche en ail, vous en atténuerez l'odeur caractéristique, tout en facilitant votre digestion. Laissez infuser 30 g pour 1 litre d'eau.
- *La carotte* aide l'expulsion des gaz. Faites infuser 3 à 5 g de semences dans 1 tasse d'eau.
- *Le carvi* est un antispasmodique, un carminatif qui permet de calmer les activités digestives excessives, les coliques et les flatulences. Elle stimule aussi le système digestif. 3 tasses par jour. 20 g d'infusion pour 1 litre d'eau.
- *Le céleri* est un diurétique qui stimule le travail des reins et améliore le tonus des voies digestives (à éviter pour les femmes enceintes). 3 verres de jus par jour (extrait à la centrifugeuse).
- *Le coriandre* est une semence stimulante, digestive et carminative. Faites bouillir 1 cuillerée à café dans 150 g d'eau, puis laissez infuser 10 minutes.
- *Le cumin* aide les digestions difficiles, douloureuses et lentes, et permet d'évacuer les gaz intestinaux ; il apaise les spasmes intestinaux ; une tasse après les repas. 1 cuillerée à thé de semences dans 1 tasse d'eau bouillante, que vous laissez infusez 10 minutes.
- *Le fenouil* est une plante stimulante, carminative, qui facilite la digestion et permet de combattre la constipation. Il s'agit aussi d'un diurétique et d'un stimulant de la circulation sanguine. Le fenouil aide en outre à remettre en marche les intestins paresseux (constipation). Une tasse après les repas. Utilisez la décoction :

faites bouillir 20 à 30 g de racine dans 1 litre d'eau pendant 10 minutes.

- *La mélisse* est calmante ; elle soulage les crampes d'estomac et les digestions difficiles, de même que les maux de tête parfois causés par les digestions pénibles. Enfin, elle stimule la sécrétion biliaire. Plusieurs tasses par jour, après les repas. 40 à 50 g de feuilles et de sommités fleuries pour 1 litre d'eau. Laissez infuser 10 minutes.
- *La menthe* est un carminatif et un antispasmodique des intestins, notamment du gros intestin, et a pour effet d'apaiser les troubles digestifs comme les flatulences, les digestions difficiles, les coliques et la diarrhée.
- *Le persil* est un excellent diurétique, carminatif, antispasmodique, dépuratif et tonifiant des voies digestives dont il stimule le travail. Eviter une consommation intensive au cours de la grossesse. L'infusion se prépare de préférence avec les semences : 4 à 8 g pour 1 litre d'eau.
- *La sarriette* est tonique ; si vous en assaisonnez des haricots ou des légumes lors de la cuisson, ils se digéreront plus facilement et provoqueront moins facilement des flatulences. En infusion, elle aide les digestions pénibles, soulage les crampes et permet de stimuler les estomacs paresseux. Une tasse après les repas. 50 g pour 1 litre d'eau.
- *La sauge* est un tonique du système digestif (notamment du foie et de l'estomac). Stimulante, elle calme les douleurs et les nausées. Une tasse après les repas, 20 g pour 1 litre d'eau.
- *Le serpolet* a sensiblement les mêmes propriétés que le thym (voir ci-dessous). 3 tasses par jour. 20 g pour 1 litre d'eau.
- *Le thym* est un stimulant, un diurétique, un carminatif. Il stimule et tonifie les voies digestives paresseuses (digestion lente et constipation) qui génèrent des fermentations. Il a aussi un effet calmant sur les voies digestives dont il apaise les contractions nerveuses ; il aide à dissiper les coliques et à purifier le sang (dépuratif). Trois tasses par jour environ. L'infusion requiert 30 g de plante pour 1 litre d'eau.

CATARACTE

Le cristallin devient progressivement opaque, et la personne a de plus en plus de mal à distinguer les choses. On perçoit à l'œil nu une tache ambrée qui voile le regard. La médecine prescrit des collyres jusqu'au moment où elle doit recourir à l'intervention chirurgicale.

Pour soigner la cataracte, afin d'essayer d'éviter autant que possible cette issue, vous n'utiliserez pas que les plantes : le Calcium fluoratum et le Kalium chloratum vous seront tous deux bénéfiques.

PLANTES : Chélidoine majeure - Dépuration corrective

- *La chélidoine majeure* offre parfois un recours contre la progression de la cataracte : passez des feuilles fraîches au mixer, appliquez le jus ainsi obtenu sur la paupière fermée. A défaut de jus frais, diluez quelques gouttes de teinture de chélidoine (Chelidonium T.M.)
- *La dépuration corrective* (voir cette rubrique) pourra aider, si on décide de l'utiliser avant que la maladie n'ait fait trop de progrès. On en mettra quelques gouttes dans le coin de l'œil, ou l'on posera une compresse imbibée de cette préparation tous les jours.

CATARRHE PULMONAIRE Voir aussi BRONCHITE

A la suite d'une bronchite, les sécrétions pulmonaires peuvent devenir un trouble que l'on peut qualifier de pathologique. Les personnes âgées, notamment, sont affectées de quintes de toux matinales à la suite desquelles elles éliminent des mucosités blanchâtres.

PLANTES : Lierre terrestre - Plantain - Polygala

- *Le lierre terrestre* est utilisé pour le catarrhe et pour les affections bronchiques en général : 3 ou 4 tasses d'infusion par jour, à raison de 30 g par litre d'eau bouillante.
- *Le plantain* aide à calmer la toux et a sur les voies respiratoires irritées un effet adoucissant ; utilisez la décoction, qui requiert entre 40 et 60 g de feuilles pour 1 litre d'eau ; laissez bouillir pendant 10 minutes.
- *Le polygala* en décoction, outre son effet sur ces sécrétions, présente l'avantage de stimuler les fonctions digestives et d'avoir un effet tonique. Pour la décoction, mettez 150 g de la plante dans 1 litre d'eau bouillante, pendant 10 minutes. Sucrez avec du miel et buvez 4 tasses par jour, entre les repas.

CELLULITE

Ce fléau des temps modernes est bien entendu inoffensif ; il atteint avant tout notre « image » et non notre fonctionnement physiologique en tant que tel. Cela n'empêche que l'on cherche généralement à se débarrasser de la cellulite, d'autant plus lorsqu'elle est douloureuse au toucher. L'épaisseur de la peau augmente, elle devient granuleuse et prend l'aspect bien connu de la « peau d'orange ».

La cellulite choisit pour terrain de prédilection les cuisses et le bassin, mais on la trouve aussi sur la nuque, les bras et le tronc.

La cellulite a-t-elle des causes identifiables ? Les avis sont suffisamment partagés pour que l'incertitude demeure, mais on l'attribue généralement à un mauvais fonctionnement des reins ou à une mauvaise élimination de la peau (par la transpiration).

La qualité de vie est aussi en cause, dans le cas notamment d'une alimentation riche et abondante en viande, ou d'un mode de vie trop sédentaire. Le manque de grand air, les vêtements trop serrés, les longues stations debout figurent aussi au nombre des conditions favorables à l'apparition de la cellulite. En outre, il existe des terrains plus « réceptifs » que d'autres : les personnes qui sont atteintes d'asthme, de constipation chronique, de goutte ou d'urticaire présentent une prédisposition à faire de la cellulite. En ce cas, il faut commencer par traiter l'affection principale.

Il existe à l'heure actuelle une quantité de moyens mis à la disposition de celles (puisque cette affection touche surtout les femmes) qui veulent se débarrasser à tout prix de leur peau d'orange. Ces traitements vont de la gymnastique à la mésothérapie en passant par le drainage lymphatique, et ce n'est certainement pas un hasard s'ils sont souvent très coûteux. Rares sont ceux qui font l'unanimité. S'il est reconnu que la cellulite localisée est très difficile à atteindre par un régime ou de la gymnastique, ces deux moyens sont pourtant encore parmi les plus efficaces. Rappelez-vous de toute façon que l'image, après tout, n'est pas l'essentiel...

Qualité de vie

Il y a des exercices que vous pouvez faire pour aider à dissiper la cellulite. Prenez des bains d'algues, donnez-vous (ou faites-vous donner) des massages avec ces appareils fait de boules de buis.

Le gant de crin peut également vous être très utile, ainsi que certaines crèmes de massage. Prenez l'air régulièrement.

Alimentation

Adoptez le régime hypotoxique (voir cette rubrique), supprimez le thé, le café, l'alcool et le gibier. Réduisez le sel, et autant que possible l'alcool, les charcuteries, les pâtisseries, les fruits très sucrés. Fruits recommandés : melon, ananas, fraises, pamplemousse. Tous les trois mois, faites une courte cure de jeûne.

Buvez 1 à 2 litres d'eau peu minéralisée chaque jour entre les repas. Mangez beaucoup de carottes râpées, d'artichauts cuits, assaisonnés avec un peu d'huile et de citron (mentionnons aussi la laitue et le citron, cuits ou crus).

Mastiquez longuement votre nourriture. Evitez les excès de sel car il a été rapporté par l'O.M.S. (Organisation mondiale de la santé) que les cancers de l'estomac observés au Japon étaient reliés à une consommation abusive de sel. En revanche, vous pouvez utiliser du sel de mer non raffiné ou du varech, sans risque.

PLANTES : Bouleau - Bruyère - Lierre - Reine des prés - Verge d'or

- *Le bouleau* sera utilisé pour son effet diurétique, ainsi que son pouvoir stimulant sur la digestion. 15 g de feuilles de bouleau séchées, dans 1 litre d'eau bouillante ; laissez infuser pendant 15 minutes. Filtrez puis ajoutez le jus de deux citrons et une pincée de bicarbonate de soude. Buvez cette préparation au cours des repas, durant la journée.
- *La bruyère* favorise la circulation du sang et agit aussi comme diurétique. Vous pouvez la combiner avec la reine des prés et le chiendent : 40 g de bruyère, 20 g de chiendent et de reine des prés, que vous faites bouillir quelques minutes dans 1 litre d'eau. Buvez cette préparation au cours de la journée, entre les repas.
- *Le lierre grimpant*, que vous combinerez avec la chélidoine en usage externe, permet de ramollir les chairs durcies et aide à faire fondre les graisses. Mettez 50 g de chaque plante dans un litre

d'eau, portez à ébullition pendant 3 minutes. Trempez des compresses dans cette préparation, que vous appliquerez tant qu'elles seront chaudes.

- *Le varech* stimule la fonction endocrinienne et régularise le métabolisme des graisses. Il vous suffira de masser les régions « atteintes » avec du varech frais, ce qui sera encore plus facile si vous vous trouvez au bord de la mer. Vous pouvez aussi prendre 3 ou 4 tasses de décoction de varech par jour, avant les repas, pour agir sur les tissus adipeux des hanches, du ventre et de la nuque. Mettez 20 g de varech à bouillir pendant 5 minutes dans 1 litre d'eau. Il faut compter 2 à 3 semaines avant de pouvoir observer les résultats.
- *La verge d'or* permet de drainer le foie et les reins, et contribue ainsi à éliminer les surcharges et à combattre la cellulite. Jetez 50 g de sommités fleuries de verge d'or dans 1 litre d'eau bouillante, faites bouillir pendant 10 minutes et laissez reposer pendant 12 heures. Passez le tout et buvez la tisane en deux jours.

CHEVEUX

Un beau cheveu bien brillant, c'est un témoignage de santé pour tout le corps. Autrement dit, rien ne vaut un bon état de santé général pour avoir une belle tête. Le monde des plantes nous donne aussi la possibilité d'intervenir pour améliorer l'état de nos cheveux, de pallier certains manques, qui varient selon les personnes.

Soins

Chaque jour, massez-vous le cuir chevelu avec les doigts tendus : cela stimule la circulation sanguine. Commencez à la base du cou et remontez en faisant de petits cercles.

En règle générale, évitez les produits chimiques dans les cheveux, qu'il s'agisse de teintures, de produits décolorants ou de shampooings. Utilisez les shampooings doux, en petites quantités : 1 à 2 cuillerées à thé. N'oubliez pas que le rinçage est aussi important que le lavage : rincez donc abondamment.

La brosse idéale est à poils de nylon bien espacés, avec des bouts arrondis et une base de caoutchouc flexible : elle vous permet de masser le cuir chevelu sans abîmer les cheveux. Utilisez un peigne aux dents largement espacées (évitez le métal).

Ne séchez pas vos cheveux à trop haute température. Protégez votre chevelure du soleil et du vent salé de la mer avec des foulards. Dans les piscines, portez de préférence un bonnet de bain pour protéger vos cheveux du chlore qui risque de les abîmer. Si vous vous baignez dans la mer tête nue, rincez le sel aussitôt après.

Alimentation

La beauté et la santé des cheveux ne sont pas uniquement question de soins externes, mais aussi de mode de vie et de type d'alimentation.

Assurez-vous que votre alimentation est suffisamment riche en vitamines B, A et C. La vitamine B5 notamment, ou vitamine panthothénique, est réputée empêcher la chute des cheveux et les aider à garder leur couleur (voir Vitamines).

Le fer, l'iode et le cuivre (voir Vitamines) sont importants. L'iode, notamment, est nécessaire au bon fonctionnement de la glande thyroïde ; son activité est essentielle pour assurer une bonne circulation sanguine, qui maintient la vitalité du cuir chevelu et aide à prévenir la chute des cheveux. L'ail et des algues comme le varech sont des plantes à forte teneur en iode. Un excès d'iode est toutefois à éviter dans le cas de personnes obèses. Evitez les excès de sel, car ils favorisent la perte des cheveux.

PLANTES : Bardane - Camomille - Oignon - Ortie - Poireau - Sauge

- *La bardane* en décoction permet de soigner le cuir chevelu par traitement interne : elle nettoie le système et donne un lustre additionnel aux cheveux. Vous pouvez aussi l'utiliser pour rincer les cheveux après le shampooing ou en faire une lotion capillaire pour les massages du cuir chevelu. La décoction : faites bouillir pendant 10 minutes 60 g de racines coupées dans 1 litre d'eau. Lotion capillaire : 100 g de bardane fraîche, coupée, dans 1/2 litre de rhum.
- *La camomille* est indiquée pour les soins des cheveux blonds, qui

y gagneront un lustre nouveau et une odeur agréable. Utilisez la décoction, soit 20 à 30 g de fleurs sèches, que vous laissez tremper dans 1 litre d'eau pendant une nuit. Vous pouvez aussi utiliser une infusion concentrée de camomille pour rincer vos cheveux après les avoir lavés : 70 g de fleurs, que vous faites bouillir pendant 20 minutes avant de filtrer.

- *L'oignon* est un remède pour presque toutes les affections du cuir chevelu. Avant de faire votre shampooing, frictionnez votre tête avec un oignon frais, cru, coupé en deux, auquel vous pouvez ajouter de la lanoline. Vous pouvez aussi trouver sur le marché de la lotion d'oignons, au cas où l'oignon cru vous paraîtrait trop répugnant.
- *L'ortie* est bénéfique pour tous les cheveux. Les massages réguliers avec de la teinture d'ortie renforcent la vitalité du cuir chevelu, aident à enrayer la chute des cheveux et à supprimer les pellicules. Il faut mentionner à ce propos la lotion capillaire du Dr Leclerc : prenez 100 g de feuilles et de semences fraîches de capucine, de feuilles fraîches d'ortie et de feuilles fraîches de buis. Hachez et mettez à macérer pendant 15 jours dans 1/2 litre d'alcool à 90 degrés. Filtrez en pressant le jus et ajoutez un litre d'eau de source. Faites des frictions matin et soir.
- *Le poireau* en infusion joue le même rôle pour les cheveux bruns et roux que la camomille pour les cheveux blonds. 5 g de graines infusées pendant 10 minutes dans 1/4 de litre d'eau bouillante.
- *La sauge* en infusion aide à stimuler la croissance des cheveux ; en lotion, elle permet de soigner le cuir chevelu et de combattre l'alopécie. Faites infuser pendant 1/4 d'heure 30 g de sauge sèche dans 1 litre d'eau bouillante. Pour la lotion capillaire, utilisez à parts égales de la teinture de sauge (vous en trouverez dans les établissements spécialisés) et du rhum. Faites des frictions quotidiennes (pour cheveux roux et foncés notamment).

Shampooings naturels

Utilisez la camomille, le bouillon-blanc ou l'ortie pour les cheveux blonds, châtains et clairs ; la marjolaine, le persil et/ou la cannelle pour les cheveux bruns ; l'hibiscus, le genièvre et la sauge pour les cheveux roux ; la lavande, la sauge, le romarin ou le thym pour les cheveux foncés.

Faites une infusion (laisser infuser 10 minutes) ou une décoction (faites bouillir 10 minutes) de 30 g de la plante appropriée dans 1/2 litre d'eau. Laissez reposer pour la nuit. Versez dans une casserole émaillée et ajoutez 30 g de savon de castille râpé. Faites chauffer en remuant constamment. Laissez tiédir et ajoutez une ou deux gouttes d'huile essentielle de la plante indiquée pour votre type de cheveu. Le savon de castille offre l'avantage de respecter les huiles naturelles du cheveu. Comme la préparation se solidifie au froid, mettez-la dans un endroit tempéré.

Rinçages
Pour le rinçage après le shampooing, utilisez un vinaigre de cidre qui enlèvera le savon. Les feuilles de thym, de sauge ou de romarin tonifient le cuir chevelu : 30 g de décoction (faites bouillir à feu doux pendant 20 minutes). Le thym, notamment, donne d'excellents résultats. En dernier rinçage, vous pouvez aussi employer du citron mélangé à de l'eau : il rend les cheveux plus souples et plus brillants.

Cheveux secs
Préparez le shampooing indiqué plus haut, en utilisant cette fois de la bardane, de la sauge, ou encore des feuilles ou des graines de coing. Ajoutez 2 jaunes d'œufs et 1 cuillerée à thé d'huile d'amandes. Passez au mixer. Faites deux shampooings. Rincez avec la préparation appropriée (voir plus loin). Entre les deux shampooings, mettez-vous quelques gouttes d'huile essentielle de camomille (si vous avez le cheveu clair) ou de romarin (si vous avez le cheveu foncé) sur les mains. Passez-vous la brosse sur les mains : elle est ainsi enduite d'huile naturelle. Brossez vos cheveux, en partant de la racine vers les pointes. Protégez vos cheveux du vent et du soleil.

Cheveux gras
Préparez le shampooing au savon de castille indiqué plus haut, en utilisant de la lavande, de la menthe, du souci ou du mille

feuille (d'une façon générale n'utilisez pas trop de shampooing). Rincez avec une décoction à base des mêmes plantes, avec une cuillerée de vinaigre de cidre.

Cheveux ternes

Pour les cheveux ternes : mettez 20 g de sauge à bouillir pendant 20 minutes. Filtrez en pressant bien, puis ajoutez le jus d'un 1/2 citron. Utilisez cette préparation en dernier rinçage.

CHOLÉCYSTITE

Cette affection se traduit par une inflammation de la vésicule biliaire (qui reçoit la bile entre les digestions), et est généralement provoquée par la présence de calculs. Elle se traduit par des douleurs et une inflammation sous les côtes. Le traitement médical de la cholécystite implique habituellement l'usage d'antibiotiques (voir cette rubrique), et dans certains cas, l'ablation de la vésicule.

PLANTES : Artichaut - Chélidoine - Radis noir

Pour la description des propriétés de ces plantes, voir la rubrique Foie.

CHOLESTÉROL

Le problème ne vient pas du cholestérol : il est normal « d'avoir du cholestérol ». Ce qui est nuisible et même néfaste, c'est l'excès d'un certain type de cholestérol, ce qu'on appelle hypercholestérolémie (de « hyper », en grec, qui signifie trop). Elle implique des dépôts graisseux dans les artères. Ceux-ci entraînent des troubles comme l'artérite, l'athérosclérose, le diabète, l'hypertension, l'obésité (voir aussi ces rubriques), qui nécessitent généralement la présence du médecin.

Le mal s'annonce par des bourdonnements d'oreille le matin. La personne voit des mouches volantes, elle a l'impression que son poids est excessif et elle ressent des fourmillements dans ses extrémités. Il faut consulter le médecin.

Qualité de vie

Bougez le plus possible pour encourager votre circulation sanguine et pratiquez des exercices de respiration. On a démontré qu'il existe également une relation entre l'état de tension et le taux de cholestérol. C'est pourquoi les exercices de détente sont recommandés, ainsi que les périodes de calme, exemptes autant que possible de soucis. Imposez-vous une vie réglée par des horaires assez réguliers, supprimez le tabac qui durcit les artères.

Alimentation

Un régime hypotoxique (voir cette rubrique) est indiqué. Un régime entièrement composé de riz naturel, de fromage blanc et de salades peut également faire merveille pour aider les vaisseaux sanguins à se régénérer, et permet d'abaisser la tension.

Quelques aliments riches en cholestérol

Les abats, le gibier, le boudin, la cervelle, les ris de veau, la chair d'animaux jeunes, le jaune d'œuf, les crustacés, coquillages, sardines, anchois, anguilles, la graisse de bœuf, le lard, le beurre, la crème fraîche, les fromages, les champignons, le cacao et le chocolat.

Evitez de toute façon les repas trop lourds, riches en graisses animales, en œufs et en produits laitiers. Mangez plus de poisson et moins de viande.

L'alcool est, bien entendu, à consommer en quantité modérée : tâchez d'en venir au point où un repas sans vin, c'est bien moins désagréable qu'un jour sans soleil... Quant aux alcools forts, prenez-les en toute modération - pour les grandes occasions.

Réduisez la dose de sucre, mangez moins de pain, de pâtes et de féculents en général. Utilisez des huiles de tournesol, de sésame ou de lin, non hydrogénées. Prenez aussi de l'huile de germe de blé régulièrement.

Des aliments recommandés

Légumes verts et salades, fruits frais, fruits secs, pomme de terre et yaourt sont tout à fait recommandés. Dans l'ensemble, pratiquez la sobriété et même la frugalité. Prenez de la levure de bière vivante : elle contient de la vitamine D, de la choline, de la bétaïne et de l'inositol, qui facilitent le transport des graisses.

PLANTES : Artichaut - Bouleau - Douce-amère - Pissenlit - Romarin - Véronique

- *L'artichaut*, remède du foie, ne se boit que fort difficilement en infusion (5 g par 1/4 de litre d'eau bouillante, 3 fois par jour, 15 minutes avant les repas), à cause de son goût amer. Vous trouverez la teinture-mère dans le commerce : entre 20 et 40 gouttes par jour dans un verre d'eau, 15 minutes avant les 3 repas. Vous pouvez aussi recourir à la préparation d'Henry Errera, également à base d'artichaut : 30 g de feuilles de la plante d'artichaut, mélangées à 50 g de racines concassées de pissenlit et 20 g de fleurs de douce-amère. Faites bouillir dans 1 litre d'eau pendant 1/4 d'heure. Chaque jour, faites chauffer 1/4 de litre de cette préparation, et faites-y infuser 25 g de fleurs d'aubépine et 15 g de feuilles de gui. Prenez ce mélange deux jours par semaine, sucré avec du miel.
- *Le bouleau* est recommandé par le Dr Henri Leclerc comme une plante efficace pour réduire le taux de cholestérol. Versez 1 litre d'eau bouillante sur 50 g de feuilles de bouleau et ajoutez 1 g de bicarbonate de soude une fois que la température descend autour de 40°. Laissez infuser pendant 6 heures. Prenez 4 tasses par jour, entre les repas.
- *Le romarin,* un excellent stimulant général, a un effet bénéfique sur le foie et favorise l'évacuation de la bile. Laissez tremper pendant 2 à 3 minutes deux cuillerées à thé de romarin dans 1/4 de litre d'eau, puis amenez à ébullition pendant 10 minutes environ. Prenez 2 à 3 tasses par jour, avant les repas.
- *La véronique* calme les troubles intestinaux et les maux d'estomac ; elle est efficace dans certains cas pour diminuer le taux de cholestérol. Une cuillerée à thé dans 1 litre d'eau bouillante, que l'on laisse infuser pendant 3 minutes. Deux tasses par jour.

CICATRICES Voir aussi BLESSURES et CICATRISATION

Notre peau tient en quelque sorte un « carnet de bord » de la vie que nous menons : elle enregistre les signes des événements, que ce soit au jour le jour, avec les rides, ou au hasard, avec les cicatrices. Or il est bon de savoir que nous ne sommes pas nécessairement condamnés à porter indéfiniment toutes les marques du destin.

PLANTES : Aloe vera - Dépuration corrective - Lycopode

- *L'aloe vera* est une des plantes dont l'efficacité en matière de traitement externe est de plus en plus reconnue. Vous pouvez avoir recours à du jus d'aloe vera matin et soir, en applications locales, pour faire diminuer et parfois disparaître les petites cicatrices. L'efficacité de ce traitement, qui peut nécessiter jusqu'à six mois pour être effectif, est rehaussée par l'application de vitamine E.
- *La dépuration corrective,* popularisée par Maria Treben, agit sur les vieilles cicatrices, coupures et blessures. Badigeonnez chaque jour la région atteinte avec cette préparation (voir Dépuration corrective).
- *Le lycopode* est une mousse reconnue pour avoir guéri des cicatrices de longue date, qui continuaient de faire souffrir par des crampes douloureuses. Procédez à des applications de compresses trempées dans une infusion de lycopode : faites infuser deux cuillerées à thé de la plante dans 1/4 de litre d'eau bouillante ; laissez infuser 5 minutes.

CICATRISATION Voir aussi BLESSURES et CICATRICES

Commencez par bien soigner la blessure ou l'affection (furoncle, bouton, ulcère, etc.) dès le départ. Une lésion mal soignée peut occasionner des maux incessants, qui, bien que bénins, n'en sont pas moins agaçants. Si on n'y prend garde, les complications et les infections sont toujours possibles et nous obligent alors à recourir à la solution de choc que sont les antibiotiques (voir cette rubrique). Mieux vaut prendre la peine de s'en occuper tout de suite : ainsi, on en est plus rapidement débarrassé.

La rapidité avec laquelle notre organisme récupère dépend de notre état général, mais aussi des chances que nous lui donnons. Une vie régulière, une alimentation saine, sont évidemment plus propices à la guérison. Par ailleurs, pour les blessures graves, il n'est jamais bon de laisser passer le temps sans consulter une personne qualifiée.

Soins

Pour commencer, vous pouvez faire des applications de feuilles de chou, de cataplasmes de feuilles de bardane ou de feuilles de mauve écrasées.

PLANTES : Absinthe - Achillée millefeuille - Ail des ours - Camomille - Eucalyptus

- *L'absinthe* est un antiseptique que vous pourrez utiliser en applications locales, sous forme de cataplasmes : 2 g d'absinthe par 1/4 de litre d'eau bouillante ; laissez infuser pendant 10 minutes.
- *L'achillée millefeuille* a sur les blessures un pouvoir de guérion dont vous profiterez en utilisant ses fleurs et ses feuilles sous forme de compresses : deux fois par jour, faites des applications directement sur la région atteinte. Si vous ne disposez pas de la plante fraîche, faites une décoction de plante sèche : faites bouillir 5 g pendant 10 minutes dans 1 litre d'eau. Vous pouvez aussi boire la tisane pour tonifier l'organisme.
- *L'ail des ours* facilite la cicatrisation : enduisez la plaie de jus de feuilles d'ail chaque jour pour voir la guérison progresser.
- *La camomille* (Anthemis nobilis) permet de nettoyer les plaies ouvertes grâce à son effet antiseptique. Elle permet aussi de traiter les plaies, les panaris, les ulcères. Pour ce faire, vous pouvez avoir recours à l'infusion concentrée de camomille : entre 50 et 100 g par litre d'eau bouillante ; laissez infuser pendant 1/2 heure.
- *L'eucalyptus* est un autre antiseptique particulièrement efficace dans toutes les affections de la peau : furoncles, boutons, anthrax, ulcères infectés. Il est également utile pour les blessures et les ulcères infectés. Vous pouvez faire appel à l'huile essentielle d'eucalyptus pour remplacer la teinture d'iode, en applications locales.
- *Le millepertuis*, en décoction, active la cicatrisation des plaies, des brûlures et des blessures. Utilisez la décoction concentrée : 60 g de sommités fleuries, que vous faites bouillir pendant 20 minutes.

CIRRHOSE

Cette affection du foie, qui est due à la présence de nodules de régénération et à une sclérose, se traduit par une modification du volume du foie, qui augmente ou diminue, et par son durcissement ; les complications éventuelles de cette maladie, qui peut être de longue durée, sont nombreuses : hémorragies digestives, ictères (voir cette rubrique), troubles de coagulation, etc.

Soins
Bien entendu, le premier pas consiste à soigner l'alcoolisme, généralement cause de cirrhose. Le choix de l'alimentation sera aussi déterminant : consultez la rubrique Foie.

PLANTE : Artichaut

Voir la rubrique Foie.

CŒUR Voir aussi ANGINE DE POITRINE et INFARCTUS
Considérons ici, dans une même rubrique, le cœur et la circulation : bien qu'il s'agisse de deux systèmes autonomes, ils sont intimement liés, puisqu'une bonne circulation implique un cœur moins surchargé, donc susceptible de durer. Un cœur fatigué, lui, est le signe d'une circulation qui se fait mal, avec tous les problèmes que cela entraîne.

La circulation sanguine joue un rôle primordial dans l'équilibre de notre organisme : elle est le véhicule des composants minéraux, des vitamines, ferments, acides aminés, sucres et particules graisseuses, sans oublier l'oxygène. Elle permet d'éliminer les déchets, les résidus de la combustion, les acides uriques et carboniques et autres rebuts du système.

Les entraves à cet échange se traduisent par des tensions et des pressions, et finissent par produire des varices, par exemple (voir cette rubrique).

Une mauvaise circulation provoque des extrémités froides, une impression de lourdeur dans les membres, et favorise la tendance aux œdèmes.

Il est bien connu que les maladies du cœur sont la principale cause de décès dans notre société. Ces affections du système cardio-vasculaire sont liées à plusieurs facteurs : aux graisses animales dans notre alimentation, qui amènent le cholestérol ; aux aliments trop riches en albumine (viande, œufs, fromages) ; à la nicotine, qui durcit les artères ; enfin à l'abus d'alcool.

L'insuffisance cardiaque

Une personne qui a une insuffisance cardiaque a du mal à respirer : elle s'essouffle en montant un escalier, même lentement, et a souvent les chevilles gonflées à la fin de la journée. Il faut consulter le médecin.

Qualité de vie

La respiration et l'exercice sont nécessaires pour activer la circulation. On sait par exemple que l'eau froide, le surmenage, la fièvre et la bonne humeur accélèrent le rythme des cellules nerveuses, alors que la dépression, la tristesse les ralentissent. Ceci révèle, encore une fois, à quel point le physique et le psychique sont indissociables, et que nous ne pouvons pas soigner l'un sans tenir compte de l'autre.

Par ailleurs, il est bon de savoir que la station debout prolongée et dans des endroits humides — tout comme le fait d'avoir l'abdomen et les jambes exposées au froid — sont favorables au développement de troubles de la circulation.

Si vous souffrez d'une circulation difficile, il peut vous être bénéfique d'essayer les bains de pieds, une opération qui n'est d'ailleurs pas désagréable en soi. Vous utiliserez pour ce faire une décoction concentrée de romarin : mettez à bouillir une poignée de romarin dans un litre d'eau pendant 10 minutes.

Les personnes qui ont des problèmes cardiaques doivent à tout prix se débarrasser du tabac et de l'alcool pour avoir une chance de surmonter ce problème de santé.

En deux mots

Evitez les grandes émotions et la fatigue intense, ainsi que les bords de mer et les hautes altitudes. Si vous souffrez de problèmes cardiaques, il est bon de garder toujours sur vous des raisins secs, que vous mâchez longuement : cela aide à renforcer les muscles du cœur, de même que le fait de mâcher des pousses de romarin frais le matin, à jeun.

Alimentation

En règle générale, les personnes qui veulent ménager leur cœur ont intérêt à ne pas abuser des protéines : il est faux de croire qu'il faut assimiler une ration quotidienne de protéines de 150 à 200 g. Les recherches les plus récentes démontrent plutôt que nous n'avons besoin que de 25 à 30 g de protéines par jour.

De plus, contrairement aux idées reçues, les protéines végétales sont de meilleure qualité que les protéines animales : elles sont plus facilement assimilées.

Une consommation excessive de protéines peut en fait conduire à de sérieux troubles de santé, de la constipation à l'arthrite, en passant par le cancer, les troubles cardiaques et la sénilité.

Ce n'est donc pas un régime riche, mais bien pauvre en protéines qui nous offre les meilleures garanties pour une vie dont le dernier tiers n'est pas empoisonné — voire écourté — par des troubles de la santé.

Et le sel ?

Outre notre consommation de viande, une autre habitude à examiner de près est celle de notre consommation de sel. Nous assaisonnons parfois abondamment notre assiette avant même d'y avoir goûté. Or, notre besoin de sel est largement une question d'habitude. Tous ceux qui ont diminué de façon radicale leur consommation de sel vous le diront : après un temps, les aliments prennent plus de goût sans sel. Vous trouverez dans le commerce l'Herbamare et le Trocomare, des assaisonnements à base d'herbes et de sel de mer qui remplacent avantageusement le sel raffiné.

Lorsque vous consommez du sel en grosse quantité, vous ouvrez la porte aux problèmes de haute pression, de détérioration des vaisseaux sanguins, sans compter les rhumatismes et la chute des cheveux. Certaines personnes consomment entre 10 et 15 g de sel par jour, alors qu'on ne devrait pas dépasser une quantité oscillant entre 0,2 et 0,6 g par jour. Les plantes diurétiques aident en outre à diminuer l'effort cardiaque, en éliminant l'eau et le sel, qui retient l'eau.

Il est vrai que le cœur a besoin de calcium pour les muscles qui le composent : pour en fournir à votre organisme, l'idéal consiste à utiliser de la levure de bière vivante.

La vitamine D contenue dans la levure de bière vivante permet d'assimiler le calcium. La levure de bière est également utile pour assurer le transport des graisses : en régularisant le taux de cholestérol, elle soulage l'effort imposé au muscle cardiaque, assure un meilleur tonus des vaisseaux sanguins et permet d'obtenir une meilleure tension.

Dans l'ensemble, adoptez une alimentation légère, en suivant de préférence le régime hypotoxique (voir cette rubrique). Le céleri, l'oignon et les raves effectuent un drainage de l'organisme.

PLANTES : Ail - Aubépine - Digitale - Gui - Marruble blanc - Maté - Muguet

- *L'ail aux ours* est vivement recommandé pour les troubles cardiaques, notamment lorsqu'ils sont liés à des problèmes d'hypertension. Il permet en effet d'abaisser la pression, d'assouplir les vaisseaux sanguins, de combattre l'effet de la nicotine et de faciliter le travail des globules rouges. Vous pouvez consommer l'ail aux ours cru, en salade, à l'étuvée, avec un peu d'huile, ou encore sous forme de liqueur d'ail : remplissez un flacon de feuilles fraîches, ou de bulbes finement hachés sans les tasser, puis ajoutez de l'alcool à 40° jusqu'au col. Laissez reposer au soleil ou au chaud pendant deux semaines au moins. Quatre fois par jour, prenez-en 10 à 15 gouttes, dans un peu d'eau.
- *L'aubépine*, à la fois un tonique et un antispasmodique, régularise le rythme cardiaque et apaise le système nerveux. Pour l'infusion, plongez 15 à 20 g de fleurs dans 1 litre d'eau bouillante, laissez reposer 10 minutes. Buvez-en 2 ou 3 tasses par jour. Pour le cœur, la teinture est particulièrement recommandée : laissez macérer une tasse de fleurs dans deux tasses d'eau-de-vie blanche pendant 15 jours. En prendre une cuillerée à thé, mélangée avec un peu d'eau, avant les repas du midi et du soir. Un bon tonique pour le cœur se prépare avec les extraits de baie d'aubépine, de plante maternelle et de gomme de myrrhe : mélangez 5 à 6 gouttes de chaque, que vous prendrez une ou deux fois par jour.
- *La digitale*, avec son effet revigorant, régularisateur, est aussi un des grands remèdes pour les difficultés cardiaques : 0,4 g de feuilles pulvérisées pour 120 g d'eau bouillante. La personne doit toutefois garder le lit, doubler ce traitement d'une purge et ne boire que du lait. Enfin, il est reconnu que la digitale, qui est à manier avec précaution, n'est pas recommandée dans le cas des personnes âgées ou souffrant de troubles rénaux.

- *Le gui* est le remède cardiaque par excellence : ce tonique de la circulation fait monter la pression des hypotendus, et baisser la pression des hypertendus. Surveillez attentivement ses effets. Il s'agit donc d'un régularisateur, souvent recommandé pour les étourdissements, les sifflements d'oreille et les troubles de la vue. De plus, il assure une meilleure perméabilité des artères. Préparez toujours la tisane de gui à froid : mettez 20 g de feuilles de gui dans 1 litre d'eau froide ; laissez macérer toute une nuit. Buvez 3 tasses de tisane par jour, avant les repas, pendant trois jours au plus, après quoi vous interrompez la cure pendant huit jours. Alternez trois fois de cette façon, avant d'interrompre pendant un mois au moins. Maniez le gui avec prudence, car ses effets sont très puissants.
- *Le marrube blanc* a un effet cardiotonique reconnu ; il agit également comme régularisateur cardiaque et accroît la résistance du cœur. Vous pouvez l'utiliser en poudre (3 ou 4 cachets de 0,5 g par jour) ou en décoction : 40 à 60 g de plante.
- *Le maté* est un stimulant du cœur et du système nerveux, qui permet en outre de combattre la fatigue, sans les inconvénients que présentent le thé et le café. Préparez le maté comme le thé, à partir des feuilles que vous trouverez chez les herboristes ou dans les grandes pharmacies.
- *Le muguet* est un bon tonique du cœur, qui a aussi pour effet de ralentir, régulariser et renforcer l'activité cardiaque. Vous pouvez l'employer en extrait et en teinture, qui se trouvent dans le commerce sous forme de cachets et de potions. Quant à l'infusion, vous pouvez y recourir à la condition expresse de ne pas dépasser la dose indiquée et de demander auparavant l'avis de votre médecin : 3 à 5 g de fleurs séchées pour 1 litre d'eau bouillante. Deux tasses par jour.

COLIBACILLOSE URINAIRE AIGUË, CYSTITE

On désigne ainsi les infections de l'appareil digestif causées par des colibacilles pathogènes, infections qui s'étendent parfois à l'appareil urinaire et aux voies biliaires.

Soins

Les femmes en particulier doivent consulter le médecin lorsque se manifeste l'infection urinaire (la cystite). Les antibiotiques sont généralement prescrits (voir cette rubrique).

Les eaux

Les cures d'eau peuvent avoir un effet des plus heureux, car elles permettent d'éviter l'accumulation des urines, favorables à la multiplication des colibacilloses. Cependant, les propriétés curatives des eaux minérales sont bien moins grandes lorsqu'elles sont embouteillées que lorsqu'on les boit à la source. Plusieurs eaux minérales s'avèrent nocives, car elles contiennent des sels minéraux inassimilables qui se déposent dans le corps. C'est pourquoi il est recommandé de choisir des eaux minérales faiblement minéralisées (Katell-Roc, Roucouss, Volvic... etc.).

Vous pouvez également procéder à des lavements quotidiens : préparez une décoction de feuilles de mauve, dont vous faites bouillir 30 à 50 g de racines ou de feuilles pendant 15 minutes, avec une pincée de thym et de sauge.

Alimentation

Suivez le régime hypotoxique (voir cette rubrique). Il est souhaitable par ailleurs d'adopter au moins pendant quelques jours une diète liquide : eau minérale, jus de fruits et bouillons de légumes par exemple.

Mangez le plus possible de la mâche en salade, de la choucroute crue avec de la betterave râpée, du concombre, des pommes et des myrtilles. Le café, le thé et les boissons gazeuses sont à délaisser jusqu'à la guérison. Evitez le lait, le sucre, les fromages gras et les yaourts, à moins qu'ils ne soient faits maison.

PLANTES : Bruyère - Eucalyptus - Myrtille - Verge d'or

- *La bruyère,* en plus de sa fonction diurétique, est un bon antiseptique des voies urinaires. A ce titre, c'est un remède fréquemment employé en cas de colibacillose, notamment en association avec l'aspérule odorante, qui augmente le volume des urines et empêche le développement des colibacilles. Commencez avec la décoction de bruyère : faites bouillir 30 g de bruyère jusqu'à réduction d'un tiers. Ajoutez 15 g d'aspérule odorante lorsque la préparation a fini de bouillir. Prenez trois tasses de cette préparation chaque jour.

- *L'eucalyptus* est un antiseptique reconnu, et sa réputation ne se dément pas en ce qui concerne la colibacillose. Faites bouillir trois à quatre feuilles par tasse d'eau pendant 3 minutes, puis laissez infuser pendant 10 minutes. Buvez-en trois tasses par jour.
- *La myrtille* est utile pour traiter les infections intestinales et les cystites. En cas de cystite, vous pouvez manger les baies : elles contiennent un principe antibiotique qui leur donne leur pouvoir antiseptique. A défaut de baies, vous pouvez recourir à la décoction, faite à partir des feuilles : une cuillerée à soupe de feuilles fraîches ou séchées dans une tasse d'eau bouillante. Laissez bouillir pendant 5 minutes.
- *La verge d'or* permet de drainer le foie et les reins. Son effet diurétique est mis à grand profit dans le cas des colibacilloses. Jetez 50 g de sommités fleuries de verge d'or dans 1 litre d'eau bouillante, faites bouillir pendant 10 minutes et laissez reposer pendant 12 heures. Passez le tout et buvez la tisane en deux jours.

COLIQUES

A proprement parler, les coliques sont simplement dues à un spasme douloureux qui saisit le côlon et obstrue l'intestin. Bien sûr, il faut vous assurer qu'il s'agit bien de coliques et non d'un mal plus grave, comme une hernie ou une appendicite, par exemple.

PLANTES : Absinthe - Anis - Camomille - Guimauve - Mauve

- *L'absinthe* permet de stimuler les fonctions digestives et de corriger les problèmes de digestion. Elle n'est toutefois pas conseillée aux mères qui allaitent. On peut la prendre en infusion : 3 ou 4 g par tasse d'eau bouillante.
- *L'anis* est un stimulant général qui aide à redresser les fonctions intestinales perturbées par les gaz, le météorisme (estomac gonflé) et la constipation. Il est apprécié pour ses propriétés analgésiques et calmantes. L'infusion se prépare avec une cuillerée à café de semences dans une tasse d'eau bouillante.

- *La camomille* est utile pour calmer les coliques liées à la présence de gaz. Elle favorise aussi la digestion et soulage les crampes d'estomac. Vous pouvez vous frictionnez le ventre avec de l'extrait de camomille ou la boire en infusion : 15 à 20 g par litre, que vous laissez infuser pendant 1/2 heure.
- *La guimauve* permet de calmer les irritations et les inflammations ; elle agit contre les coliques mais aussi contre les diarrhées et la constipation. Pour l'infusion, jetez 20 à 30 g de fleurs dans 1 litre d'eau bouillante. En cas de coliques chroniques, on peut aussi avoir recours à la macération : 30 g de racines, dans 1 litre d'eau, pendant une nuit, à température de la pièce ; pour atténuer le goût amer, sucrez avec du miel. — La mauve a un effet adoucissant et elle combat en même temps la constipation. Utilisez la décoction : 20 g de fleurs pour 1 litre d'eau que vous laisserez bouillir pendant 10 à 15 minutes.

COLIQUES HÉPATIQUES Voir aussi LITHIASES BILIAIRES

Ce type de colique, due à un blocage des voies biliaires par un calcul, se déclenche parfois après le repas, et la douleur atteint rapidement son paroxysme, avec quelques accalmies. La personne a l'impression que son ventre se tord littéralement et il arrive qu'elle vomisse de la bile. Parfois, elle s'évanouit.

Soins

Le médecin procèdera à des examens radiographiques pour confirmer le diagnostic ; en attendant, il est possible de prendre certaines mesures. La personne prendra un bain très chaud pendant une demi-heure ; non sans précautions, on essaiera de faire passer le calcul dans la vessie par des massages. Si la personne est cardiaque, faites-lui des compresses froides que vous lui placerez sur le front et les poignets, et que vous changerez dès qu'elles se réchauffent.

Une petite dose d'homéopathie...

La trousse homéopathique sera mise à contribution : Calcarea carbonica 9 CH et Pareira brava 5 CH.

Vous pouvez procéder à des lavements rapprochés, pour faire passer le calcul, ce qui peut prendre plusieurs heures. Le signe à guetter est une diminution de la douleur. Les bains de siège permettent en principe de faire passer le calcul à partir de la vessie.

Complétez ces mesures par une préparation de chicorée sauvage.

PLANTES : Bouleau - Chicorée sauvage - Chiendent - Tilleul

- *Le bouleau*, avec son pouvoir diurétique, est utile en cas de colique néphrétique ; on utilisera 40 g de feuilles pour 1 litre d'eau bouillante. Une fois la température descendue à 40°, ajoutez une cuillerée de bicarbonate de soude pour bien en diluer le contenu résineux.
- *La chicorée sauvage* est à boire en infusion pour accélérer le processus de dissolution du calcul. On emploiera l'infusion (30 g de feuilles pour 1 litre d'eau bouillante), la décoction (20 g de racines broyées dans 1 litre d'eau, 15 minutes d'ébullition), ou encore le suc frais (1/2 verre).
- *Le chiendent* aide l'élimination de l'urine et agit, de plus, comme un antiseptique, un antibiotique et un sédatif. Il est fréquemment employé pour dissoudre les calculs biliaires et comme anti-inflammatoire des voies urinaires. Faites bouillir 30 g de racine de chiendent dans 150 g d'eau pendant 1 minute. Jetez cette eau amère et refaites bouillir les racines écrasées dans 1,25 l d'eau, jusqu'à réduction à 1 litre. Ajoutez pour finir 10 g de réglisse et un zeste de citron, sucrez avec du miel.
- *Le tilleul* est un draineur hépatique et urinaire qui permet dans certains cas d'éliminer complètement le calcul, encore qu'il s'agisse alors de cures prolongées. Le tilleul a également un pouvoir calmant et même légèrement sédatif. Faites bouillir entre 3 et 5 g par tasse pendant 10 minutes.

COLIQUES NÉPHRÉTIQUES Voir aussi LITHIASES RÉNALES

Dans le cas des coliques néphrétiques, ce sont les voies urinaires qui sont bloquées. La crise est souvent amenée par des secousses, comme en voiture par exemple.

La personne commence par ressentir une douleur intense dans le dos, à la hauteur des reins. Cette douleur augmente de plus en plus, avec de brèves accalmies. Le fait qu'elle se répande vers les parties génitales est un signe caractéristique de la colique néphrétique. La personne éprouve aussi de la difficulté à uriner, et il arrive qu'il y ait du sang dans ses urines.

Comme la colique hépatique, la colique néphrétique exige des soins immédiats. Si le médecin n'est pas disponible, appliquez les soins indiqués pour la colique hépatique, alliés cette fois aux plantes décrites à la rubrique Lithiase rénale.

Vous pouvez aussi procéder à des applications de Tisane dépurative (voir cette rubrique), qui parviennent dans certains cas à calmer les coliques néphrétiques.

A plus long terme et s'il ne s'agit pas d'une situation de crise (où les plantes ne prétendent pas à une aussi grande efficacité que la médecine d'intervention), vous pouvez dans certains cas éviter l'intervention chirurgicale : voir Lithiase rénale.

COLITE

Cette infection du côlon se traduit par des diarrhées abondantes et des coliques intestinales, parfois accompagnées de fièvre. Des douleurs sourdes se manifestent, tantôt du côté gauche, tantôt du côté droit.

L'avis d'un médecin, homéopathe ou allopathe, s'avère nécessaire. Outre le risque d'une infection d'origine bactérienne, signalons la possibilité de voir se déclencher ce genre d'affection par l'utilisation d'antibiotiques : les selles seront alors pâteuses, de couleur orangée.

Alimentation

Dans le cas d'une crise aiguë, le régime sera d'abord limité à des bouillons de légumes peu salés. Ajoutez progressivement de la gelée de coings ou de myrtilles, de la soupe de carottes, accompagnée de riz cuit avec un peu de sucre, ainsi que des bouillies à base de farine de caroube.

Quelques jours de cure de pommes (500 g de pommes râpées avec la peau, par jour) seront bénéfiques.

Aliments à exclure

En cas de selles pâles, pâteuses et acides, éliminez pendant deux semaines les farineux, les féculents, les fromages fermentés, les légumes crus comme le chou, le radis et le concombre, et les mets épicés en général.

Mangez votre viande maigre et grillée.

En cas de selles noirâtres, éliminez la viande et le lait.

PLANTES : Aloe vera - Chou - Réglisse - Sarriette - Thym

- *L'aloe vera* a une action tonifiante et régulatrice sur tout le système digestif. Utilisez le jus d'aloe vera, à raison d'une ou deux cuillerées à thé par jour. Vous pouvez aussi couper un morceau d'une des feuilles du bas de la plante, et placer des pelures de cette feuille, avec un peu d'eau, dans un bocal au réfrigérateur. Buvez quelques gorgées de cette préparation deux fois par semaine.
- *Le chou,* par ses vertus cicatrisantes de l'estomac et de l'intestin, est une plante domestique que vous pouvez mettre à contribution. Buvez 2 verres de jus de chou frais par jour, loin des repas, 3 semaines par mois.
- *La réglisse* a des pouvoirs à la fois sur la constipation et sur certaines diarrhées ; son effet antispasmodique sur les voies digestives sera aussi d'un bon recours. Utilisez de préférence la macération : dans 1 litre d'eau, faites tremper 30 g de racines de réglisse broyées pendant 5 heures.
- *La sarriette* est à la fois un remède pour la diarrhée et les digestions pénibles, en plus de son effet antiseptique qui aidera à combattre le facteur infectieux. Prenez-la en infusion, à raison de 50 g par litre.
- *Le thym* est un antiseptique qui favorise l'élimination des toxines. De plus, il est à la fois un tonique et un antispasmodique des voies digestives. L'infusion, légèrement plus concentrée dans ce cas, requiert 40 g de plante pour 1 litre d'eau.

CONJONCTIVITE

Cette inflammation de la muqueuse qui recouvre l'œil, la conjonctive, se révèle parfois brusquement au lever. La personne atteinte s'aperçoit qu'elle ne peut pas ouvrir les yeux (ce n'est pas un symptôme propre à la conjonctivite, car il peut aussi s'agir d'une infection des paupières). (Voir Blépharite).

Dans le cas de la conjonctivite, vous constatez que vos yeux sont collés par le pus, que le blanc de votre œil est rouge, vous ressentez des brûlures et avez l'impression d'avoir un corps étranger sous la paupière. Ne négligez jamais le soin d'une conjonctivite.

Le médecin utilisera des antibiotiques (voir cette rubrique). En attendant, vous pouvez avoir recours aux plantes. Veillez à garder les mains et les objets de toilette dans l'état le plus propre possible. Malgré la tentation, évitez de vous frotter les yeux.

Alimentation

Le régime se composera notamment de légumes et de fruits crus ; on mangera la viande crue ou saignante. Recherchez les sources de vitamines A, B1, C (voir vitamines).

Soins

Les collyres doivent être faits avec de l'eau distillée ou de l'eau bouillie, et les compresses être stérilisées.

PLANTES : Bleuet - Camomille - Noyer - Plantain

- *Le bleuet* agit notamment sur l'inflammation des yeux : vous pouvez faire appel à l'eau distillée de bleuet, en applications locales, ou mettre 5 g de fleurs séchées dans 1/2 litre d'eau stérilisée froide, que vous amenez doucement à ébullition. Retirez du feu et laissez reposer pendant 1/4 d'heure. Filtrez, puis appliquez en compresses tièdes.
- *La camomille* permet aussi de faire des compresses contre l'inflammation des yeux. Utilisez la décoction : 15 g de fleurs dans 1 litre d'eau bouillante : laissez bouillir pendant 10 minutes. Faites des compresses tièdes. Vous pouvez aussi coudre un petit sac en lin et le remplir de fleurs de camomille. Faites chauffer au four, laissez tiédir et appliquez le sachet sur l'œil.
- *Le noyer* en applications directes est souvent efficace, comme il l'est pour nombre d'affections cutanées. Utilisez des feuilles de noyer fraîches écrasées.

- *Le plantain* est un remède à utiliser à court et à long terme. L'infusion requiert 50 g de feuilles pour 1/2 litre d'eau bouillante ; laissez infuser pendant 1/2 heure, trempez une compresse, que vous garderez pendant 10 minutes sur l'œil. Il est conseillé de répéter ce traitement tous les trois jours pendant trois mois après la guérison.

COMÉDONS

Pourquoi les points noirs sont-ils noirs ? C'est que les matières grasses qui constituent ces accumulations de matières organiques et de sébum s'oxydent au contact de l'air. On trouve les comédons sur les peaux grasses et celles qui sont atteintes d'acné (voir cette rubrique).

Il est donc nécessaire, dans certains cas, de modifier le régime alimentaire et d'en éliminer l'excès de graisses et de sucres.

Soins

Evitez de presser les comédons sans nettoyer la peau ni la préparer. Cela laisserait des ouvertures béantes (toutes proportions gardées, bien sûr) fort propices à des infections ou à de nouveaux spécimens du même genre.

Pour commencer, vous pouvez faire des applications de tranches de tomate ou de citron directement sur la peau, après l'avoir nettoyée avec du savon de Marseille. Le citron a sur la peau un effet astringent : vous pouvez l'employer pur ou mélangé avec de l'eau de rose. Ensuite, il convient de garder la peau toujours propre pour éviter les nouvelles accumulations.

PLANTES : Chélidoine - Chiendent - Gaillet

- *La chélidoine* est également efficace pour d'autres affections de la peau comme les verrues, les cors et les durillons. Maurice Mességué en fait une compresse contre les points noirs en association avec le chiendent. Faites macérer 5 g de feuilles et de fleurs fraîches de chélidoine, 5 g de racine de chiendent, dans 1 litre d'eau de source. Faites des applications locales.
- *Le gaillet* agit rapidement contre les points noirs : lavez la plante fraîche et utilisez une centrifugeuse pour extraire le jus, que vous appliquerez immédiatement sur la peau.

CONSTIPATION

Nul besoin de décrire les symptômes d'une telle affection : nous les connaissons, pour les avoir éprouvés, avec tous les problèmes qu'entraîne le dérèglement d'une fonction aussi essentielle (mentionnons notamment les troubles de la peau).

Il peut y avoir des raisons d'ordre physiologique (alimentation) ou psychologique (voyages, pertubations) à ce trouble. Un mode de vie trop agité, un manque d'exercice physique, une nourriture trop riche en viande et pauvre en légumes, favorisent également ce genre de dysfonction. Dans certains cas, la constipation n'est que partielle : le problème réside alors dans le fait que l'intestin n'assure pas son travail complètement.

Soins

Les produits laxatifs créent une dépendance qui ne fait que renforcer le problème. Veillez à y recourir le moins souvent possible.

Qualité de vie

Bougez. Autant que possible, ne laissez pas passer une journée sans marcher à l'air libre, ne serait-ce que quelques minutes, le soir, avant de vous coucher.

Alimentation

En règle générale, un régime riche en légumes verts et en fruits est préférable, avec un apport complémentaire en son et en grains : bouillies de céréales (avoine, blé moulu), pain complet (à moins d'être atteint de colite). Le matin, prenez un verre d'eau de source à jeun.

Des moyens naturels d'aider la nature...

Evitez les laxatifs. Mangez plutôt des prunes ou des figues sèches : faites-les tremper dans l'eau pendant la nuit, et mangez-les avant le petit déjeuner. Vous pouvez aussi avoir recours à quelques cuillerées à café d'huile d'olive, d'huile de ricin ou de miel (selon votre préférence...), toujours le matin. Des massages du ventre peuvent être bénéfiques. Pour les cas de constipation chronique, consultez votre médecin.

PLANTES : Aloe vera - Bourdaine - Chicorée - Chiendent - Lin - Tisane composée

- *L'aloe vera* agit comme laxatif et comme stimulant du système digestif, qu'il a pour effet de « rappeler à l'ordre ». En outre, il ne présente aucun danger, même à fortes doses. Vous pouvez utiliser le jus d'aloe vera à raison d'une ou deux cuillerées à thé par jour. Vous pouvez aussi couper un morceau d'une des feuilles du bas de la plante, et placer des pelures de cette feuille, avec un peu d'eau, dans un bocal au réfrigérateur. Buvez un peu de cette préparation deux fois par semaine.
- *La bourdaine* présente l'avantage de ne pas irriter l'intestin, et peut agir comme laxatif ou comme purgatif, selon le dosage employé. Mettez 2 à 5 g d'écorce dans une tasse d'eau, faites bouillir pendant 1/2 heure. Vous pouvez ajouter une pincée d'anis vert, avant de laisser macérer le tout pendant 5 à 6 heures.
- *La chicorée* est à la fois un tonique, un reconstituant nerveux et un laxatif léger. Elle permet de nettoyer le sang et sert ainsi à éclaircir le teint, souvent brouillé par la constipation. Elle agit également comme antiseptique intestinal et comme stimulant du foie. Vous pouvez la consommer fraîche, en salade. Pour l'infusion, utilisez 30 g de feuilles sèches, ou 40 g de racines fraîches ou sèches (non torréfiées) et un litre d'eau bouillante.
- *Le chiendent* aide l'élimination de l'urine ; il agit comme laxatif, antiseptique, antibiotique et sédatif. Faites bouillir 30 g de racine de chiendent dans 150 g d'eau pendant 1 minute. Jetez cette eau amère et faites bouillir une deuxième fois les racines écrasées dans 1,25 l d'eau, jusqu'à réduction à 1 litre. Pour finir, ajoutez 10 g de réglisse et un zeste de citron, sucrez avec du miel.
- *Le lin* a un effet laxatif et adoucissant. Consommez 40 à 80 g d'huile de lin fraîche par jour. Vous pouvez également faire macérer pendant une nuit une cuillerée à thé de graines de lin, réduites en poudre, dans un verre d'eau. Buvez le tout le matin, à jeun.
- *La tisane composée* contre la constipation : 10 g de chiendent, 10 g d'anis, 30 g de bourdaine, 10 g de chicorée, 10 g de guimauve. Laissez bouillir pendant 20 minutes dans 2 litres d'eau pour obtenir une décoction laxative. Prenez une tasse avant et après le repas du soir (F. Bardeau).

CONTUSIONS Voir aussi BLESSURES

Il s'agit de bleus causés par les coups, les frottements ou les fortes pressions. Ces plaies ne sont pas ouvertes. Quant à leur couleur caractéristique, elle provient de l'éclatement de petits vaisseaux sanguins sous l'impact. C'est là le genre de problèmes que vous pouvez soigner vous-même.

Soins

Faites des applications de compresses d'eau froide, suivies de compresses indiquées ici.

PLANTES : Arnica - Dépuration corrective - Rose - Souci - Thym

- *L'arnica* est une des plantes les plus reconnues pour le traitement des contusions ; elle renferme un pouvoir de guérison que certains qualifient d'étonnant. Particulièrement indiquée lorsque la souplesse musculaire tarde à revenir deux ou trois jours après le traumatisme.

  Vous devriez toujours avoir sous la main une bouteille de 100 ml de teinture d'arnica pour les applications externes (les dosages homéopathiques de 5 CH sont également utiles à avoir). Trempez un morceau de coton ou de gaze dans la teinture et appliquez-le sur la partie atteinte. Attention : ne pas employer l'arnica en cas de lésion ouverte. En infusion, mettez 8 g d'arnica dans 100 g d'eau bouillante ; laissez infuser 10 minutes et employez pour les compresses et les applications. Enfin, une pommade à base d'arnica est utile pour les ecchymoses.
- *La tisane dépurative* (voir cette rubrique) est efficace contre les bosses et les bleus : trempez un morceau de coton stérilisé dans cette préparation et appliquez-le sur la région blessée, après l'avoir enduite de saindoux. Si la compresse se trouve sous des vêtements, recouvrez-la d'un plastique pour éviter de les tacher.
- *La rose et le thym* sont employés en usage externe pour les contusions : remplissez un sachet de lin de fleurs de rose ou de thym, chauffez au four et appliquez sur la région atteinte.
- *Le souci* permet de faire de très bonnes pommades pour les contusions. Faites bouillir 30 g de fleurs ou de feuilles séchées avec 30 g de saindoux (vous pouvez remplacer les feuilles par 1 cuille-

rée à thé de jus frais). Passez le souci au mixer. Mettez le souci dans le saindoux tout juste fondu (à moins de 100°, pas plus) ; retirez du feu, couvrez, filtrez sur une toile de lin et laissez reposer pendant une journée. Filtrez sur une toile en coton fin et versez dans des pots propres.

CONVALESCENCE Voir aussi APPÉTIT et ANÉMIE
Il s'agit ici d'un état propre à la plupart des malades lorsqu'ils ne combattent plus l'affection elle-même mais doivent refaire leurs forces après l'épreuve de la maladie et de ses souffrances. Dans le cas d'une fièvre, cette période pourra durer un jour ou deux, alors que la convalescence pourra se prolonger pendant un à deux mois s'il s'agit d'une maladie grave.

Soins

Idéalement, vous en profiterez pour vous reposer. Les contraintes de la vie quotidienne devraient être reléguées au second plan, au moins pendant un certain temps. Le grand air (autant que possible, dormez la fenêtre ouverte), les siestes après les repas et les petites promenades à pied sont éminemment favorables au retour de votre forme. Lectures et discussions difficiles, voire pénibles, sont à mettre de côté.

Alimentation

Elle sera légère et nourrissante, aussi naturelle que possible. Thé, café et alcools, cigarettes, sont à éviter, comme vous le savez déjà. Recherchez les vitamines A, B1, B2, B3, C, D, E, F, G, L2 (voir vitamines).

Pour ouvrir l'appétit, vous pourrez avoir recours à des plantes spécifiques (voir cette rubrique).

Fruits, légumes et Cie...

Les fruits sont particulièrement recommandés : abricots, ananas, amandes, dattes, fraises, noisettes, noix, pommes, prunes, raisins.

Choux, cresson, épinards, laitue, pissenlit, poireau, autant de légumes à feuilles dont la présence est indispensable dans votre régime, sans oublier les légumes tout court : carottes, chou rouge, oignons, navets (que vous pouvez aussi prendre en jus).

Parmi les viandes, le foie de veau s'avère une des plus nourrissantes (3 fois par semaine, à raison de 50 à 100 g par repas).

L'ail et le persil serviront de condiments. Le pain sera de blé complet, et on évitera les produits à base de sucre et de farine raffinés.

Il existe aussi les suppléments alimentaires, comme le pollen, le germe de blé et le ginseng, qui ont parfois des effets déterminants sur la durée de la convalescence. Presque aussi déterminants, en fait, que l'attitude du malade : c'est le moment tout indiqué de consulter la rubrique Autosuggestion.

La liste qui suit est loin d'être exhaustive : elle nous donne une idée de la richesse des ressources que les plantes nous offrent.

PLANTES : Angélique - Damiana - Germe de blé - Ginseng - Millefeuille - Millepertuis - Pollen - Romarin - Verveine

- *L'angélique*, un tonique général, facilite le travail de l'estomac ainsi que l'évacuation des mucosités qui encombrent les bronches ; elle est recommandée notamment dans les cas de maladies où la personne a combattu la sensation de froid. L'infusion requiert 10 à 15 g par litre d'eau bouillante.
- *La damiana* concerne les états de faiblesse générale ; elle joue un rôle de régénérateur du système nerveux et des fonctions sexuelles, particulièrement chez l'homme. On peut la prendre en infusion : 4 g de damiana séchée, dans 1/4 de litre d'eau bouillante, trois fois par jour (il faut lui laisser une dizaine de jours avant de produire des résultats).
- *Le germe de blé*, un fortifiant général riche en vitamine E naturelle, tonifie le système musculaire et le cœur (qui est aussi un muscle). Au moins 2 à 3 cuillerées par jour.
- *Le ginseng asiatique* augmente la résistance, permet de reconstituer les énergies. Consommez les racines séchées, à raison de 0,4 g à 0,8 g par jour. Pour les personnes jeunes et actives (jusqu'à cinquante ans...) mieux vaut s'abstenir d'en prendre pendant plus de 3 semaines. En infusion, 2 ou 3 g dans 1 tasse d'eau frémissante, que vous laissez infuser pendant 10 minutes. Si vous prenez le ginseng en ampoules, contentez-vous d'une ampoule par jour pendant 10 jours, tous les deux ou trois mois environ.

- *Le millefeuille* aide à rétablir les systèmes digestifs perturbés et à stimuler l'appétit. De plus, il a une action relaxante. 50 g de sommités fleuries par litre d'eau. On en prendra entre 2 et 3 tasses par jour.
- *Le millepertuis* a un effet tonique sur le système nerveux, sur lequel elle agit comme un régénérateur. Ses qualités analgésiques et son action légèrement antiseptique en font une plante de choix à l'époque de la convalescence. On en prendra trois tasses par jour, entre les repas, à raison de 30 g pour 1 litre d'eau bouillante. Laissez infuser pendant 5 minutes.
- *Le pollen* agit sur les états de fatigue, tant physiques que psychiques. Vous trouverez ce produit dans les établissements spécialisés. Une ou deux cuillerées à thé par jour.
- *Le romarin* facilite l'action du foie, il a un effet tonique sur le système cardiaque. De plus, il permet de soigner la dépression et la faiblesse du système nerveux amenées par une maladie prolongée. L'infusion requiert 25 à 30 g de sommités fleuries par litre d'eau bouillante.
- *La verveine odorante*, très courante, n'en est pas moins efficace pour les constitutions affaiblies, notamment dans le cas d'un épuisement nerveux. Elle facilite également la digestion. On peut la boire pendant ou après les repas : 30 g de feuilles pour 1 litre d'eau.

CONVULSIONS

En dehors de l'épilepsie, les convulsions atteignent parfois les jeunes enfants lorsque leur température dépasse les 39 degrés. Il semble que cette affection, bien que spectaculaire, n'est que rarement suivie de séquelles. Le médecin prescrira habituellement un anticonvulsif. Les plantes ne serviront que d'adjuvant naturel.

PLANTES : Gui - Mouron des oiseaux - Valériane

- *Le mouron des oiseaux*, un tonique du cœur, est recommandé par le Dr Vogel qui affirme que quelques infusions suffisent à enrayer le mal. Utilisez 10 g de feuilles séchées pour un litre d'eau bouillante.
- *La valériane* a un effet calmant et est un antispasmodique utile, pour les convulsions comme pour tous les cas d'hyperexcitation.

Veillez toutefois à ne pas en abuser, car au-delà d'un certain point, elle peut avoir un effet contraire. L'infusion : 30 g de racines de valériane pour 1 litre d'eau bouillante. Laissez infuser pendant 15 minutes. En prendre une tasse entre les repas. Dans le cas d'un adulte, la dose peut aller jusqu'à 1/2 litre par jour.

COQUELUCHE

La coqueluche est d'abord une maladie de l'enfance ; elle peut avoir des conséquences particulièrement graves s'il s'agit d'un nourrisson. Malgré les vaccins qui en freinent la progression, il faut savoir que cette maladie se transmet par contagion directe.

L'incubation dure près de huit jours ; ensuite commence un écoulement qui présente les apparences d'un rhume banal, puisqu'il est accompagné de fièvre (autour de 38°) et d'une toux sèche qui se manifeste surtout la nuit.

C'est l'apparition des quintes de toux qui permet d'identifier la coqueluche : l'enfant est anxieux juste auparavant, puis la toux apparaît, secouant le petit malade ; elle est suivie d'un arrêt momentané de la respiration.

L'enfant inspire alors profondément ; jusqu'à 100 quintes de toux peuvent se succéder au cours de la journée. Le nourrisson, très affaibli par cette maladie, devient tout bleu au cours de ces quintes, qui le font vomir.

Soins

Vous devez isoler l'enfant, et le garder dans une pièce bien aérée ; il n'a pas besoin de rester au lit à moins de fièvre ou de complications. Le médecin prescrira des antibiotiques (voir cette rubrique). Sur le terrain des soins naturels, vous pouvez chercher à réduire la toux (voir cette rubrique) et à renforcer l'organisme. Des diurétiques faciliteront le travail des reins.

Alimentation

La nourriture sera facile à avaler, et composée de purées et de crèmes, de viande hachée, servie en petites portions à intervalles réguliers.

PLANTES : Bouillon blanc - Coquelicot - Drosera - Eucalyptus - Lavande - Polygala amara - Raifort - Thym

- *Le bouillon blanc* agit sur l'écoulement des bronches, calme la toux et adoucit les inflammations de la poitrine. On boira une tasse d'infusion entre les repas et le soir avant de se coucher ; 30 g de fleurs pour 1 litre d'eau bouillante. Laissez infuser pendant 10 minutes, et filtrez avec un linge fin.
- *Le drosera* est une plante que votre pharmacien peut combiner avec le coquelicot pour produire un sirop : 2 g de teinture de drosera pour 200 g de sirop de coquelicot. Vous pouvez aussi, dans certains cas, faire avorter une coqueluche naissante en utilisant le remède homéopathique coccus cacti 5 CH avec le drosera.
- *L'eucalyptus* est un antiseptique des bronches et un expectorant qui aide à apaiser les quintes de toux ; il agit également comme stimulant général. Prendre 4 tasses d'infusion par jour : 30 g de feuilles pour 1 litre d'eau ; laissez infuser pendant 1/2 heure. Vous pouvez également utiliser l'eucalyptus pour faire des fumigations, antiseptiques et bactéricides : 10 g d'essence d'eucalyptus dans 1 litre d'eau, ou encore une poignée de feuilles bouillies longuement, sans couvercle.
- *La lavande* est une plante diurétique qui calme l'irritation des bronches, apaise les spasmes, et agit comme antiseptique pulmonaire. Utilisez la décoction : 15 à 20 g pour 1 litre d'eau. Faites bouillir pendant 5 minutes avant de laisser infuser pendant 10 minutes.
- *Le polygala* est un expectorant qui permet de combattre la toux persistante et d'activer la transpiration : il favorise donc l'élimination des toxines. On prendra chaque jour 4 cuillerées à café d'infusion : 10 g pour 100 g d'eau bouillante ; laissez infuser pendant 5 minutes.
- *Le raifort* en cataplasmes aide à dissiper la congestion pulmonaire : utilisez la pulpe de racine fraîche râpée. Les applications ne dépasseront pas 15 à 20 minutes, et seront brèves dans le cas d'une peau très délicate.
- *Le thym* aide à calmer l'anxiété, agit comme un baume et offre un pouvoir antiseptique considérable ; il a également un effet favo-

rable sur les sécrétions et modère les spasmes, ce qui est particulièrement utile pour les quintes de toux convulsives. On préparera un sirop à base de thym en ajoutant 200 g de miel à 100 g d'infusion de thym chaude (3 g pour 100 g d'eau bouillante).

Vous pouvez avantageusement associer le thym au plantain, qui a des vertus adoucissantes, calme la toux et favorise l'expectoration : 3 g de thym et 3 g de plantain pour 100 g d'eau. Ajoutez du citron et un peu de miel. Buvez quatre ou cinq tasses par jour de cette préparation fraîche. Une gorgée toutes les heures écarte les risques d'inflammation pulmonaire, nous dit Maria Treben.

CORS AUX PIEDS

Pas de quoi déranger un médecin, mais bien de quoi empoisonner l'existence... Pourtant les cors, ces épaississements de la peau, à la fois très durs et très sensibles, font partie des maux qu'il n'est pas difficile d'éviter ou de guérir. C'est en effet le frottement de la peau contre les chaussures qui favorise leur apparition.

Pour prévenir l'apparition des cors, laissez respirer le pied. Si vous avez déjà des cors, les chaussures étroites les entretiennent et vous assurent de souffrir plus encore. Peut-être faudrait-il cesser de sacrifier le confort à l'esthétique...

Soins

Les plantes ne feront pas à proprement parler disparaître vos cors, mais vous permettront de les ramollir, ce qui peut les faire ensuite disparaître, littéralement « à l'usure ». Pensez aussi à l'usage de la pierre ponce, en sortant du bain. L'alternative finale est entre les mains du chirurgien : grattage au bistouri ou opération mineure.

PLANTES : Ail - Chélidoine

- *L'ail* en applications directes arrive parfois à faire disparaître le cor complètement. Garder une gousse d'ail écrasée sur le cor pendant la nuit, pour une durée de dix à quinze jours.
- *La chélidoine* est également efficace ; il faut en utiliser le suc pour faire des applications régulières sur le cor, en prenant bien garde de ne pas le répandre sur la peau avoisinante, car il s'agit d'un liquide extrêmement corrosif.

COUPEROSE

Elle n'est pas inévitablement le signe d'un amour immodéré de la bouteille, quoique les repas bien arrosés font parfois aparaître ces petites taches rouges et violacées. Elles sont dues à la dilatation des vaisseaux sanguins, parfois causés par le chaud et le froid. Cela dit, il est vrai que l'alcoolisme tend à aggraver la couperose.

PLANTES : Lis - Laitue

- *Le lis* est une plante dont on utilise les propriétés pour soigner les taches et la couperose. Employez l'infusion pour préparer l'eau de lis, dont vous ferez des applications régulières : 100 g de fleurs dans 1/2 litre d'eau bouillante. Laissez infuser pendant 3 heures.
- *La laitue,* familière de nos cuisines, a des propriétés décongestionnantes, et offre à ce titre un recours contre la couperose ; lavez bien une laitue, avant de la faire bouillir à petit feu pendant 2 heures.

COUPURES Voir aussi BLESSURES et PLAIES

A vous de juger si la coupure a besoin de points de suture : au-delà d'une certaine profondeur, cette intervention bénigne est absolument nécessaire pour éviter les infections. Voir Plaies.

COURBATURES

A moins qu'elles ne soient d'origine infectieuse (grippe) ou dues à des rhumatismes (voir ces rubriques) les courbatures sont la conséquence d'un effort inhabituel, intense ou prolongé : un excès d'exercice, en quelque sorte, dû au manque d'entraînement.

La médecine allopathique prescrira une aspirine, mais vous pouvez aussi vous tourner du côté des plantes, en l'occurrence l'infusion de tilleul : 5 g par tasse d'eau bouillante, à raison de 3 ou 4 tasses par jour.

CRISES NERVEUSES

Certaines crises se calment d'elles-mêmes, alors que d'autres nécessitent l'intervention de personnes expérimentées. Une infusion permet dans certains cas de remettre les choses en place. En cas de crises répétées, le repos et une consultation s'imposent.

PLANTE : Gui

- *Le gui* est parfois utile pour calmer une personne, dans la mesure où elle n'a pas entièrement perdu ses esprits : faites bouillir 40 g par litre pendant 10 minutes. Ajoutez un peu de miel et une pincée d'anis.

CYSTITE

Les principaux symptômes de cette inflammation de la vessie sont une fréquente envie d'uriner et des sensations de brûlures pénibles en urinant. Dans certains cas, l'urine est également mêlée de pus (pyurie) ou de sang. Parfois signe d'une infection de l'appareil uro-génital, la cystite doit faire l'objet d'un examen médical si elle résiste au traitement. Cette affection est parfois d'origine vénérienne.

La cystite touche surtout les femmes, et sa prévention exige de s'essuyer de l'avant vers l'arrière lorsque l'on va à la selle. Le fait de ne pas boire suffisamment, qui encourage la prolifération des bactéries, est aussi un facteur d'infection.

Soins

Outre la visite chez le médecin, buvez encore beaucoup de liquides, comme des jus de fruits, et mangez des fruits. Evitez l'alcool, qui ne fera qu'irriter davantage.

Mettez-vous au repos, adoptez un régime végétarien pour un certain temps. Les plantes diurétiques sont indiquées ; pendant plusieurs semaines, il faudra prendre des antiseptiques des voies urinaires.

PLANTES : Ail - Bruyère - Hydraste - Millepertuis - Myrtille - Reine-des-Prés - Sels minéraux

- *L'ail*, avec ses qualités antiseptiques bien connues, sera largement mis à contribution. Plusieurs fois par jour, prenez deux ou trois gousses d'ail écrasées, bouillies dans un verre d'eau ou de lait. L'odeur du corps s'en ressentira, mais des choix s'imposent parfois... En cas d'obligations sociales, vous pouvez avoir recours à des capsules d'ail.

- *La bruyère* est une plante antiseptique des voies urinaires, particulièrement indiquée si la cystite s'accompagne de pyurie, ou d'une inflammation de la prostate. Utilisez la décoction, soit 30 g de plante fleurie pour 1 litre d'eau. Mettez la plante dans l'eau froide, portez à ébullition et laisser bouillir pendant 15 minutes. Sucrez avec du lactose. Buvez trois tasses au cours de la journée, loin des repas.
- *L'hydraste du Canada* (également appelée sceau d'or) présente l'avantage d'être à la fois un diurétique et un antiseptique des voies urinaires. Faites bouillir 3 g de racine en poudre dans 1/2 litre d'eau bouillante ; laissez refroidir et prenez 1 ou 2 cuillerées à thé cinq fois par jour.
- *Le millepertuis,* ancienne plante sacrée des druides, permet de soigner les catarrhes comme la cystite, notamment dans le cas de cystite chronique. On prendra 30 g de plante séchée pour 1 litre d'eau. Boire 125 g avant les repas, à concurrence d'1/2 litre par jour.
- *La myrtille*, tonique et fortifiante, a une action antiseptique, et est recommandée pour les infections urinaires, dont la cystite. Une cuillerée à soupe de feuilles pour 1/4 de litre d'eau bouillante, à répéter toutes les 3 heures.
- *La reine-des-Prés* est une plante diurétique, qui permet d'éliminer l'acide urique, et en règle générale les surcharges accumulées par l'organisme. Elle aide à calmer les douleurs urinaires. Deux à trois tasses d'infusion par jour : une cuillerée à thé de fleurs ou de sommités par 1/4 de litre d'eau bouillante. Laissez infuser 10 minutes.
- *Les sels minéraux*, une préparation composée de varech, de mousse d'Irlande et d'arrow-root, permettent de procéder à un nettoyage interne, notamment des voies urinaires (A.B. Howard). Vous trouverez cette préparation dans les entreprises spécialisées.

DENTS

Ce n'est pas notre propos ici d'exposer de façon exhaustive les soins que requièrent vos dents : il suffit de rappeler qu'il s'agit du terrain de la prévention par excellence. L'ivoire des dents ne se régénère pas. Son état après un certain âge dépend donc de la façon dont nous le traitons.

Trois bonnes raisons de prendre soin de votre bouche

Considérez qu'au fur et à mesure que vous prenez de l'âge, les dents deviennent de plus en plus importantes, et non le contraire : le système digestif, lui aussi plus fatigué, apprécie des aliments bien mastiqués, plus faciles à faire passer.

Si le fait de préparer l'avenir ne vous inspire pas — comme c'est souvent le cas aujourd'hui — vous pouvez vous motiver à prendre soin de vos dents en songeant qu'une bouche bien entretenue est toujours un atout : une haleine lourde, désagréable, peut poser un handicap sérieux, que ce soit dans vos rapports intimes ou en public. Une haleine fraîche est toujours plus agréable.

Dernier élément de motivation (négatif cette fois) : la douleur et les désagréments qui accompagnent les traitements dentaires. Sans oublier le prix des soins, lorsqu'ils ne sont pas remboursés. Le fait d'assimiler cette attitude vous aidera à la transmettre à vos enfants, qui, bien sûr, vous en seront reconnaissants toute leur vie.

Alimentation

Le sucre attaque les dents, et les preuves s'accumulent contre les farines raffinées, blanchies ; il se peut qu'elles soient responsables d'un certain affaiblissement des dents.

En revanche, les légumes crus, croquants, aident les dents à conserver leur robustesse ; l'absence de cuisson vous permet en plus de bénéficier pleinement de leurs avantages nutritifs.

Les aliments riches en calcium permettront d'empêcher vos dents de jaunir : fromage, noix, soja, amandes, haricots secs, lentilles, pois secs, blé et riz entiers, épinards, laitue, céleri, avoine, orge. Les pommes, croquées crues avec la peau, aident à garder blanc l'émail de vos dents, et à raffermir vos gencives. L'ortie servira de complément en calcium.

Soins

Le brossage des dents, bien sûr, matin et soir. Mais il serait bon aussi de voir se généraliser la pratique américaine d'utiliser tous les jours le fil dentaire, qui permet de nettoyer les interstices entre les dents. En effet, les débris de nourriture qui s'y logent finissent par se décomposer (c'est là l'origine de bien des mauvaises haleines) et par attaquer la gencive, qui recule progressivement et irréversiblement : c'est la parodontolyse.

A raison de deux ou trois millimètres, ne serait-ce que tous les cinq ou six ans, il n'est pas difficile de comprendre comment certaines dents finissent par se déchausser...

Par ailleurs, si vos dents vous font souffrir en mangeant, ou se mettent à bouger, vous pouvez avoir recours à un concentré de calcium, Calcium floratum.

Faites soigner les abcès dentaires par un praticien, dans la mesure où ils peuvent entraîner des complications. Enfin, la visite annuelle (au minimum !) chez le dentiste s'impose, ne serait-ce que pour le nettoyage de vos dents, afin d'empêcher l'accumulation du tartre, qui provoque parfois une gingivite.

Quant aux caries, ces trous dans l'émail des dents, elles ne se bouchent jamais toutes seules, sauf de résidus de nourriture, qui suivent alors leur cycle naturel...

PLANTES : Ail - Camomille - Cresson - Guimauve - Menthe - Sauge - Thym

- *L'ail,* à cause de ses qualités antiseptiques, peut aider à combattre l'infection d'un abcès dentaire. De plus, il aide à calmer la douleur : vous pouvez l'utiliser cru, écrasé, en applications directes.
- *La camomille romaine* aide à calmer les maux de dents en attendant de voir le dentiste, et les enfants apprécieront son effet tranquillisant : versez 1/4 de litre de lait bouillant sur 30 g de feuilles de camomille. Laissez infuser 3 minutes et faites des applications locales avec les plantes chaudes, et des bains de bouche avec l'infusion. Répétez plusieurs fois par jour.
- *Le cresson* a pour effet de raffermir les gencives. Mâchez des feuilles de cresson crues (également utile quand les gencives sont enflées).
- *La guimauve* agit sur les inflammations : c'est pourquoi vous pourrez faire appel à elle notamment en cas d'abcès dentaire. Faites des bains de bouche tièdes, à plusieurs reprises dans la journée, avec la macération de racine de guimauve : 20 g par litre, que vous laissez bouillir pendant 15 minutes.

- *La menthe poivrée* sert à faire des fumigations qui seront appréciées en cas de rhumatismes dentaires.
- *La sauge* permet d'agir contre les saignements des gencives, les dents branlantes et les ulcérations des gencives. On utilisera la décoction pour faire des bains de bouche ; 20 g par litre d'eau bouillante ; laissez infuser pendant 10 minutes.
- *Le thym* a plusieurs utilités pour ce qui est des dents. Il peut servir de dentifrice (mélangé à de la poudre de thym, de la poudre de sauge et de l'argile), et également calmer les douleurs dentaires, lorsqu'on fait appel à l'essence de thym. Citons aussi la recette d'un « élixir dentaire », qui permet d'aseptiser les plaies et à calmer les douleurs par des frictions. Faites macérer pendant 10 jours 100 g de thym dans 1 litre d'eau-de-vie. Ajoutez une cuillerée à café au verre à dents (Gérard Debuigne).

DENTS (ENFANTS QUI FONT LEURS)

Cette période nous fait payer cher la joie d'être parent.

La percée des dents s'accompagne parfois de fièvre ; elle se complique dans certains cas de diarrhée, d'un rhume, voire d'une bronchite ou d'une otite, ce qui illustre bien à quel point les différentes parties du corps sont intimement reliées entre elles. L'enfant est agité et ne se calme que dans vos bras, s'il n'est pas, au contraire, abattu.

PLANTES : Plantain - Guimauve

- *Le plantain*, en teinture-mère, contribue à soulager la douleur du nourrisson qui se calme quand on lui donne quelque chose a mordre, que ce soit un morceau de sucre (mauvais pour les dents...), un hochet ou un biscuit. Frictionnez-lui les gencives avec la teinture-mère de plantain (Plantago T.M.).
- *La guimauve* sert d'une autre façon : si vous en donnez la racine à mâcher à l'enfant, elle a pour effet de calmer rapidement l'inflammation des gencives ; de plus, elle a la vertu de faciliter la percée des dents.

DÉPRESSIFS (ÉTATS)

Avec l'aide d'un entourage compréhensif, une personne peut essayer d'affronter des états dépressifs légers. En revanche, dans certaines situations, quelle que soit la bonne volonté des personnes qui veulent nous aider, il n'y a pas d'autre solution que de faire appel à un personnel qualifié.

Par ailleurs, dès la crise passée, mieux vaut songer sérieusement à la psychothérapie, du moins dans les cas où l'état de dépression n'est manifestement pas lié à un manque physiologique. De toute façon, mieux vaut se préparer à rechercher activement les alternatives à une vie où la dépendance nous guette si souvent, et où le mal de vivre est latent.

Le pas décisif, c'est souvent le premier, celui où la personne décide de tout mettre en œuvre pour s'en sortir. Et cet objectif en soi est parfois plus important que les moyens pour y parvenir.

Mentionnons que, dans la mesure où elle contient des éléments riches en vitamines B et D, la levure de bière vivante est un complément alimentaire qui peut jouer un rôle appréciable.

PLANTES : Aubépine - Camomille - Coriandre - Girofle - Lavande - Mélisse - Menthe - Millepertuis - Thym - Valériane

- *L'aubépine* convient autant aux personnes mélancoliques qu'aux personnes nerveuses, agitées, qui ont des palpitations et des bouffées de chaleur. Elle calme le système nerveux et aide à faire baisser la tension artérielle. On prendra 2 ou 3 tasses d'infusion par jour, dont une avant le petit déjeuner et une au coucher : 20 g de fleurs pour 1 litre d'eau bouillante. Pour ces troubles nerveux, il est également utile de faire appel à la teinture : remplissez (sans tasser) un bocal de fleurs et de feuilles, sur lesquelles vous versez de l'huile d'olive. Laissez le bocal dans un endroit chaud, ou au soleil, pendant 6 à 7 semaines (si vous voyez apparaître de l'eau sur le dessus, videz-la) ; agitez fréquemment le bocal ; vous verrez l'huile virer progressivement au rouge ; passez avec un linge fin et entreposez dans un récipient opaque. L'huile d'aubépine se garde jusqu'à deux ans. Pour les cas d'agitation nerveuse, une cuillerée à café au coucher.
- *La camomille* est un sédatif qui a aussi pour effet d'ouvrir l'appétit, et s'avère utile pour les crises nerveuses, les dépressions et les insomnies. Elle aide à surmonter les contrariétés et à se sortir des états dépressifs.

- *La coriandre*, un tonique à l'effet euphorisant, permet d'aider les personnes tristes, déprimées et qui manquent de tonus nerveux. Veillez toutefois à ne pas en abuser, car cela risquerait de produire un état d'excitation à peine préférable : une tasse après chaque repas. Deux cuillerées à café pour 1/4 de litre d'eau bouillante ; laissez infuser 10 minutes.
- *Le girofle* a un effet bénéfique sur les personnes qui souffrent de dépression légère ; il suffit d'ajouter un clou de girofle ou deux dans une infusion de menthe poivrée ou de camomille.
- *La lavande* s'avère utile en cas de neurasthénie et pour toutes les personnes nerveuses, qui ont souvent des palpitations et des tremblements. Elle est à même d'« émousser la sensibilité douloureuse » : l'infusion requiert 30 g de fleurs par litre d'eau bouillante. Laissez infuser pendant 10 minutes.
- *La mélisse*, dont on disait autrefois qu'elle réjouit le cœur, a un effet à la fois tonique et sédatif. Ce calmant et tranquillisant naturel, dont les médecins arabes faisaient usage dès le Moyen Age, s'avère fort utile pour les personnes trop exaltées, hypernerveuses, irritables ou déprimées. On en prendra 3 ou 4 tasses d'infusion par jour. 20 g de sommités pour 1 litre d'eau.
- *La menthe* a sur le système nerveux une action calmante, tout en étant un tonique et un fortifiant, ce qui en fait une boisson indiquée pour les personnes qui souffrent de nervosisme ou de névrose. L'infusion requiert 20 g environ de feuilles sèches par litre d'eau bouillante. On en boira 2 ou 3 tasses par jour.
- *Le millepertuis* (ou *hypericum*, en latin), qualifié de "Prozac® végétal", car il serait capable, comme le célèbre Prozac®, de prolonger la production de *sérotonine*, ce neurotransmetteur qui "pacifie" le cerveau et que les dépressifs ont de la difficulté à métaboliser correctement. Mais le millepertuis se différencie de tout autre médicament en ce qu'il n'exerce pas les mêmes effets secondaires désagréables.

  Certes, il faudra encore d'autres études pour bien le connaître. Néanmoins, en Allemagne, où les psychiatres et les médecins le prescrivent volontiers, on n'a pas trouvé grand-chose à lui reprocher.

  Pour profiter des effets du millepertuis, il ne suffit pas de faire infuser quelques feuilles. Le psychiatre américain Harold Bloomfield, qui a consacré tout un livre à cette plante (*Hypericum & Depression*), estime qu'il faut utiliser les extraits ayant servi dans les études concluantes effectuées à ce jour. Il s'agit des marques allemandes *Jarsin* ou Jarsin 300.

- *Le thym* est un stimulant général. Il peut aider une personne à se changer les idées, dans la mesure où il calme les angoisses et chasse les idées noires. Cinq ou six tasses d'infusion par jour : 15 g par litre d'eau bouillante.
- *La valériane* sera utile pour les personnes constamment fatiguées, neurasthéniques, et les personnes hyperexcitées, voire hystériques, ou qui ont des insomnies, des palpitations, des convulsions. 50 g de racines séchées par litre (vous pouvez également ajouter du tilleul pour compenser le goût amer de la valériane).

DERMATOSES

On regroupe sous ce terme un certain nombre d'affections de la peau (acné, eczéma, gale, furoncles, impétigo, psoriasis, urticaire). Elles sont d'origine parasitaire ou infectieuse, ou peuvent être provoquées par le frottement, la chaleur, etc.

Certaines dermatoses sont causées par des produits chimiques (des produits ménagers ou des produits employés dans certaines professions).

Les allergies sont parfois à l'origine de certains eczémas ; notez à ce propos que même nos amies les plantes peuvent avoir des effets néfastes sur certaines personnes. La camomille et le rhus toxicodendron, par exemple, voire une trop forte consommation de fraises chez les enfants, peuvent provoquer des réactions cutanées.

Il faut également savoir que certains médicaments allopathiques (antalgiques, barbituriques, bromures, corticoïdes, laxatifs, mercure, quinine, sulfamides, ainsi que les injections répétées de vitamines B), employés à fortes doses ou pendant des périodes prolongées, déclenchent parfois des réactions cutanées.

Soins

On peut dire que les dermatoses exigent habituellement un traitement qui ne se limite pas à des applications locales, mais correspond à une approche d'ensemble : il peut s'agir de marches au grand air ou de cures (de jus, de tisanes ou d'eau). Les méthodes pour combattre le stress pourront également être utiles.

Les plantes sont ici sur leur terrain de prédilection. En général, il faut stimuler le fonctionnement des reins par l'emploi de plantes dépuratives, diurétiques, pour aider à nettoyer le sang et ainsi contribuer à éliminer les causes de l'affection. Les bains de petit lait chaud pourront aider dans le cas de certains eczémas et des dartres (pityriasis).

Alimentation

Adoptez une alimentation aussi naturelle que possible (moins de produits transformés, préparés industriellement). Les vitamines B, qui aident à réduire le stress, pourront s'avérer efficaces : mentionnons notamment la levure de bière vivante, qui aide à éviter ou à combattre certaines dermatoses grâce à sa teneur en vitamine B8 (voir Vitamines).

Le germe de blé est un autre supplément alimentaire précieux pour les maladies de peau, comme l'eczéma par exemple. Des salades de jeunes pousses d'ortie et d'épinards cultivés biologiquement aident à faire disparaître les éruptions.

Aliments à éviter

Et puis, il y a bien sûr les aliments à rejeter : les viandes en conserve, celles qui sont fumées, salées, marinées, faisandées, ou très grasses ; le saucisson, la saucisse, le boudin, les ris de veau, la cervelle, les tripes, les pieds de porc et de veau. Viennent ensuite les poissons salés, séchés, fumés, en conserve (y compris les sardines en boîte). Au chapitre des légumes, qui comporte tout de même ses interdictions, vous vous abstiendrez de haricots noirs et d'oseille. Soupes au lard, bouillons gras, potages tout préparés, à base de poisson ou de pois cassés sont également à éviter. Les sucreries, le beurre noir, les huiles ou les fritures qui servent à plusieurs reprises (comme c'est la pratique dans certains restaurants) sont également à mettre de côté.

Lorsque le foie est impliqué dans ces troubles, et c'est souvent le cas, évitez les aliments acides : citron, orange, pamplemousse, ainsi que les baies, les pommes crues, mais aussi le vin, le cidre, le café, le chocolat et le cacao.

PLANTES : Artichaut - Bardane - Camomille - Carotte - Cerfeuil - Chélidoine - Chicorée - Chiendent - Cresson - Douce-amère - Fumeterre - Guimauve - Mauve - Menthe - Noyer - Ortie - Pensée sauvage - Plantain - Pissenlit - Salsepareille - Souci - Véronique

- *L'artichaut* est utile en cas d'eczéma et d'acné, notamment quand ces troubles sont reliés à des troubles du foie ou à un taux élevé de cholestérol. Il est cholagogue et diurétique, à condition de ne pas se contenter d'en déguster les feuilles et le cœur. La décoction : faites bouillir 30 g de feuilles dans 1 litre d'eau, pendant 10 minutes.
- *La bardane* est pour ainsi dire la plante par excellence des problèmes de peau. Dépurative, diurétique, laxative, elle aide à éliminer les toxines, et s'avère utile dans toutes les affections de la peau : anthrax, acné, eczéma, et furonculoses en particulier. Une tasse chaque matin, à jeun, suivie d'une ou deux tasses au cours de la journée.
- *La camomille* permet de calmer et d'adoucir les peaux sensibles, irritées et sèches : mettez 50 g de camomille à infuser dans 300 g d'eau bouillante pendant 10 minutes. Passez sur le visage un tampon de coton, puis de lin, imbibés de cette préparation ; gardez le tampon de lin pendant 10 minutes. Matin et soir, pendant une semaine.
- *La carotte* permet de faire des compresses pour les dermatoses du visage (impétigo et eczéma) : appliquez les compresses de pulpe de carotte crue sur la région malade.
- *La chélidoine* permet de préparer une pommade qui aide à guérir le psoriasis lorsqu'il forme des croûtes : extraire 5 g de chélidoine majeure, mélangés à 50 g de saindoux. Conservez au réfrigérateur. Faites des applications deux fois par jour.
- *Le cerfeuil*, une plante digestive, diurétique et stimulante, sert contre l'eczéma, les scrofules et les abcès. Vous pourrez mélanger le cerfeuil avec de l'achillée et de la dent-de-lion, pour faire une cure d'infusion.
- *La chicorée* sert à nettoyer le sang, à rafraîchir le teint et à effa-

cer les affections cutanées. On la prendra en infusion : 30 g de feuilles (et non de racines), pour 1 litre d'eau.

- *Le chiendent*, diurétique, cholagogue et dépuratif, agit dans les cas d'eczéma. Buvez-en jusqu'à 1 litre par jour. Faites bouillir 30 g de rhizomes dans 1/4 de litre pendant 1 minute. Jetez cette eau amère, écrasez le chiendent, et faites-le bouillir dans 1,25 litre d'eau, jusqu'à réduction à un litre. Ajoutez un zeste de citron. Laissez refroidir et filtrez.
- *Le cresson*, en jus, est un dépuratif que vous pouvez prendre chaque jour, parce que très riche en vitamines et en sels minéraux : 1/2 tasse de jus frais par jour. Pour plus d'efficacité, vous pouvez mélanger ce jus à parts égales avec une décoction de laitue (60 g de laitue pour 1 litre d'eau, que vous faites bouillir pendant 20 minutes), de l'infusion de chicorée (voir plus haut), et de l'infusion de fumeterre (voir plus loin). Le cresson permet aussi de faire disparaître les rougeurs causées par le soleil : faites des lavages avec 50 g de jus de cresson et 10 g d'essence d'amandes amères.
- *La douce-amère*, en compresses, est conseillée pour soigner les dartres et les herpès. Vous préparerez une décoction pour l'utiliser comme lotion. Faites bouillir 30 g de racines dans 1 litre d'eau pendant 15 minutes.
- *La fumeterre*, grâce à ses propriétés dépuratives et antiscorbutiques, travaille de façon fort efficace contre les dartres et les affections cutanées en général. Elle sert aussi à régulariser la sécrétion biliaire. On en prendra 2 ou 3 tasses par jour, malgré son goût amer. Vous pouvez aussi la mélanger au jus de cresson (voir plus haut) : 40 g de plante entière pour 1 litre d'eau bouillante.
- *La mauve et la guimauve* serviront à faire des cataplasmes. Elles calment les irritations et les inflammations, et ont un effet adoucissant. Vous pouvez aussi faire des applications avec le suc frais, extrait par pression, pour combattre les psoriasis formant des croûtes. Préparez des cataplasmes chauds avec des feuilles de l'une ou de l'autre plante, que vous appliquerez sur les régions atteintes. Pour les psoriasis et les dermites nerveuses, vous pouvez également faire macérer 200 g de plantes pendant la nuit et les ajouter à l'eau du bain, que vous prendrez pendant 20 minutes, en gardant la région du cœur hors de l'eau.

- *La menthe* a des qualités vulnéraires et résolutives, ce qui signifie qu'elle aide à guérir les tissus atteints et qu'elle atténue les inflammations. Elle soigne les eczémas, la gale et certaines dermatoses. Elle aide aussi à calmer les démangeaisons. Faites infuser 50 g de feuilles de menthe par litre d'eau pendant 10 minutes, pour faire des applications et des compresses. Vous pouvez aussi employer l'huile de menthe : mettez 50 g de menthe fraîche dans 1,5 litre d'huile d'olive, que vous laissez macérer au soleil ou au chaud pendant 1 semaine ; filtrez et gardez dans un récipient fermé.
- *Le noyer* permet de soulager rapidement les douleurs dans le cas de dermatoses mais aussi d'ulcères variqueux, d'impétigo, d'eczéma et d'erythème. Utilisez la feuille de noyer fraîche écrasée, ou encore bouillie, en applications directes.
- *L'ortie*, que vous pouvez consommer en salade, est une plante cholagogue, diurétique et dépurative qui aide à nettoyer le sang et désintoxiquer l'organisme. Elle permet de combattre l'eczéma chronique et l'urticaire. Prenez une cuillerée à soupe de feuilles ou de racines, faites-les bouillir (2 minutes pour les feuilles, 5 pour les racines) et laissez infuser pendant 5 minutes dans 1/4 de litre d'eau.
- *La pensée sauvage* est une autre plante merveilleuse pour les affections de la peau. Ses qualités toniques, dépuratives, diurétiques et même laxatives en font votre alliée contre une quantité de maux : croûte de lait, urticaire, herpès, psoriasis, acné, impétigo et eczéma. Elle vous sera particulièrement utile pour soigner les éruptions cutanées chez les enfants. Vous pouvez consommer la pensée sauvage en infusion, conjointement aux salades, aux épinards et aux pousses d'ortie (voir plus haut).

  Il est bon de savoir que dans le cas de l'acné, l'emploi de la pensée sauvage commence par déclencher des éruptions qui ensuite se vident et disparaissent. Deux tasses par jour, une à jeun le matin, et une avant le repas du soir.
- *Le pissenlit* est un diurétique, dont l'action porte notamment sur les dermatoses en rapport avec une insuffisance hépatique. 2 tasses par jour entre les repas. 30 à 60 g de racines pour 1 litre d'eau. Faites bouillir pendant 1/2 heure et laissez infuser pendant 4 heures.

- *Le plantain* est un astringent doux, un cicatrisant qui aide à guérir de nombreuses affections de la peau : panaris, ulcères, abcès, dartres, et dermatoses rebelles. Utilisez le suc de la plante ou la décoction : 100 g de feuilles pour 1 litre d'eau bouillante, que vous laissez bouillir pendant 20 minutes.
- *Le souci des champs* permet de soigner différentes affections de la peau : dermatophyties (ou dermatoses à champignons), croûtes de lait, impétigo, eczéma, furoncles, verrues, acné : 100 g de fleurs séchées (ou 50 g de fleurs fraîches), dans un litre d'eau froide que vous portez à ébullition pendant 10 minutes. La pommade de souci peut venir à bout des dermatophyties des pieds : appliquez de la décoction de souci, ou de la pommade de souci. Faites bouillir pendant 45 minutes 100 g de pétales dans 1/2 litre d'eau. Filtrez, ajoutez deux fois le même poids de saindoux, et faites cuire jusqu'à évaporation du liquide. Cette pommade peut aussi servir en cas de dermatophyties de la vulve.

  Note : pour soigner les eczémas chroniques, combinez l'ortie et la véronique officinale pour obtenir une synergie d'action entre les deux plantes.
- *La véronique officinale* permet de soigner les eczémas chroniques, et s'avère utile pour l'ensemble des affections dermiques : laver les tiges et les fleurs, puis passez-les au presse-fruits. Gardez le suc au réfrigérateur : 2 ou 3 cuillerées par jour, que vous pouvez mélanger à l'infusion d'ortie.

DERMITE Voir DERMATOSE

La dermite figure au nombre des dermatoses (voir cette rubrique) qui se manifestent par des inflammations.

DÉSINFECTANT Voir ANTISEPTIQUES

Habitués à n'utiliser que des produits chimiques pour les travaux ménagers et pour désinfecter nos habitations — voire pour nous laver — nous sommes parfois déconcertés d'apprendre qu'il existe des produits entièrement naturels tout aussi efficaces. Ceux-ci ont l'avantage d'être entièrement respirables, et beaucoup moins susceptibles de causer des troubles de peau (voir Dermatose).

PLANTES : Eucalyptus - Pin 1 - Vinaigre des quatre voleurs

- *L'eucalyptus* a des qualités antiseptiques qui permettent d'éviter les infections ; on peut l'utiliser à la place de la teinture d'iode ou l'iodine. De plus, il aide à la cicatrisation. Les fumigations d'eucalyptus dans la chambre d'une personne malade aident à désinfecter la pièce et à en éliminer les bactéries ; en inhalation, il permet de dégager les voies respiratoires. Pour désinfecter les plaies, utilisez quelques gouttes d'extrait. Quant aux fumigations, faites bouillir 15 g de feuilles à découvert dans la pièce en question.
- *Le pin* est un désinfectant et un cicatrisant : faites bouillir 30 g de bourgeons dans 1 litre d'eau pendant 5 minutes.
- *Le vinaigre des quatre voleurs* tire son nom étrange d'une histoire qui ne l'est pas moins. Au XVIIe siècle à Toulouse, au cours d'une épidémie de peste qui fit plus de 50 000 victimes, on mit la main sur quatre voleurs qui détroussaient sans vergogne — et apparemment sans mal — les pestiférés décédés dans des maisons infestées. Le juge leur promit la vie sauve et la liberté s'ils révélaient leur secret.

Nos quatre voleurs s'exécutèrent et révélèrent la recette d'une préparation, avec laquelle ils se lavaient, et qu'ils buvaient régulièrement. Une fois leur secret dévoilé, on les exécuta tout de même.

Un siècle plus tard, la recette fut retrouvée par d'autres voleurs, de Marseille cette fois, qui l'utilisèrent aux mêmes fins. Et le même manège de se répéter avec le juge, à cette différence près qu'on leur accorda cette fois le pardon.

On a réussi à garder la recette, aujourd'hui encore considérée comme un puissant désinfectant pour les planchers, les éviers, les sommiers de lit, les casseroles et les pots, les chambres de malades, les W.C. et les cuisines. Elle permet de combattre une odeur d'humidité dans une maison, de nettoyer les murs et le plancher d'une pièce qui a abrité un grand nombre de personnes.

Faites macérer pendant 10 jours (au soleil ou dans un endroit chaud) la préparation suivante, dans 2,5 litres de vinaigre de cidre : 5 g d'acore, 5 g de cannelle, 5 g de girofle, 5 g de muscade, 40 g de grande absinthe, 40 g de petite absinthe, 40 g de lavande, 40 g de romarin et 40 g de sauge. Filtrez en pressant bien. Ajoutez plusieurs gousses d'ail. Quelques jours plus tard, filtrez à nouveau. Scellez avec de la cire pour conserver.

Pour un usage externe sur le corps, diluez le vinaigre des quatre voleurs dans l'eau. Pour utiliser la préparation à titre préventif, lors d'une épidémie de maladies contagieuses, prenez une cuillerée à thé diluée dans un verre d'eau, sans dépasser une cuillerée par heure.

DIABÈTE

Le diabète, qui doit toujours être diagnostiqué par un médecin, se manifeste par une soif marquée, une augmentation du volume des urines, des démangeaisons, une faim qui n'est jamais satisfaite, l'aggravation des plaies, mêmes mineures, et l'apparition de différentes affections cutanées (furoncles, eczémas, intertrigo, etc.).

On distingue le diabète gras, chez les personnes approchant la cinquantaine, et le diabète maigre, aussi appelé « diabète des jeunes ».

Le diagnostic d'un diabète gras provient de trois types d'examens : le dosage de sucre dans le sang (glycémie), dans les urines (glycosurie), et l'hyperglycémie provoquée.

Les résultats de ces examens médicaux permettent de déterminer à quelle catégorie de diabétique vous appartenez : les latents, qui ont du diabète à partir de circonstances exceptionnelles ; ensuite les diabétiques chimiques, les diabétiques cliniques et les diabétiques potentiels.

Alimentation

Sans entrer dans les détails pour chaque cas particulier, mentionnons que le régime porte sur la réduction des hydrates de carbone (féculents et sucre notamment, que l'on ne cherche plus à écarter complètement, en raison des risques de coma diabétique), les graisses animales et végétales, et les protéines (viande, œufs, fromage). En règle générale, il est préférable de renoncer à l'alcool.

Les aliments recommandés

Les champignons renferment une substance hypoglycémiante (de hypo = moins, et glycémie = sucre) et sont donc recommandés ; les noix (qui ont une influence bénéfique sur le foie), les légumes crus, les jus de carotte, les salades d'endives et les salades garnies d'oignons, l'huile de tournesol pressée à froid sont également indiqués. Mastiquez longuement et avalez lentement.

L'artichaut, à cause de sa teneur en inuline, est un hydrate de carbone assimilable par les diabétiques.

L'ail, le fenugrec, la noix de coco, les épinards et les poireaux aident aussi à régulariser les niveaux de sucre. Vous pouvez ainsi manger des oignons et de l'ail cru, avec du pain, pour faire diminuer votre taux de sucre. Le jus de concombre et le céleri sont réputés faire descendre le taux de sucre dans le sang.

Parmi les légumes dont la présence dans l'assiette est bien tolérée par les diabétiques, mentionnons l'asperge, la chicorée, le cresson, le chou, le haricot, la pomme de terre et les salsifis.

Enfin, il faut signaler l'action non négligeable de la levure de bière vivante, qui « accroît la tolérance du sucre chez le diabétique, augmente son emmagasinage dans le foie et fait disparaître les maladies de peau causées par le diabète » (Micheline Cotté). Les médecins allemands la recommandaient à leurs patients dès la fin du siècle dernier.

Soins

En stimulant le pancréas, des douches chaudes prolongées permettent dans certains cas une meilleure assimilation des sucres. Les climats froids et humides sont contre-indiqués. Enfin, il existe un bon nombre de plantes à l'effet hypoglycémiant (c'est-à-dire permettant d'abaisser le taux de sucre dans le sang) : la nature nous offre ici l'embarras du choix.

Notez bien que si certaines plantes, certains légumes peuvent effectivement avoir cet effet hypoglycémiant, il ne faudrait pas voir là une incitation à se passer du médecin, allopathe ou homéopathe, qui seul peut assurer le contrôle médical nécessaire.

PLANTES : Bardane - Chicorée - Eucalyptus - Galega - Haricot - Mûrier - Myrtille - Noyer - Ortie - Pissenlit

- *La bardane* permet de diminuer le taux de sucre dans le sang, en plus de son effet dépuratif, diurétique et laxatif. Elle agit également sur les affections de la peau qui accompagnent souvent le diabète. On en prendra une tasse le matin à jeun et 1 ou 2 autres tasses au cours de la journée : faire bouillir 60 g de racines pendant 10 minutes dans 1 litre d'eau.
- *La chicorée* donne une infusion légèrement laxative, qui agit comme tonique intestinal — Galien l'appelait « l'amie du foie » —, aide à régulariser le taux de sucre dans le sang, permet de diminuer le volume des urines et apaise la soif. Vous pouvez la prendre en salade, au début du repas, ou en infusion. Une tasse au lever, une tasse au coucher : 50 g de racines sèches, ou 15 g de feuilles sèches, dans 1 litre d'eau bouillante.
- *L'eucalyptus* permet de diminuer le taux de sucre dans le sang et dans l'urine ; il est aussi un stimulant et un antiseptique des voies urinaires. L'infusion requiert de 20 à 30 g de feuilles pour 1 litre d'eau. 4 ou 5 tasses par jour.
- *La galega officinale* contribue à réduire le taux de sucre dans le sang et augmente la tolérance des diabétiques face aux hydrates de carbone ; mais il faut faire des tests réguliers pour éviter l'excès contraire, qui vous ferait courir le risque d'un coma diabétique. On prendra 3 ou 4 tasses d'infusion par jour, à raison de 20 g de plante par litre d'eau.
- *Les haricots* aident à faire baisser le taux de sucre dans le sang et peuvent servir notamment en cas de diabète léger. Il s'agit de manger les cosses de haricots. Pour un maximum d'efficacité, elles seront cueillies avant que les haricots n'arrivent à maturité, consommées et prises en association avec une infusion de mûre ou d'ortie. Une cure de haricots en cas de diabète suppose d'en manger 4 à 8 kilos par semaine.
- *Le mûrier*, depuis longtemps employé contre le diabète, permet lui aussi de faire diminuer, voire disparaître la glycosurie. L'infusion de feuilles requiert 60 g de feuilles pour 1 litre d'eau bouillante. Une tasse avant chaque repas (on emploie aussi l'extrait fluide pharmaceutique).

- *La myrtille* fait suffisamment baisser le taux de sucre dans le sang pour qu'on la considère comme un antidiabétique efficace. D'ailleurs, l'extrait qu'on en tire, la myrtilline, a déjà été baptisé « l'insuline végétale ». Il faut, toutefois, que les feuilles de la plante aient été cueillies avant la maturation des fruits. La myrtille aura d'autant plus d'efficacité que vous la mélangerez à parts égales avec des haricots, de l'ortie ou du pissenlit. Pour préparer l'infusion, prenez une poignée de feuilles par litre d'eau bouillante ; buvez en l'espace de 24 heures. Vous pouvez aussi mettre les feuilles à macérer dans 2 litres d'eau froide pendant une nuit, puis faire bouillir jusqu'à diminution de moitié.
- *Le noyer* a une efficacité reconnue en cas de diabète, notamment le diabète gras. Il fait réduire le taux de sucre dans le sang, apaise la soif et diminue l'envie d'uriner. Il permet aussi d'éviter certaines complications dues au diabète. Vous en ferez votre boisson courante. L'infusion requiert 20 g de feuilles pour 1 litre d'eau bouillante.
- *L'ortie* est un hypoglycémiant qui a en même temps une action dépurative et désintoxicante. Elle combat aussi l'eczéma, l'urticaire et la diarrhée, et constitue un remontant en cas de fatigue générale. On en boira 3 à 4 tasses par jour : faites bouillir 40 g de racines pendant 5 minutes (2 minutes s'il s'agit de feuilles) et laissez infuser pendant 10 minutes.
- *Le pissenlit* aide à soigner le diabète ainsi que les démangeaisons, les dartres et les éruptions cutanées. Il faut en mâcher jusqu'à une dizaine de tiges, cueillies pendant que la plante fleurit (les feuilles tendres et les jeunes pousses sont moins amères). On en mangera une salade midi et soir pendant une quinzaine de jours. Pour la décoction, à prendre au cours de la journée, hachez finement 50 à 60 g de racines par litre d'eau ; laissez bouillir pendant 10 minutes. L'infusion se prépare avec les feuilles, fraîches ou sèches, à raison de 50 g environ par litre d'eau bouillante.

DIARRHÉE

Nul besoin de décrire cette affection désagréable... Pourtant, elle correspond parfois à un phénomène de « nettoyage » contre lequel on n'a pas besoin de réagir à moins qu'elle ne prenne une ampleur démesurée. Il faut aussi savoir que la diarrhée n'est parfois qu'un symptôme, la pointe visible de l'iceberg : infection bactérienne, gastro-entérite, empoisonnement, dysenterie, allergies alimentaires, colite, affection des reins, autant de facteurs qui peuvent être à l'œuvre derrière cette manifestation. Une alimentation mal adaptée, une mastication insuffisante, des troubles glandulaires peuvent aussi en être l'origine, de même que certains antibiotiques (cyclines, ampicilline, néomycine, etc.). Dans le cas des nourrissons, une otite est parfois en cause.

S'il y a fièvre persistante, il faut consulter d'urgence un médecin. De même, si la diarrhée s'accompagne de douleurs abdominales et de fièvre, suivies d'un amaigrissement général, il faut craindre la dysenterie, pour laquelle les plantes ne peuvent jouer qu'un rôle de second plan. Le médecin devra prescrire des antibiotiques (voir cette rubrique). De toute façon, il est préférable de faire examiner tout cas de diarrhée aiguë par le médecin.

Alimentation

L'alimentation joue un rôle de premier plan dans ce genre d'affection du système digestif. Consultez la rubrique Régime hypotoxique, en tenant compte des aliments à éviter : les aliments riches en cellulose, l'oseille, la rhubarbe, le lait et les sauces grasses. Les aliments qui peuvent provoquer la fermentation sont à écarter également ; fruits, légumes crus, sucreries, chou cru ou cuit. Mangez du fromage doux, de l'avoine, des pommes de terre en robe des champs et du riz naturel. Les fruits astringents comme les pommes, les bananes, les myrtilles sont recommandés. Mangez peu de pain et de légumes secs. La levure de bière vivante peut s'avérer utile en cas de diarrhée aiguë.

Pour soigner la diarrhée du nourrisson, vous pouvez avoir recours à la recette suivante pendant trois jours. Faites bouillir des parts égales de blé, d'orge et d'avoine, fraîchement et grossièrement moulus ; laissez reposer quelques minutes, puis faites bouillir jusqu'à diminution du tiers. Filtrez et donnez cette préparation chaude à l'enfant.

Soins

En cas de diarrhée affaiblissante, vous pouvez avoir recours à des bains de siège à l'eau très froide.

PLANTES : Aigremoine - Ail des ours - Alchémille - Bistorte - Carotte - Caroube - Cassis - Myrtille - Plantain - Ronce

- *L'aigremoine* est efficace à cause du tanin qu'elle renferme et qui en fait un antidiarrhéique permettant de soigner les entérites et les affections chroniques du foie. Faites bouillir pendant 5 minutes 30 g de feuilles ; laissez infuser pendant 10 minutes ; buvez-en 3 tasses par jour, loin des repas.
- *L'ail des ours* frais est utile contre la diarrhée, aiguë et chronique. On le prendra en salade, comme légume ou en soupe. Vous pouvez aussi recourir à la liqueur d'ail : remplissez un bocal de feuilles fraîches ou de bulbes finement hachés, que vous couvrez avec de l'alcool à 40° ; scellez le bocal et laissez-le au soleil ou dans un endroit chaud pendant 2 semaines. Prenez-en 15 gouttes par jour, diluées dans un verre d'eau.
- *L'alchémille* a une action astringente sur l'inflammation des muqueuses et peut donc aider dans le cas de diarrhées non bactériennes ou causées par des germes pathogènes. Chaque jour, on prendra 2 ou 3 cuillerées de décoction : 5 g de feuilles, bouillies pendant 10 minutes dans 1 dl d'eau (1/3 de tasse à mesurer).
- *La bistorte* est une plante dont l'action antidiarrhéique est due, entre autres, à sa haute teneur en amidon et en substances taniques. On recommande de boire 3 g de racines macérées dans 1 dl d'eau (1/3 de tasse à mesurer) pendant 1/4 d'heure, deux fois par jour.
- *La carotte*, en jus, aide à soigner la diarrhée du nourrisson (notez que chez l'adulte, elle guérit plutôt la constipation).
- *Le caroube* est un autre recours contre la diarrhée des nourrissons. Remplacez le biberon par cette décoction : faites bouillir pendant 10 minutes 50 g de farine de caroube dans 1 litre d'eau (jusqu'à 6 mois) ou dans 1 dl d'eau (après 6 mois).
- *Le cassis* permet de soigner la diarrhée chronique : l'infusion requiert 20 g de jeunes feuilles pour 1/2 litre d'eau bouillante, 4 ou 5 fois par jour.

- *La myrtille* est un antidiarrhéique qui combat les inflammations de l'intestin. Elle est à consommer en décoction : faites bouillir deux tasses de racines ou d'écorce dans 1,5 litre d'eau, jusqu'à évaporation au tiers. Prenez 1 ou 2 cuillerées à la fois, jusqu'à 4 fois par jour, ou davantage si nécessaire.
- *Le plantain* est une de ces plantes à deux faces : antidiarrhéique à faible dose, elle devient laxative à forte dose. 120 g de racines fraîches et 30 g de semences ; broyez le tout, faites bouillir dans 1 litre d'eau jusqu'à réduction d'un tiers. Ajoutez un peu de sucre et cuisez à nouveau (N. Lémery, Pharmacopée universelle).
- *La ronce*, astringente et riche en tanin, est utile pour soigner la diarrhée, la dysenterie et la gastrite. Vous boirez 4 tasses de décoction par jour : 40 g de feuilles pour 1 litre d'eau ; faites bouillir 2 minutes et infuser 10 minutes.

DIGESTION Voir aussi APPÉTIT

Une bonne digestion est aujourd'hui un atout indéniable : un si grand nombre de personnes sont incommodées de façon quotidienne par un dérèglement de cette fonction essentielle !

Nombreux sont ceux qui, par ailleurs, affirment avoir une excellente digestion alors qu'ils restent sourds aux avertissements que lance leur estomac (acidité, digestion difficile, douleurs diverses, etc.).

Qualité de vie

Le premier pas vers une bonne digestion, outre ce que vous avez dans l'estomac, est ce que vous avez dans le cœur et la tête, au moment de vous mettre à table.

La table devrait être un lieu sacré, dont les discussions orageuses sont exclues. La bonne humeur à table aide beaucoup à une saine digestion, et représente donc un facteur de santé important, qu'il est (relativement) facile de travailler.

Petite étiquette de santé

Mangez à heures fixes et surtout, prenez votre temps pour manger. Cette dernière exhortation est particulièrement utile de nos jours. Notre estomac assimile beaucoup plus facilement des aliments bien mastiqués ; le travail de tout le système digestif s'en trouve allégé.

De plus, manger trop vite ou trop chaud provoque des catarrhes des muqueuses, premier pas vers la formation d'ulcères de l'estomac (les catarrhes sont des inflammations aiguës ou chroniques des muqueuses avec hypersécrétion). Les ulcères se manifestent généralement par des crampes ; il est bon alors de consommer des verres entiers de jus de pommes de terre crues dilué dans de l'eau chaude.

Après le repas, la détente est préférable ; ce n'est pas le moment de s'asseoir sur une chaise droite pour travailler, comme nous le faisons trop souvent : cette position ne facilite pas la digestion.

Autant que possible, prenez les plats acides et les protéines au début du repas.

Le fait d'utiliser certaines herbes comme aromates facilite également la digestion : mentionnons le persil, le thym, le laurier, le cerfeuil, la ciboulette. Les légumes comme l'ail, le thym, l'oignon et l'échalote jouent le même rôle. Outre les plantes, les vitamines A, B1 et C permettent de stimuler votre digestion (voir Vitamines).

Dans le cas des estomacs paresseux

Des sensations de pesanteur et de somnolence se font sentir après les repas (surtout lorsqu'ils sont lourds, ou un peu trop copieusement arrosés).

Si vous ressentez des douleurs, des aigreurs, des brûlures ou des fringales subites, choisissez de ne boire qu'entre les repas, et non en mangeant.

Encore une fois, mastiquez bien, et évitez de manger beaucoup de pain au cours des repas : vous vous épargnerez probablement la sensation d'avoir le ventre tout gonflé en sortant de table. Les personnes dont le régime est bien équilibré ne ressentent d'ailleurs pas cette sensation.

La levure de bière est un excellent adjuvant pour une bonne digestion : les vitamines B et les protéines de levure qu'elle contient assurent une plus grande contraction de l'appareil digestif, ainsi qu'une meilleure action des sucs digestifs, ce qui aboutit à une évacuation améliorée.

Quant aux fumeurs, faites tout pour ne prendre votre première cigarette qu'après le petit déjeuner. Après, bien que cela n'ait pas de rapport avec votre estomac, attendez le plus longtemps possible : ce pourrait être le premier pas vers la libération...

Digestion et prévention

Encore une fois, une bonne digestion est un atout préventif indispensable à tout âge : presque tous les aspects de la santé sont reliés d'une façon ou d'une autre à une question de digestion. En témoigne le nombre de fois où des conseils de table précèdent les remèdes dans le présent ouvrage.

La liste de plantes qui suit est assez longue, et pourtant loin d'être exhaustive. Comme si la nature voulait s'assurer que nous ayons toujours sous la main de quoi éviter les problèmes de digestion.

Devant cette masse d'informations, qui risque d'être un peu... indigeste, nous vous proposons d'identifier dans un premier temps les plantes susceptibles d'aider votre cas. Vous pouvez ensuite procéder selon les plantes qui vous sont le plus facilement accessibles, ou encore aller vers vos préférées.

Note : un effort a été fait pour faire ressortir la « personnalité » de chaque plante, ses propriétés indépendamment de son appartenance au groupe des plantes digestives. En revanche, malgré leurs nombreuses vertus, les plantes ne peuvent pas compenser tous nos abus...

PLANTES : Aigremoine - Angélique - Anis vert - Artemise - Camomille - Câprier - Cardamome - Carotte - Carvi - Cerfeuil - Coriandre - Cumin - Dépuration corrective - Estragon - Eucalyptus - Gentiane - Mélisse - Menthe poivrée - Ortie - Reine-des-prés - Rhubarbe asiatique - Roseau odorant - Sauge - Serpolet - Thym - Verveine

- *L'aigremoine* sera utile notamment quand les troubles de l'estomac s'accompagnent d'entérite, de diarrhée et d'affections chroniques du foie. Elle aide à tonifier un système digestif un peu paresseux. De plus, elle a un effet heureux sur l'acidité et les ulcères, car elle facilite l'assimilation de la nourriture. 3 ou 4 tasses par jour. 20 à 30 g pour 1 litre d'eau.

- *L'angélique* est digestive, apéritive, stimulante, tonique, décongestionnante ; elle agit sur les douleurs et les gonflements d'estomac et aide les personnes faibles ou anorexiques à reprendre des forces. L'infusion se prépare de préférence avec la plante fraîche. 20 g de racine pour 1 litre d'eau. Météorisme (estomac gonflé) : 3 tasses d'infusion : 40 g de semences pour 1 litre d'eau.
- *L'anis vert* est apéritif, digestif, apaisant ; il facilite la digestion, aide à éliminer les gaz intestinaux, à apaiser les coliques venteuses, l'aérophagie, les dyspepsies (contractions des organes digestifs), les vertiges, les palpitations et les sensations d'oppression après les repas, 2 ou 3 tasses par jour, après les repas : 15 g de graines pour 1 litre d'eau.
- *L'artemise* calme les irritations d'estomac et les spasmes intestinaux, combat le météorisme (estomac gonflé) et ouvre l'appétit ; 1 tasse d'infusion après les repas : 30 g pour 1 litre.
- *La camomille* est digestive, sédative et anti-inflammatoire ; apéritive et tonique, elle agit sur les digestions difficiles ou douloureuses, sur les crampes d'estomac, les spasmes gastro-intestinaux, le manque d'appétit, et facilite l'expulsion des gaz (carminative). Elle est particulièrement recommandée dans le cas de personnes qui souffrent souvent de maux de ventre, celles qui sont colériques, irritables, et s'emportent facilement, ainsi que pour tous ceux qui ont des acidités d'estomac, et de nausées, surtout si ces malaises sont déclenchés par le café. Une tasse d'infusion, 1/2 heure avant le repas, ou 1 heure après. L'infusion : 40 g pour 1 litre d'eau bouillante ; laissez infuser pendant 5 minutes.
- *Le câprier* est un digestif et un diurétique qui agit sur les troubles vasculaires périphériques. Une tasse de décoction par jour, à jeun : 20 g d'écorce de racine dans 1 litre d'eau, pendant 15 minutes.
- *La cardamome* est utilisée en cas de spasmes digestifs, de gaz intestinaux, d'aérophagie et de fatigue. Une tasse après les repas facilite les digestions difficiles. Mettez 2 grains de cardamome dans une tasse d'eau bouillante, avec une cuillerée à café d'anis vert. Laissez bouillir 3 minutes, puis infuser 10 minutes.

- *La carotte* a sur les fonctions intestinales un effet régulateur ; elle apaise l'acidité, les inflammations et les irritations du foie et de l'estomac, aide à soigner les dyspepsies, augmente le volume des urines. Vous la consommerez le plus possible à table (crue et râpée par exemple) ou en jus, ce qui lui donne une grande efficacité : préparez le jus avec des carottes fraîches, rouges et propres (provenant autant que possible de jardins où ne sont employés ni pesticides ni herbicides) ; buvez-le à jeun pour profiter au maximum de ses vertus dépuratives et diurétiques et de son action sur le foie et l'estomac. En cas d'acidité de l'estomac, commencez par une cuillerée par jour.
- *Le carvi* est un condiment aromatique qui agit à la fois comme apéritif, comme digestif général et comme antispasmodique. Il est utile contre l'aérophagie, l'indigestion, les spasmes digestifs, les fermentations intestinales et les parasites intestinaux. 10 g de semences, bouillies dans 1 litre d'eau pendant 2 minutes ; laissez infuser pendant 10 minutes.
- *Le cerfeuil* est digestif, dépuratif et diurétique. Il agit en outre comme stimulant. Pour les digestions difficiles, vous en prendrez 2 ou 3 tasses par jour. Faire infuser 1 cuillerée par tasse de feuilles déshydratées pendant 10 minutes.
- *La coriandre* a un effet à la fois apéritif, digestif et diurétique ; elle stimule la sécrétion des sucs gastriques. En boire 2 ou 3 tasses par jour ; 30 g de fruits pour 1 litre d'eau.
- *Le cumin* est diurétique et digestif ; il stimule les sucs gastriques, favorise l'expulsion des gaz et permet de contrer les excès d'acidité. Une tasse après le repas en cas de digestion difficile, lente et douloureuse. 30 g de graines pour 1 litre d'eau ; 3 tasses au cours de la journée.
- *La dépuration corrective* (voir cette rubrique) aide à régler les problèmes digestifs les plus divers : ballonnements, maux d'estomac, mauvaise digestion, estomac qui ne garde pas les aliments ; également en applications locales pour les douleurs de la vésicule biliaire.
- *L'eucalyptus* est efficace en cas de dyspepsie atonique. La décoction requiert une cuillerée à soupe de feuilles séchées et brisées pour une tasse d'eau bouillante ; laissez bouillir 15 minutes puis infuser 15 minutes.

- *L'estragon* est une plante stimulante qui aide la digestion et permet de combattre l'aérophagie ; il soulage les cas de digestions lentes et difficiles. On l'utilisera comme condiment, en salade par exemple, car il a la propriété d'ouvrir l'appétit. Pour une tasse d'infusion, mettez une cuillerée à café de plante séchée dans une tasse d'eau bouillante ; laissez infuser 10 minutes.
- *La gentiane* est apéritive et facilite le travail de l'estomac, qu'elle fortifie. Elle active la sécrétion biliaire, purifie le sang et agit comme vermifuge. Elle n'est cependant pas indiquée pour ceux qui souffrent d'ulcères de l'estomac. La gentiane est recommandée aux personnes qui souffrent de nausées, d'indigestions, de remontées d'acide, et d'une sensation de poids sur l'estomac. Utilisez la décoction : 20 g pour 1 litre d'eau pendant 1/2 heure en tasse avant les repas.
- *La mélisse* aide l'estomac et le renforce ; sédative, antispasmodique, elle active également la sécrétion biliaire et favorise l'expulsion des gaz. Elle agit même sur les migraines digestives et nerveuses et soulage les crampes d'estomac. Une tasse après le repas, plusieurs fois par jour, selon vos besoins. 30 à 50 g de sommités fleuries pour 1 litre d'eau bouillante ; laissez infuser pendant 10 minutes.
- *La menthe poivrée* est digestive, antiseptique, calmante, voire sédative. Elle permet de calmer les inflammations intestinales et les crises douloureuses ; de plus, elle stimule la sécrétion biliaire. Elle est recommandée pour les cas de digestions lentes et difficiles. Une tasse d'infusion : 20 g pour 1 litre d'eau.
- *L'ortie* est digestive, dépurative, diurétique, hypoglycémiante et anti-inflammatoire. Elle agit sur les irritations intestinales, stimule la sécrétion pancréatique et biliaire, facilite la digestion et la baisse du taux de sucre dans le sang, et soulage les troubles de reins accompagnés de maux de tête. L'ortie contient des acides aminés, essentiels à la constitution des protéines. Extrait de feuilles fraîches (5 cuillerées par jour). Infusion : 50 g pour 1 litre d'eau, 3 tasses par jour, dont 1 tasse avant le petit déjeuner, bue à petites gorgées. 10 cuillerées par jour. Prenez-la sans sucre, à la rigueur accompagnée de menthe.
- *La reine-des-prés* permet d'apaiser les douleurs, les inflammations

des voies digestives et les ulcères de l'estomac. Veillez à ne pas faire bouillir la plante, pour ne pas en détruire les vertus. 3 ou 4 tasses d'infusion par jour : 50 g de fleurs par litre d'eau bouillante. Laissez infuser pendant 10 minutes.

- *La rhubarbe asiatique* est une plante digestive, dépurative et légèrement laxative. Ne consommez pas les feuilles. N'est pas recommandée aux personnes qui ont des calculs ou des rhumatismes. Décoction de racines : 10 g pour 1 litre d'eau, 2 petites tasses par jour.
- *Le roseau odorant* tonifie le système digestif, combat les gaz, les coliques et les flatulences, stimule les intestins paresseux, éveille l'appétit. Le foie, la rate et le pancréas bénéficient de son action ; le roseau odorant apaise les douleurs d'estomac et les diarrhées sanglantes, en régularisant les sécrétions digestives de l'estomac. 5 ou 6 cuillerées par jour, avant et après les repas. La macération, toujours préparée à froid : faire tremper 1 cuillerée de racine dans 1/4 de litre d'eau froide pendant la nuit. Chauffer légèrement et filtrer.
- *La sauge* est digestive, diurétique, hypoglycémiante et antispasmodique. Elle ouvre l'appétit, fortifie l'estomac et l'aide dans son travail, particulièrement en cas de digestions difficiles. On la considère comme un tonique général : « Qui a de la sauge dans son jardin n'a pas besoin du médecin ». 2 à 3 tasses d'infusion par jour. 10 g de feuilles sèches pour 1 litre d'eau.
- *Le serpolet* est une plante diurétique et digestive ; également tonique, antispasmodique et vermifuge, elle est indiquée pour les cas de fatigue générale liée à des angoisses. Trois tasses par jour. 20 g pour 1 litre d'eau : faire bouillir pendant 5 minutes, faire infuser 10 minutes.
- *Le thym* est recommandé pour les digestions lentes, les flatulences. Il est, en outre, un bon tonique pour les états de fatigue générale. Il aide à l'évacuation des gaz, calme les contractions nerveuses de l'estomac et de l'intestin, stimule l'appétit, et a un effet légèrement calmant. 2 ou 3 tasses d'infusion par jour : 30 g de plante pour 1 litre d'eau bouillante.
- *La verveine officinale* est digestive, diurétique, et calme les spasmes. Vous pouvez en boire une tasse après les repas pour faciliter la digestion. Employez 5 ou 6 feuilles par tasse d'eau bouillante.

DYSENTERIE

La dysenterie n'est pas uniquement le fait des pays exotiques : cette inflammation ulcéreuse du gros intestin, accompagnée de coliques et de diarrhées sanglantes, est une maladie d'origine bactérienne ou parasitaire. Il faut consulter un médecin sans tarder.

Soins

Les soins exigent généralement l'isolement du malade, qui sera mis au repos ; le médecin allopathique prescrira un traitement aux antibiotiques (en ce cas, consultez la rubrique Antibiotiques). Les plantes serviront à atténuer les malaises.

Une approche préventive consiste à laver systématiquement les fruits et légumes, surtout en provenance de climats chauds ; lorsque vous êtes dans ces pays, ne mangez que ce que vous pouvez laver ou éplucher.

PLANTES : Fraisier - Gui - Myrtille - Ronce

- *Le gui* est une plante dont les propriétés antihémorragiques pourront avantageusement être mises à profit. Préparez la tisane à froid : 20 g de feuilles pour 1 litre d'eau ; faites macérer à froid pendant une nuit, réchauffez légèrement le matin et filtrez.
- *La myrtille* combat les infections intestinales et les inflammations de l'intestin ; elle sera utile également en cas de dysenterie. 4 tasses de décoction par jour ; une cuillerée à soupe de baies sèches dans 1/4 de litre d'eau ; faites bouillir pendant 10 minutes.
- *La ronce* permet de calmer les diarrhées provoquées par la dysenterie, de même que les hémorragies. Trois tasses d'infusion par jour : 20 g de feuilles par litre d'eau bouillante ; laissez infuser 10 minutes.

DYSMÉNORRHÉES

Ce mot savant désigne un mal que bien des femmes connaissent pour l'éprouver près de douze fois par années : en effet, on désigne ainsi les règles douloureuses et difficiles. Elles peuvent être dues à des obstructions physiologiques, à des dérèglements hormonaux, à des troubles nerveux, des troubles psychiques ou encore à des congestions du petit bassin.

La dysménorrhée de la jeune fille s'accompagne généralement de coliques aiguës, qui débutent après le premier jour des règles, tandis que pour la femme, la dysménorrhée sera souvent pire pendant les jours qui précèdent les règles.

Soins

Dans certains cas, le fait de prendre des bains de siège tièdes ou chauds peuvent alléger la souffrance, de même que des bains de pieds sinapisés (ajoutez 2 cuillerées à soupe de farine de moutarde). Si les douleurs s'avèrent trop pénibles, mieux vaut s'allonger, de préférence en restant sur le ventre.

PLANTES : Bourse-à-pasteur - Camomille - Cataire - Gingembre - Matricaire camomille - Mélisse - Persil - Thym

- *La bourse-à-pasteur* est une plante anti-hémorragique, régulatrice des règles ; elle permet de ralentir un flot menstruel trop abondant. Prenez-la en décoction : 50 g par litre d'eau bouillante ; laissez bouillir pendant 10 minutes.
- *La camomille* est souvent employée pour soulager les troubles des règles ; elle calme les spasmes en douceur, et apaise au passage les maux de tête. Laissez infuser 20 à 40 g par litre d'eau bouillante, pendant 5 minutes.
- *La cataire* (aussi appelée menthe du chat) calme les coliques, les spasmes, et sert comme régulatrice du flot menstruel ; elle tempère l'excitation nerveuse, réduit le flux des règles et atténue les douleurs, mais permet aussi de trouver le sommeil plus facilement. 2 à 3 tasses par jour, dont une avant de se coucher. 20 g pour 1 litre d'eau bouillante.
- *Le gingembre* est emménagogue ; il stimule les règles retardées par une exposition au froid et soulage les crampes dues aux menstruations. C'est aussi un tonique (n'en abusez pas, car il pourrait à la longue provoquer des irritations des intestins. Faites bouillir pendant 3 minutes une cuillerée à café de racine hachée dans 150 cl d'eau.
- *La matricaire* a une action relaxante fort appréciée : elle diminue les tensions avec un effet antispasmodique et anti-inflammatoire. Elle atténue souvent l'intensité des douleurs menstruelles, apaise

les nerfs irrités. 2 ou 3 tasses au cours de la journée. Vous pouvez l'utiliser en infusion (5 g pour 1 litre d'eau) mais aussi en teinture: faites macérer 120 g de fleurs de camomille, les plus fraîches possibles, dans de l'alcool à 75°, pendant 5 jours. Une cuillerée à café après les repas de midi et du soir. 3 tasses d'infusion par jour : 30 ou 40 g de fleurs séchées par litre d'eau bouillante.

- *La mélisse* aide à trouver le calme et facilite l'écoulement des règles. Une cuillerée à soupe par tasse, que vous ferez bouillir 2 minutes, et infuser 10 minutes.
- *La menthe* est une plante dite emménagogue, c'est-à-dire qu'elle a pour vocation, entre autres, de provoquer les règles et de favoriser leur écoulement. Elle facilite la digestion et aide à dissiper les douleurs au cours des menstruations.
- *Le persil* est recommandé pour les cas de règles pénibles et douloureuses. Il permet de régler le flux menstruel et de calmer, voire de supprimer les douleurs. De plus, le persil a des effets toniques qui permettent de combattre la fatigue générale. Pour les règles, il suffira d'en prendre 3 tasses de décoction par jour 3 ou 4 jours avant les règles, et de continuer 3 jours pendant les règles. 6 à 8 g de semences ou de racines par litre d'eau ; faites bouillir les semences pendant 3 minutes, et les racines pendant 5 minutes. Vous pouvez aussi prendre 100 g par jour de suc frais, dans les mêmes délais par rapport au temps des règles.
- *Le thym* aide à dissiper les crampes d'estomac, celles du bas-ventre, ainsi que les crampes dues aux règles. Si les douleurs se font trop vives, vous pouvez l'utiliser en applications externes : faites chauffer des feuilles et des tiges de thym frais, placez-les entre deux mousselines et appliquez chaud sur la région affectée. En dehors des règles, vous pouvez faire appel au thym et à la sauge, pour atténuer les problèmes de circulation : 50 g de chaque, avec 50 g de racines de chiendent ; faire bouillir pendant 3 minutes avec une branche de persil frais. 2 à 3 tasses par jour.

DYSPEPSIES Voir aussi BRÛLURES D'ESTOMAC et DIGESTION

Les dyspepsies sont des troubles de la digestion qui se manifestent après les repas, notamment par l'impression d'avoir l'estomac gonflé, par des sensations de pesanteur, des brûlures d'estomac et des nausées. Lorsque l'estomac perd son tonus, que sa capacité à réagir devient lente, il s'agit de dyspepsie dite atonique.

Soins
Mangez plus lentement, en mastiquant bien ; buvez le moins possible au cours du repas, qui sera suivi d'un petit repos.

Alimentation
Pour les digestions trop rapides, qui se traduisent par des brûlures d'estomac, il est recommandé de manger moins de viande et moins de sel. Consommez davantage de lait, d'hydrates de carbone et de fromages blancs.

Si vous avez un problème de digestion lente, commencez les repas par une infusion d'une plante apéritive (voir cette rubrique) ou digestive : consultez la rubrique Digestion, et plus particulièrement l'anis, l'angélique, la menthe et la camomille. Salez vos plats (si votre médecin n'y voit pas d'inconvénient par ailleurs), commencez le repas par de la viande ou du poisson, et choisissez des mets que vous digérerez facilement.

PLANTES : Voir Acidité gastrique et Digestion.

ECZÉMA Voir aussi DERMATOSES, PRURIT
Les allergies sont parfois à l'origine de certains eczémas ; à ce propos, il faut noter que certaines plantes peuvent avoir des effets néfastes : la camomille, le rhus toxicodendron et même une grande consommation de fraises peuvent provoquer des réactions cutanées chez certains enfants. Les intoxications alimentaires peuvent également être en cause, de même qu'une carence en vitamines.

Soins et Plantes
Consultez la rubrique Dermatoses.

EXCITATION NERVEUSE Voir aussi CONVULSIONS NERVEUSES et DÉPRESSION
Des données nouvelles nous apprennent que des facteurs d'environnement peuvent être à l'origine de certains états d'excitation

et d'exaspération nerveuses : une ligne à haute tension passant dans le voisinage pourrait, semble-t-il, influencer notre comportement indépendamment de notre volonté...

Soins

En attendant de trouver si votre état est dû à des phénomènes physiques, psychiques ou... électriques, vous pouvez faire appel aux techniques de relaxation et de méditation. Les plantes pourraient vous aider à tenir le coup jusqu'au moment où vous verrez le médecin et trouverez la cause du problème, ou le moyen d'y remédier.

PLANTES : Camomille - Lavande - Thym serpolet - Valériane

- *La camomille* a un effet calmant bien connu, qui sera utile dans les cas d'agitation moins prononcés. Une tasse d'infusion, 1/2 heure avant les repas, ou 1 heure après. L'infusion : 40 g pour 1 litre d'eau bouillante ; laissez infuser pendant 5 minutes.
- *La lavande* est une plante agissant sur les sensibilités douloureuses. Elle aide aussi à soigner la neurasthénie. L'infusion requiert 20 à 30 g de fleurs pour 1 litre d'eau bouillante ; laissez reposer 10 minutes.
- *Le thym serpolet* nous vient en aide dans les cas de dépression et d'excitation.

Le bain de thym serpolet

Vous aurez recours à 250 g de thym pour un seau de 6 litres environ ; faites macérer pendant une nuit, puis chauffez et ajoutez à l'eau de la baignoire. La personne reste dans le bain 20 minutes environ, la région du cœur hors de l'eau ; en sortant, elle s'enveloppe bien, sans s'essuyer, afin de stimuler la transpiration. Rester ainsi une demi-heure au moins.

- *La valériane* met une fois de plus à notre disposition ses vertus calmantes, qui offrent une solution à bien des troubles nerveux, des agitations, des obsessions, des palpitations, voire de l'agressivité. Dans certains cas d'agitation chez les enfants, elle est d'un secours précieux, car elle est à la fois calmante et vermifuge. Il faut pourtant la manipuler avec précaution. La teinture requiert 50 g de racines séchées, broyées, pour 1/4 de litre d'alcool à 60 degrés. Faites macérer le tout pendant 2 jours, en remuant de temps à autre. Vous en prendrez 10 à 15 gouttes 3 fois par jour.

EXCITATION SEXUELLE Voir aussi EXCITATION NERVEUSE

Tout est une question de contexte : il est des moments, des situations où un état d'éveil sexuel est souhaitable, et d'autres où il n'est qu'un handicap, où il vous empêche plutôt de profiter de la vie.

Pour les affections comme le priapisme, il n'est plus question de léger déséquilibre, mais bien d'un problème sérieux qui requiert une compétence médicale.

Soins

Dans les cas bénins, adoptez un régime aussi végétarien que possible (voir Régime hypotoxique) et astreignez-vous à un minimum d'exercice physique au grand air. Dans certains cas, une psychothérapie est souhaitable.

PLANTES : Houblon - Nénuphar - Valériane

- *Le houblon* a un effet sédatif qui en fait à la fois un remède pour l'insomnie et pour l'excitabilité sexuelle. On le recommande pour le priapisme, l'onanisme, la spermatorrhée (émission involontaire de sperme). Son emploi à long terme n'est toutefois pas souhaitable. 15 g de cônes par litre d'eau bouillante : laissez infuser 10 minutes.
- *Le nénuphar blanc* était utilisé par les moines pour « éteindre les désirs vénériens », d'où son surnom « d'herbe aux moines », car il calme l'excitation nerveuse en général et sexuelle en particulier.
- *La valériane* est utile ici dans la mesure où elle permet de trouver le repos et de mettre fin à bien des idées fixes, des obsessions. Elle calme également les insomnies, permettant de trouver le sommeil du juste... Il faut toutefois la manipuler avec précaution. Utilisez la teinture : mettez 50 g de racines séchées, broyées, dans 1/4 de litre d'alcool à 60 degrés. Laissez macérer le tout pendant 2 jours, en remuant de temps à autre. Vous en prendrez 10 à 15 gouttes 3 fois par jour ; vous pouvez aussi ajouter ces gouttes à une infusion de camomille ou de nénuphar blanc.

FATIGUE Voir aussi ASTHÉNIE et TONIQUES

L'organisme fatigué a besoin de temps pour se reposer et reconstituer ses forces : cela tombe sous le sens. Ce que cela implique, c'est que nous ne comptions pas uniquement sur des apports extérieurs, que ce soient des compléments alimentaires, des vitamines ou même des plantes, pour donner à notre corps le repos dont il a besoin. Nous pouvons dans certains cas étirer un peu nos ressources physiques et mentales, mais avec prudence et modération.

Il y a, d'autre part, la fatigue nerveuse qui n'est pas liée à notre état physique, mais dénote plutôt une forme de dépression (voir cette rubrique).

Qualité de vie et Alimentation

Voir aussi Asthénie. En cas de fatigue musculaire, consommez des fruits et légumes, riches en potassium, du lait, et de bonnes portions de viande ou de poisson.

PLANTES : Voir Asthénie et Toniques.

FIÈVRE

La fièvre se manifeste par une élévation de la température qui s'accompagne de malaises, de frissons, de maux de tête (ou, chez l'enfant, de convulsions). Tant qu'elle n'est pas associée à une transpiration abondante ou a un état de faiblesse extrême, elle ne doit pas inspirer de grandes inquiétudes.

Aujourd'hui, grâce aux mesures d'hygiène, la fièvre n'est plus la redoutable faucheuse d'antan. A moins qu'elle ne dépasse les 39°, une fièvre n'est pas en soi une réaction néfaste. Il faut savoir qu'elle est souhaitable dans bien des cas où elle permet d'éliminer des toxines. A ce titre, la fièvre est une réaction parfaitement saine de votre organisme.

Cela dit, la fièvre est une affection pour laquelle les plantes sont un précieux recours. Elles aident en effet le corps à traverser la période de fièvre, alors que les aspirines l'« éteignent », en quelque sorte ; quant aux antibiotiques, ils attaquent l'infection directement, privant ainsi l'organisme de l'occasion de construire lui-même ses propres défenses.

En général, vous pouvez vous fier aux moyens naturels pour soigner la fièvre, mais n'hésitez pas à consulter votre médecin si le cas se prolonge indûment ou semble s'aggraver.

Comme la fièvre est toujours une épreuve pour l'organisme, il faut prévoir un temps de convalescence (voir ce mot) convenable.

Les degrés de fièvre
Fièvre très légère : jusqu'à 38°
Fièvre légère : de 38° à 38,5°
Fièvre forte : de 39° à 40°
Hyperthermie : 40° et plus

Alimentation
Les animaux, dans leur sagesse instinctive, refusent la nourriture lorsqu'ils sont malades ; nous combattons mieux la maladie, nous aussi, lorsque nous réduisons notre alimentation à un minimum. Le fait de jeûner, avec l'apport de jus de légumes et d'eau, est aussi une excellente stratégie.

Soins
Il faut rester au lit et boire beaucoup, que ce soit de l'eau, des jus de citron ou de raisin. Cela permet de faire baisser la température du corps, mais aussi de garder les lèvres et la bouche humides.

Epongez le corps de la personne atteinte avec des linges frais, région par région, et essuyez énergiquement tout de suite après : cela permet de rafraîchir le corps et de stimuler la circulation. Dans les cas extrêmes, vous pouvez avoir recours aux lavements à l'eau froide pour faire baisser la température interne du corps.

Parmi les plantes, on a recours notamment aux fébrifuges, qui calment les accès de fièvre, et aux diurétiques, qui stimulent le fonctionnement des reins.

Suivez la fièvre
Il faut suivre l'évolution d'une fièvre en prenant régulièrement la température anale de la personne malade, au réveil, et le soir vers 18 heures. Notez soigneusement la température car le médecin

pourra en tirer des conclusions très utiles pour déterminer le type de fièvre : en plateau, ascendante, intermittente, inverse, rémittente, ondulante, etc.

PLANTES : Achillée - Angélique - Camomille - Petite centaurée - Dépuration corrective - Eucalyptus - Frêne - Gentiane - Marrube blanc - Ményanthe - Olivier - Oranger - Persil - Quinquina - Romarin - Sauge

- *L'achillée* est fébrifuge et astringente. L'infusion : 30 g pour 1 litre d'eau.
- *L'angélique,* avec ses vertus toniques et expectorantes, est excellente pour les cas de fièvre et de convalescence. Elle favorise aussi la transpiration et facilite, en outre, le travail de l'estomac. L'infusion : 15 g de racines par litre d'eau bouillante.
- *La camomille* est analgésique, fébrifuge, stomachique et tonique. Elle combat les migraines et les douleurs provoquées par la fièvre. 20 à 30 g de fleurs par litre d'eau.
- *La petite centaurée* est une plante fébrifuge reconnue, en plus de ses vertus dépuratives et antiseptiques. La personne malade pourra en boire une tasse au cours des accès de fièvre. 2 à 3 tasses par jour, mais pas sur une période prolongée, car la petite centaurée a tendance à irriter les voies digestives. 10 g par litre d'eau.
- *La dépuration corrective* (voir cette rubrique) permet de faire baisser la température. Prenez-en une cuillerée à soupe.
- *L'eucalyptus* est reconnu pour son action antiseptique sur les affections des voies respiratoires. 2 ou 3 tasses par jour. Faites bouillir pendant 3 minutes 20 à 30 g de feuilles pour un litre d'eau, puis laissez infuser pendant 10 minutes.
- *Le frêne* est un diurétique dont on utilise aussi l'écorce pour faire descendre la fièvre. 3 tasses par jour avant les repas. Faire bouillir 40 à 60 g pour un litre d'eau pendant 5 minutes, et laissez infuser 10 minutes.
- *La gentiane,* apéritive et digestive, est un fébrifuge actif traditionnellement reconnu, dont l'usage se répand à nouveau, notamment pour soigner les fièvres intermittentes, malgré un goût très amer. Elle présente par ailleurs l'avantage d'être très bien tolérée par tous les estomacs, même les plus réfractaires. Une tasse avant les

repas. Faites macérer à froid pendant 4 heures 20 g de racines broyées sur lesquelles vous aurez versé 1 litre d'eau bouillante. Une tasse avant ou après les repas.

- *Le marrube blanc* est un fébrifuge et un expectorant. Son action permet de faire tomber la fièvre et d'améliorer l'état général, notamment dans le cas de fièvres intermittentes. Il peut réduire jusqu'à deux ou trois fois le temps de la maladie. Pour calmer les états bronchitiques et faire descendre la fièvre, prenez 2 ou 3 tasses d'infusion par jour : 10 g pour 1 litre d'eau bouillante ; ou encore 6 g en cachets, aux repas, car ses principes actifs sont peu solubles dans l'eau. Vous pouvez aussi associer le marrube blanc et l'angélique : 15 g de racine d'angélique, 15 g de sommités fleuries de marrube pour 1 litre d'eau bouillante. Laissez infuser 15 minutes.
- *La ményanthe* est un tonique aux vertus fébrifuges, et a pour effet d'exciter les sécrétions. Elle est employée pour les fièvres passagères et la fatigue. 3 tasses par jour. Laisser macérer 100 g de feuilles dans 1,5 litre d'eau pendant une nuit.
- *L'olivier* est fébrifuge et diurétique, et est employé notamment dans le cas de fièvres passagères. Faites bouillir une demi-douzaine de feuilles dans une tasse d'eau pendant 5 minutes et laissez infuser 10 minutes.
- *L'oranger* est utile pour la fièvre, surtout lorsqu'elle s'accompagne d'insomnie, de spasmes nerveux, de crampes d'estomac ou de toux. De plus, il favorise la transpiration, donc l'élimination. 3 tasses par jour ; vous emploierez les feuilles autant que les fleurs : laissez infuser les fleurs pendant 10 minutes, à raison d'une cuillerée à café par tasse d'eau bouillante. Pour les feuilles, faites bouillir 5 ou 6 feuilles par tasse pendant 10 minutes.
- *Le persil* est fort commode, puisqu'il est quotidiennement employé comme condiment dans bien des ménages. En décoction, en plus de son effet fébrifuge, il est dépuratif, diurétique et carminatif. Il combat aussi la fatigue générale et les troubles urinaires. Faites bouillir les racines 5 minutes (les semences 3 minutes) et laissez infuser. Vous pouvez aussi faire une infusion à partir des feuilles que vous mangez habituellement : une cuillerée à café par tasse d'eau bouillante.

- *Le quinquina,* dont on tire la quinine, est un des meilleurs remèdes contre la grippe, car il permet à la fois de lutter contre la fièvre et de redonner des forces à la personne malade. La macération requiert 10 g pour un litre d'eau. Vous pouvez aussi recourir aux cachets : 4 à 6 g par jour.
- *Le romarin* sera utile notamment dans le cas de fièvres accompagnant les grippes : 60 g par litre d'eau bouillante.
- *La sauge* est une plante utilisée à travers le monde entier pour combattre la fièvre. La personne malade pourra boire beaucoup d'infusion de sauge, ce qui la fera parfois transpirer abondamment et permettra de faire descendre la température. L'infusion de sauge présente aussi l'avantage de remonter un moral défaillant, surtout si vous prenez la peine d'y ajouter une pincée de racine de ginseng, qui est tonique.

Dépuration corrective

On appelle ainsi une tisane que Maria Treben a popularisé sous le nom d'« élixir suédois ». Utile autant en usage interne qu'externe, la dépuration corrective (aussi connue sous le nom de « correctif scandinave ») répond à un nombre surprenant d'affections rapportées tout au long de cet ouvrage.

La préparation de cette tisane paraîtra quelque peu fastidieuse aux non-initiés (pour les compresses, voir plus loin). Mais les services qu'elle leur rendra récompenseront ces efforts. Ayant constaté ses bienfaits, vous ne laisserez jamais s'épuiser votre précieux flacon de dépuration corrective.

Il y a aussi un aspect que nous avons perdu de vue, parce que trop habitués à la préparation industrielle des médicaments : la préparation du remède, le soin qu'on y apporte, sont peut-être à l'origine de sa mystérieuse puissance. Un peu comme la sorcière qui récite des formules magiques en préparant ses recettes, nous pouvons, en les manipulant, invoquer la bienveillance du monde des plantes pour qu'elles nous accordent leur protection...

La dépuration corrective

10 g de chacun des ingrédients suivants : poudre d'aloès, racine d'angélique, racine de zédoaire, racine de rhubarbe, (vrai) camphre chinois, feuilles de senné, manna, thériaque vénitienne. 5 g des ingrédients suivants : myrrhe, chardon de carline ; 0,2 g de safran.

Mélangez le tout, et versez dans un bocal ; recouvrez avec 1,5 litre d'alcool de fruits à 40°, de bonne qualité. Placez le bocal au chaud (au soleil par exemple) en prenant soin de l'agiter tous les jours. Au bout de 15 jours, vous pouvez commencer à en prendre de petites quantités, que vous garderez au réfrigérateur dans un récipient bien fermé (en n'oubliant pas de l'agiter à nouveau chaque fois).

Note. — Si vous faites des enveloppements avec la dépuration corrective, il y a certaines précautions à prendre. Enduisez au préalable l'endroit affecté de saindoux ou de pommade au souci (voir Souci, rubrique du Cancer). La compresse (un morceau de coton hydrophile imprégné de quelques gouttes de dépuration corrective) restera au contact de la peau pendant deux à quatre heures (moins dans le cas des peaux sensibles). Poudrez ensuite la peau.

FLATULENCES Voir aussi DIGESTION

Ce que nous mangeons n'est pas exclusivement en cause dans cette affection du système digestif, caractérisée par une accumulation de gaz dans l'intestin. Ces gaz, qui provoquent un ballonnement abdominal, finissent par trouver un exutoire par voie buccale ou anale.

Le fait de boire en mangeant, et de mélanger le sucre avec les féculents (ce qui provoque une fermentation) contribue également aux émissions de gaz. Les flatulences peuvent aussi venir du fait que nous avalons de l'air sans nous en rendre compte : enfin, elles sont provoquées par des troubles digestifs, des ulcères, des allergies, de la constipation nerveuse, ou même un usage excessif de laxatifs.

Alimentation

Ajoutée à la cuisson, la sarriette permet d'atténuer les flatulences causées par les légumes et les fèves.

FOIE Voir aussi CHOLAGOGUES

Le foie est indispensable au fonctionnement de notre métabolisme, car il a pour tâche de drainer le sang ; il retient certains produits de la digestion, épure le sang de ses déchets et le charge ensuite des substances nécessaires au métabolisme. Chaque minute, 1,5 litre de sang est drainé par le foie. C'est la bile, dont il sécrète chaque jour 1 litre, qui permet au foie d'éliminer les substances qu'il a prélevées dans le sang. Enfin, il assure la « gestion » des lipides, des protides et des glucides.

Les affections du foie sont assez nombreuses, quoiqu'on lui attribue parfois à tort certains troubles comme l'hépatite, la cirrhose, les abcès. Le foie peut aussi se trouver lié à d'autres maladies (constipation chronique, digestion difficile) ou à des affections de la peau (eczéma, urticaire), des maux de tête, des migraines ou une fatigue chronique.

Il semble aussi que le foie joue un rôle de relais entre notre état psychique et notre état physique : autrement dit, ce serait à travers son action sur le métabolisme que nos émotions influencent notre état physique.

Etes-vous malade du foie ?

Comment savoir, en attendant de consulter un praticien, si votre foie est atteint ? Les signes suivants traduisent un malaise hépatique :

— le foie est gonflé, on le sent au toucher.

— Il diffuse une douleur sourde. On constate une coloration jaunâtre de la peau, caractéristique des troubles du foie : c'est l'ictère.

— Les veines de la peau de l'abdomen se dilatent dans certains cas.

— Un manque d'appétit, des nausées et des vomissements.

Outre ces signes, il y en a d'autres qui peuvent indiquer un mauvais fonctionnement du foie : le blanc de l'œil jauni, une somnolence marquée entre les repas, des vertiges, des démangeaisons, de l'urticaire.

Si vous avez toujours soif, si les fritures, les sucreries et les oranges vous répugnent, si les aliments cuits dans la graisse vous paraissent carrément dégoûtants, il se peut que votre foie soit en train d'essayer de vous signaler quelque chose.

Un mauvais fonctionnement du foie peut même atteindre le moral : il peut être à l'origine de certains états quasi-dépressifs où tout nous exaspère, où nous voyons tout en noir. En fait, la médication par les plantes est une des plus appropriées dans le cas d'affections hépatiques.

Qualité de vie

Du repos, de l'exercice, une vie relativement exempte de soucis et de tensions affectives... Evitez l'alcool, le café et le tabac.

Alimentation

Est-il besoin de souligner l'importance de ce chapitre sur le comportement de notre foie. Notre constitution physique nous est, dans une large mesure, donnée. Mais quant au travail que nous imposons à notre tube digestif, il dépend de nos choix. Bien sûr, ceux-ci sont à leur tour tributaires de notre milieu, parfois au détriment de notre santé : repas rapides, fritures, graisses, alcools font partie de notre vie ; il est bien difficile de s'y soustraire en permanence.

Sachez chasser ce gras

Même si votre foie n'est que légèrement atteint, n'hésitez pas à lui alléger la tâche au maximum :

— Délaissez les graisses, les graisses animales surtout : beurres, crèmes, fromages gras, viandes frites.

— Les corps gras se cachent souvent dans les plats : apprenez à les débusquer, dans les sauces et les ragoûts par exemple.

— La viande sera grillée ou rôtie, et vous lui préférerez le plus souvent possible les poissons maigres (les huîtres, en saison).

— Après quelque temps de cette « chasse aux graisses », vous vous apercevrez vraisemblablement que vous préférez spontanément les régimes et les aliments qui n'oppressent pas votre foie. Pourquoi? Tout simplement parce que vous vous sentez mieux !

A consommer sans inquiétude :

— Les fruits secs, comme les pruneaux, les raisins, les figues.

— Les légumes verts (crus si possible) : épinards, cresson, pommes de terre, carottes (leur jus notamment), choucroute, artichauts, céleri, salade (en particulier les salades amères comme les endives et la dent de lion).

— Ajoutons le riz, le pain complet, les légumes secs, le yogourt maigre.

— Dans certains cas, le régime végétarien ou frutarien s'impose.

— Du côté des huiles, utilisez de préférence les huiles de tournesol et de sésame crues (recommandées pour les cas d'affections du foie et de la vésicule biliaire).

— La levure de bière vivante, riche en vitamine B1, est un préventif contre bien des troubles du foie.

— Consommez le sésame sous toutes ses formes.

Note. — Une plante cholagogue est une plante qui favorise l'évacuation des voies biliaires : elle stimule le foie et l'empêche d'accumuler des déchets. Par ailleurs, les maladies du foie sont sérieuses : elles nécessitent le diagnostic d'un praticien.

PLANTES : Aigremoine - Artichaut - Aunée - Boldo - Chélidoine - Chicorée - Chiendent - Dépuration corrective - Genêt - Gentiane - Pissenlit - Radis - Romarin - Sauge - Souci - Véronique

- *L'aigremoine* est un diurétique qui permet de soigner l'hépatisme chronique et l'ictère, à condition de la prendre en cures prolongées. Elle tonifie aussi les voies digestives et aide à guérir différents maux des reins, dont les coliques néphrétiques (calculs). On en prendra plusieurs tasses au cours de la journée. L'infusion requiert 60 à 80 g de plante entière pour 1 litre d'eau. Vous pouvez aussi combiner l'aigremoine, le gaillet et l'aspérule odorante : 100 g de chaque ; une tasse le matin à jeun et deux autres au long de la journée, par gorgées.
- *L'artichaut* est un excellent régénérateur et régulateur du foie et des fonctions hépatiques. On fait souvent appel à ses vertus pour soigner le mauvais fonctionnement du foie et de la vésicule biliaire. Il permet dans certains cas de guérir la cholécystite, les coliques

hépatiques, l'ictère et la congestion du foie. Comme la décoction d'artichaut est particulièrement amère, il vous est recommandé de vous procurer de l'extrait ou de la teinture-mère chez votre pharmacien : l'extrait, très actif, se prend à raison de 0,60 g par jour ; la teinture-mère, elle, à raison de 20 à 30 gouttes 3 fois par jour, 1/4 d'heure avant les repas.

- *L'aunée* est une plante cholagogue, un tonique fortifiant qui corrige la paresse des intestins ; elle est utilisée pour soigner les dartres et les eczémas qui trouvent leur origine dans des troubles du foie. Une tasse avant les repas. L'infusion requiert 20 à 30 g de racine pour 1 litre d'eau.
- *Le boldo* est un tonique qui facilite la digestion et permet d'augmenter la sécrétion biliaire. Usez-en cependant avec prudence, car il est légèrement toxique. Pour l'infusion : 10 g de feuilles par litre d'eau, auxquelles vous ajouterez de la menthe pour accroître l'efficacité des deux plantes (synergie).
- *La chélidoine* a une action curative sur le foie et sur la vésicule biliaire, dont elle augmente la production de bile. Cette action se traduit par des résultats positifs dans les cas de cholécystite, d'ictères chroniques, de lithiase biliaire, d'hépatite chronique et de cirrhose (voir ces rubriques). Une tasse par repas, en mangeant. L'infusion : entre 15 et 30 g de feuilles sèches pour 1 litre d'eau (ne pas dépasser les 30 g) ; laissez infuser 10 minutes. Pour bénéficier des vertus dépuratives de la chélidoine, qui permettent de soigner les affections chroniques du foie, prenez entre 0,5 et 4 g de suc frais le matin, à jeun, dans un bol de petit lait.
- *La chicorée* purifie le sang ; cholagogue, diurétique et légèrement laxative, elle permet de soigner l'insuffisance hépatique, la lithiase biliaire, l'ictère, l'engorgement de la vésicule biliaire, la congestion du foie et de la rate. Son action est bénéfique pour améliorer le teint et soigner les dermatoses. Mangez de la chicorée sous forme de salade et prenez-la en infusion : 50 g de racines par litre d'eau. Pour plus d'efficacité, il est recommandé de l'utiliser conjointement avec de l'artichaut.
- *Le chiendent* aide l'élimination des reins, et a une action sur les calculs. Il est indiqué pour les cas d'ictère, de congestion du foie et de la rate, de lithiase biliaire et d'insuffisance hépatique.

Utilisez la décoction : 30 g de racines hachées pour 1 litre d'eau, à laisser macérer pendant quelques heures.

- *La dépuration corrective* (voir cette rubrique) permet de faire des compresses sur le foie : appliquer lorsque la personne est couchée, quatre heures par jour, et pendant la nuit.
- *Le genêt* est un diurétique qui purifie le sang et soigne certaines affections du foie et de la vésicule biliaire, dont l'hépatite chronique. 5 à 6 tasses par jour. Utilisez la décoction de tiges de genêt : 40 à 60 g pour 1 litre d'eau. Faites bouillir pendant 5 à 10 minutes et laissez infuser 1/4 d'heure.
- *La gentiane* permet de drainer le foie et la vésicule biliaire. Elle est indiquée, entre autres, pour les cas accompagnés de troubles digestifs. Une tasse avant les repas. Employez la décoction : 15 à 20 g de racines hachées pour 1 litre d'eau ; laissez bouilir pendant 10 minutes. Ne faites pas de la gentiane un breuvage quotidien, car elle risque à la longue de favoriser certains malaises (maux de tête, nausées).
- *Le pissenlit,* très répandu, n'en est pas moins efficace pour soigner les congestions du foie et les troubles biliaires, grâce à son action favorable sur la vésicule, dont il augmente la production de bile. Il permet aussi de soigner l'insuffisance hépatique, les ictères et les crises hépatiques douloureuses. Le pissenlit est en outre un tonique et un diurétique qui aide à désintoxiquer l'organisme. En saison, prenez-le en salade ; utilisez les jeunes pousses et les feuilles tendres. On peut boire entre 4 et 6 tasses par jour d'infusion : 50 g pour 1 litre d'eau ; laissez bouillir 5 minutes. Sucrez avec un peu de miel.
- *Le radis noir* est recommandé aux personnes souffrant de cholécystite et de différentes affections du foie. Il accroît la production de bile, améliore le fonctionnement de la vésicule et permet de soigner les lithiases biliaires en stimulant la décharge biliaire. Vous pouvez en consommer l'extrait en petites quantités, à jeun, avec un peu d'eau, ou le manger en purée, au début du repas. Le jus de radis, extrait au mixer, se mélange avantageusement au jus de carotte, actif contre les irritations gastro-intestinales.
- *Le romarin,* un tonique et un stimulant général, est conseillé pour les hépatites, les ictères, les congestions du foie et les inflam-

mations de la voie biliaire. De plus, son effet sédatif est d'un précieux recours. Il a aussi un goût agréable, ce qui en fait une exception parmi les plantes du foie. Entre 4 et 5 tasses d'infusion par jour : 40 à 50 g de feuilles sèches par litre d'eau bouillante. Laissez infuser pendant 1/4 d'heure.

- *La sauge* agit favorablement sur les foies fatigués, pour lesquels elle joue le rôle de tonique et de stimulant. Une tasse d'infusion après les repas et une tasse au coucher : 20 g par litre d'eau.
- *Le souci* est un remède du foie qui permet de drainer le cholestérol sanguin. Il agit comme dépuratif et aide à soigner les ictères d'origine infectieuse. Utilisez-le en décoction : 50 g pour 1 litre d'eau.
- *La véronique* aide les personnes atteintes du foie et qui se sentent fatiguées, voire déprimées. Plante tonique, elle a en outre un heureux effet sur les affections du foie.

FOIE (CRISE DE -) Voir aussi FOIE

La fameuse crise de foie, cette douleur violente qui se manifeste du côté droit du ventre, est en fait provoquée par des « contractions spasmodiques des voies biliaires », lors de l'évacuation d'un calcul par exemple (voir Lithiase biliaire).

Quant aux crises qui s'accompagnent de vomissements bilieux, elles sont le plus souvent dues à une appendicite ou à un aliment — parfois un médicament — que l'organisme ne tolère pas.

Il arrive aussi que la crise de foie soit provoquée par une réaction psychosomatique, autrement dit par nos émotions : vexation, chagrin, etc. Dans certains cas, la personne recherche l'obscurité, elle a constamment la nausée, sans vomir pour autant.

Soins

Seul un praticien qualifié peut apporter un diagnostic.

Alimentation

Mieux vaut ne rien manger, et boire de l'eau avec du petit-lait, pendant une période de 24 heures. Le jour suivant, le bouillon de légumes et les jus de fruits sont indiqués.

PLANTES : Artichaut - Dépuration corrective - Pissenlit.

Voir la rubrique Foie.

FOULURE

Les plantes nous offrent différentes possibilités pour soigner ces entorses bénignes. Il faut compter 2 à 3 semaines environ pour qu'elles guérissent... mais les plantes peuvent parfois accélérer le processus.

Soins

Protégez l'articulation atteinte par un bandage compressif et élastique.

PLANTES : Arnica - Gingembre - Oignon - Souci

- *L'arnica,* qu'on baptise « l'herbe à chutes », est appropriée dans tous les traumatismes qui ne comportent pas de plaies ouvertes. Diluez 20 g de teinture d'arnica dans 50 g de glycérine. Pour la teinture : mettez 50 g de fleurs dans 1/4 de litre d'alcool à 60 degrés ; faites macérer pendant 10 jours, en prenant soin d'agiter de temps à autre ; passez avec un filtre à café, en pressant bien. Conservez la teinture, à ne diluer qu'au moment où vous l'utilisez, dans des flacons fermés.
- *Le gingembre,* en infusion ajoutée à l'eau du bain, permet d'activer la circulation et aide à dissiper la douleur : ajoutez 1 litre d'infusion (10 g pour 1 litre, ou la quantité nécessaire à ce que l'eau devienne jaunâtre). — L'oignon, appliqué cru sur l'entorse, aide à la soigner.
- *Le souci* est également utile pour les entorses : faites bouillir 20 g de pétales dans 1/4 de litre de lait ; laissez macérer 3 heures, filtrez, et utilisez comme lotion.

FRIGIDITÉ Voir aussi APHRODISIAQUES

Cette inhibition, totale ou partielle, du plaisir sexuel chez la femme, peut trouver son origine dans un problème purement gynécologique, mais se rapporte le plus souvent à des causes psychiques : traumatismes enfouis, incompatibilité avec le partenaire, conflits larvés, etc... Pour ce genre de problème, il est souvent souhaitable de recourir conjointement à la psychothérapie et à l'action des plantes.

PLANTES : Berce - Menthe - Romarin - Sarriette - Sauge - Verveine

- *La berce* est un tonique dont l'action porte particulièrement sur les fonctions sexuelles : 15 à 20 g de feuilles de berce pour 1 litre d'eau bouillante.
- *La menthe* a un effet aphrodisiaque et stimulant ; elle est tonique et excitante ; 20 à 30 g de feuilles pour 1 litre d'eau.
- *Le romarin* est un tonique et un stimulant, qui aide pourtant à dissiper la nervosité. 40 à 60 g pour 1 litre d'eau.
- *La sauge* est un tonique général, qui aide à combattre les états dépressifs légers. 15 à 20 g pour 1 litre d'eau.
- *La verveine* a un effet excitant : une tasse après les repas. 30 g pour 1 litre d'eau.
- *La tisane composée* fait appel à la synergie de plantes : 20 g de berce, 20 g de menthe, 20 g de romarin, 10 g de sauge, 20 g de verveine ; mélangez les plantes, et utilisez 20 à 40 g pour 1 litre d'eau bouillante. Laissez infuser 10 minutes et sucrez avec un peu de miel. Boire 3 tasses par jour, loin des repas.

FURONCLES, FURONCULOSE Voir aussi DERMATOSES, DÉPURATIVES

On l'appelle vulgairement un clou, et il peut effectivement laisser des traces à la mesure du dit objet. Chez les personnes fragiles et diabétiques, cette infection cutanée, due au staphylocoque doré et qui prend naissance à la base d'un poil, peut avoir des conséquences graves.

L'apparition d'un furoncle est parfois déclenchée par une consommation excessive d'alcool. Par ailleurs, la présence répétée de furoncles ou l'apparition simultanée de plusieurs furoncles est un indice d'une affection des reins ou de diabète.

Soins

Que vous soyez diabétique ou non, ne cherchez jamais à crever un furoncle, surtout s'il est situé dans le visage : il est une source d'infection potentielle grave : septicémie, staphylococcie maligne de la face (celle-ci se manifeste par un frisson intense et une brusque fièvre, tandis que le furoncle forme un placard rouge qui s'étend : il faut trouver un médecin de toute urgence).

Alimentation

Suivez le régime hypotoxique (Voir cette rubrique). Supprimez pour un temps le sucre, le pain et les farines. Faites appel à la levure de bière vivante. Grâce à ses vitamines, elle est un remède spécifique de la furonculose. Pour plus de détails, consultez la rubrique Longévité et ses « super-aliments ».

PLANTES : Bardane - Chou - Fenugrec - Oignon - Ortie - Pissenlit - Radis noir

- *La bardane,* dont vous ferez une décoction, est une plante au pouvoir antiseptique remarquable, notamment contre les staphylocoques. Dépurative, diurétique, laxative, la bardane aide à éliminer les toxines, et agit aussi sur le diabète, en diminuant le taux de sucre dans le sang. Prenez 100 g de racines hachées en rondelles minces, et faites bouillir dans 1/2 litre d'eau, jusqu'à réduction de moitié. Une tasse chaque matin, à jeun, suivie d'une ou deux tasses au cours de la journée.
- *Le chou,* riche en soufre et en sels minéraux, jouera un rôle utile, à l'intérieur comme à l'extérieur : consommez chaque jour entre 300 et 400 g de chou, tantôt cuit, tantôt en salade. Faites des applications de chou.

Les compresses de chou

— Vous pouvez utiliser le chou vert (chou de Milan) ou le chou rouge.

— Lavez une feuille de chou frais, et enlevez les nervures saillantes - Passez le rouleau à pâtisserie pour l'assouplir.

— Trempez la feuille 3 ou 4 fois dans un bain-marie à 50 ou 60 degrés (pas davantage).

— Séchez la feuille à l'aide d'un linge très propre et posez-la sur l'endroit affecté.

— L'idéal est de laisser la compresse de chou pour la nuit, car il lui faut plusieurs heures pour agir. Une bande de tissu très propre et peu serrée permet de la faire tenir.

— Remplacez les feuilles une fois qu'elles virent au noir à cause du pus qu'elles ont absorbé.

- *Le fenugrec* pourra être employé avant les compresses de chou pour vider l'abcès de son pus : cuisez du fenugrec moulu, que vous appliquerez sur l'infection ; une fois l'abcès vidé, saupoudrez-le de poudre de chaux biologique avant d'utiliser les compresses de chou.
- *L'oignon* cuit et appliqué à chaud permet de faire mûrir le furoncle.
- *L'ortie,* que vous pouvez aussi consommer en salade, est une plante cholagogue, diurétique et dépurative qui aide à nettoyer le sang et désintoxiquer l'organisme. Faites bouillir une cuillerée à soupe de feuilles ou de racines (2 minutes pour les feuilles, 5 pour les racines) et laissez infuser pendant 5 minutes dans 1/4 de litre d'eau.
- *Le pissenlit* est un diurétique dont l'action porte notamment sur les furonculoses reliées à une insuffisance hépatique. 2 tasses par jour entre les repas. 30 à 60 g de racines par litre d'eau. Faites bouillir pendant 1/2 heure et laissez infuser pendant 4 heures.
- *Le radis* est parfois employé sur les furoncles : appliquez des tranches de racines de radis sur l'affection.

GALE

La gale est causée par un parasite minuscule qui se loge dans les replis et interstices du corps : entre les doigts, sous les aisselles, sur la face interne des cuisses, etc... Les démangeaisons, intenses, se manifestent surtout la nuit.

Soins

Il faut que toutes les personnes habitant sous le même toit que le malade se lavent et se savonnent soigneusement : les vêtements et la literie seront pulvérisés au DDT. Il faudra badigeonner tout le corps au Benzoate de Benzyle.

PLANTES : Noyer - Souci

- *Le noyer* a des vertus antibiotiques qui seront avantageusement mises à profit ici : 30 g de feuilles finement hachées pour 1 litre d'eau. Laissez infuser 3 minutes.
- *Le souci* est utile pour les maladies de peau comme la gale, à

cause de son effet anti-infectieux ; il nettoie et guérit rapidement. L'infusion requiert 30 g de fleurs pour 1 litre d'eau. Mais idéalement, vous emploierez le jus frais de la tige, et l'appliquerez directement sur l'affection.

GANGRÈNE

« Tout tissu dépourvu d'irrigation sanguine, donc d'oxygène, meurt » : voilà en quelques mots le processus de la grangrène ; si ce sont les jambes qui sont atteintes, n'attendez pas qu'elles soient bleuies, brillantes et durcies.

Soins

Cette situation exige la présence du médecin. Il faut trouver le moyen de rétablir la circulation sanguine, en essayant par exemple de bouger le plus possible. Restez bien couvert, évitez le froid, et adoptez une alimentation à base de plantes douces.

PLANTES : Ail - Armoise

- *L'ail* aide à stimuler le cœur, à activer la circulation sanguine et à purifier le sang. Faites bouillir 2 ou 3 gousses d'ail écrasées dans 1,5 tasse d'eau ou de lait.
- *L'armoise,* grâce à ses propriétés antiseptiques, aide à guérir les plaies gangréneuses. Utilisez le suc frais ou la décoction : 70 à 100 g pour 1 litre d'eau, à faire bouillir pendant 10 minutes. Vous pouvez aussi utiliser la teinture d'armoise : laissez macérer 200 g de plante sèche dans 1 litre d'alcool à 60 degrés.

GENCIVES

Les gencives sont sujettes à différents troubles, dont les saignements et les ulcérations.

Ulcération des gencives : Voir Dents (sauge).

PLANTE : Sauge

- *La sauge,* avec ses qualités antiseptiques et fongicides, permet de soigner les gencives qui saignent. Il vous suffira d'ajouter de la poudre de feuilles de sauge séchées à votre dentifrice. Par ailleurs, vous pouvez mettre à profit les mêmes qualités pour soigner les ulcérations des gencives. Vous utiliserez cette fois la décoction pour faire des bains de bouche : 60 g de feuilles pour 1 litre d'eau ; laissez bouillir pendant 5 minutes.

GERÇURES

Ces fissures de la peau, provoquées par le froid ou les travaux ménagers, ne doivent pas rester sans traitement, même élémentaire. Le port de gants de caoutchouc est préférable pour manipuler les savons, les détergents et même l'eau.

PLANTES : Aloe vera - Avoine - Camomille - Poireau

- *L'aloe vera,* en gel, permet de soigner les gerçures ; vous pouvez vous le procurer dans le commerce.
- *L'avoine* permet de soigner bien des problèmes de peau ; il suffit de moudre des grains d'avoine et d'ajouter un peu d'eau pour obtenir une pâte qui adoucit et guérit la peau gercée. Vous pouvez aussi en ajouter à l'eau du bain.
- *La camomille,* en décoction, donne d'excellents résultats contre les gerçures. 20 à 30 g de feuilles sèches pour 1 litre d'eau ; laissez bouillir pendant 10 minutes.
- *Le poireau* est également utile : mélangez le jus d'un poireau à une crème pour les mains.

GINGIVITE

Elle se manifeste d'abord par la douleur, accompagnée de rougeurs et de légers saignements. Le contact des aliments devient douloureux, les gencives sont enflées, la personne salive beaucoup, son haleine est fétide, elle a du mal à manger.

L'accumulation de tartre est le plus souvent à l'origine de la gingivite, mais il arrive aussi qu'elle soit causée par un manque de vitamines, une infection d'un rein, du foie ou de l'estomac. Le diabète est parfois en cause, tout comme l'est souvent une alimentation riche en produits raffinés, transformés et sucrés. Une bonne mesure préventive consiste à faire détartrer vos dents régulièrement.

Soins

La consultation d'un praticien s'avère généralement nécessaire ;

des bains de bouche antiseptiques ou antibiotiques sont habituellement prescrits. Consultez la rubrique antiseptique à cet effet. De plus, il faut cesser de manger des produits sucrés, raffinés.

PLANTES : Bistorte - Noyer - Thym

- *La bistorte* permet de faire des bains de bouche pour soigner l'inflammation : prenez 80 g de rhizomes concassés pour 1 litre d'eau, laissez macérer pendant 1 heure, puis faites bouillir faiblement pendant 1/4 d'heure. Laissez infuser un autre quart d'heure.
- *Le noyer* a des vertus antibiotiques qui seront avantageusement mises à profit ici : 30 g de feuilles finement hachées pour 1 litre d'eau. Laissez infuser 3 minutes.
- *Le thym* est un antiseptique qui permet de nettoyer et d'aseptiser les plaies, et de raffermir les gencives une fois que l'affection commence à guérir. Les bains de bouche seront faits avec l'infusion : 30 g de plante par litre d'eau bouillante.

GLAUCOME

Le glaucome, ce durcissement du globe oculaire dû à l'augmentation de la pression interne de l'œil, frappe généralement après la quarantaine. On attribue une lourde part de ce phénomène à l'hérédité. Il se manifeste au début par des larmoiements et des picotements ; l'ophtalmologiste, en vérifiant la pression oculaire, peut confirmer s'il s'agit ou non d'un glaucome. La vue est ensuite affectée, et éventuellement menacée, alors que la pression devient très élevée et que l'œil est douloureux.

En cas de maux de tête, de douleurs violentes à l'œil, et d'une baisse subite de la vision, c'est une crise de glaucome aiguë, pour laquelle il faut consulter un médecin sans tarder.

Certains spécialistes estiment que cette maladie est associée à un trouble des reins, et que sa présence n'est pas sans rapport avec celle de rhumatismes et de douleurs articulaires. En général, la médecine allopathique préfère avoir recours à l'intervention chirurgicale, notamment lorsque la vue commence à être sérieusement atteinte.

PLANTES : Prêle - Souci - Véronique

- *La tisane composée* décrite ci-après (suggérée par Maria Treben) a déjà permis d'obtenir de très bons résultats : mélangez de la prêle, du souci et de la véronique, 20 g de chaque ; mettez dans l'eau bouillante et laissez infuser pendant 10 minutes. Prenez 3 tasses par jour environ, auxquelles vous ajouterez une cuillerée de dépuration corrective (voir cette rubrique) ; vous pourrez aussi passer la dépuration corrective sur les paupières, à plusieurs reprises au cours de la journée.

- *La prêle* servira aussi à faire des bains de siège, qui aideront à stimuler le fonctionnement des reins : pendant une nuit, faites macérer 100 g de plantes sèches dans l'eau (assez pour recouvrir les plantes, soit près de 2,5 litres). Au matin, chauffez, filtrez les plantes et ajoutez à l'eau du bain, dont le niveau arrivera entre les reins et le cœur. Ensuite, enveloppez la personne dans un peignoir sans la sécher et couchez-la dans un lit chaud, où elle restera pendant une heure.

GORGE (MAUX DE -) Voir aussi AMYDGALITE, ANGINE, LARYNGITE, PHARYNGITE

Les maux de gorge, qu'ils soient dus à une amygdalyte ou à un problème d'un autre ordre, peuvent toujours bénéficier d'un traitement local ou général. Les remèdes locaux proposés sont susceptibles de calmer la douleur, mais un traitement de fond s'imposera dans certains cas : les infections de la gorge peuvent avoir des répercussions sur tout l'organisme, et il vaut mieux qu'elles soient traitées sans tarder.

PLANTES : Aigremoine - Cayenne - Marjolaine - Noyer - Pommier - Rose - Sauge - Thym

- *L'aigremoine* permet de soigner les aphtes, les enrouements, les angines. Pour les gargarismes, mettez 100 g de feuilles et de fleurs dans 1 litre d'eau, portez à ébullition pendant 1/4 d'heure et filtrez. Ce gargarisme permet aussi aux personnes qui doivent parler en public de s'éclaircir la voix.
- *Le cayenne* est un condiment qui peut aider à soulager les maux de gorge : ajoutez une pincée à 1/4 de litre d'eau bouillante, pour faire des gargarismes.
- *La marjolaine* offre un traitement externe pour soulager le mal

de gorge au cours de la nuit ; trempez un linge de coton dans une infusion concentrée de marjolaine (70 g de fleurs et de feuilles dans 1 litre d'eau, pendant 10 minutes) et enveloppez-le autour du cou, avec une flanelle autour, de façon aussi étanche que possible.

- *Le noyer,* dont les propriétés antibiotiques ne sont pas négligeables, permet de faire des rinçages ou des gargarismes. Utilisez l'infusion concentrée : 40 g de feuilles pour 1 litre d'eau.
- *Le pommier* offre aussi un recours, sous la forme du vinaigre de cidre : pour profiter de son effet bénéfique, faites-en des compresses que vous ferez tenir avec une bande de laine.
- *La sauge* permet de dégager les voies nasales et de combattre la congestion et l'inflammation de la gorge. Buvez-la en infusion à raison de 3 à 4 tasses par jour ; vous pouvez aussi mettre un peu d'infusion de sauge dans votre humidificateur : vous diffuserez ainsi les vapeurs de sauge dans l'air de la chambre.
- *Le thym* met lui aussi à notre disposition son pouvoir antiseptique ; il permet de lutter contre les maux de gorge, les rhumes de cerveau et les bronchites. L'infusion, avec un peu de miel, aide à soulager les maux de gorge (30 g par litre d'eau).
- *La rose,* astringente, vulnéraire, antiseptique, possède en plus une substance légèrement anesthésique qui permet de calmer la douleur de l'inflammation. Elle a aussi une action stérilisante. Pour les gargarismes, utilisez l'infusion concentrée : entre 50 et 60 g de pétales pour 1 litre d'eau.
- *La ronce* possède des feuilles dont la teneur en tanin et en acides organiques en font un excellent allié contre les inflammations de la bouche et des gencives. Utilisez la décoction en gargarisme : entre 60 et 100 g pour 1 litre d'eau ; faites bouillir pendant 10 minutes.

GOUTTE Voir aussi ARTHRITE

La crise de goutte s'annonce par des malaises digestifs, de la lassitude, des crampes du gros orteil. Puis, la douleur réveille la personne atteinte en pleine nuit, et va en augmentant jusqu'à ce qu'elle ait l'impression qu'on lui broie l'orteil.

La goutte est une maladie inflammatoire des articulations, provoquée par une augmentation du taux d'acide urique dans le sang. Cette affection très pénible touche surtout les hommes vers la fin de la quarantaine, et frappe souvent par hérédité, habituellement chez ceux qui ont un faible pour la bonne chère, bien arrosée. Les vives contrariétés, les émotions fortes, déclenchent parfois la crise.

Alimentation

Pendant la crise, eau, tisanes et petit à petit, bouillons de légumes... Même après, les aliments riches en cholestérol sont à délaisser complètement. Consultez les rubriques Arthrite et Cholestérol.

Qualité de vie

Lorsque l'abcès est passé, il convient de commencer à se soigner. Une vie équilibrée, régulière, sans surmenage intellectuel ni physique, est préférable en cas de goutte chronique. Evitez le froid et l'humidité.

PLANTES : Bardane - Bouleau - Céleri - Consoude - Dépuration corrective - Frêne - Ortie - Pensée sauvage - Reine des prés - Vergerette du Canada

- *La bardane* sera utile par ses propriétés diurétiques et dépuratives, qui aident à éliminer les déchets accumulés dans l'organisme. 2 à 3 tasses par jour. Préparez les feuilles en infusion et les racines en décoction de 5 minutes.
- *Le bouleau* intervient grâce à ses propriétés diurétiques. Entre 3 et 5 tasses d'infusion par jour ; vous pouvez les boire au cours des repas ou pendant la journée. 50 à 60 g pour 1 litre d'eau.
- *Le céleri* est un excellent condiment pour les personnes qui souffrent de la goutte, et joue aussi un rôle préventif.
- *La consoude* permet de calmer la douleur pendant la crise : appliquez la racine écrasée sur les endroits atteints.
- *La dépuration corrective* (voir cette rubrique) permet également de soigner la goutte : trois fois par jour, une cuillerée de dépuration corrective dans une infusion de prêle et d'ortie (30 g de chaque pour 1 litre d'eau).
- *Le frêne* permet de faire des cures de désintoxication et de drai-

nage. Diurétique, tonique et antirhumatismal, il permet de soigner la goutte et les douleurs articulaires en diminuant le taux d'acide urique dans le sang et en l'éliminant par l'urine. De plus, il convient bien aux personnes convalescentes ou fatiguées. 3 tasses d'infusion par jour, entre les repas : entre 30 et 40 g pour 1 litre d'eau.

- *L'ortie* est employée ici fort à propos, comme dépuratif et désintoxicant de l'organisme. 2 à 3 tasses par jour. Faites bouillir les feuilles 3 minutes, les racines 5 minutes, et laissez infuser pendant 10 minutes.
- *La pensée sauvage* met ses propriétés dépuratives à notre service pour nous permettre de soigner la goutte : 3 ou 4 tasses par jour (diminuez la dose si elle a sur vous un effet laxatif ou vomitif). 20 à 30 g pour 1 litre d'eau ; faites macérer pendant 2 heures, puis portez à ébullition, et laissez infuser pendant 10 minutes.
- *La reine des prés* est tonique, diurétique et cholérétique, elle a pour effet d'aider à débarrasser l'organisme des surcharges accumulées. Mettez une cuillerée à café de fleurs ou de sommités dans une tasse d'eau à 80° et laisser infuser (veillez à ne pas la faire bouillir). Pour un effet synergique, vous pouvez associer la reine des prés, le cassis et le frêne : 20 g de chaque pour 1 litre d'eau.
- *La vergerette du Canada* est anti-inflammatoire et antirhumatismale ; également diurétique, elle favorise l'élimination de l'acide urique. 3 tasses par jour, entre les repas ; une cuillerée à soupe pour 1/4 de litre d'eau bouillante ; sucrez avec du miel.

GRIPPE

Elle n'a rien à voir avec le rhume ou le coryza : la grippe est causée par un virus, et est extrêmement contagieuse. Après une période d'incubation de 1 à 3 jours, elle se manifeste par la fatigue, des courbatures, des maux de tête, des frissons et une fièvre qui se situe entre 39 et 40°. Chez les nourrissons et les vieillards, elle peut entraîner diverses complications comme la sinusite, l'otite, l'encéphalite ou la pneumonie.

La grippe nous oblige à compter sur les ressouces de notre organisme. Les antibiotiques et même l'aspirine ont une action éphémère, voire néfaste dans certains cas.

Mieux vaut s'abstenir d'ingurgiter les produits chimiques qui promettent un soulagement rapide sans pour autant purger les toxines, ni reconstituer les forces défaillantes qui ont permis au virus de se manifester en premier lieu. C'est à l'organisme de mener sa lutte (voilà pourquoi les personnes faibles risquent des complications). Notre rôle consiste à lui donner des arguments pour se défendre : les diurétiques par exemple, qui, en favorisant l'élimination, augmentent les émissions d'urines, et la fièvre, qui déclenche la transpiration, ce sont là des moyens d'éliminer les substances pathogènes et les toxines.

Alimentation

Jeûnez tant que la fièvre (voir cette rubrique) persiste. Ne prenez que des jus : orange, pamplemousse et, si le foie est atteint : carotte. Une fois la fièvre terminée, vous pouvez vous remettre à manger, en commençant par des fruits et des légumes. La levure de bière, avec son apport impressionnant de vitamines, est un supplément alimentaire appréciable.

Soins

Evitez les risques de contagion, et gardez le lit. Les enveloppements chauds, accompagnés de maillots froids sur les mollets, faciliteront la transpiration. Les ablutions de thym sont indiquées pour nettoyer régulièrement tout le corps. Enfin, consultez la rubrique Convalescence, pour éviter que cette maladie ne devienne un véritable fardeau.

PLANTES : Bouillon blanc - Cannelle - Chiendent - Citron - Fenouil - Lavande - Romarin - Solidago - Souci - Thym - Tilleul - Tisane composée

- *Le bouillon blanc* permettant de réduire les inflammations (émollient) calme les irritations des muqueuses et aide à dégager les voies respiratoires. Vous prendrez 2 ou 3 tasses d'infusion par jour : 20 g environ de fleurs par litre d'eau ; filtrez dans un linge fin pour enlever les poils, irritants pour la gorge. Ajoutez un peu de miel.
- *La cannelle* aide en cas de fatigue, et relève le tonus général en

cas de fièvre. 2 ou 3 tasses par jour : 2 g environ d'écorce de cannelle dans une tasse d'eau. Laissez infuser pendant 10 minutes.

- *Le chiendent* est diurétique et rafraîchissant, ce qui implique qu'il désaltère tout en facilitant le travail des reins ; 3 tasses par jour, préparées selon le procédé suivant (Dr Leclerc) : faites bouillir 30 g de plante dans un peu d'eau pendant 10 minutes ; jetez cette eau trop amère, écrasez la plante bouillie, ajoutez 1,25 l d'eau, que vous portez à ébullition et faites diminuer à 1 litre. Ajoutez 10 g de réglisse.
- *Le citron* constitue un excellent moyen de prévention au cours d'une épidémie : prenez des citrons frais, coupez-les avec un couteau désinfecté à l'eau bouillante (pour éviter la propagation de bactéries en provenance d'autres légumes), ajoutez le citron à de l'eau distillée.
- *Le fenouil* est apéritif, diurétique, et aide à surmonter la fatigue. Vous prendrez une tasse d'infusion après les repas : 20 à 30 g de semences et de plante pour 1 litre d'eau.
- *La lavande,* antiseptique, diurétique et stomachique, a un effet calmant. 3 ou 4 tasses de décoction par jour : 30 g de fleurs par litre d'eau.
- *Le romarin,* tonique et stimulant, aide les personnes affaiblies par la maladie ; il est également antiseptique, calme la douleur et a une action diurétique et sudorifique. Le romarin agit particulièrement sur le foie. Entre 3 et 5 tasses d'infusion par jour : 40 à 50 g de rameaux pour 1 litre d'eau.
- *Le solidago* (bouton d'or) a une action diurétique rapide en ce sens qu'il aide l'organisme à brûler les toxines et les substances pathogènes.
- *Le souci* a un effet antiseptique et anti-inflammatoire ; il aide à l'élimination des toxines par ses vertus sudorifiques, d'où son utilité pour faciliter le travail de la fièvre. Prenez 3 tasses d'infusion de fleurs par jour : 30 g pour 1 litre d'eau : laissez infuser pendant 10 minutes.
- *Le thym,* un tonique et un antiseptique, aide à dégager les voies respiratoires. De plus, il offre un parfum agréable, permet de surmonter la faiblesse et stimule les fonctions digestives. On prendra 5 ou 6 tasses d'infusion par jour : 15 g pour 1 litre d'eau.

- *Le tilleul* favorise la transpiration ; il a aussi un effet calmant et reposant, légèrement sédatif sur le système nerveux.

La tisane composée

La tisane composée regroupe un certain nombre de plantes évoquées ici. Vous pourrez en prendre entre 5 et 6 tasses par jour : thym (10 g), lavande, souci, menthe et romarin, eucalyptus (5 g de chaque). Mélangez le tout pour 1 litre d'eau.

GROSSESSE

La grossesse est un moment particulièrement déterminant pour la santé d'au moins deux personnes : la mère et l'enfant qu'elle attend. C'est pourquoi il est encore plus important, pendant cette période, de ne prendre que les médicaments dont vous savez de source sûre qu'ils sont totalement sans danger.

Les plantes à éviter

Cette fois-ci, ce sont des plantes à éviter que nous allons citer : l'absinthe, l'artemise, la chélidoine majeure, l'épine-vinette, la fougère mâle, le genièvre, la mandragore, la marjolaine, l'origan, le pouliot, le romarin, la rue odorante, la tanaisie, le thym, le safran, la sanguinaire.

Le romarin, le thym, la sauge, la marjolaine et le persil ne présentent pas de danger quand ils sont utilisés comme condiments dans la cuisine ; évitez, en revanche, de les prendre à doses thérapeutiques.

Cette liste de plantes n'est pas forcément exhaustive, et encore une fois, il est préférable de renoncer à tout traitement par les plantes tant que vous n'avez pas la certitude qu'il ne peut avoir aucune effet néfaste.

Cela dit, ne vous jetez pas pour autant dans les bras de la médecine allopathique : évitez les tranquillisants, les antibiotiques (mot qui signifie, après tout, « contre la vie »), les anticoagulants et même la banale aspirine : absorbée dans les 10 jours qui précèdent l'accouchement, elle a tendance à prolonger le travail.

Signalons que radioscopies et radiographies ne sont pas sans danger au cours des derniers mois. Certains auteurs vont même jusqu'à affirmer qu'il vaut mieux que la future mère ne passe pas trop de temps devant la télévision.

L'homéopathie est sans doute une des médecines qui offre le plus de garanties au chapitre des complications.

Qualité de vie

Vous décidez pour deux : fumer, boire de l'alcool lorsqu'on est enceinte, ce n'est bien sûr pas criminel. Mais si vous voulez mettre toutes les chances de votre côté, profitez de l'occasion pour rompre avec ces habitudes qui risquent de vous coûter cher à vous et à votre bébé. La nicotine absorbée par une mère se retrouve dans son lait au bout de quelques heures : c'est dire que toutes les plantes ne sont pas innocentes, puisque le tabac est, lui aussi, issu du monde végétal...

Prenez l'habitude de prendre l'air, de faire autant que possible de belles promenades dans la nature, même, si aujourd'hui, il faut souvent prendre le métro et le train de banlieue pour arriver dans un coin un tant soit peu champêtre...

Alimentation

L'éducation commence-t-elle avant la naissance ? Le régime que suivent nos mères est-il déterminant dans la formation de notre caractère ? Il serait malaisé de l'affirmer catégoriquement. On peut cependant avancer sans ambages que l'alimentation avec les dispositions affectives et la condition physique, est certainement un aspect essentiel de la grossesse.

Prenez vos repas à heures fixes, et mâchez bien vos aliments, pour une meilleure assimilation. Inutile de manger pour deux : la ration n'augmente normalement qu'autour du cinquième mois.

Remplacez autant que possible le thé et le café par des infusions, et suivez un régime reminéralisant : mangez du chou, des épinards, des carottes, du persil, que vous prendrez crus et hachés en hors-d'œuvre. Beaucoup de salades et de fruits frais. Quant à la viande, mangez-la rôtie ou bien grillée, sans beurre ni sauce. Réduisez votre consommation de poisson (à moins qu'il ne soit très frais), de féculents, de pâtes et de pâtisseries.

Le lait et le calcium contiennent des protéines en quantités importantes ; un peu de foie de temps à autre permet à l'enfant de se constituer un stock de fer.

Nausées au cours de la grossesse

Les nausées et vomissements au cours de la grossesse ne sont pas à prendre à la légère ; au-delà d'une certaine gravité, des mesures thérapeutiques s'imposent. Le fait que l'on puisse, dans certains cas, soulager ces nausées en grignotant un biscuit sec indiquent que l'hypoglycémie est en cause. Cependant, avant de prendre tout médicament, toute infusion thérapeutique, informez-vous auprès de personnes compétentes (voir Grossesse). Vous pouvez de toute façon essayer sans danger de simples infusions de camomille et de ballotte noire.

PLANTES : Camomille - Ballotte noire

- *La camomille* a des propriétés relaxantes qui ont pour effet de détendre les viscères, notamment les intestins ; elle est aussi anti-inflammatoire, et utile pour mettre fin aux tensions nerveuses. 20 à 30 g pour 1 litre d'eau bouillante.
- *La ballotte noire* est indiquée pour mettre un terme aux vomissements de la grossesse, notamment à cause de son effet relaxant sur le système digestif. Antispasmodique, elle calme les affections nerveuses et l'anxiété. 3 tasses d'infusion par jour (si vous pouvez en tolérer le goût) : 50 g de plante pour 1 litre d'eau. La teinture passe mieux le test des papilles gustatives : faites macérer une bonne tasse de plantes dans deux tasses d'eau-de-vie blanche, pendant au moins 2 semaines ; filtrez et entreposez dans un bocal étanche et opaque. Une cuillerée à café 2 ou 3 fois par jour, au besoin.

HALEINE FÉTIDE

Il y a tant de gens qui en souffrent, et auxquels on n'ose guère avouer pourquoi on les évite parfois carrément. Voilà pourquoi, sur le plan professionnel comme sur le plan privé, une haleine désagréable est un handicap dont nous avons tous intérêt à nous débarrasser.

Une hygiène dentaire déficiente (voir Dents) est le plus souvent en cause, même si dans certains cas, la mauvaise haleine est liée à des problèmes de foie, de digestion (voir cette rubrique) ou des bronches. Le plus souvent, cette odeur caractéristique provient bien de dépôts de nourriture qui pourrissent lentement dans notre bouche...

Soins
Voir Dents.

PLANTES : Aneth - Menthe - Sauge

- *L'aneth doux,* dont vous mastiquerez les graines, parvient souvent à dissiper la mauvaise haleine.
- *La sauge* vous permet de faire des gargarismes qui aideront à dissiper la mauvaise haleine.

HÉMORRAGIES

A vous de juger si le débit de sang nécessite le transport d'urgence à l'hôpital, ce qui est indispensable dans un cas d'hémorragie interne (vomissements de sang, sang dans les urines ou les selles). Dans l'ensemble, l'action des plantes se limite aux plaies de faible envergure et aux problèmes chroniques bénins. Néanmoins, certaines d'entre elles recèlent un réel pouvoir hémostatique (littéralement parlant : qui arrête le sang). Ces remèdes ne s'appliquent en principe que pour ces cas précis, ou comme adjuvants aux soins du médecin.

Soins
Si vous faites un garrot, ne le laissez pas plus d'une heure, et ne le serrez pas au point d'empêcher complètement le sang de passer : vous risquez de provoquer une infection grave par la suite. Par ailleurs, on dit qu'un morceau de chair de poule fraîche est censé arrêter l'hémorragie si on l'applique sur la blessure.

En cas de pertes abondantes de sang par la bouche, qui indiquent une hémorragie de l'estomac, appelez le médecin d'urgence. Couchez la personne sur le dos, faites-lui sucer un morceau de glace et mettez-lui une compresse de glace sur le haut du ventre, avec une épaisseur de flanelle entre la peau et la compresse.

En cas de présence de sang dans les selles (Melena), qui donne des selles noires, il peut s'agir d'une hémorragie provenant d'un ulcère d'estomac ; là encore, des soins médicaux s'imposent rapidement. Ne donnez aucun purgatif à la personne atteinte, qui doit bouger le moins possible. Faites-lui prendre des boissons glacées, et appliquez une compresse de glace sur le haut du ventre, avec une épaisseur de flanelle entre la peau et la compresse.

PLANTES : Achillée - Bourse-à-pasteur - Ortie - Prêle - Souci

- *L'achillée mille-feuilles* sert en cas de blessures et de saignements, mais aussi pour les hémorragies stomacales.

Les hémorragies externes

L'achillée sera utile en usage externe.

— Appliquez sur la plaie les feuilles et les fleurs broyées, pilées.

— Si vous ne disposez pas de la plante fraîche, vous pouvez utiliser la pommade, ou une décoction de plante sèche : 50 g pour 1 litre d'eau ; faites bouillir pendant 10 minutes. Utilisez simultanément une infusion d'ortie mélangée, à parts égales, avec de la prêle, pour tonifier l'organisme : 20 g de chaque pour 1 litre d'eau.

— La pommade est également hémostatique, et présente l'avantage de se conserver plus longtemps : hachez 20 g de fleurs d'achillée fraîches et 20 g de feuilles de framboise, que vous ajoutez à 100 g de saindoux. Faites frire un moment, retirez du feu et laissez reposer pour la nuit. Réchauffez et filtrez avec un linge propre en lin. Mettez en bocal et gardez au frais.

- *L'infusion d'achillée,* qui sera utilisée aussi pour les hémorragies internes, requiert entre 10 et 20 g par litre d'eau. Vous pouvez ajouter une pincée d'anis pour en atténuer le goût désagréable.
- *La bourse-à-pasteur* est un des remèdes les plus fréquemment recommandés en cas d'hémorragies, car elle agit sur la fibrine, une protéine qui contribue à la coagulation. Elle est donc utile en cas de saignements de nez, de sang dans les selles ou les urines.

Pour les saignements de nez

— Donnez à la personne une cuillerée à café de suc de bourse-à-pasteur.

— Imbibez un coton de suc d'ortie frais, que vous introduirez dans la narine. (Broyez les feuilles et les tiges, mouillez légèrement la bouillie ainsi obtenue, enveloppez dans un linge propre et serrez pour presser le suc).

— Faites des applications de décoction de prêle froide.

Pour les personnes qui connaissent un problème d'hémorragie chronique, une cuillerée à dessert de suc de bourse-à-pasteur, dans une décoction de prêle (voir plus bas), chaque jour pendant trois semaines par mois. Par ailleurs, un mélange à parts égales d'infusion de bourse-à-pasteur et de prêle (voir plus bas) aide à soigner les hémorragies rénales. 3 tasses à café par jour. Entre 30 et 50 g de plante sèche pour 1 litre d'eau ; laissez bouillir pendant 10 minutes.

- *L'ortie* permet d'enrayer les saignements de nez (voir encadré). Elle sera également utile en cas de crachements de sang en provenance des bronches et d'hémorragie utérine. 4 tasses d'infusion par jour : 30 à 60 g de feuilles par litre d'eau.
- *La prêle* se mélange avantageusement à d'autres plantes hémostatiques comme l'achillée et la bourse-à-pasteur. Vous pourrez avoir recours à la prêle notamment en cas d'hémorroïdes, de saignements de nez, d'hémorragies de l'utérus et d'hématuries (voir cette rubrique). En applications externes (compresses), utilisez la plante fraîche broyée ou la décoction concentrée : 100 g pour 1 litre d'eau ; faites bouillir pendant 15 minutes.
- *Le souci* permet, en cas d'hémorragies externes, de faire des pansements qui ont la vertu de ralentir le sang : utilisez la teinture-mère (Calendula T.M., en homéopathie). Ajoutez 1 cuillerée à café, mélangée à un verre d'eau bouillie refroidie. Vous pouvez également utiliser de la pommade de souci.

HÉMORROÏDES

Il s'agit, ni plus ni moins, de varices qui se développent dans l'anus. Différents facteurs peuvent être en cause : un manque d'exercice, une constipation (voir cette rubrique) chronique, une irritation du rectum due à des selles dures et sèches, une faiblesse du foie, ou encore l'hypertension.

Alimentation

Voir Régime hypotoxique. La levure de bière, qui contient de la vitamine B et des protéines, permet un meilleur travail des muscles de l'appareil digestif, une action plus efficace des sucs digestifs, ce qui se traduit par une évacuation plus facile des déchets. Car il faut souvent commencer par résoudre le problème de constipation, de façon douce et non drastique : dans votre régime, favorisez les légumes verts, évitez les aliments azotés, les graisses, les sucreries et les boissons fermentées.

Soins

En cas d'hémorragies, voir cette rubrique. Assurez-vous que c'est bien d'hémorroïdes que vous souffrez. Cela suppose un diagnostic médical, car des maladies graves sont en cause dans certains cas : polypes, colites, dysentrie et parfois cancer.

Dans les cas de douleurs extrêmes, un suppositoire à l'huile d'olive 1/2 heure avant d'aller à la selle facilite l'évacuation (il est recommandé d'utiliser une bassine, en position couchée). Après la selle, procédez à une toilette locale avec un tampon trempé dans de l'eau bouillie tiède ; appliquez ensuite de l'huile d'olive et de l'huile d'amandes douces au moyen d'un deuxième tampon. 2 à 3 lavements froids par semaine auront un effet bénéfique. Prenez des bains de siège (voir encadré pages 339-340).

Evitez de rester trop longtemps debout ou assis (surtout dans des fauteuils moelleux) ; faites de l'exercice, même de façon modérée.

PLANTES : Achillée - Bistorte - Bouillon-blanc - Chêne - Hamamélis - Pariétaire - Prêle

- *L'achillée,* avec ses vertus hémostatiques (qui arrête le sang), aide à soigner les hémorroïdes qui saignent abondamment. En plus de son effet cicatrisant, elle supprime progressivement les saignements et présente des vertus antiseptiques.

En application externe, utilisez la plante fraîche broyée ou une pommade, qui présente l'avantage de se conserver plus longtemps : hachez 20 g de fleurs d'achillée fraîches et 20 g de feuilles de framboise, que vous ajoutez à 100 g de saindoux. Faites frire un moment, retirez du feu et laissez reposer pour la nuit. Réchauffez et filtrez avec un linge propre en lin. Mettez en bocal et gardez au frais.

L'infusion requiert entre 10 et 20 g pour 1 litre d'eau. Vous pouvez ajouter une pincée d'anis pour en atténuer le goût désagréable.

- *La bistorte* aide à calmer les douleurs hémorroïdales grâce à ses vertus astringentes (qui aident à resserrer les tissus) : deux fois par jour, un quart d'heure à la fois, appliquez des compresses imbibées d'infusion : 60 g de racines par litre d'eau.
- *Le bouillon-blanc* a un effet adoucissant et calmant sur les irritations ; il servira notamment à faire des bains de siège (voir encadré) et des compresses : 30 g de feuilles et de fleurs pour 1 litre d'eau ; faites bouillir pendant 5 minutes.
- *Le chêne* a un pouvoir hémostatique, astringent, auquel vous ferez appel en usage externe : 30 à 60 g d'écorce de jeunes branches pour 1 litre d'eau ; faites bouillir pendant 10 minutes.
- *L'hamamélis* permet de faire des bains de siège qui aideront à calmer la douleur (voir plus bas).
- *La pariétaire* a un effet calmant, émollient et rafraîchissant, particulièrement utile lorsque les hémorroïdes se doublent de fissures de l'anus : faites des cataplasmes de plantes fraîches broyées ou des compresses imbibées d'infusion concentrée : 60 g de plante pour 1 litre d'eau.
- *La prêle* a une action hémostatique et cicatrisante qui permet de faire des compresses, utiles notamment en cas d'hémorroïdes douloureuses et en grappes. Utilisez la plante fraîche, nettoyée et broyée au mortier, appliquée directement, ou la décoction concentrée refroidie : 100 g pour 1 litre d'eau ; faites bouillir pendant 15 minutes.

Les bains de siège

Prenez deux bains de siège par jour, matin et soir, tièdes en été et chauds en hiver.

— Pour atténuer la douleur causée par les hémorroïdes, mettez des feuilles d'hamamélis, ajoutez 30 g de racines et de feuilles de chardon Marie, et 30 g de fleurs de lavande dans 2 litres d'eau froide. Faites bouillir pendant 10 minutes, filtrez et laissez refroidir à la température désirée.

— Pour réduire l'inflammation, mettez 30 g de fleurs de bouillon-blanc, ou 30 g de pariétaire, et 30 g de fleurs de sureau dans 2 litres d'eau bouillante. Faites bouillir pendant 10 minutes avant de filtrer.

HERPÈS

Il s'agit du banal « feu sauvage », qui peut se loger notamment autour de la bouche et des parties génitales. Jadis la terreur des célibataires « actifs », ce fléau bénin a repris ses justes proportions depuis que des maladies infiniment plus graves ont fait leur apparition sur la scène des maladies sexuellement transmissibles (MST).

Généralement bénin, l'herpès n'en est pas moins agaçant et parfois douloureux, d'autant plus qu'il disparaît et réapparaît de façon chronique. Notez cependant qu'il n'est transmissible que dans sa phase virulente, lorsque les vésicules suppurent. Enfin, il est effectivement un moment où l'herpès est potentiellement mortel, c'est pour le fœtus, lorsque la femme enceinte en est atteinte. Dans ce cas, il faut consulter un médecin homéopathe ou allopathe.

Qualité de vie

Il est démontré que l'herpès chronique a plus de chances d'apparaître lorsque vous vivez un stress, une contrariété, que vous traversez une période de perturbation affective ou pour les femmes, les menstruations. En plus des traitements externes et internes, vous pouvez donc faire appel à l'autosuggestion (voir cette rubrique). Enfin, les applications d'argile sont réputées résorber l'herpès.

PLANTES : Bardane - Fumeterre - Mauve

- *La bardane* a un effet dépuratif et antiseptique : à ce titre, vous pouvez en faire un usage tant externe qu'interne. Employez la racine fraîche, ou, à défaut, l'extrait mou stabilisé, que vous vous procurerez dans les établissements spécialisés. Faites macérer les feuilles dans l'huile d'olive, pour les applications locales. Ou mélangez 50 g de bardane et 50 g d'ortie pour un litre d'eau. Faites bouillir pendant 1 heure, en ajoutant de l'eau à mesure que se fait l'évaporation. Buvez trois petites tasses de ce mélange par jour, et faites des applications quotidiennes de compresses.

- *Le fumeterre* est une autre plante dépurative aux effets calmants. Buvez une tasse d'infusion le matin à jeun : 40 à 50 g de plante pour 1 litre d'eau bouillante.
- *La mauve* est calmante et adoucissante : elle est utile en cas de crise, quand l'irritation atteint des sommets pénibles. Faites des cataplasmes chauds de feuilles cuites ou de racines fraîches écrasées.

HOQUET

Précisons que le hoquet est dû à une contraction spasmodique du diaphragme, qui produit un appel d'air suffisamment intense pour faire vibrer les cordes vocales.

Les antispasmodiques seront particulièrement indiqués en cas de hoquet opiniâtre, qui peut parfois prendre des proportions inquiétantes : on a vu des hoquets durer plusieurs jours...

Soins

Nous avons tous nos « trucs » pour faire passer le hoquet : retenir son souffle, boire un verre d'eau tête en bas avec la lame d'un couteau dans l'eau ; on peut aussi boire un grand verre d'eau en aspirant le contenu du verre à travers un linge fin tendu sur le dessus.

PLANTES : Absinthe - Angélique - Menthe

- *L'absinthe* est antispasmodique et a un effet direct sur les contractions du diaphragme. Elle agit favorablement sur la digestion. 2 tasses par jour, chaude ou froide, pendant 3 jours au plus. 5 g d'absinthe par litre d'eau bouillante, infusée 5 minutes, sucrée avec du miel. Il convient cependant d'être prudent avec cette plante.

- *L'angélique* est antispasmodique, et présente l'avantage de faciliter la digestion : 10 à 15 g de graines pour un litre d'eau.
- *La menthe* est un antispasmodique qui a aussi un effet calmant sur le système nerveux. De plus, elle stimule le travail de l'estomac, ce qui aide à prévenir la fermentation des aliments et la formation de gaz. S'il s'agit d'un hoquet chronique, qui récidive après chaque repas, buvez-en une tasse avant de sortir de table. 15 à 20 g pour un litre d'eau.

HYPERTENSION

Faire de l'hypertension, ce n'est pas simplement le fait d'être (ou de paraître) tendu. Une mesure objective donnée par un appareil, le tensiomètre, permet de déterminer la mesure de la pression sanguine au moment où le muscle cardiaque se contracte (Mx, la tension systolique) et entre deux contractions (Mn, la tension diasystolique).

La bonne tension

Chez un adulte en bonne santé, la Mx varie de 14 à 17 et la Mn entre 7 et 8, soit près de la moitié de la Mx. L'Organisation mondiale de la santé (O.M.S.) évalue à 16/9,5 la limite des Mx/Mn. Au-delà, il y a hypertension.

Ces mesures à elles seules ne sont pas nécessairement significatives : un examen du fond de l'œil, entre autres, permet un diagnostic plus complet.

Sans avoir recours à des méthodes savantes, vous pouvez vous fier à l'apparition de certains signes pour détecter une tension anormale : leur présence vous indique ni plus ni moins le moment de consulter votre médecin. Mais attention : leur absence ne signifie pas nécessairement que vous ne faites pas de haute tension.

Signes d'hypertension

Nous devrions toujours être à l'écoute de notre corps. Mais passée la cinquantaine, les signes suivants sont généralement révélateurs d'hypertension : maux de tête, vertiges, troubles de la vue, bourdonnements d'oreilles, insomnie. Enfin, il y a les changements de positions brusques, incontrôlables, qui se produisent au réveil.

Si la situation n'est pas prise en main, d'autres troubles peuvent faire leur apparition : cécité partielle, voire complète, saignements de nez, trous de mémoire, paralysie partielle temporaire.

Bien entendu, si l'un de ces phénomènes se produit isolément, ne vous inquiétez pas. Et de toute façon, souvenez-vous qu'il n'est jamais utile de se faire du souci : cela ne peut qu'empirer les choses ! Ne vous laissez pas aller au défaitisme : prenez plutôt des dispositions précises pour améliorer la situation, et saisissez l'occasion de réaménager votre vie autour de votre santé...

Si vous faites de l'hypertension, la santé de vos reins est primordiale, de même que la santé de votre cœur et de vos artères (voir Artériosclérose et Athérosclérose).

Qualité de vie

Voir aussi Cholestérol. Evitez les situations stressantes. Pas de gros efforts physiques, ni de bains de soleil. Par ailleurs, au-delà de 1 500 m, l'altitude vous est nuisible. Consultez la rubrique Autosuggestion, ou cherchez une aide professionnelle compétente (psychothérapie, etc.) pour vous aider à apprendre à vous détendre.

Alimentation

Adoptez le régime hypotoxique (consultez cette rubrique et celle sur le Cholestérol). Des cures de jeûne sont souvent indiquées.

Remplacez les gros repas par plusieurs petits repas : ils sont plus faciles à absorber pour l'organisme, qui travaille ainsi moins fort. Au cours de la journée, vous boirez au total environ 1,5 litre de liquide, en comptant les infusions. Consommez moins de beurre, d'huile et de graisses.

Supprimez le sel, sauf un ou deux jours par mois pour éviter une déperdition excessive de chlorure de sodium. Même votre pain devra être sans sel. Assaisonnez avec du citron, de l'ail, de l'huile de tournesol et de maïs. Limitez les repas de viande à trois par semaine. Votre régime sera essentiellement à base de riz naturel.

Utilisez le fructose : il permet la dilatation des vaisseaux sanguins qui alimentent le cœur. Par ailleurs, l'ail est un aliment remarquable pour l'hypertension. Utilisez-le autant que possible, par exemple dans une soupe, le soir.

Les aliments à éviter

Les viandes grasses, charcuteries, ragoûts, le foie gras, la cervelle, les ris de veau, les mets épicés, les graisses animales, le beurre en trop grande quantité, la crème, les fromages fermentés, l'alcool, le thé et le café, le germe de blé.

Les aliments recommandés

Les herbes aromatiques remplaceront avantageusement le sel et les épices. Le plus possible, remplacez les œufs, le fromage, la viande et même les légumineuses par du sarrasin et du riz naturel. L'ail est un hypotenseur reconnu : au printemps, mangez de l'ail aux ours en salade, ou comme légume, étuvé dans l'huile. Vous pouvez aussi ajouter un peu d'ail aux ours, finement haché, à votre salade quotidienne.

Cela dit, il existe un régime mis au point expressément pour combattre l'hypertension, et qui a obtenu des résultats reconnus : il s'agit du régime de Kempner, que nous reproduisons ici, vu son importance thérapeutique et son caractère naturel. Ce régime est assez sévère mais permet, après trois mois, de ramener la pression à un niveau normal : les symptômes comme les vertiges, les troubles de la vue, les engourdissements et les maux de tête peuvent alors s'effacer.

Régime de Kempner

— Petit déjeuner : 70 à 90 g de riz sucré avec du miel ou du fructose ; un petit verre de jus de prune ; une pomme cuite ; un pamplemousse.

— Collation (10 heures) : 1/2 verre de jus d'orange et une grappe de raisin.

— Déjeuner : riz sucré au miel, 1/2 verre de jus d'orange, une banane bien mûre, 6 tranches de pomme, une tranche d'ananas et des raisins secs ; 1/2 verre de jus d'orange ; une pomme, des abricots (ou des pêches) séchés.

— Dîner : riz sucré au miel, 2/3 de verre de jus d'orange, additionné de figues (4 ou 5), d'une demi-orange, ou de quelques abricots.

— En soirée (21 heures) : 1/2 verre de jus d'orange.

Vous l'aurez constaté, ce régime est pauvre en graisses (lipides) et riche en sucres (glucides) ; il est également riche en protides et pauvre en sel. En effet, le riz sera cuit nature, à l'eau ou à la vapeur, sans sel. Eliminez toutes les conserves, les noix (noisettes, amandes, arachides). Les boissons doivent être limitées à 1 litre par jour au maximum. Après trois mois, on pourra revenir aux indications générales données plus haut.

Soins

Il n'est pas dit, loin de là, que la phytothérapie puisse être votre seul recours du côté des médecines douces : l'homéopathie pourra s'avérer utile et efficace, notamment au stade de la prévention. Par ailleurs, les purgations fréquentes et les cures thermales sont souvent recommandées, de même qu'une pratique assidue de la détente mentale. Du côté des plantes, vous ferez appel aux diurétiques et à celles qui favorisent la détente. Elles permettent parfois d'obtenir de substantielles baisses de pression.

PLANTES : Ail - Ail des bois - Aubépine - Arnica - Gui - Maté - Millefeuille - Olivier - Ortie - Pomme - Sarrasin - Tilleul

- *L'ail* est bénéfique pour l'athérosclérose et toutes les formes d'hypertension, grâce à sa faculté de faire baisser la haute pression sanguine : à ce sujet, les recherches en laboratoire rejoignent la sagesse populaire. Utilisez des gouttes d'ail, ou de l'ail en infusion. Vous pouvez aussi vous procurer de l'ail en capsules, pour en éviter l'odeur caractéristique. 20 à 30 gouttes par jour d'alcoolature d'ail, pendant 10 jours par mois, permettent dans bien des cas de combattre efficacement l'hypertension : laissez macérer 100 g d'ail dans 1/2 litre d'alcool à 60°. Remuez tous les jours, et au bout de 10 jours, filtrez le mélange en le pressant bien.
- *L'ail des bois* permet de ramener la pression sanguine à un taux normal ; il aide à prévenir la calcification des artères et l'hypertension et permet dans certains cas d'apaiser les troubles corona-

riens ; il est, enfin, dépuratif. Ajoutez l'ail des bois à votre alimentation, surtout en saison (voir plus haut). Vous pouvez aussi utiliser la liqueur d'ail : 10 à 15 gouttes dans de l'eau, 4 fois par jour. Remplissez un bocal de feuilles fraîches ou de bulbes finement hachés, sans tasser ; ajoutez de l'alcool à 40° jusqu'au bord ; laissez reposer dans un endroit chaud ou au soleil pendant 15 jours.

- *L'aubépine* est un fortifiant naturel, qui a sur le cœur un effet tonique et régulateur. Son action est tranquillisante et antispasmodique. Dépourvue d'effets secondaires, elle diminue l'hypertension, notamment l'hypertension neuroarthritique, et permet de traiter l'hypotension (basse pression) et l'athérosclérose. Elle est un vasodilatateur artériolaire périphérique et coronaire, et a un effet hypotenseur ; l'aubépine agit également comme sédatif nerveux. Notez cependant que cette plante peut avoir, à la longue, un effet dépresseur sur le cœur, et nuire au fonctionnement du foie : pour éviter ces effets, il suffit d'interrompre régulièrement les cures pendant quelques jours, une semaine par mois par exemple. 3 tasses par jour, pendant 3 semaines par mois. Faites bouillir pendant 3 minutes 50 g de fleurs et de fruits dans 1 litre d'eau.
- *Le gui,* un vasodilatateur, est un excellent tonique du cœur et de la circulation qui permet de combattre les problèmes d'hypertension (et d'hypotension), notamment ceux qui sont associés à des vertiges ou à des problèmes de rythme cardiaque. Le gui est également indiqué si le problème est relié à des difficultés rénales, ou à l'athérosclérose et à la ménopause. Il a, enfin, un effet calmant et antispasmodique. 3 tasses préparées à froid chaque jour, que vous boirez à petites gorgées entre les repas. Faites macérer 40 g dans 1 litre d'eau pendant une nuit. Chauffez jusqu'au point d'ébullition, pas davantage.
- *Le maté,* importé du Pérou, est un diurétique tonique du cœur qui aide à éliminer les toxines, permet de combattre la fatigue et tonifie le système nerveux. 3 tasses par jour. 20 g pour 1 litre d'eau.
- *Le millefeuille* est un vasodilatateur qui permet d'équilibrer la circulation sanguine. Entre 30 et 50 g pour 1 litre d'eau.
- *L'olivier* permet de faire baisser la pression sanguine ; il est un

vasodilatateur artériolaire périphérique précieux, notamment en cas d'hypertension artérielle reliée à de l'athérosclérose et des crises d'angoisse. Il a aussi une action favorable sur les reins, grâce à son effet diurétique. Employez la décoction. 3 tasses par jour : faites bouillir 6 ou 7 feuilles dans 1/4 de litre d'eau pendant 5 minutes.

- *L'ortie* est dépurative ; elle permet de combattre les troubles du foie, et agit de façon positive sur l'hypertension. 3 tasses par jour. Faites bouillir 60 g de feuilles pendant 2 minutes, ou 30 g de racines pendant 5 minutes, pour 1 litre d'eau. Laissez infuser pendant 10 minutes.
- *Le pommier* met à contribution son fruit bien connu pour lutter contre l'hypertension, notamment dans le cas d'hypertension reliée à une lésion hépatique où à une lésion rénale accompagnée d'une diminution de la quantité d'urine. Sa richesse en pectine lui donnerait aussi le pouvoir de faire baisser le taux de cholestérol dans le sang. La pomme est en outre peu sucrée, ce qui en fait un fruit acceptable pour les diabétiques. Il suffit de prendre des pelures de pomme (non traitées chimiquement), séchées et réduites en poudre, et d'en mélanger une cuillerée à soupe dans une tasse d'eau bouillante. Laissez infuser pendant 5 minutes. Une tasse matin et soir. La pomme est aussi une composante essentielle du régime de Kempner (voir encadré).
- *Le sarrasin* est un vasodilatateur ; il tonifie les vaisseaux sanguins, sur lesquels il a un effet curatif. 3 tasses par jour. Entre 30 et 50 g pour 1 litre d'eau.
- *Le tilleul* permet de faire baisser la pression sanguine grâce à son effet hypotenseur ; il a aussi un effet antispasmodique et sédatif et agit favorablement sur les troubles des reins ou du foie. 3 tasses par jour. Entre 30 et 50 g de feuilles par litre d'eau.

HYPOTENSION

L'hypotension n'est pas nécessairement une maladie en soi : elle ne pose un problème que si la personne est souvent fatiguée, ou qu'elle commence à ressentir des vertiges, parfois suivis d'évanouissements, lorsqu'elle est debout ; de même si elle est toujours fortement incommodée en passant brusquement de la position couchée à la position debout. Elle peut aussi avoir les extrémités froides, et se plaindre de bourdonnements d'oreille.

L'hypotension (hypo = bas) peut avoir des causes aussi variées qu'un traumatisme physique, une perte de sang importante, ou une déshydratation.

Des médicaments sont parfois à l'origine de cette affection : certains antidépresseurs par exemple, des remèdes pour combattre l'hypertension, ou encore des diurétiques. Chez les personnes ayant passé la soixantaine, il faut prendre cette possibilité en considération.

Qualité de vie

Une vie saine, bien réglée, permet parfois de mettre un terme aux troubles causés par l'hypotension.

Alimentation

Le pollen n'est pas une plante mais un produit naturel dérivé de l'activité des plantes : il présente l'intérêt d'aider les personnes qui sont victimes d'une fatigue due à l'hypotension. Une cuillerée à thé de pollen au petit déjeuner permet de dissiper la lassitude. Combiné avec des algues — des plantes marines — il est en mesure de faire disparaître l'impuissance qui accompagne souvent l'hypotension.

Les jus de carottes concentrés (assurez-vous qu'ils sont le fruit de culture biologique) permettent également de combattre l'hypotension de façon naturelle.

PLANTES : Aubépine - Bourse-à-pasteur - Chardon-Marie

- *L'aubépine* est un fortifiant naturel, qui a sur le cœur un effet tonique et régulateur. Son action est tranquillisante et antispasmodique. Dépourvue d'effets secondaires, elle diminue l'hypertension, notamment l'hypertension neuroarthritique, et permet de traiter l'hypotension (basse pression) et l'athérosclérose. L'aubépine est un vasodilatateur artériolaire périphérique et coronaire, et a un effet hypotenseur ; elle agit également comme sédatif nerveux. Notez cependant que cette plante peut avoir, à la longue, un effet dépresseur sur le cœur, et nuire au fonctionnement du foie : pour éviter ces effets, il suffit d'interrompre régulièrement

les cures pendant quelques jours, une semaine par mois par exemple. 3 tasses par jour, pendant 3 semaines par mois. Faites bouillir pendant 3 minutes 50 g de fleurs et de fruits dans 1 litre d'eau.
- *La bourse-à-pasteur* régularise la circulation sanguine et permet de régler le flux menstruel. 2 tasses d'infusion par jour jusqu'à ce que la circulation se normalise. 30 à 50 g de plante sèche pour un litre d'eau bouillante ; laissez infuser pendant 10 minutes.
- *Le chardon-Marie* est un tonique qui agit sur la faiblesse générale, l'état de surmenage intellectuel et physique. Il agit aussi comme tonique du système veineux et présente l'avantage de régulariser le système nerveux. On l'emploie en cas d'hypotension permanente, celle qui provoque des sueurs fréquentes, et qui se manifeste par des malaises lors du passage de la position assise à la position couchée. 3 tasses de décoction par jour avant les 3 repas. 80 g de semences pour un litre d'eau ; faites bouillir pendant 15 minutes. Laissez infuser 10 minutes.
- *La sauge* est indiquée dans les cas d'hypotension, et présente l'avantage d'agir favorablement sur les troubles nerveux, la fatigue chronique et les convalescences. Elle est, en outre, un fortifiant et un stimulant.

HYSTÉRIE Voir aussi DÉPRESSION NERVEUSE et NÉVROSE

L'hystérie, « mal de l'âme » (psyché = âme), n'en est pas moins réelle. Elle s'exprime par un comportement théâtral, des réactions sans commune mesure avec leurs causes, des tendances mythomanes (vivre dans le rêve, et y croire le plus souvent). Les grandes crises d'agitation sont plus rares, même si c'est habituellement ce qu'on entend par hystérie. Des symptômes physiques plutôt, comme une paralysie partielle, des troubles comme la perte de la vue ou de l'ouïe, font partie du tableau de l'hystérie aujourd'hui.

Soins

Bien entendu, la guérison de troubles de l'âme exige parfois une psychothérapie. Toutefois, certains adjuvants sont utiles, même s'ils ne permettent le plus souvent que de pallier certaines situations de crise, sans atteindre pour autant le problème à sa racine.

PLANTES : Aubépine - Ballote - Gui - Millepertuis

- *L'aubépine* a un effet calmant qui aide notamment à combattre l'insomnie. C'est une plante fortifiante naturelle ; elle a sur le cœur un effet tonique et régulateur ; son action générale est tranquillisante et antispasmodique. Dépourvue d'effets secondaires, elle permet de diminuer l'hypertension, notamment l'hypertension neuroarthritique, et agit également comme sédatif nerveux : elle est bénéfique pour les personnes surmenées, irritables, émotives, celles qui souffrent de spasmes nerveux de l'estomac. Notez cependant que l'aubépine peut avoir, à la longue, un effet dépresseur sur le cœur, et nuire au fonctionnement du foie : pour éviter ces effets, il suffit d'interrompre régulièrement les cures pendant quelques jours, une semaine par mois par exemple. 3 tasses par jour, pendant 3 semaines par mois. Faites bouillir pendant 3 minutes 50 g de fleurs et de fruits dans 1 litre d'eau.
- *La ballote* est un remède traditionnel de l'hystérie et des crises nerveuses ; les recherches modernes lui ont trouvé un pouvoir sédatif et antispasmodique vérifiable : elle aide à soigner l'anxiété, l'irritabilité, l'insomnie, les bourdonnements d'oreille et les troubles nerveux de la ménopause. L'alcoolature permet de faire passer le goût amer de l'infusion. Entre 20 et 30 gouttes par jour pour les adultes. Faites macérer la plante fraîche dans son poids d'alcool à 95° pendant 8 jours, en agitant régulièrement. Passez dans un linge et filtrez. Pour les troubles nerveux, vous pouvez aussi combiner l'aspérule, l'aubépine, la ballote, le basilic et le serpolet : mélangez à parts égales, et utilisez 30 à 40 g pour un litre d'eau ; laissez infuser pendant 10 minutes.
- *Le gui,* l'ancienne plante sacrée des druides, agit sur l'épilepsie et sur l'hystérie dans bien des cas, notamment ceux qui s'accompagnent de crises nerveuses. L'infusion requiert entre 10 et 20 g de feuilles fraîches pour un litre d'eau.
- *Le millepertuis,* une autre plante reconnue à l'époque des druides, aide à soigner les troubles hystériques, surtout si vous avez recours simultanément à l'infusion et au bain de pieds de millepertuis. 3 tasses un jour par semaine, entre les repas, et un bain de pieds par jour le reste de la semaine. 15 à 30 g de sommités

fleuries par litre d'eau. Pour le bain de pieds, faites infuser 60 à 80 g de sommités fleuries dans 2 litres d'eau bouillante.

IMPÉTIGO

Cette infection de la peau, assez fréquente chez les enfants, est contagieuse. Causée par des staphylocoques ou des streptocoques, elle se développe invariablement sur la base d'une hygiène défectueuse.

Des bulles se développent sur la peau et finissent par crever ; l'enfant est porté à gratter les croûtes qui se forment, et les plaies se propagent sur la peau. Les lésions se logent parfois jusque dans les replis de la peau, sous les aisselles, derrière les oreilles et dans le cou : c'est l'intertrigo.

Soins

Commencez par adopter une hygiène très stricte. Surtout en cas d'intertrigo, isolez les parties atteintes avec des compresses stériles et du sparadrap : ceci aide à éviter l'infection de proche en proche. Pour nettoyer les plaies, vous pouvez employer un savon liquide, ou de l'alcool à 45°, auquel vous aurez ajouté quelques gouttes d'arnica T.M. (T.M. = teinture-mère, en homéopathie).

Le Molkosan permet de procéder à la désinfection, en tuant les bactéries. Les soins internes par les plantes comportent l'usage de dépuratifs (comme la bardane par exemple). Consultez la section Plantes de la présente rubrique pour les compresses et les cataplasmes.

Alimentation

Tous les matins, à jeun, ou en fin d'après-midi, prenez 150 g de jus de carottes frais. L'alimentation sera pauvre en matières grasses, riche en fruits, jus de fruits et légumes frais. La viande sera bouillie, grillée ou rôtie.

PLANTES : Bardane - Bouleau - Carotte - Chou - Noyer - Sauge - Souci

- *La bardane* est une plante dont les propriétés dépuratives seront fort utiles en traitement interne. En traitement externe, utilisez la racine, broyée ou encore en décoction concentrée, afin d'éviter les infections. La décoction requiert 60 g pour 1 litre d'eau. Laissez bouillir pendant 5 minutes. Filtrez et ajoutez un peu de miel. Décoction concentrée : 200 g pour 1 litre d'eau, pendant 10 minutes.

- *Le bouleau* est un diurétique que vous pouvez prendre en guise de traitement interne, et sert également à faire des compresses : mettez 50 g de feuilles de bouleau séchées dans 1 litre d'eau froide, portez à ébullition pendant 3 minutes ; utilisez cette préparation pour faire des compresses. L'infusion : entre 30 et 40 g de feuilles par litre d'eau. Laissez infuser 10 minutes. Dans les deux cas, ajoutez 1 g de bicarbonate de soude lorsque la température sera descendue à 40° (ceci permet de dissoudre le principe résineux).
- *Les carottes* permettent de faire des cataplasmes : utilisez de la pulpe de carottes fraîchement râpées, que vous appliquez directement sur la région atteinte.
- *Le chou,* encore plus que la carotte, sert à faire des compresses : enlevez les nervures des feuilles, que vous écraserez avec un rouleau et laisserez bouillir dans du lait pendant quelques minutes, ou macérer dans l'eau tiède pendant une demi-journée. Appliquez sur la région atteinte.
- *Le noyer,* dépuratif et antibiotique, se prend en décoction. 3 tasses par jour, entre les repas : 30 g de feuilles séchées pour 1 litre d'eau ; portez à ébullition pendant 5 minutes, puis laissez infuser pendant 15 minutes. Ajoutez un peu de miel et laissez tiédir avant de boire.
- *La tisane composée* est à boire le matin à jeun, par petites gorgées. Mélangez 40 g de feuilles de noyer séchées, 20 g de feuilles de bouleau et 20 g de feuilles de sauge ; faites infuser 10 g de ce mélange pendant 10 minutes.
- *La sauge* met à contribution ses pouvoirs antiseptiques, fongicides (qui détruit les champignons parasitaires) et cicatrisants. Elle purifie le sang et aide à guérir les plaies rebelles. En usage interne, utilisez l'infusion : entre 15 et 30 g de sauge sèche pour 1 litre d'eau ; laissez infuser pendant 10 minutes. En usage externe, utilisez la décoction de sauge : 100 g pour 1 litre d'eau ; faites bouillir pendant 5 à 10 minutes.

- *Le souci,* qui est cicatrisant, antiseptique et anti-inflammatoire, favorise au mieux la cicatrisation des plaies causées par l'impétigo. Pour l'usage externe, utilisez la décoction : faites bouillir 30 g de fleurs dans un litre d'eau pendant 10 minutes. La pommade permet de soigner les inflammations de la peau, mélangez 20 g de teinture avec 180 cl (1 pour 9) de solucire (un excipient pharmaceutique).

IMPUISSANCE Voir aussi APHRODISIAQUES

« Impossibilité permanente de réaliser la copulation chez une partenaire de son choix, l'impuissance est une hantise pour le patient, son conjoint, pour le médecin » (Dr. Henri Bricaire).

L'obésité, le diabète, la neurasthénie, sont dans certains cas des facteurs d'impuissance. Il se peut également que certains médicaments soient en cause : neuroleptiques, tranquillisants, et la méthyldopa par exemple.

Soins

En cas d'obésité, la première chose à faire est de perdre du poids. La cigarette semble aussi être impliquée dans bon nombre de défaillances ; cela suppose que là aussi, il y aurait un choix à faire... En général on s'abstiendra également de boire de la bière en quantité.

Là où la physiologie n'est pas en cause, la psychothérapie s'impose parfois pour lever les blocages qui empêchent l'acte de s'accomplir. Le manque de confiance est généralement la pierre d'achoppement de la consommation de l'acte sexuel. Outre les plantes que vous trouverez dans la rubrique Aphrodisiaques, notez que vous pouvez faire une cure de grains de blé, dont le contenu en vitamine E est essentiel pour les fonctions des organes de reproduction. Croquez 1 g de ginseng asiatique par jour, le matin.

PLANTES : Voir Aphrodisiaques.

INCONTINENCE D'URINE (énurésie)

Après l'âge de trois ans environ, le fait de faire pipi au lit devient un problème pour l'enfant — et pour les parents. L'incontinence est une difficulté permanente à se retenir ; l'énurésie est une difficulté à se retenir au cours de la nuit. La cause peut être physiologique (souvent héréditaire) ou psychologique. Dans ce dernier cas, il s'agit souvent d'enfants de constitution nerveuse, émotive, qui n'arrivent pas à exprimer leurs émotions.

Evitez surtout de parler à tout le monde de cette difficulté de l'enfant : en effet, cela est perçu comme une anomalie, une tare qui le distingue de ses camarades, et il peut être renforcé dans son comportement — voire traumatisé à vie.

La médecine allopathique fait appel à des antispasmodiques dont l'usage n'est pas sans danger, car il s'agit de produits toxiques.

Soins

Votre patience est peut-être déjà fortement éprouvée, mais ce n'est pas le moment de céder à la mauvaise humeur. Dans certains cas, il faudra avoir recours à la psychothérapie pour déceler le problème, en trouver la racine. En effet, à moins que l'on ait affaire à une cause physiologique, il y a, derrière ce comportement mal adapté, un message à percevoir, soit sur l'enfant, soit sur ses rapports avec son environnement...

Le traitement psychothérapique se fondera sur des suggestions qui seront faites à haute voix à l'enfant pendant son sommeil.

PLANTE : Renouée bistorte

- *La renouée bistorte* est un astringent doux, c'est-à-dire qu'elle a le pouvoir de resserrer les tissus et les orifices, et qu'elle diminue les sécrétions des glandes et des muqueuses. Utilisez la poudre, que vous trouverez chez votre pharmacien ou votre herboriste : 2 à 4 g de poudre, après les 2 repas principaux.

INDIGESTION Voir DIGESTION (ref. 3) et DYSPEPSIE

Notamment : Angélique - Camomille - Cerfeuil - Cumin - Dépuration corrective - Gentiane - Mélisse - Menthe poivrée - Sauge - Serpolet - Thym - Verveine.

INFECTION Voir aussi ANTI-INFECTIEUX, ANTISEPTIQUES, BLESSURES

Bactéries, virus, organismes microscopiques, champignons... les causes d'infection ne manquent pas, et le traitement devra tenir compte de la nature, justement, de l'infection, qui ne doit jamais être prise à la légère.

Infections

Les infections s'accompagnent généralement de fièvre, même modérée, et se manifestent de façons différentes selon l'endroit atteint.

Appareil respiratoire : quintes de toux.

Appareil digestif : aigreurs d'estomac et ballonnements.

Appareil urinaire : brûlures.

PLANTES : (voir aussi Antiseptiques) Ail - Aunée - Lavande - Papaye - Rose - Sauge - Thym

- *L'ail* agit comme antiseptique sur les voies digestives, et permet de combattre les maladies infectieuses comme la grippe, les bronchites, les maladies saisonnières. Décoction : écrasez 2 ou 3 gousses, faites bouillir dans un verre d'eau ou de lait. Vous pouvez aussi prendre l'ail en sirop (2 ou 3 cuillerées à soupe par jour) : faites bouillir 50 g d'ail dans 150 g d'eau pendant 10 minutes. Filtrez et ajoutez 30 g de sucre. En applications externes pour combattre l'infection : réduisez en bouillie 100 g de gousses d'ail, dont vous presserez le jus à travers un linge fin. Ajoutez 1 litre d'eau distillée et 100 cl d'alcool à 90°.
- *L'aunée* contient un facteur anti-bactérien ; elle est utilisée notamment pour les infections de l'appareil respiratoire. L'infusion requiert entre 15 et 30 g de racines désséchées pour 1 litre d'eau.
- *La lavande* est bien connue pour son action antiseptique, notamment en ce qui concerne les sécrétions bronchiques ; vous pouvez utiliser la décoction : faites bouillir entre 15 et 30 g dans 1 litre d'eau pendant 5 minutes et laissez infuser 10 minutes.
- *La papaye* est un fruit exotique délicieux, que l'on trouve chez certains commerçants. Elle contient un enzyme qui permet de combattre les infections externes : il suffira de placer un morceau sur la plaie, pour nettoyer le pus.
- *La rose* est un remède pour les maux de gorge, les inflammations

de la bouche et du système digestif, les écoulements du nez et des bronches. En macération, elle a en effet un pouvoir antiseptique considérable, qui lui permet de combattre staphylocoques et colibacilles, proteus (bacilles du tube digestif et des voies respiratoires) et pyocyanique (un bacille responsable d'infections graves chez le nouveau-né ou dans certaines interventions chirurgicales). 2 ou 3 tasses d'infusion concentrée par jour pour les maux de gorge : entre 50 et 60 g de pétales de rose par litre d'eau. Pour soigner les plaies qui suppurent, faites appel au vinaigre de rose. Faites macérer 100 g de pétales de roses et 1 litre de vinaigre blanc dans un bocal bien fermé, que vous laisserez au soleil pendant 10 jours (n'utilisez pas d'instrument métallique au cours de ces préparations).

- *La sauge* mettra à profit son pouvoir antiseptique, fongicide (qui détruit les champignons parasitaires) et cicatrisant. Elle est également résolutive, c'est-à-dire qu'elle calme les inflammations, et purifie le sang. Elle aide à guérir les plaies rebelles. 30 g de sauge sèche pour 1 litre d'eau ; laissez infuser pendant 10 minutes. En usage externe, utilisez la décoction de sauge : 100 g pour 1 litre d'eau ; faites bouillir pendant 5 à 10 minutes.
- *Le thym* est un balsamique (il agit comme un baume) antiseptique qui apporte une aide précieuse dans le traitement de nombreuses infections : celles des voies respiratoires, les infections intestinales et urinaires (tant qu'il s'agit d'infections sans gravité), les infections de la gorge. Il aide aussi à soigner les plaies et des brûlures infectées.

Pour les infections de l'appareil digestif et des voies respiratoires, prenez 3 tasses d'infusion par jour, avant les repas : 20 à 30 g de feuilles et de fleurs pour 1 litre d'eau. Ou encore, utilisez l'essence de thym, que vous trouverez dans les établissements spécialisés : 20 gouttes dans un peu d'eau, matin et soir. Vous pouvez aussi associer le thym à l'eucalyptus et au cyprès : 0,50 g de l'essence des 3 plantes, dans 60 cl d'alcool à 90° ; 20 gouttes dans un peu d'eau, matin et soir.

Gargarisme pour l'infection de la gorge : 20 g de thym par litre d'eau froide ; portez à ébullition pendant 5 minutes, filtrez, sucrez avec un peu de miel et laissez tiédir.

INFLAMMATIONS

Lorsque l'organisme se voit agressé, que ce soit par un traumatisme, un microbe, un virus ou un quelconque agent toxique, l'inflammation est une de ses premières réactions de défense.

Les vaisseaux sanguins très fins (les capillaires) se gonflent, la peau prend une coloration rougeâtre et dégage une sensation de chaleur. Puis, c'est la formation du pus, et ensuite la cicatrisation.

PLANTES : Amande - Bouillon-blanc - Camomilles - Dépuration corrective - Lin - Mauve - Rose - Sauge - Souci

- *L'huile d'amande douce* (que vous pouvez acheter en pharmacie) servira pour les inflammations superficielles de la peau. Une cuillerée avant de se coucher permet de mettre un terme à certaines inflammations bénignes de l'estomac.
- *Le bouillon-blanc* calme les inflammations causées par la diarrhée, les hémorroïdes, et les inflammations cutanées. En usage interne, utilisez l'infusion, soigneusement filtrée. En usage externe, faites cuire 50 g de feuilles dans du lait, et appliquez en cataplasmes.
- *La camomille romaine* sert pour des inflammations comme les aphtes et les ulcérations de la bouche. Utilisez l'infusion concentrée : laissez macérer pendant 1/2 heure entre 50 et 100 g de fleurs dans un litre d'eau.
- *La camomille (matriaria chamomilla)* soulage les inflammations des gencives (compresses), les inflammations oculaires et les inflammations prétesticulaires.
- *La dépuration corrective* (voir cette rubrique) est utile dans certains cas d'inflammation : Maria Treben rapporte qu'elle a déjà permis de guérir des inflammations des mamelons (sous forme de compresses) et des inflammations pulmonaires (sous forme d'enveloppements).
- *Le lin,* en infusion ou en macération, permet de soigner les inflammations du système digestif et des voies urinaires. 3 ou 4 tasses par jour. Infusion : entre 15 et 20 g de semences ; laissez infuser 2 à 3 minutes au plus (sinon le liquide devient trop gluant). Macération : 15 à 20 g de semences pour 1 litre d'eau ; laissez reposer pendant la nuit. Vous pouvez aromatiser avec de la réglisse.
- *La mauve,* avec ses qualités calmantes et adoucissantes, agit

comme remède général qui permet de soigner les états inflammatoires internes ou externes. Mentionnons notamment les inflammations des muqueuses utérines, de la vessie, du pylore, de la gorge, les inflammations des amygdales et du larynx. Utilisez la décoction : entre 15 et 20 g de fleurs pour un litre d'eau. En usage externe, utilisez la décoction concentrée : entre 30 et 50 g de fleurs, de feuilles ou de racines, dans un litre d'eau ; laissez réduire.

Pour les inflammations des amygdales et du larynx, les inflammations intestinales, celles des paupières, de la peau, de la bouche et des yeux, Maria Treben recommande d'utiliser conjointement la mauve et l'orge : après avoir fait cuire l'orge, ajoutez les feuilles de mauve.

- *La rose* est un remède pour les inflammations de la bouche et du système digestif ; elle dispose aussi d'un pouvoir antiseptique considérable. 2 ou 3 tasses par jour d'infusion concentrée pour les maux de gorge et les inflammations de la bouche : entre 50 et 60 g de pétales de rose par litre d'eau. L'eau de rose que l'on trouve dans le commerce permet d'apaiser l'inflammation des paupières (n'utilisez pas d'instrument métallique au cours de ces préparations).
- *La sauge* a un effet cicatrisant, elle est résolutive, c'est-à-dire qu'elle calme les inflammations, et purifie le sang. Elle aide également à guérir les aphtes, les inflammations du palais et celles de la gorge. 30 g de sauge sèche pour 1 litre d'eau ; laissez infuser pendant 10 minutes. En usage externe, utilisez la décoction de sauge : 100 g pour 1 litre d'eau ; faites bouillir pendant 5 à 10 minutes.
- *Le souci,* qui est cicatrisant, a un effet antiseptique et anti-inflammatoire dont l'efficacité a été observée notamment dans les cas d'inflammations du gros intestin. L'infusion vous servira en usage interne : 30 g de fleurs environ pour un litre d'eau. La pommade permet de soigner les inflammations de la peau. Pour l'usage externe, utilisez la décoction : faites bouillir 30 g de fleurs dans un litre d'eau pendant 10 minutes. Vous pouvez aussi utiliser la pommade : mélangez 20 g de teinture avec 180 cl (1 pour 9) de solucire (un excipient pharmaceutique).

INSOLATION

A son niveau le plus grave, l'insolation se traduit par de la fièvre, des maux de tête, des vertiges et des vomissements. Sinon, elle se manifeste par un état général altéré, et bien entendu des brûlures de la peau (voir Brûlures).

PLANTE : Tilleul

- *Le tilleul,* sous forme de bains, procure habituellement un soulagement immédiat, et a sur la peau un effet tonifiant. Versez deux litres d'infusion (60 g de tilleul pour 2 litres d'eau) dans le bain avant de faire couler l'eau.

INSOMNIES

Il semble fort que les somnifères soient un remède provisoire et perpétuent le mal. Encore une fois, ce type de médicaments ne supprime le symptôme que de façon artificielle, c'est-à-dire sans l'empêcher de se reproduire le lendemain. Or, la consommation continuelle de somnifères et de tranquillisants, surtout à base de bromure ou de barbituriques, est une menace pour la santé et l'équilibre psychique. Elle a, de plus, des effets toxiques, entre autres sur le foie et les reins.

Qualité de vie

Trop souvent, un mode de vie sédentaire nous empêche de procurer à notre corps tout le mouvement et la dépense physique dont il a besoin ; c'est ce surplus d'énergie qui nous empêche parfois de dormir ; en tout cas, la fatigue d'une activité physique peut dans bien des cas nous aider à trouver plus facilement le sommeil.

Parfois, les bruits sont une cause d'insomnie ; vous pouvez alors vous procurer des tampons gras (boules « quiès » ou « calmor »). Attention : on s'y habitue parfois à tel point qu'il devient impossible de s'en passer (au risque de ne plus entendre sonner le réveil, par exemple).

Pour une « écologie du sommeil »

La chambre doit être bien aérée, surtout si on y dort à deux. Une température maintenue aux environs de 15° est idéale pour le sommeil. Avant le coucher, évitez le travail intellectuel intense ou les discussions passionnées, et tout ce qui contribue à vous mettre dans un état d'agitation. De même, au moment de vous coucher, faites-vous une règle de « la politique de » l'autruche : sauf exception, ce n'est pas le moment de régler vos problèmes. La pratique de la relaxation est toujours précieuse, et l'insomnie la rend encore plus indispensable.

Un bol de yaourt additionné de miel, avant le coucher, peut aider à prévenir les insomnies, de même qu'une cuillerée à thé de miel au milieu de la nuit peut vous aider à retrouver le sommeil.

Vous emploierez de préférence les plantes sédatives douces, celles qui risquent le moins de provoquer une accoutumance : la ballote, le lotus, la passiflore et l'aubépine.

Alimentation

Evitez les repas trop copieux, ou trop proches de l'heure du coucher, quoiqu'un estomac creux puisse aussi vous empêcher de dormir. Evidemment, les boissons stimulantes, comme le thé et le café, seront remplacées par des infusions. La composition du repas est également importante : les aliments azotés (comme la viande, les œufs et les fromages) ou à haute teneur en minéraux (les soupes aux légumes trop concentrées, les légumes cuits à l'étuvée ou dans très peu d'eau) peuvent être des sources d'insomnie. Par ailleurs, il est bon de savoir que la laitue est un excellent sédatif.

PLANTES : Aspérule odorante - Aubépine - Ballote - Camomille - Houblon - Lotus - Mélisse - Oranger - Passiflore - Tilleul - Valériane - Verveine

- *L'aspérule odorante* est un fortifiant du système nerveux, dont elle calme aussi l'excitation. A long terme, elle aide à chasser la neurasthénie et la mélancolie. Elle est donc utile pour les insomnies d'origine nerveuse, et pour calmer le sommeil agité, des enfants comme des adultes. 3 ou 4 tasses d'infusion par jour : entre 30 et 50 g pour 1 litre d'eau.
- *L'aubépine* est un sédatif du système cardio-vasculaire, un calmant et un antispasmodique. Elle a un effet bénéfique sur la

nervosité, l'émotivité, l'anxiété et les terreurs nocturnes des enfants. 10 g de plante concassée pour un litre d'eau ; faites bouillir pendant 3 minutes et infuser pendant 10 minutes.

- *La ballotte* procure le sommeil aux personnes anxieuses et épuisées ; elle contribue à calmer les angoisses, les bouffées de chaleur et les palpitations. 2 tasses d'infusion dans la journée, et une à l'heure du coucher : entre 30 et 60 g par litre d'eau. A cause du goût amer de la tisane, on lui préfère souvent la teinture, à raison de 2 ou 3 cuillerées à café au cours de la journée. Faites macérer pendant 15 jours une part de plante bien tassée pour deux parts d'eau-de-vie blanche.
- *La camomille* permet de trouver le sommeil plus facilement, et de plus elle facilite la digestion et l'écoulement des règles. Une tasse d'infusion 1/2 heure avant le repas, ou une heure après. Entre 20 et 40 g pour un litre d'eau. Vous pouvez également l'intégrer à une tisane composée : 55 g de feuilles d'alchémille, 25 de feuilles d'aubépine et 25 g de fleurs de camomille.
- *Le houblon* est un tranquillisant, un calmant du système nerveux, et exerce une action soporifique. L'infusion requiert entre 15 et 30 g de cônes pour un litre d'eau. Laissez infuser pendant 10 minutes et sucrez avec du miel.
- *Le lotus (lotier cornicule)* est une plante à manier avec précaution, à cause de sa teneur en acide cyanhydrique. Il a un effet sédatif, voire légèrement narcotique, utile en cas d'insomnies causées par les angoisses. Sur les personnes anxieuses, l'effet du lotus est légèrement euphorisant. Il procure « un sommeil calme et réparateur, un réveil lucide ». Deux tasses d'infusion concentrée par jour, une vers 10 heures, et une au coucher, pendant une période de 10 jours maximum, suivie d'une pause de 10 jours au moins. Entre 60 et 80 g de plante entière (les fleurs ont une plus haute teneur en acide cyanhydrique) pour un litre d'eau. Laissez infuser pendant 10 minutes.
- *La mélisse* est sédative, antispasmodique et stimulante. Elle a une action heureuse sur les personnes nerveuses, irritables, excitées et déprimées, pour qui elle joue à la fois le rôle d'un tranquillisant naturel et d'un tonique. 3 ou 4 tasses d'infusion par jour : 20 g de sommités sèches par litre d'eau.

- *L'oranger* est un calmant et un sédatif du système nerveux, qui aide aussi à calmer les maux de tête et les maux d'estomac. 10 à 15 g de feuilles ou de fleurs pour un litre d'eau.
- *La passiflore,* hypnotique et calmante du système nerveux, est utile pour calmer les angoisses, les soucis et le surmenage, sources de beaucoup d'insomnies. Elle induit un sommeil normal, sans effet dépressif au réveil.
- *Le tilleul* a une action décontractante ; sédative, voire légèrement hypnotique, très utile pour calmer l'agitation intellectuelle, soigner l'insomnie et apaiser un sommeil agité. Vous l'associerez à une plante comme l'aubépine ou la passiflore.
- *La valériane* soulage différents troubles nerveux, dont l'insomnie, notamment par l'effet qu'elle exerce sur les obsessions, les hantises, le travail d'une imagination trop active. En règle générale, elle agit favorablement sur les personnes nerveuses. Deux tasses de macération par jour, ou entre 10 et 20 gouttes de teinture, prises le soir dans une autre infusion : aubépine, verveine, oranger ou menthe par exemple. Macération : laissez reposer 10 g de racine de valériane fraîche pendant une nuit. Sucrez avec du miel, et mélangez avec une infusion de verveine, d'oranger ou de menthe. Teinture : faites macérer 200 g de racine fraîche, coupée, dans un litre d'eau-de-vie blanche, pendant 15 jours.

INTERTRIGO Voir IMPÉTIGO

IRRITABILITÉ

Pour les formes bénignes d'irritabilité, il est possible d'obtenir des résultats concluants en utilisant les mêmes remèdes (la mélisse notamment) que pour l'insomnie (voir cette rubrique) : il suffira d'ajuster les doses en les diminuant légèrement.

IVRESSE

La dépuration corrective est utile pour ramener sur terre les personnes qui ont un peu trop abusé de la bouteille. Maria Treben rapporte qu'« un homme ivre est dessaoulé sur le champ si on lui en fait boire deux cuillerées à soupe ». (voir Dépuration corrective).

JAMBES

Si votre travail vous oblige à rester debout pendant de longues heures, allongez-vous 10 minutes, les jambes très surélevées, à la fin de chaque journée de travail. Une autre bonne façon de combattre la fatigue consiste à vous dresser au maximum sur la pointe des pieds au réveil, et aussi souvent que possible au cours de la journée.

Vous pouvez aussi vous allonger sur le dos et pédaler, jambes relevées, pendant 15 minutes, avec des pauses toutes les quatre minutes.

PLANTES : Voir Dépuratives, pour la liste des plantes qui aident à stimuler la circulation.

JAMBES LOURDES

Les jambes lourdes sont généralement dues à une insuffisance du retour veineux, plus qu'à une simple fatigue : voir Phlébite, Tonicardiaques, Varices. Voir aussi Dépuratives, utiles pour aider la circulation du sang.

Une façon d'apaiser cette sensation en soignant les jambes et les pieds enflés consiste à les baigner dans l'eau de cuisson des pommes de terre ou des légumes, nous dit le Dr Vogel. Vous appliquerez ensuite des compresses de sel, que vous aurez fait griller avant de l'étendre sur une toile dont vous envelopperez vos pieds. Vous pouvez aussi mettre du sel dans un bain avec une décoction de fleurs de foin.

Alimentation

Recherchez les aliments riches en sodium et en vitamines B8, PP, E, F et H. (voir Vitamines).

JAUNISSE Voir FOIE

LACTATION

Les plantes qui servent à stimuler la sécrétion de lait sont dites galactogènes. Vous pouvez choisir dans la liste (non exhaustive) qui suit, la ou les plantes qui conviennent à vos besoins et vos goûts.

PLANTES : Angélique - Anis vert - Carvi - Cumin - Fenouil - Fenugrec - Houblon - Pimprenelle

- *L'angélique* est stimulante, tonique et stomachique ; il s'agit d'un bon reconstituant général. Vous la prendrez en décoction : 15 à 30 g de racines pour 1 litre d'eau : faites bouillir pendant 5 minutes ; ou encore 15 à 20 g de feuilles et de semences ; faites bouillir pendant 2 minutes.
- *L'anis vert*, qui est utile pour les affections de l'estomac, combat aussi les gaz et l'aérophagie. Utilisez l'infusion : 2 ou 3 tasses par jour, avant ou après les repas. Entre 10 et 15 g de graines pour 1 litre d'eau.
- *Le carvi* est un stimulant, un diurétique et un emménagogue. Utilisez l'infusion : une tasse après les repas. 10 g de semences pour 1 litre d'eau ; à laisser infuser pendant 10 minutes.
- *Le cumin* est stomachique et facilite la digestion. En infusion : une tasse après les repas. 10 g de semences pour 1 litre d'eau ; laissez infuser pendant 10 minutes.
- *Le fenouil*, diurétique, est aussi une plante dont la racine est apéritive, et facilite l'écoulement des règles. Vous le prendrez en décoction : 3 à 4 tasses par jour. Entre 20 et 30 g de racines ou de semences pour 1 litre d'eau. Racines : faites bouillir pendant 5 minutes et infuser pendant 10 minutes. Les Semences et Plantes : laissez bouillir 3 minutes et infuser pendant 10 minutes.
- *Le fenugrec* est un reconstituant. Vous pouvez utiliser la décoction : 40 à 60 g de graines pour un litre d'eau ; faites bouillir pendant 10 minutes. L'extrait fluide, que vous trouverez chez le pharmacien, permet de faire passer le goût douteux de cette plante. La farine de fenugrec offre le même avantage : faites germer des graines, puis faites-les dessécher au four, à petit feu : 2 ou 3 fois 2 g par jour.
- *Le houblon,* dépuratif, excite l'appétit et facilite la digestion. Il a aussi un effet légèrement sédatif. Préparez les cônes de houblon en infusion : entre 10 et 15 g pour un litre d'eau.
- *La pimprenelle fraîche*, broyée et appliquée en cataplasmes sur les seins, était réputée autrefois stimuler la sécrétion de lait.

LARYNGITE Voir aussi ANGINES

Cette inflammation du larynx se traduit par une extinction partielle ou totale de la voix. On distingue les laryngites aiguës et chroniques. La laryngite aiguë se distingue de la fièvre par une toux sèche, quinteuse. Elle apparaît après un coup de froid, et est accompagnée d'un chatouillement constant au fond de la gorge.

Il peut arriver, notamment chez l'enfant, que la laryngite prenne la forme d'un essoufflement accompagné d'angoisses ; la voix et la toux sont rauques, la respiration devient sifflante (laryngite striduleuse). Si cette situation ne rentre pas dans l'ordre, le faux croup est à craindre : il se traduit par une menace d'asphyxie du fait de l'inflammation du larynx. Autrement dit, si les symptômes de la laryngite striduleuse ne disparaissent pas rapidement (voir Soins), il faut consulter un médecin d'urgence.

La laryngite chronique n'est accompagnée ni de fièvre ni de toux. Mais en présence d'une altération de la voix durant plus de deux semaines, il faut consulter un médecin.

Soins

Dans le cas de laryngite aiguë, vous devrez faire vœu de silence, du moins jusqu'à ce que votre larynx se rétablisse complètement. Ne fumez pas et évitez les pièces chaudes et humides. Les inhalations font habituellement partie du traitement. En cas de laryngite striduleuse, prévoyez « des compresses chaudes autour du cou, une atmosphère chaude et humide, des pulvérisations nasales de vasoconstricteurs. »

PLANTES : Voir aussi ANGINES - Erysimum - Polygala - Réglisse

- *L'erysimum,* apparaissant également sous le nom d'herbe aux chantres, est un antispasmodique des voies respiratoires qui vous aidera à faire revenir votre voix. Buvez 3 ou 4 tasses par jour. Faites infuser 20 g de la plante sèche pendant 20 minutes. Elle est recommandée à tous ceux qui font de leur voix un usage professionnel (comédiens, conférenciers, chanteurs, etc.) avant la performance. Ils en prendront 3 tasses par jour, dont une avant l'effort vocal.

Le sirop d'erysimum

Faites bouillir 30 g d'erysimum dans 1 litre d'eau jusqu'à réduction de 1/3, en ajoutant 10 g de réglisse au bain-marie. Filtrez, ajoutez 200 g de miel, mettez dans un bocal que vous chaufferez au bain-marie pour obtenir un sirop.

- *La mauve* permet de soigner les inflammations du larynx, grâce à ses qualités émollientes (la propriété de ramollir et de relâcher les tissus et de calmer l'inflammation). Elle permet également de soigner la sensation de sécheresse dans la gorge qui accompagne souvent la maladie. Pour la laryngite, 3 ou 4 tasses par jour en complément de gargarismes fréquents avec la décoction : 15 à 20 g de fleurs pour 1 litre d'eau ; laissez bouillir pendant 5 minutes. Pour faire des enveloppements contre les inflammations du larynx, prenez les plantes ayant servi à faire la tisane, réchauffez-les dans un peu d'eau, et mélangez à de la farine d'orge. Vous étendrez cette bouillie sur une toile de lin et l'appliquerez à chaud. La personne devra garder l'emplâtre toute la nuit (Maria Treben).
- *La réglisse* sera utile pour soigner les pharyngites et les laryngites : faites macérer 50 g de racine râpée dans 1 litre d'eau chaude pendant 24 heures.
- *Le polygala* permet de soulager les gorges irritées. Utilisez la décoction : faites bouillir 200 g de racines dans 1 litre d'eau pendant 10 minutes.

LARYNX (INFLAMMATION DU -) Voir aussi LARYNGITE

LAXATIFS Voir CONSTIPATION

LEUCORRHÉES

Certains écoulements physiologiques sont normaux, même lorsqu'ils sont abondants. Ils proviennent d'une sécrétion trop abondante, quoique normale, de l'utérus lors de l'ovulation, ou d'un renouvellement trop rapide des cellules qui tapissent les parois du vagin.

Mais il existe aussi des écoulements pathologiques, de couleur jaunâtre ou verdâtre, généralement d'odeur désagréable, accompagnés de démangeaisons, de sensation de brûlures, qui sont dus à un état inflammatoire du vagin (vaginite) ou du col de l'utérus (cervicite). Les inflammations du vagin peuvent être causées par un organisme microscopique, par des champignons, ou par un gonocoque. Les vaginites se traduisent par des sensations de brûlures, la quasi-impossibilité d'avoir des relations sexuelles, et des difficultés à uriner. Quant aux leucorrhées causées par une inflammation du col de l'utérus, épaisses et visqueuses, elles collent au linge, qu'elles empèsent, et jaunissent à l'air. Il y a aussi les blennorragies, qui produisent un écoulement abondant, d'odeur désagréable.

Seul un médecin peut savoir, à l'aide d'un examen cytobactériologique, de quelle affection il s'agit. En cas de traitement aux *antibiotiques*, consultez cette rubrique.

Alimentation

Voir Régime hypotoxique. Recherchez les vitamines A, B2, B3 et C.

Soins

Dans tous les cas, il faut veiller à maintenir une hygiène attentive de cette région du corps : toilette quotidienne, avec poire à injections.

Les bains de siège d'une demi-heure, une ou deux fois par semaine, stimuleront la circulation dans l'abdomen et favoriseront une meilleure réaction de l'organisme (thym). Evitez la fatigue, les marches prolongées, l'équitation et abstenez-vous de rapports sexuels.

PLANTES : Alchémille - Aunée - Gui - Lamier blanc - Noyer - Rose - Sauge

- *L'alchémille* est un remède gynécologique qui calme les irritations et agit comme anti-inflammatoire ; on l'utilise pour les leucorrhées et les états inflammatoires de l'utérus. L'infusion requiert 30 g pour un litre d'eau ; laissez infuser pendant 15 minutes (ne pas utiliser d'instruments métalliques).
- *L'aunée* est une plante désinfectante et emménagogue (qui aide

à régulariser les règles) ; elle permet d'obtenir de bons résultats dans le traitement des écoulements chroniques. Utilisez la décoction : faites bouillir 12 g de racines pendant 10 minutes.

- *Le gui* servira à faire des injections vaginales quotidiennes : faites bouillir 30 g de gui dans 1 litre d'eau. Filtrez, laissez tiédir et utilisez avant le coucher. Une fois les pertes disparues, continuez à raison d'une injection par semaine.
- *Le lamier blanc* aide à soigner les pertes utérines et la leucorrhée. En usage interne, prenez l'infusion, à jeun le matin et avant les deux repas : entre 15 et 20 g de sommités fleuries pour un litre d'eau. En usage externe, utilisez les injections chaudes : 50 g de plante coupée pour un litre d'eau ; faites bouillir pendant 10 minutes. Vous pouvez aussi utiliser une préparation pour injections : mettez 10 g de lamier blanc, de noyer, de sauge et de millefeuille dans 1 litre d'eau ; faites bouillir jusqu'à réduction du quart.
- *Le noyer* met à notre service ses qualités antiseptiques, et aide à supprimer les écoulements anormaux et les leucorrhées. 2 à 5 tasses d'infusion par jour : 20 g pour un litre d'eau.
- *La rose rouge* a une action stérilisante et agit comme antibiotique. Elle est utilisée en injection vaginale pour soigner les leucorrhées comme les pertes utérines. Utilisez l'infusion concentrée : entre 50 et 60 g de pétales séchées pour un litre d'eau bouillante.
- *La sauge*, antiseptique et cicatrisante, sera utilisée en infusion : 20 g pour 1 litre d'eau.

LITHIASES

Il s'agit des fameux calculs. Formés de substances minérales, parfois de substances organiques ayant perdu leur solubilité, ils peuvent se présenter dans les voies biliaires et urinaires, dans les glandes salivaires ou même dans les voies salivaires.

LITHIASE BILIAIRE

Notons que les calculs biliaires apparaissent le plus souvent chez les femmes. On a désigné une alimentation trop abondante, une vie trop sédentaire (manque d'exercice) et les grossesses comme causes possibles de la formation de calculs.

La lithiase se manifeste notamment par les signes suivants : la digestion devient difficile, des nausées fréquentes apparaissent, ainsi que des ballonnements ; de plus, des douleurs apparaissent sous les côtes, du côté droit. Une température élevée, des douleurs et une augmentation des globules blancs indiquent une inflammation suppurante, qui nécessitera une intervention chirurgicale.

La crise, le moment vraiment douloureux (la colique hépatique), survient lorsque le calcul commence sa migration, du foie au cholédoque (conduit biliaire). Comme la vésicule biliaire ne peut plus se vider, elle se dilate sous l'effet de sa propre sécrétion.

Alimentation

Mastiquez bien vos aliments. Adoptez le régime hypotoxique (voir cette rubrique). Réduisez la consommation de sel, y compris dans les aliments (bœuf en conserve, poisson salé, mariné, fumé, crabe, sauces mayonnaise et moutarde, etc.). La viande de porc et les charcuteries sont à écarter complètement. Evitez la farine blanche et le sucre blanc, les épices, les choux de bruxelles, les asperges, les épinards, la rhubarbe. Buvez beaucoup d'eau (Volvic, Evian).

N.B. Bien entendu, les indications données ici fournissent les grandes lignes à suivre, et ne tiennent pas nécessairement compte de toutes les variantes possibles, ni des cas spécifiques (lithiase uratique, phosphatique, oxalique, etc.). Elles ne vous dispensent surtout pas de consulter votre médecin.

Qualité de vie

Menez une vie régulière, évitez le surmenage et les voyages en voiture ou en train, de même que les efforts et exercices violents. Pour les femmes, évitez les corsets qui compriment le foie.

Soins

En cas de crise

La personne devra prendre un bain très chaud. On essaiera, par des massages doux, de faire descendre le calcul dans la vessie. Dans le cas de personnes cardiaques, il faut en même temps appliquer des compresses froides sur le front et les poignets. Le bain durera

1/2 heure, puis on procèdera à des enveloppements avec des infusions de chicorée, avec un nouveau bain après 1/2 heure et ainsi de suite. Quand le calcul approche de la vessie, la douleur s'estompe.

Après la crise, la personne prendra des bains de siège pour éviter que le calcul ne séjourne dans la vessie, où il provoquerait des saignements et des irritations. Sinon, la seule alternative est de recourir au bistouri du chirurgien. Enfin, il peut être salutaire d'utiliser l'infusion de chicorée pour aider à faire passer les calculs.

L'huile permet dans certains cas d'éliminer les calculs pris dans l'uretère, en favorisant une sécrétion biliaire abondante, ce qui permet d'entraîner les calculs s'ils ne sont pas trop gros. Utilisez les huiles d'olive, de noix ou de tournesol, non raffinées. Commencez par un nettoyage de l'estomac, avec des grains de lin fraîchement moulus ou des figues trempées (un lavement à la décoction de camomille peut aussi s'avérer efficace). Pour que l'huile fasse son effet, il faudrait en boire au moins 3 dl à la fois. Ensuite, restez couché sur le côté droit pendant 2 heures au moins. Cette cure d'huile peut permettre d'éviter l'ablation de la vésicule biliaire.

PLANTES : Aigremoine - Artichaut - Chicorée - Chiendent - Lin - Pissenlit - Radis noir

- *L'aigremoine*, astringente et décongestionnante, permet de prévenir les coliques hépatiques, et de guérir la lithiase urinaire si on l'emploie en cures prolongées. En été, vous pouvez faire des cures de plante fraîche. 4 ou 5 petites tasses de décoction par jour, entre les repas. Mettez 30 g dans 1 litre d'eau, couvrez et faites bouillir à feu doux pendant 5 minutes ; laissez infuser 10 minutes.
- *L'artichaut* permet de soigner les calculs de la vésicule biliaire et les troubles hépatiques ; il est utile en cas de colique néphrétique et hépatique. La décoction, qui requiert 30 g de feuilles (et non de bractées) pour un litre d'eau, est très amère. On recommande donc la teinture : laissez macérer 500 g de feuilles, coupées, séchées, dans 1 litre d'eau-de-vie blanche pendant 15 jours. Pressez, filtrez et mettez en bouteille. Deux cuillerées à café avant les repas, dans un peu d'eau.

- *La chicorée sauvage* est un diurétique et un antiseptique intestinal qui a une action stimulante sur la sécrétion biliaire. En infusion, elle a une action dissolvante qui pourra s'avérer utile même au cours d'une crise. 8 à 15 g de feuilles sèches ou 20 à 40 g de racine sèche, non torréfiée pour un litre d'eau.
- *Le chiendent* est un diurétique, un dépuratif et un anti-inflammatoire des voies urinaires ; il permet d'apaiser les coliques néphrétiques et hépatiques. Buvez-en 1 litre par jour. Faites bouillir 30 g de chiendent dans un peu d'eau ; jetez l'eau et écrasez les rhizomes, puis remettez-les à bouillir dans 1,25 l d'eau, jusqu'à réduction à 1 litre. Ajoutez un zeste de citron ou une cuillerée de bois de réglisse pour l'aromatiser. Vous pouvez lui adjoindre une autre plante diurétique.
- *Le lin* a un effet adoucissant et une action bénéfique sur les calculs hépatiques ainsi que les inflammations des voies urinaires. Vous prendrez 4 ou 5 tasses par jour d'infusion (20 g de graines de lin) pour 1 litre d'eau ou de macération (mettez 20 g de graines de lin à tremper pour une nuit). Parfumez avec de la réglisse, un autre diurétique, en ajoutant un morceau de bois de réglisse à l'infusion.
- *Le pissenlit* est un diurétique, un cholagogue (facilite l'évacuation des voies biliaires) et un dépuratif qui a une action favorable sur les calculs hépatiques. Entre 3 et 6 tasses d'infusion ou de décoction par jour pendant 1 semaine : 30 à 60 g de feuilles fraîches ou séchées pour un litre d'eau. Pour les racines, vous pouvez avoir recours à la décoction : 50 à 60 g de racines finement hachées pour un litre d'eau ; laissez bouillir pendant 5 minutes environ. En activant l'action du foie et de la vésicule biliaire, les tiges fraîches permettent parfois également de résorber sans douleur les calculs biliaires. On en mangera deux fois par jour pendant 2 semaines, sous forme de salade.
- *Le radis noir* est préconisé en cas de lithiase biliaire, à condition expresse de ne pas avoir les intestins ou l'estomac fragiles ou irrités. On en consommera le suc à petites doses répétées, pendant 6 semaines (l'extraction de jus de radis se fait avec une centrifugeuse de cuisine). Pour commencer, 100 g de jus à jeun le matin, en augmentant progressivement sur une période de 3 semaines,

jusqu'à 400 g. Puis on redescend à 100 g pour une période de 3 semaines. Vous pouvez aussi prendre 1/3 de verre à bordeaux, moitié jus de carotte, moitié jus de radis noir, 1/4 d'heure avant les repas.

LITHIASE RÉNALE

Parmi les facteurs qui favorisent la lithiase rénale, mentionnons le fait de boire beaucoup de thé, de manger trop de viande, mais aussi le régime végétarien avec des légumes verts en quantité excessive, le fait de manger trop de fromages, de ne pas boire suffisamment d'eau.

La crise est déclenchée par le passage du calcul du rein à l'uretère. La personne éprouve de la difficulté à uriner, et ses urines sont parfois teintées de sang. Des douleurs se manifestent dans les reins ou la vessie. La crise, extrêmement douloureuse et violente, est parfois déclenchée par des secousses répétées, un voyage en automobile par exemple

Alimentation et Soins Voir LITHIASE BILIAIRE.

PLANTES : Aigremoine - Artichaut - Bruyère - Cerisier - Chiendent - Fenouil - Genévrier - Pariétaire - Persil - Prêle

- *L'aigremoine :* Voir Lithiase biliaire.
- *L'artichaut :* Voir Lithiase biliaire.
- *La bruyère*, découverte du Dr Leclerc, est un diurétique et un antiseptique des voies urinaires. Elle entre dans la composition d'une tisane pour la lithiase urinaire (4 ou 5 tasses par jour) : mélangez 30 g de chiendent, 30 g de sommités de bruyère, 60 g de pariétaire et 30 g de prêle ; faites infuser 10 g du mélange pendant 1/2 heure.
- *Le cerisier* présente des propriétés diurétiques. 1/2 litre par jour de décoction de queues de cerise : faites tremper 220 g de queues de cerise pendant 12 heures, puis portez à ébullition pendant 10 minutes (pour lui donner plus de goût, vous pouvez aussi jeter l'infusion encore bouillante sur des cerises séchées).
- *La chicorée :* Voir Lithiase biliaire.
- *Le chiendent :* Voir Lithiase biliaire.

- *Le fenouil*, diurétique et digestif, nous procure une boisson de régime pour la lithiase urinaire : faites bouillir rapidement une poignée de barbe de maïs dans 1 litre d'eau, puis laissez infuser, en ajoutant 2 cuillères à café de graines de fenouil (Valnet).
- *Le genévrier* est un des diurétiques dont l'usage est le plus ancien : les baies de genièvre permettent de soigner les calculs et l'inflammation de la vessie, et ont un effet antiseptique. La cure sera cependant limitée car elles finissent par irriter l'estomac. L'infusion requiert entre 20 et 30 g pour 1 litre d'eau.
- *Le pariétaire* agit comme diurétique et adoucissant : vous pouvez aussi en faire un usage externe. 2 à 3 tasses d'infusion entre les repas : 30 g de plante fraîche pour 1 litre d'eau. On peut également broyer la plante pour en extraire le jus (entre 3 et 5 cuillerées par jour). Compresses : imbiber les compresses avec une infusion de 60 g de plante fraîche pour 1 litre d'eau. Tenez appliquées sur les reins pendant 1/2 heure au moyen d'une bande de flanelle.
- Le persil est un diurétique et un tonique qui agit contre les affections urinaires et néphrétiques. Une cuillerée à soupe de jus de persil le matin au réveil, ou une tasse d'infusion avant les repas : vous obtiendrez le suc avec une centrifugeuse ou en pilant la plante au mortier de porcelaine ; ajoutez un peu d'eau et mettez le persil pilé dans un torchon que vous serrerez fortement. L'infusion : deux poignées de plante pour 1 litre d'eau.
- *La prêle* mettra ses qualités diurétiques à votre service pour éliminer la lithiase. Elle est aussi un reminéralisant. Une tasse le matin et l'autre en fin de matinée. Mettez 50 à 60 g de prêle dans 1 litre d'eau froide, faites bouillir pendant 30 minutes et laissez infuser pendant 10 minutes.

LONGÉVITÉ

La fontaine de jouvence existe-t-elle ? Et pourquoi pas ? Cela dit, elle ne se trouve pas au fond de quelque bois enchanté, protégée par un dragon cracheur de flammes, mais bien plus près de nous, dans notre vie quotidienne.

Cette fontaine ne peut nous faire vivre jusqu'à sept cents ans (de toute façon, nous finirions vraisemblablement par nous ennuyer). Mais, sauf malchance imprévisible et parfois inévitable, elle peut nous mener jusqu'à un âge fort respectable, ce qui n'est déjà pas si mal. Et surtout, elle peut nous y mener en bonne santé : voilà qui fait toute la différence, car la vieillesse et la santé combinées sont une bénédiction.

Cette source de bonheur provient des ressources que la nature a mises à notre disposition, combinées avec un autre élément, sans lequel ces trésors nous restent inaccessibles : c'est le savoir accumulé au cours des siècles. Si nous voulons tirer le maximum de ce que la vie nous offre, nous devons découvrir et redécouvrir les possibilités si généreuses du monde végétal.

En fait, la longévité, c'est le bon fonctionnement de nos organes, associé à la bonne humeur qui les tonifie et les nourrit : ces éléments combinés permettent à notre organisme de fournir un rendement optimal (à ne pas confondre avec un rendement maximal), et c'est évidemment le meilleur moyen de vivre longtemps dans les meilleures conditions possibles.

Pourquoi ne pas faire un rapide tour d'horizon des préceptes tendant à atteindre ce but ? Il est bon, de temps en temps, de se préoccuper de santé et non de maladie. Tout compte fait, la meilleure prévention contre la maladie n'est-elle pas la santé ?

Qualité de vie

Certains affirment que le phénomène du vieillissement n'est rien de plus qu'une convention, une malencontreuse habitude, culturellement imposée, et dont il suffirait de nous débarraser pour rester toujours jeunes... Sans aller jusque-là, nous pouvons certainement dire que le vieillissement n'est pas uniquement une question d'années ou de chance.

La façon dont nous vieillissons est fortement influencée par notre attitude. Entre notre vitalité, notre longévité et nos habitudes de vie, et de pensée, tout se tient.

Nous commençons à « vieillir » dès l'âge de cinq ans. Il n'y a donc pas de honte à réfléchir très tôt sur la façon dont nous aimerions vivre le dernier tiers de notre existence ! Les habitudes pour bien vieillir se cultivent bien avant d'avoir atteint la retraite, sans quoi nous risquons de vivre comme un choc brutal certains moments de transition. Le fait, par exemple, de ralentir nos activités avec l'âge, ce qui nous mène à cesser presque toute activité physique, nous amène à vieillir plus rapidement, sur le plan physiologique et psychologique.

Des recherches entreprises sur les groupes qui atteignent un grand âge, notamment des communautés bulgares qui comptent un grand nombre de centenaires en bonne santé, montrent que ces personnes restent physiquement en forme, et que l'activité physique fait partie intégrante de leur existence : jardinage, promenades quotidiennes ou marches en montagne. En effet, à force de bouger moins, nous sommes de moins en moins capables de bouger, avec les conséquences néfastes que cela peut avoir sur notre santé.

Bougez tous les jours

La marche, qui ne comporte aucune contre-indication, est un exercice auquel nous devrions nous adonner tous les jours. D'autant plus qu'elle permet de sortir, de prendre l'air, de respirer et de voir le soleil. A ce sujet, on dit que le fait d'exposer le corps le plus possible à l'air libre, dégagé des vêtements (on appelle cela l'aérothérapie) « revigore l'organisme, provoque un sentiment de bien-être, un état de détente physique et mentale étonnant. Elle est un facteur de longévité » (professeur R. Tocquet).

Mentionnons aussi les séances de jardinage et les activités physiques de groupe, à condition qu'elles ne soient pas trop astreignantes. En plus de séances de culture physique, les exercices de respiration sont hautement recommandés, car ils assurent l'oxygénation des tissus, régularisent l'activité cardiaque et stimulent les organes de la digestion. Enfin, la pratique de la relaxation apporte une contribution non négligeable à un vieillissement harmonieux.

Le rythme de vie est un autre facteur déterminant dans notre façon de vieillir : le repos doit toujours compenser les dépenses d'énergie et les fatigues, sans pour autant devenir une activité qui occupe le plus clair de notre temps.

Il est reconnu, par ailleurs, que le fait de garder le contact avec le monde extérieur est un facteur de santé pour le troisième âge :

les recherches précédemment mentionnées sur la longévité ont démontré que les personnes âgées qui vivent longtemps demeurent intégrées à leur communauté : elles ne vivent pas isolées, ni physiquement ni affectivement. Il est donc sage d'éviter les trop longues périodes de solitude, les séances prolongées de lecture ou de télévision. Cultivez les bons rapports avec vos semblables.

Même si le type d'organisation sociale qui prévaut actuellement tend généralement à nous exclure après un certain âge (la « retraite »), nous pouvons tout de même continuer à nous intégrer à différents groupes, à travers les associations, les loisirs, le bénévolat, des conférences, des expositions, etc. De cette façon, il est possible d'entretenir un réseau de relations, dont le tissu nous aide à éviter la solitude et l'isolement, des maux qui nous font bien souvent vieillir avant notre âge...

Nos conditions de vie, d'un point de vue climatique, purement physique, jouent également un rôle important. Ainsi, un climat tempéré, avec un hiver relativement rigoureux, a un effet plus bénéfique que celui du bord de mer très doux : il semble que l'on meure plus jeune dans le Sud que dans le Nord (L. Pommier). Evidemment, si vous habitez au bord de la méditerranée, ce n'est peut-être pas une raison pour émigrer vers le Nord. Mais à l'inverse, pour ceux et celles qui habitent sous un climat tempéré, ce n'est pas forcément une bonne idée d'aller vers le soleil. D'autant plus que le troisième âge n'est pas le meilleur moment pour quitter ce que l'on a connu toute sa vie.

En revanche, où que vous habitiez, un investissement dans la qualité de l'air que vous respirez pourrait s'avérer profitable.

L'ionisation négative

Vous gagnerez beaucoup à vous procurer un appareil qui assure l'ionisation négative de l'air. En deux mots, l'ionisation négative permet d'oxygéner le cerveau et d'accélérer les processus mentaux. Elle favorise l'attention spontanée et la concentration, augmente la rapidité des réflexes, supprime l'irritabilité, rend le sommeil plus rapide et plus profond, aide à supprimer l'insomnie (professeur Tocquet).

Alimentation

Evitez de trop manger : il faut trouver d'autres activités pour rythmer vos journées. Les personnes qui atteignent un grand âge mangent de façon frugale, et seulement lorsqu'elles ont faim. Idéalement, vous ne prendrez pas de poids en vieillissant.

Pour bien manger

— Ne mangez que lorsque vous avez faim, et non parce qu'il est l'heure. Moins vous mangez, moins vous aurez faim — le contraire est vrai aussi.

— Préférez plusieurs repas légers, faciles à digérer, à deux repas lourds.

— Mangez lentement, dans une atmosphère détendue.

— Ne mélangez pas légumes crus et fruits crus au même repas.

— Lors d'un repas comprenant des aliments riches en protéines, commencez par manger ceux-là.

— Autant que possible, mangez des aliments naturels, qui n'ont pas subi d'arrosages chimiques et n'ont pas été transformés ; les additifs et les colorants sont à éviter.

— Mangez les fruits et légumes de saison.

— Evitez les aliments riches en cholestérol (consultez cette rubrique).

— Optez pour le sel marin, préférable au sel de cuisine (sauf en cas d'hypertension, il n'est pas nécessaire de supprimer entièrement le sel, d'autant plus que cela conduit parfois à une perte d'appétit).

— La viande n'est pas la seule source de protéines, ni nécessairement la meilleure.

Les œufs, la viande et le poisson sont acceptables en quantités modérées, dans les climats tempérés surtout, mais vous pouvez les remplacer par des protéines végétales, plus faciles à digérer, et souvent de meilleure qualité.

— Vous avez tout intérêt à intégrer les graines, les noix et les céréales (dans cet ordre d'importance) à votre régime. Le riz et le millet, les graines de sésame et les fèves de soja, à forte teneur en protéines de qualité, sont des aliments de grande valeur nutritive.

La germination accroît cette valeur nutritive : le germe de blé, les fèves Mung, la luzerne et le soja font de délicieuses germinations que vous pouvez intégrer à vos salades, par exemple.

— Les légumes sont également une bonne source de protéines, surtout lorsque vous les mangez crus : il est prouvé que nous pouvons diminuer de moitié la quantité de nourriture dont nous avons besoin si nous mangeons cru ; consommez beaucoup de jus de légumes (un légume à la fois, et sans le mélanger avec des fruits).

— Les aliments fermentés ont un heureux effet sur la santé : la choucroute, par exemple, est riche en vitamine C et en acide lactique, donc réputée excellente pour combattre le cancer.

— Le lait, de chèvre et de brebis surtout, est une bonne source nutritive, très complète. Par ailleurs, le yaourt, très à l'honneur dans le régime des centenaires bulgares (qui boivent du lait de chèvre et de brebis) est réputé freiner le vieillissement.

— Autant que possible, ne consommez que des huiles fraîches non saturées, non hydrogénées, pressées à froid. Choisissez entre les huiles de sésame, d'olive et de tournesol.

— Idéalement, la seule source de sucre sera le miel.

— Le germe de blé et le kelp (auxquels s'ajoutera l'huile de foie de poisson pour les climats froids) feront partie du régime quotidien (voir encadrés et la section Plantes).

— Evitez de prendre des protéines (viande, œufs, poisson) en trop grandes quantités : 25 à 30 g par jour suffisent. Le fait de manger trop de protéines peut prédisposer votre organisme à des maladies comme l'arthrite, à des affections cardiaques et rénales, voire au cancer.

— Buvez de l'eau pure non contaminée. La recherche a démontré que les personnes qui boivent une eau contenant des minéraux souffrent moins souvent de maladies du cœur, de diabète et d'artériosclérose. De plus, elles ont moins de caries.

Un intestin au repos

— Offrez périodiquement des vacances à votre système digestif. En effet, un jeûne occasionnel lui permet d'éliminer les toxines et la surcharge. On recommande de jeûner au moins une fois par année, pendant sept à dix jours, au printemps de préférence.

Vous ne consommerez alors que des liquides : bouillons de légumes (peu ou non salés), eaux minérales et jus de fruits. Un bon moment pour jeûner : trois jours (mercredi, vendredi et samedi) au cours de la semaine qui suit la pleine lune.

— Les cures de jus sont également fort efficaces : elles accroissent le pouvoir d'élimination du foie, des reins, des intestins et même de la peau. Elles ont d'heureuses répercussions sur tous les plans, tant sexuel que mental et physique.

Aliments suspects

Les aliments suivants sont à mettre au menu de façon exceptionnelle. Les potages gras à la viande, le canard, la pintade, le gibier, les abats, le porc, le jeune veau, les poissons en saison chaude, les mollusques et les crustacés (sauf les huîtres), le chou de Bruxelles, les légumineuses sèches, le saindoux, le lard et la margarine, les fromages très fermentés, les pâtisseries lourdes et celles qui sont produites dans le commerce, les fruits acides, le café fort, les alcools forts.

Aliments à bannir

Ces aliments ne devraient, en principe, jamais faire partie de vos repas : les bouillons gras, soupes au lard, potages instantanés, potages de vieilles volailles, soupes aux fruits de mer et aux poids cassés. Les hors-d'œuvre, les œufs de poisson, le foie gras. Les viandes en conserve, les viandes marinées, faisandées, jumées, salées, le gibier faisandé. Les viandes très grasses ou très jeunes, les saucisses, le saucisson, le boudin, la tête de veau, les pieds de veau et de porc, les ris de veau, la cervelle, les tripes, et le beurre noir, les vieilles huiles de friture, les sucreries comme les bonbons et les sucettes. Enfin les apéritifs, les eaux-de-vie et liqueurs, de même que les sirops artificiels.

La lécithine

— La lécithine est une graisse complexe, présente dans un grand nombre de tissus animaux et végétaux : on la trouve dans la cervelle, les muscles, le lait maternel, le jaune d'œuf et le haricot par exemple. Elle contient des vitamines E, D, et K, (voir Vitamines)

ainsi que de la choline et de l'inositol, deux vitamines du complexe B, qui aident à dissoudre les graisses. La lécithine empêche la formation de dépôts de cholestérol dans les artères, et aide ainsi à prévenir les crises cardiaques. Certains chercheurs affirment qu'elle permet même de rajeunir les artères ; et comme on a l'âge de ses artères...

Vous pouvez trouver la lécithine en granules dans les établissements spécialisés ; la dose quotidienne est de 1 à 3 cuillerées par jour.

Et les plantes

Variez le type d'infusion que vous prenez le soir. Comme le montre le présent ouvrage, il n'y a aucune raison de nous limiter à la verveine (surtout celle que l'on vend en sachets), avec ce que la nature nous offre en diversité et en saveur.

Les vitamines

Tout régime orienté vers le rajeunissement devrait comprendre des suppléments de vitamines, notamment les vitamines E, C, A, B. Consultez la rubrique Vitamines, pour les sources des vitamines.

— La vitamine E joue un rôle essentiel dans la prévention du vieillissement, car elle aide à empêcher la prolifération des cellules dites anarchiques, qui contribuent fortement au vieillissement. Elle est aussi une vitamine anti-stress, qui renforce le cœur, prévient l'oxydation des cellules (un facteur de vieillissement) en accroissant l'oxygénation des cellules et des tissus ; de plus, elle a un effet favorable sur les personnes souffrant de maladies du cœur ou de diabète, d'artériosclérose, d'arthrite, d'ulcères ou de varices. Mentionnons enfin que par son effet régénérateur sur les glandes sexuelles, la vitamine E a aussi une action positive sur la virilité masculine, la fécondité féminine, l'impuissance et la frigidité.

— La vitamine C travaille de façon efficace contre les toxines accumulées dans l'organisme. De plus, elle agit favorablement sur le collagène, le « ciment » de l'organisme : le collagène est un élément important du tissu conjonctif ; lorsqu'il se détériore, les tissus deviennent fragiles, la peau tend à être plus flasque, les rides apparaissent plus tôt. La vitamine C est encore plus efficace lorsqu'on l'utilise conjointement avec la vitamine P. Elle aide aussi à protéger l'organisme du stress, en plus de son effet stimulant sur la production d'hormones (notamment de cortisone).

— La vitamine A permet de garder une peau jeune ; elle améliore l'oxygénation des cellules, processus indispensable au rajeunissement, et aide à prévenir la sénescence.

— Le complexe vitaminique B a une action rajeunissante à travers l'action de la thiamine, qui stimule l'activité cérébrale, régénère le système nerveux et active la glande pituitaire, reliée au désir sexuel. Il aide à prévenir la sénescence et les crises cardiaques, à retarder la ménopause, et à protéger contre le stress. Les vitamines B combattent également les effets du monoxyde de carbone (une bonne part de la pollution dans nos villes), et aident à conserver la virilité et la vitalité en général (pour une source de vitamine B, voyez surtout la levure de bière, un peu plus loin).

— La vitamine P, combinée avec la vitamine C, a un effet synergique : associées, les deux vitamines ont un effet accru. Elle renforce les capillaires et accentue l'action de la vitamine C sur le collagène.

LES SUPER-ALIMENTS

Connaissez-vous les super-aliments naturels ? En tous les cas, vous avez avantage à faire leur connaissance, car ils renferment des trésors dont nous pouvons profiter tout au long de notre existence. Ils nous offrent plus d'énergie, plus de vitalité, sans nous obliger à faire une consommation de drogues ou de médicaments. Ils complètent avantageusement notre alimentation. Au nombre de ces aliments, mentionnons notamment le pollen, la gelée royale d'abeilles, la levure de bière, le germe de blé et le blé germé, le persil, le yaourt.

Le pollen

A l'origine, le pollen provient de l'activité des abeilles, qui ramassent cette poussière fécondante des fleurs en butinant ; elle forme ensuite des dépôts dans le miel. A la suite d'une enquête menée par des chercheurs russes auprès de 150 centenaires, on a découvert qu'un nombre surprenant de ceux-ci étaient éleveurs d'abeilles ; ils gardaient pour eux et consommaient le miel qu'ils jugeaient impropre à la vente, parce que chargé de « résidus ». Ces résidus étaient, en fait, du pollen, et leur permettaient d'atteindre leur grand âge. En 1952, un Suédois devait découvrir le processus qui permet de prélever le pollen directement sur les fleurs, ce qui le rend économiquement beaucoup plus accessible. Mais il semble bien que le pouvoir régénérateur du pollen soit connu depuis l'Antiquité.

Le pollen est un aliment très complet. Il multiplie par exemple le poids des larves d'abeille par 500 en quelque 6 jours : on a constaté, par ailleurs, que les souris recevant des suppléments de pollen ont un pelage plus luisant, une plus grande vitalité, une espérance de vie prolongée et ne connaissent pas les maladies de l'épiderme.

Au nombre des maux que le pollen est réputé aider à combattre, mentionnons les troubles de la prostate, les hémorroïdes, la bronchite chronique, l'arthrite, le rhume des foins, l'asthme, la sclérose en plaques, les ulcères, sans oublier bien sûr le vieillissement. Il est recommandé aux personnes qui fournissent un travail intellectuel intense, ou qui se sentent toujours lasses et fatiguées, et s'avère fort utile en cas d'hypotension (surtout si on lui ajoute des algues marines, du kelp). Il a un effet légèrement laxatif, permet de désintoxiquer l'organisme et d'éviter un vieillissement prématuré. En deux mots, le pollen améliore notre état de santé général, permet de renforcer nos défenses immunitaires et stimule l'activité glandulaire régénératrice.

S'il permet aux personnes surmenées, déprimées, de retrouver le goût de vivre, c'est que le pollen contient des protéines, des sucres, des graisses, des oligo-éléments, des vitamines (toutes les vitamines solubles dans l'eau, y compris la vitamine B12). Il est également riche en enzymes et en hormones, comme la gonadotrophine, qui a pour effet de stimuler les glandes sexuelles. Le pollen contient presque tous les ingrédients minéraux et les oligo-éléments essentiels à la vie des hommes et des animaux.

La dose quotidienne de pollen se situe entre 1/2 et 1 cuillerée à thé, diluée dans de l'eau, du lait ou une infusion, tièdes.

N.B. Si vous faites de l'hypertension, commencez par régler ce problème avant de prendre du pollen : voir Hypertension, et Ail, un peu plus loin.

La levure de bière

La levure de bière contient les vitamines E et H, plus toutes celles du complexe B. Or, les vitamines B1, B2, B3, l'acide folique et l'acide pantothénique (vitamine B5) sont connus pour leur effet rajeunissant (voir Vitamines). L'acide pantothénique par exemple retarde et supprime parfois l'apparition des cheveux blancs ; la vitamine B2 aide à éviter certains troubles oculaires, et on la surnomme la vitamine de la longévité ; la vitamine B8 entretient le cerveau et aide à en conserver les facultés lors du vieillissement. L'action de la levure de bière sur les glandes, qui jouent un rôle important dans notre état de santé général, porte aussi bien sur le teint que sur le calcium de nos dents. Les glandes « sont en partie responsables de la longueur de votre vie, de votre énergie, de vos facultés intellectuelles qui ne diminueront pas avec l'âge, grâce à l'action de la levure de bière vivante (Micheline Cotté) ».

Le zinc présent dans la levure de bière aide au bon fonctionnement des organes sexuels masculins et contribue à prévenir les troubles de la prostate.

De plus, 40 à 50% du poids total de la levure de bière vivante sont composés de protéines, dont la qualité est supérieure à toutes les protéines animales. Enfin, elle s'est révélée riche en acides nucléiques, dont on pense qu'ils pourraient bien être le facteur de rajeunissement par excellence, car il contribue au bon fonctionnement des cellules de tout le corps et au maintien des fonctions intellectuelles et physiques.

Outre le pollen et la levure de bière, un certain nombre de plantes et de céréales figurent au chapitre des super-aliments naturels.

PLANTES : Aloe vera - Ail - Algues maritimes - Blé - Damiane - Ginseng - Gotu kola - Millet - Persil - Salsepareille

- *L'aloe vera* nous permet de prévenir et de guérir des maux très divers : ulcères, constipation, colite, peut-être aussi l'arthrite, voire le cancer des voies digestives, dont il semble à même de freiner le développement, lorsqu'il est administré dès les premières étapes de la maladie. Bien que les recherches scientifiques n'aient pas encore confirmé de façon irréfutable ces résultats, de nombreuses personnes affirment qu'après avoir pris du jus d'aloe vera chaque matin pendant quelque temps, elles constataient une différence, se sentaient plus énergiques, plus en forme et plus dynamiques. Vous pouvez acheter le jus d'aloe vera dans le commerce : 1 à 2 cuillerées par jour.

- *L'ail*, comme vous pouvez le constater si vous consultez les rubriques Athérosclérose ou Hypertension, est un réjuvénateur notoire. Il aide en effet à régulariser la pression sanguine, à guérir le rhume, l'asthme, la dysenterie, les troubles de l'estomac et des intestins, le diabète et la tuberculose. L'ail est également vermifuge, antibiotique et antiseptique, et sert comme régulateur de la flore intestinale, d'où son action sur la diarrhée, la dysenterie, les crampes d'estomac... Et ce n'est pas tout ! Sur un tout autre plan, il aide à prévenir la pneumonie ; certains chercheurs américains rejoignent Maurice Mességué en affirmant que l'ail pourrait même être efficace contre la formation de tumeurs cancéreuses. Etant données toutes ses qualités, on est en effet porté à le croire. De plus, l'ail agit comme antibiotique, et son action sur l'hypertension est décisive : il assouplit les vaisseaux sanguins et régularise le taux de cholestérol. Mességué souligne qu'il agit contre l'empoisonnement par la nicotine et la pollution à cause de l'action favorable qu'il exerce sur les globules rouges transporteurs d'oxygène. Bref, il faut manger au moins une gousse d'ail par semaine, dans la cuisine, et de temps en temps en consommer cru.

  Et si, après avoir pris connaissance de ses vertus, vous vous laissez encore arrêter par l'odeur caractéristique de l'ail, dites-vous que là aussi, les plantes nous offrent une solution : il suffit d'ajouter à l'ail quelques gouttes d'essence d'angélique, de mâcher, lentement, une pomme râpée avec un peu de miel (quelques cuillerées), de croquer quelques grains de café, ou encore de mâcher lentement du cerfeuil ou du persil.

- *Les algues marines*, bien qu'elles proviennent du fond de la mer, figurent parmi les plantes dont nous avons grand avantage à faire une consommation régulière. L'algue kelp notamment, en provenance du Pacifique, et dont les Japonais font une large consommation, a une composition chimique très proche de celle du sang humain : elle contient donc des minéraux (calcium, potassium, chlore) et des oligo-éléments (manganèse, cuivre, bore, lithium, strontium, zinc et vanadium) nécessaires à la santé. Mentionnons que les oligo-éléments sont des éléments minéraux qui doivent absolument être présents dans l'organisme : leur absence se traduit par des troubles graves.

L'algue Kelp est très riche en iode naturelle. L'iode, essentiel à l'activité des glandes endocrines, notamment la thyroïde (responsable de la production d'hormones), se trouve rarement dans les aliments. L'algue Kelp contient en outre autant de vitamine C que les oranges, ce qui expliquerait la survie de certaines tribus esquimaudes malgré un régime incomplet. Elle renferme également des vitamines B, A, E, K, D et même de la B12, que l'on trouve rarement dans les aliments d'origine végétale (voir Vitamines). L'algue Kelp est très riche en protéines, dont la qualité est largement comparable aux protéines animales. Par le truchement du travail des hirondelles, elle entre dans la composition des nids d'hirondelles, d'où leur réputation d'aphrodisiaque, à travers l'action de l'iode sur la glande thyroïde.

Vous trouverez l'algue Kelp dans les magasins spécialisés, sous forme de granules ou de comprimés que vous pouvez ajouter aux jus de légumes, aux soupes au pain ou aux salades. Il existe aussi un comprimé composé, commercialisé en Suisse par le Dr Vogel sous le nom de Kelpasan.

- *Le blé* est hautement nutritif. Il y a d'abord le germe de blé, qui agit comme un puissant reconstituant, pour aider à soigner les états dépressifs, le surmenage et les convalescences. Il contient en effet des sels minéraux en abondance, dont notamment du fer et du magnésium (jusqu'à 400 mg pour 100 g de germes), et des protéines complètes renfermant tous les acides aminés indispensables à la vie. On trouve aussi dans le germe de blé des oligo-éléments comme le cuivre, le zinc, le manganèse, ainsi que des vitamines A, B1, B2, C, E, et PP. Voir Vitamines.

Vous pouvez prendre entre 2 et 3 cuillerées à thé de germe de blé par repas. Une seule contre-indication, l'hypertension, précisément à cause de son effet hypertenseur. Vérifiez par ailleurs si le germe de blé est frais, c'est-à-dire s'il n'a pas plus d'une semaine.

Le blé germé, ensuite, est un aliment tonique et vitalisant, fort précieux, notamment pour les personnes atteintes de goutte, de rhumatismes et d'arthrite. Faites germer vous-même votre blé : immergez le blé dans l'eau, dans une assiette. Lorsque les grains auront germé (au bout de 24 à 36 heures), gardez-les humides avec un peu d'eau au fond de l'assiette. Puis rincez-les à plusieurs reprises.

Prenez une cuillerée à café de grains de blé germés au début du repas, en mastiquant bien, jusqu'à avoir un goût sucré dans la bouche. Les personnes aux dents défectueuses pourront piler le blé germé dans un bol, et ensuite le mastiquer longuement.

- *La damiane* (Turnera aphrodisiaca) est une plante originaire du Mexique, encore assez peu connue en France. On l'utilise notamment comme aphrodisiaque, à cause de son effet régénérateur : elle est également diurétique et a sur les nerfs une action tonique, utile en cas d'épuisement et de dépression. Prenez 1 ou 2 tasses d'infusion par jour : entre 1 et 4 g de feuilles pour 1 tasse d'eau (précisons qu'il faut compter une dizaine de jours pour obtenir l'effet complet).

La damiane contient une hormone mâle, la testostérone, qui lui confère son pouvoir régénérateur ; on a en effet constaté que c'est l'aptitude des glandes sexuelles à continuer la production d'hormones qui donne un air de jeunesse et de la vitalité à revendre. Il existe une variété de salsepareille qui pousse en Provence, mais la salsepareille du Honduras est considérée comme la plus efficace. 2 tasses de décoction par jour. 1 cuillerée à thé de plante pour 1 tasse d'eau froide ; laissez réduire de moitié, et sucrez avec du miel.

- *Le ginseng* est sans doute une des plantes les plus connues pour son effet regénérateur ; les Orientaux l'utilisent depuis des millénaires comme aphrodisiaque, revitalisant et panacée pour une quantité de maux.

Fortifiant et stimulant, le ginseng, en usage prolongé, est un tonique sans pour autant troubler le sommeil. Bien entendu, il est surtout reconnu pour son effet aphrodisiaque ; mais il aide aussi à combattre les rhumatismes, la stérilité, les troubles coliques et les maladies fébriles. Il stimule la digestion, active la circulation, accroît l'activité métabolique et celle des glandes endocrines. Le ginseng contient des vitamines B1, B2, B3 (voir Vitamines), de l'acide panthothénique, de la biotine, de la thiamine, du phosphore, du fer, de l'aluminium, du cuivre, du manganèse, du cobalt, du soufre et de la silice.

Considéré comme « un élixir de longue vie et de rajeunissement d'autant plus recherché que la longue existence qu'il procure n'est pas exempte de plaisirs sexuels », le ginseng **permet de prévenir la fatigue, d'accroître l'efficacité mentale et physique et d'améliorer la précision dans le travail. Il facilite la concentration et augmente la résistance du corps au stress, et aux invasions bactériennes. De plus, il normalise la pression sanguine et réduit le taux de sucre dans le sang en cas de diabète.**

Si vous faites un usage prolongé de ginseng, il faut veiller à absorber suffisamment de protéines, faute de quoi, comme lorsque l'on prend de la cortisone, les tissus musculaires risquent de devenir flasques.

Vous pouvez trouver le ginseng coréen ou chinois, ou même sibérien, plus efficaces que les variétés occidentales, dans les magasins d'aliments naturels et les établissements spécialisés. Idéalement, vous croquerez chaque jour 1 g de la racine elle-même, ou mettez 1 g à bouillir dans 1 tasse d'eau ; laissez réduire de moitié et buvez avec du miel au cours de la matinée. Le même morceau pourra servir si vous buvez cette décoction dans l'après-midi (un détail appréciable, étant donné le prix de revient du ginseng).

- *Le gotu-kola* (Hydrocotyle asiatica minor), une autre plante rajeunissante, fut portée à l'attention du monde par le Professeur Li Chung Yun, que l'on pourrait difficilement considérer comme un charlatan : **il est en effet reconnu officiellement pour avoir atteint l'âge canonique de 265 ans... Il n'épousa pas moins de 23 femmes et garda toute sa vie ses cheveux et ses dents. A 200 ans, il avait l'apparence d'un quinquagénaire.** Cet homme attribuait sa longévité à des plantes comme le ginseng et le gotu-kola, et à un régime végétarien fort strict que la plupart d'entre nous ne saurions tolérer, surtout pendant 200 ans ! Mais nous pouvons tout de même profiter des bienfaits de ces plantes, ne serait-ce que pour bien vivre.

Les chercheurs anglais et français s'accordent pour dire que le gotu-kola, originaire de la jungle des tropiques, **contient une vitamine x inconnue, surnommée « vitamine de la jeunesse », qui a un effet régénérateur sur les cellules du cerveau et les glandes endocrines.** Le gotu-kola agit comme relaxant et comme régénérateur du système nerveux ; il a une action diurétique, **aide à nettoyer l'organisme et stimule la digestion.** Entre 0,5 et 2 g de plante séchée pour 1 tasse d'eau chaque jour (on la trouve également sur le marché spécialisé, combinée avec deux autres plantes, sous le nom de Fo-ti-tieng).

- *Le millet* est une céréale unique en ce sens qu'il contient des protéines complètes, des acides gras non saturés, de la lécithine, des acides aminés essentiels, des hydrates de carbone et des vitamines. Sa valeur nutritive est comparable à celle du lait et de la viande, et il offre plus de minéraux et de vitamines que toutes les autres céréales à l'exception du riz sauvage. Le millet contient en effet tous les minéraux essentiels, notamment du calcium et du magnésium, et des oligo-éléments. De plus, il ne pose aucun problème aux personnes qui ne peuvent manger beaucoup de blé parce qu'elles souffrent d'acidité, d'arthrite, de rhumatismes ou de diabète. Le millet est un des rares aliments capable à lui seul de soutenir la vie. Il présente l'avantage supplémentaire de ne pas faire grossir. Essayez de trouver du millet qui n'ait pas subi d'arrosage aux insecticides ; vous pouvez employer des grains de millet écossés, qui sont tout aussi nourrissants.

  Préparation : prenez 1 tasse de grains de millet écossés, que vous rincez dans l'eau tiède et égouttez ; mettez dans un plat couvert, avec 3 à 4 tasses d'eau et 1/2 cuillerée à thé de miel ; mettez au four à feu très doux, pendant 3 ou 4 heures (le fait d'employer une température peu élevée permet de rendre les aliments, en particulier les protéines, mieux assimilables).
- *Le persil* figure, peut-être de façon inattendue, dans cette rubrique sur les super-aliments naturels. Cette humble plante condimentaire est en effet un agent double du potager : 100 g de persil contiennent 200 mg de vitamine C, 60 g de provitamine A, (une substance capable de se transformer en vitamine dans l'organisme), 240 g de calcium, et 19 mg de fer.

Antiseptique du sang et de l'intestin, le persil permettrait dans certains cas de prévenir le cancer. Il aide à guérir le rachitisme et la tuberculose, à combattre l'anémie et les affections oculaires dues à une carence en carotène. Il est tonique, diurétique, fébrifuge, il nettoie l'organisme des toxines, facilite la digestion. Enfin, il retarde le vieillissement. Vous pouvez profiter des vertus du persil soit en l'ajoutant le plus possible à vos plats, soit en consommant du jus de persil extrait à la centrifugeuse (jusqu'à 100 g par jour).

De même, vous pouvez faire appel à la décoction (apéritive et diurétique) ; faites bouillir 50 g de racine dans 1 litre d'eau pendant quelques minutes, et buvez au cours de la journée. L'infusion (carminative) requiert 8 g environ de semences pour 1 litre d'eau.

- *La salsepareille* est une plante rajeunissante qui pousse au Honduras, au Mexique, au Japon, en Equateur et en Chine. Elle est dépurative (elle débarrasse le sang de ses impuretés et de ses toxines), ce qui lui permet d'agir contre les troubles de la peau (eczémas, urticaires) ; de plus, elle agit contre les rhumatismes, les états de faiblesse générale et l'impuissance sexuelle.
- *Le sarrasin* fournit la rutine (vitamine P) qui aide à réduire l'hypertension, l'arthrite, les rhumatismes inflammatoires. Il est riche en protéines et en minéraux, notamment en manganèse, en magnésium et en potassium, et pauvre en sodium. La rutine fait du sarrasin un aliment régénérateur, à cause de son effet bénéfique sur le système cardio-vasculaire et circulatoire, source de bien des troubles du vieillissement. Les protéines que l'on trouve dans le sarrasin se comparent avantageusement à celles que l'on trouve dans le lait et la viande.

  Préparation : une tasse de grains de sarrasin, entiers ou broyés, pour 2 tasses d'eau ; portez l'eau à ébullition ; ajoutez le sarrasin et laissez bouillir pendant 2 ou 3 minutes, en remuant ; une fois l'eau absorbée, retirez du feu et laissez reposer entre 1/4 et 1/2 heure. Vous pouvez ajouter de l'huile, du beurre, ou du lait et du miel, notamment pour les enfants.
- *Le sésame* offre des protéines en quantité : les grains de sésame contiennent en effet 20 à 25% de protéines de plus que la viande,

et la qualité de ces protéines est comparable à celle de la viande. Elles sont entre autres une bonne source de méthionine, un acide aminé que l'on ne trouve qu'en faible quantité dans les protéines de source végétale. Le sésame contient plus de calcium que les noix, le lait ou le fromage, beaucoup d'acides gras non saturés, et des vitamines B et E. Comme le millet, il est riche en lécithine : celle-ci contribue à empêcher les dépôts de cholestérol dans les vaisseaux sanguins. Elle joue aussi un rôle essentiel dans le fonctionnement des glandes pituitaire, pinéale et sexuelle, dont le bon fonctionnement est un important facteur de bien-être.

Mélangé avec du miel, le sésame donne le halvah, bien connu dans les pays méditerranéens, et qui a la réputation, non surfaite si l'on en croit les recherches, d'être aphrodisiaque. Les graines de sésame contiennent du magnésium et du potassium, tandis que le miel renferme de l'acide aspartique, un acide aminé qui joue un rôle important dans le rajeunissement, notamment le rajeunissement sexuel.

Vous pouvez ajouter les graines de sésame à votre menu, dans la salade ou dans le riz par exemple. Pour faire le halvah, passez les graines de sésame au moulin à café, puis mélangez avec du miel, jusqu'à la consistance d'une pâte à pain bien ferme (vous pouvez ajouter des grains de sésame entiers, de la noix de coco ou des graines de tournesol.

Deux tisanes composées

Outre les super-aliments, il existe deux tisanes dont vous pouvez faire un usage quotidien pour assurer votre rajeunissement — ou pour rester jeune.

— La tisane des cent ans *(Suzanne Robert) : aubépine, prêle, centaurée, maté, oranger (30 g de chaque), reine-des-prés et oranger (20 g de chaque). Mélangez bien, et mettez 3 cuillerées à soupe du mélange dans 1/2 litre d'eau, que vous retirez du feu au moment où elle commence à bouillir. Laissez infuser pendant 1/4 d'heure. Une tasse au coucher. L'aubépine est un tonique du cœur qui sert en même temps de sédatif du cœur et du système nerveux. La prêle est un diurétique et un reminéralisant, alors que la centaurée stimule le foie et l'estomac ; le maté active les fonc-*

tions intellectuelles, la reine-des-prés aide à soigner les rhumatismes, l'arthrite, et à apaiser les douleurs des voies urinaires ; l'oranger, enfin, est un calmant qui donne au tout une saveur agréable.

— La tisane du centenaire *est diurétique, dépurative et stimulante. Fabrice Bardeau rapporte qu'elle est réputée combattre le vieillissement et aider à rester jeune longtemps. Mélangez des feuilles de frêne, de cassis et de menthe avec des sommités fleuries de reine-des-prés (10 g de chaque), ajoutez à 1 litre d'eau bouillante ; laissez infuser pendant 10 minutes, sans faire bouillir. Vous pouvez prendre une tasse à jeun le matin et une tasse le soir après dîner. Le frêne a une action antirhumatismale, tonique et diurétique utile pour les personnes âgées ou fatiguées ; le cassis est riche en vitamines C et P (voir Vitamines), aide le fonctionnement des reins et combat les rhumatismes ; la reine-des-prés aide à soigner les rhumatismes, l'arthrite, et à apaiser les douleurs des voies urinaires ; son action est renforcée lorsqu'on l'associe à la menthe.*

LUPUS

Cette affection de la peau dessine sur celle-ci une rougeur en forme de ce masque qu'on appelle un loup, d'où son nom (lupus signifie loup en latin). On distingue le lupus érythémateux chronique et le lupus érythémateux disséminé ; ce dernier frappe surtout les femmes jeunes, causant parfois leur mort au terme de plusieurs années de souffrances marquées par des poussées de fièvre, des douleurs articulaires, des crachements et des troubles cardiaques. Ni la médecine, ni la phytothérapie n'ont à ce jour trouvé de remède au lupus érythémateux disséminé. Les personnes atteintes du lupus doivent éviter de s'exposer au soleil.

L'action des plantes ne peut nullement se substituer à celle du médecin, mais elle n'est pas négligeable (idéalement, vous consulterez un phytothérapeute pour obtenir des préparations personnalisées).

PLANTES : Bourrache - Prêle

- *La bourrache*, une plante dépurative, est reconnue pour son efficacité à soigner les maladies de peau en usage interne. Buvez l'infusion à jeun le matin. Entre 20 et 30 g de fleurs, de feuilles et de jeunes tiges, mélangées à parts égales pour un litre d'eau.

- *La prêle* permet de faire des lotions qui aident à guérir le lupus érythémateux chonique. Utilisez la décoction forte pour laver les plaies 4 ou 5 fois par jour. Faites bouillir 100 g de prêle pendant 20 minutes.

LUXATION

Une fois l'os replacé dans sa cavité naturelle, vous pouvez contribuer à apaiser la douleur par l'application d'huile de millepertuis.

PLANTE : Millepertuis

- *Le millepertuis* permet de produire une huile qui, depuis des siècles, aide à soulager les traumatismes et les luxations. Mettez 250 g de sommités fleuries propres, hachées, dans un bocal avec 1 litre d'huile d'olive. Fermez bien le bocal, que vous laisserez dans un endroit chaud ou ensoleillé pendant 4 ou 5 jours. Puis, filtrez le tout en pressant fortement, et recommencez l'opération avec la même quantité de fleurs aussi souvent que nécessaire pour obtenir une huile rouge, couleur de sang. Laissez décanter et filtrez.

MALADIES INFECTIEUSES (Voir aussi ANTIBIOTIQUES, ANTISEPTIQUES et DÉSINFECTANTS)

Lors de maladies infectieuses (oreillons, angine, scarlatine par exemple) il y a toujours des dangers de complication.

Pour empêcher que l'infection se répande vers d'autres organes et déclenche des complications sous la forme d'une nouvelle maladie, parfois plus grave que la première, vous pouvez suivre les préceptes suivants (A. Vogel) qui s'appuient sur une élimination des toxines par les moyens naturels.

Prévenez les complications

— *Faites des enveloppements chauds ; ils auront pour effet de provoquer l'élimination par la transpiration. Vous pouvez utiliser à cette fin la tisane diaphorétique.*

— *Prenez des diurétiques appropriés pour la maladie en question, auxquels vous pouvez ajouter des compresses d'oignon.*

— *Activez les fonctions de l'intestin avec des remèdes naturels comme les graines de lin, le plantain, les figues ou les pruneaux trempés.*

PLANTES : Ail - Lin - Plantain - Tisane anti-infection - Tisane antiseptique - Tisane diaphorétique

- *L'ail* offre des vertus antiseptiques et agit comme préventif de maladies infectieuses comme la grippe, la diphtérie, la fièvre typhoïde mais aussi pour des affections respiratoires comme la bronchite chronique, l'emphysème et la tuberculose. En cas de diarrhées infectieuses et de dysenterie, l'ail permet d'assainir l'intestin, car il détruit la flore pathogène tout en respectant la flore intestinale. Il semble même que les Chinois, qui font une grande consommation d'ail, sont rarement atteints de cancer des voies digestives — ce qui peut aussi tenir à leur mode de vie, et à une grande consommation de riz.
- *Le lin* servira notamment à activer la fonction intestinale. Vous pouvez manger 2 cuillerées à soupe de graines de lin, entre les repas.
- *Le plantain* servira les mêmes objectifs que le lin. Les graines de psyllium vrai (plantago psyllium) et de plantain des sables ont une action laxative qui favorise l'élimination. Une ou deux cuillerées au cours du repas du soir, avec une gorgée d'eau.
- *La tisane anti-infection* aide à transpirer pour éliminer les toxines, et agit plus efficacement que les antibiotiques, qui n'ont pas que des effets heureux sur l'organisme (voir Antibiotiques). Vous l'utiliserez notamment en cas de grippe, de rougeole ou de scarlatine. 4 ou 5 tasses par jour. Mélangez bien 20 g de bourrache, 20 g d'eucalyptus, 10 g de souci, 20 g de pensée sauvage. Faites bouillir 20 g pour un litre d'eau pendant 2 minutes ; laissez infuser pendant 20 minutes.
- *La tisane antiseptique* permet de lutter contre les fièvres éruptives et les maladies infectieuses (H. Leclerc) : mélangez 10 g de lavande avec 5 g de chacune des fleurs suivantes : fleurs de souci, bourrache, genêt et pensée sauvage. Mettez une cuillerée à soupe à infuser dans une tasse d'eau bouillante pendant 10 minutes. 3 ou 4 tasses par jour.
- *La tisane diaphorétique* permet de transpirer et d'éliminer les toxines. Une tasse toutes les 4 heures environ, en vous couvrant bien (avec de la laine de préférence) pour encourager la sudation. 20 g

de fleurs de sureau, 20 g de coquelicot, 20 g de bourrache et 100 g de raisins secs. Mélangez bien le tout, et faites infuser 20 g du mélange dans un litre d'eau pendant 20 minutes.

MAUX DE TÊTE Voir aussi MIGRAINES

Malgré la banalité des maux de tête, ne les traitez pas à la légère : leurs causes peuvent relever de l'hypertension ou de l'hypotension artérielle, de maux aussi variés que des règles difficiles dans le cas des femmes, d'allergies, d'intoxications, etc. Dès qu'ils impliquent des troubles oculaires, des envies de vomir, des vertiges, on peut parler de migraines.

PLANTES : Anémone pulsatille - Camomille romaine - Matricaire camomille - Muguet

- *L'anémone pulsatille* est forcément sédative et antispasmodique. Vous en userez avec discernement, car sans être vénéneuse, elle possède des propriétés toxiques. Prenez 20 à 40 gouttes d'alcoolature par jour : mettez-la à macérer, fraîche, dans son poids d'alcool à 95° pendant 8 jours ; agitez de temps à autre ; puis au bout de 8 jours, pressez et filtrez.
- *La camomille romaine* est tonique, antispasmodique et analgésique. Vous pouvez prendre des cachets de poudre de fleurs (4 g toutes les 4 heures), ou l'infusion non sucrée, 1/2 heure avant les repas : entre 20 et 40 g pour un litre d'eau.
- *La camomille commune* (aussi appelée camomille allemande) est tonique, antispasmodique, analgésique et emménagogue (elle facilite les règles). L'infusion requiert entre 10 et 20 g pour un litre d'eau ; laissez infuser pendant 20 minutes.
- *Le muguet en poudre*, selon Cazin, phytothérapeute au siècle dernier, permet de dissiper les maux de tête. Les fleurs sont séchées, puis réduites en poudre, et utilisées comme du tabac à priser.

MÉMOIRE (PERTE DE -)

Où en étions-nous, déjà ? Où sont mes clés ? Mon portefeuille ! Mes gants ? Ma tête ? La phytothérapie n'est pas omnipotente, et ne peut évidemment remédier à toutes nos distractions, ni surtout penser pour nous. Mais elle s'avère, ici encore, d'un secours discret et efficace, pour autant qu'on ne veuille pas en exagérer la portée, ni lui faire porter une responsabilité trop lourde. Précisons qu'il existe des exercices capables de développer la mémoire et la concentration, comme la méditation et l'autosuggestion. Il y a parfois des causes profondes à l'origine de ces petites « malfonctions », qui touchent autant notre réalité psychologique que physique.

Alimentation

Ayez recours aux vitamines B1, B3, B6. (Voir Vitamines).

PLANTES : Angélique - Coriandre - Ginseng - Gotu-kola - Mélisse - Romarin

- *L'angélique*, stimulant général, équilibre le système nerveux. Infuser 10 g de racine d'angélique dans 1 litre d'eau bouillante, infuser une demi-heure. Prenez-en une tasse après les repas.
- *La coriandre* **est un stimulant physique et intellectuel qui renforce aussi la mémoire. De plus, elle a un léger effet euphorisant.** En dehors de ses qualités d'aromate, vous pouvez la prendre en infusion : faire infuser pendant dix minutes 2 cuillerées à thé de graines dans 1/4 de litre d'eau. Vous pouvez également prendre la coriandre en poudre, à raison de 1/2 cuillerée à la fois.
- *Le ginseng*, en tant que stimulant général, actif notamment sur les facultés intellectuelles, est utile pour combattre les pertes de mémoire. En infusion (2 ou 3 g par tasse d'eau frémissante, laissez infuser dix minutes) ou en extrait, par exemple en ampoule (dans ce cas, contentez-vous d'une période de dix jours).
- *Le gotu-kola* en infusion est aussi un adjuvant reconnu de la mémoire : quelques grammes par tasse d'eau frémissante, que vous laissez infuser dix minutes. Comme pour les extraits de ginseng, cependant, n'en usez que sur une période de dix jours à deux semaines.
- *La mélisse* se montre secourable si les pertes de mémoire semblent reliées à des troubles nerveux : 15 à 20 g dans 1 litre d'eau bouillante, à raison de trois ou quatre tasses par jour.
- *Le romarin* est un stimulant efficace notamment en cas de surmenage (voir ce mot) : faites-en macérer 50 g dans un litre de bon vin.

MÉNOPAUSE

La ménopause est une étape importante dans la vie d'une femme. Physiologiquement parlant, il s'agit de la période où les règles diminuent (préménopause) puis s'arrêtent définitivement. Ce passage se déroule différemment selon les femmes : pour certaines, il n'y aura pas de crise notable, du point de vue physiologique comme du point de vue psychologique.

Souvent, la ménopause s'accompagne de divers troubles : irrégularité des règles, bouffées de chaleur, problèmes d'hypertension artérielle, croissance du système pileux, dyspareunie (difficultés ou douleurs lors de l'accomplissement de l'acte sexuel). A ces troubles s'ajoutent des difficultés psychologiques, une irritabilité accrue, de la dépression et dans certains cas la psychose.

Encore une fois, chaque femme n'a pas obligatoirement à passer par toutes ces difficultés. Et de toute façon, il s'agit le plus souvent de troubles passagers qui n'impliquent pas pour autant un vieillissement imminent, une sénescence accélérée. En général, la ménopause est une période d'ajustement, de remise en question.

A moins de bouffées de chaleur persistantes, de pertes de sang importantes en dehors des règles ou de règles très abondantes pendant plusieurs mois, il n'est pas absolument nécessaire de suivre un traitement médical ; il est toutefois recommandé de consulter le gynécologue avec plus de régularité qu'en temps normal.

Qualité de vie

Que vous le vouliez ou non, une nouvelle vie commence pour vous. Autant l'accepter avec grâce, et aller au-devant des changements. Ce n'est pas le moment de vous enfermer, ni chez vous, ni sur vous-même. Cela vous porterait à vous apitoyer sur votre sort et à flirter avec la dépression.

L'exercice, les promenades au grand air pourront de beaucoup améliorer votre état, surtout si vous pensez à respirer profondément. Evitez les sources de fatigue et les gros efforts, recherchez un sommeil réparateur. Buvez le moins possible de thé, de café et d'alcool.

PLANTES : Achillée mille-feuille - Aubépine - Cyprès - Gui - Menthe - Millefeuille - Sauge - Vigne rouge

- *L'achillée mille-feuille*, qui aide à régulariser les règles, agit aussi lors de la ménopause, pour calmer les angoisses et les anxiétés. En bain de siège : faites macérer 100 g d'achillée dans 1 litre d'eau froide pendant une nuit. Au matin, portez à ébulition et ajoutez à l'eau du bain.
- *L'aubépine* contribue à abaisser la tension artérielle et à régulariser l'activité cardiaque ; elle apaise le système nerveux. Le Dr Leclerc la recommande pour les palpitations, les bouffées de chaleur, l'insomnie, l'irritabilité et les bourdonnements d'oreille qui accompagnent parfois la ménopause. 2 ou 3 tasses d'infusion par jour. Entre 15 et 20 g de feuilles par litre d'eau. Pour combattre la sécheresse vaginale, Henry Errera recommande de jeter 10 g de fleurs d'aubépine, 10 g de fleurs de gui et 10 g de sauge dans 1 litre d'eau froide ; faites bouillir pendant 5 minutes et laissez infuser pendant 10 minutes ; laissez tiédir et utilisez pour faire des douches vaginales avant le coucher.
- *Le cyprès* est une autre plante à laquelle vous pouvez recourir en cas de troubles de la ménopause. 2 ou 3 tasses de décoction par jour, avant les repas : entre 20 et 25 g de noix fraîches concassées pour 1 litre d'eau ; laissez bouillir pendant 1/4 d'heure.
- *Le gui* aide à éliminer certains troubles de la ménopause comme les bouffées de chaleur, les palpitations et les battements déréglés du cœur, les angoisses et les essoufflements. Il permet également de lutter contre l'athérosclérose et sera efficace en cas de pertes utérines et d'hypertension. 1 ou 2 tasses par jour, avant les repas. Laissez tremper pendant une nuit une cuillerée à thé dans 1/4 de litre d'eau froide ; le matin, réchauffez légèrement au bain-marie et filtrez.
- *La menthe* est calmante (sauf à forte dose) ; elle agit donc sur les sources de nervosité, d'angoisses, et a aussi un effet antispasmodique. 2 ou 3 tasses par jour. Entre 20 et 30 g de feuilles et de sommités fleuries pour 1 litre d'eau.
- *Le millefeuille* aide à combattre les troubles de la circulation comme les varices et les bouffées de chaleur. 2 ou 3 tasses d'infusion par jour. Entre 30 et 50 g de sommités fleuries pour 1 litre d'eau bouillante.
- *La sauge*, qui provoque le flux menstruel et l'apaise, est indiquée

pour les troubles de la puberté comme pour ceux de la ménopause. Elle aide à surmonter la fatigue, les états dépressifs, l'hypotension, les troubles nerveux et les tendances à la dépression. Prise la nuit, elle permet de calmer les sueurs nocturnes. 3 tasses d'infusion par jour, après les repas. Entre 15 et 20 g pour 1 litre d'eau.

- *La vigne* donne des feuilles qui sont astringentes et combattent les hémorragies, y compris les hémorragies utérines ; elles rétablissent une bonne circulation du sang et allègent les complications de la ménopause. Les feuilles de vigne aident aussi à prévenir « les incidents dus à l'âge critique ». 3 tasses de décoction par jour, une à jeun le matin et les autres avant les repas. Faites bouillir 50 g de feuilles de vigne rouge dans 1 litre d'eau pendant 10 minutes.

MÉTRORRAGIES

On entend par là tout saignement de l'utérus qui se produit en dehors des règles. Ce malaise doit toujours être suivi de près par un médecin, car ses causes sont diverses, et parfois très sérieuses ; si les pertes sont faibles, d'un sang noir, elle peuvent annoncer un cancer. Mais il s'agit le plus souvent de troubles hormonaux ou d'ulcérations bénignes.

Les plantes indiquées pour la métrorragie servent également pour la ménorragie, qui implique un écoulement de sang de trop grande importance au cours des règles. Là encore, une consultation s'impose, car il s'agit dans certains cas d'une tumeur dans l'utérus (fibrome).

Soins

En attendant le médecin : gardez le lit, les pieds surélevés, sans oreiller ni traversin sous la tête. Placez une poche de glace sur le ventre, au-dessus d'une couverture de flanelle.

N.B. Les plantes indiquées ici ne remplacent aucunement un traitement d'urgence, que seul un médecin peut administrer.

PLANTES : Bourse-à-pasteur - Lamier blanc - Millefeuille - Ortie - Prêle - Salicaire

- *La bourse-à-pasteur* offre des propriétés hémostatiques (qui arrête le sang), particulièrement en ce qui concerne les hémorragies utérines. Prenez 1 litre de décoction de bourse-à-pasteur au cours de la journée. Pour les ménorragies, faites une cure de cette plante pendant la semaine qui précède les règles. La décoction requiert entre 40 et 50 g de plante sèche pour 1 litre d'eau. Ajoutez une pincée d'anis ou de menthe pour estomper quelque peu le goût, qui n'est pas très agréable.

- *Le lamier blanc* est notamment utile pour les règles trop abondantes des jeunes filles anémiées. On peut l'adjoindre à la bourse-à-pasteur. Une tasse d'infusion le matin à jeun et une avant les 2 repas. 10 à 30 g de sommités fleuries pour 1 litre d'eau.
- *Le millefeuille* est un astringent et un cicatrisant, régulateur des règles et anti-hémorragique, qui a pour effet de calmer et de réduire les règles trop abondantes. 2 ou 3 tasses d'infusion par jour. Entre 30 et 50 g de sommités fleuries pour 1 litre d'eau.
- *L'ortie* est un hémostatique qui permet notamment de combattre les hémorragies utérines et les règles trop abondantes. 3 ou 4 tasses d'infusion par jour, avant les repas. 30 à 60 g de feuilles pour 1 litre d'eau.
- *La prêle* est un autre hémostatique, utile pour soigner tous les écoulements de sang accidentels ou anormaux : elle est donc indiquée pour les règles trop abondantes. Une demi-tasse de décoction prolongée avant chaque repas. Entre 50 et 60 g de plante sèche pour 1 litre d'eau.
- *La salicaire* est un hémostatique, un astringent et un adoucissant, qui servira pour les règles trop abondantes. 4 à 5 tasses de décoction par jour. Faites bouillir 40 g dans 1 litre d'eau pendant 2 minutes.

MIGRAINES Voir aussi MAL DE TÊTE

Assez différentes du simple mal de tête, les migraines s'annoncent par des troubles du sommeil, de la somnolence, un état d'esprit irritable, et commencent par des troubles visuels ; un point brillant apparaît devant les yeux, et s'agrandit. Puis la douleur se manifeste localisée surtout dans la région du front et des yeux, généralement d'un côté ou de l'autre du visage. La personne traverse des accès de douleur, déclenchés ou aggravés par les bruits, la lumière, et au terme desquels elle ressent des vertiges et des nausées : une fois qu'elle a vomi, la douleur s'apaise.

Les troubles de la vésicule biliaire, la constipation, les troubles du foie, les troubles ovariens chez la femme, les allergies, une mauvaise circulation, une digestion difficile, le surmenage, la ménopause, voilà autant de sources possibles de migraine. Il faut les traiter avant de pouvoir espérer un soulagement. Les plantes pourront servir d'adjuvant à un traitement homéopathique.

Soins

Evitez les sources de tension intellectuelle et affective. Des exercices de respiration profonde, des promenades au grand air, et des douches chaudes suivies de frictions sèches s'avéreront bénéfiques.

Alimentation

Mangez modérément, en prenant soin de bien mastiquer vos aliments. Adoptez le régime hypotoxique (voir cette rubrique), et diminuez le plus possible votre consommation de viande. Recherchez les aliments riches en vitamines B1, B2, B3, B12 et C. (Voir Vitamines). Evitez les fritures et les graisses cuites, le chocolat, les charcuteries, les condiments forts et l'alcool. Les mets comme le gibier faisandé, les harengs marinés, le roquefort, le vin blanc, le Chianti et le Xérès, contiennent de la tyramine qui est vasoconstricteur ; ils sont donc à écarter d'autant plus. Réduisez votre consommation de pain, de café, et évitez les aliments lourds en général.

Soins

Les laxatifs légers et les plantes dépuratives sont à conseiller. Pour les personnes qui ont l'estomac ou l'intestin fragile, il faudra adjoindre l'usage de plantes adoucissantes comme la mauve, la guimauve, la consoude, le tussilage, le bouillon-blanc, le plantain ou le fenugrec.

PLANTES : Camomille - Ergot - Kolatier - Lavande - Marjolaine - Matricaire camomille - Mélisse - Menthe - Oranger - Thym - Pâquerette - Tilleul

- *Camomille*, voir MAUX DE TÊTE.
- *L'ergot* offre des dérivés qui ont sur les veines douloureuses un effet constricteur ; ces dérivés se présentent sous forme de spécialités pharmaceutiques, dont l'application délicate requiert des compétences médicales.
- *Le kolatier* est un arbre que l'on trouve entre autres au Soudan, au Brésil et à Java, et dont le fruit, le kola, est un astringent, un diurétique qui agit comme stimulant du système nerveux central. Entre 2 et 4 g pour 150 g d'eau.
- *La lavande* permet d'apaiser les migraines et de dissiper les vertiges, mais aussi d'« émousser la sensibilité douloureuse ». 3 ou 4 tasses d'infusion au cours de la journée. Entre 20 et 30 g de fleurs pour un litre d'eau.
- *La marjolaine* est un antispasmodique couramment utilisé contre la migraine. 2 ou 3 tasses par jour. 50 g de feuilles et de fleurs pour un litre d'eau. Laissez infuser pendant 10 minutes.
- *La mélisse* est antispasmodique et calmante ; elle favorise l'écoulement des règles et donne de bons résultats en cas de migraine nerveuse et digestive. 3 ou 4 tasses d'infusion par jour : entre 30 et 50 g de sommités fleuries par litre d'eau. Laissez infuser 10 minutes.
- *La menthe*, stimulant de l'appareil digestif, est un antispasmodique et un analgésique. Elle aide à combattre les vomissements. De plus, elle a sur le système nerveux une action sédative. Elle est utilisée notamment en cas de migraine digestive. Vous pouvez avoir recours à la menthe en infusion (15 à 20 g de feuilles sèches pour un litre d'eau, en compresses trempées dans de l'infusion concentrée (50 g pour un litre d'eau) et, selon la recommandation de Mességué, en alcoolature (vous pouvez vous la procurer dans une herboristerie).
- *L'oranger* (citrus vulgaris) est à la fois un tonique, un calmant et un sédatif du système nerveux. Son action est suffisamment efficace, pour inspirer le respect : à doses élevées, l'oranger peut avoir un effet de stupéfiant ! 2 ou 3 tasses d'infusion par jour, dont une au coucher : 20 g de feuilles ou de fleurs pour un litre d'eau.
- *La pâquerette*, un diurétique, permet de guérir les migraines. 3 ou 4 tasses de décoction par jour, loin des repas : entre 15 et 20 g de fleurs par litre d'eau ; faites bouillir pendant 5 à 10 minutes.

- *Le tilleul* a une action décontractante et un effet sédatif, légèrement hypnotique, propre à soigner les migraines, celles d'origine nerveuse notamment. 3 ou 4 tasses d'infusion par jour. 15 à 20 g de fleurs pour un litre d'eau.
- *Matricaire*, voir MAUX DE TÊTE.

NÉPHRITE

Ce terme sert à décrire les cas d'inflammations du rein, généralement provoquées par une infection. Dans certains cas (glomurélonéphrites aiguës) elle se manifeste après une angine streptococcique, une sinusite ou une scarlatine : une fièvre se déclare, les urines deviennent rares, prennent une couleur foncée et contiennent de l'albumine (des protéines). La présence du médecin s'impose.

Il y a aussi des formes chroniques de néphrites, caractérisées par des œdèmes blancs et mous, la présence d'une grande quantité d'albumine (protéines) dans les urines, de l'hypertension artérielle et du sang dans les urines. D'autres encore s'annoncent par la quasi disparition des urines. Cette rubrique ne concerne que la forme aiguë de néphrite.

Soins

Repos au lit

Alimentation

Régime sans sel.

PLANTES

- *La bourrache* est utile en cas de néphrite aiguëe, accompagnée d'œdème. Elle a une action adoucissante, et son effet diurétique stimule le travail des reins. 3 ou 4 tasses d'infusion par jour : 30 à 40 g de fleurs par litre d'eau.
- *La prêle* exerce une action diurétique précieuse sur les affections des reins, dont la néphrite. 3 ou 4 tasses de décoction par jour : entre 50 et 60 g de plante sèche pour 1 litre d'eau ; laissez bouillir dans 1 litre d'eau pendant au moins 1/2 heure.
- *Le sureau* est dépuratif, laxatif et diurétique, et recommandé pour

les cas de néphrite avec œdème. Utilisez la décoction : entre 50 et 60 g de sureau pour 1 litre d'eau ; laissez réduire de moitié, et buvez au cours de la journée.

NERVOSISME, NERVOSITÉ Voir aussi ANGOISSE, ANXIÉTÉ, INSOMNIE

Il n'est pas nécessaire ici de décrire ce problème ; dans bien des cas, la nervosité a des effets secondaires pénibles, comme une digestion difficile par exemple. Mais elle est surtout à combattre dans la mesure où elle représente un stress, et que celui-ci est associé à d'autres maladies plus graves, comme l'hypertension et, dans certains cas, le cancer.

La plupart du temps, il est possible de ramener la nervosité à un niveau acceptable. Il faut parfois commencer par un travail sur soi, et s'il le faut, la thérapie.

Puis, il y a les techniques d'autosuggestion et de visualisation (voir ces rubriques). Enfin, vous pourrez apprécier ici l'utilité de la connaissance des plantes qui ont sur vous un effet apaisant : il faut parfois en essayer plusieurs pour trouver celle d'entre elles qui correspond à notre état d'esprit.

Alimentation

La vitamine C est une substance naturelle pour les nerfs. Par ailleurs, la levure de bière vivante est un fortifiant du système nerveux. A cause de son contenu en vitamine B, elle aide à combattre l'angoisse, la nervosité, à protéger l'encéphale et les nerfs.

PLANTES : Aubépine - Ballote noire - Houblon - Marjolaine - Mélisse - Oranger - Thym - Tilleul - Valériane - Véronique officinale

- *L'aubépine* est un antispasmodique qui a une action sédative utile en cas de troubles nerveux (angoisses, nervosité, insomnie) ; elle est d'un effet appréciable sur les personnes surmenées, émotives, irritables, ou qui souffrent de spasmes douloureux d'origine nerveuse. Entre 2 et 4 tasses d'infusion par jour, pendant une durée maximum de 20 jours par mois. 15 à 20 g de fleurs par litre d'eau ; laissez infuser pendant 10 minutes.
- *La ballote noire* agit comme calmant des affections nerveuses :

elle procure un meilleur sommeil, et atténue les angoisses, vertiges, bouffées de chaleur et palpitations d'origine nerveuse. En raison de son goût désagréable, on la consomme plutôt sous forme de teinture. Prendre 3 ou 4 cuillerées de teinture par jour, selon le besoin : une tasse de plante bien pleine dans 2 tasses d'eau-de-vie ; laissez macérer pendant 15 jours ; passez, filtrez et gardez dans un flacon bien fermé.

- *Le houblon* est un calmant, un tranquillisant et un anaphrodisiaque (qui diminue le désir sexuel). **Cela explique que les grands buveurs de bière soient souvent dépourvus d'un appétit sexuel normal.** L'action soporifique du houblon aide à lutter contre les insomnies d'origine nerveuse. 3 ou 4 tasses d'infusion par jour : entre 15 et 30 g de cônes pour 1 litre d'eau.
- *La marjolaine* est un antispasmodique utilisé pour les difficultés de digestion d'origine nerveuse, les tics de la face, l'insomnie ; « elle freine l'anxiété et rassure le cœur ». 1 ou 2 tasses d'infusion par jour, entre les repas, et une au coucher : 50 g de feuilles pour 1 litre d'eau. Laissez infuser pendant 10 minutes.
- *La mélisse* est sédative, antispasmodique et stimulante. Elle aide à calmer les personnes nerveuses, irritables, excitées et déprimées. En somme, elle joue à la fois le rôle d'un tranquillisant naturel et d'un tonique. 3 ou 4 tasses d'infusion par jour : 20 g de sommités sèches pour un litre d'eau. Vous pouvez aussi adjoindre à la mélisse un peu de citronnelle (15 g de chaque pour 200 g d'eau bouillante) avec une rondelle de citron et une cuillerée de miel, le soir au coucher.
- *L'oranger* est un calmant et un sédatif du système nerveux qui permet de vaincre les insomnies ; il est utile pour les cas d'anxiété, de spasmes, de palpitations nerveuses, d'excitation en général, mais aide aussi à dissiper les maux de tête et d'estomac. 10 à 15 g de feuilles ou de fleurs par litre d'eau.
- *Le thym* permet de faire des bains qui ont sur les enfants surexcités et sur les adultes agités un effet apaisant. Faites macérer 200 g de thym pendant une nuit dans un seau plein d'eau (entre 6 et 8 litres), chauffez le tout et versez dans l'eau du bain.
- *Le tilleul* a une action décontractante, sédative, et même légèrement hypnotique. Vous aurez recours au tilleul pour calmer l'agi-

tation intellectuelle, soigner l'insomnie et apaiser un sommeil agité. Vous pouvez le prendre seul ou le mélanger à une plante comme l'aubépine.

- *La valériane* permet de dissiper différents troubles nerveux, notamment par l'effet apaisant qu'elle exerce sur les obsessions, les hantises, le travail d'une imagination trop zélée. Elle a une action favorable sur les personnes nerveuses et facilite le sommeil. Prenez deux tasses de macération par jour, ou 10 à 20 gouttes de teinture, le soir, dans une autre infusion : aubépine, verveine, oranger ou menthe par exemple. Pour la macération, laissez reposer 10 g de racine de valériane fraîche pendant une nuit. Sucrez avec du miel, et mélangez avec une infusion de verveine, d'oranger ou de menthe. Pour la teinture, faites macérer pendant 15 jours 200 g de racine fraîche, coupée, dans un litre d'eau-de-vie blanche.
- *La véronique officinale* s'avère utile pour les états de nervosité déclenchés par un surmenage intellectuel. Elle permet en outre de renforcer la mémoire. Une tasse, le soir au coucher.

NEURASTHÉNIE

La neurasthénie est une forme de névrose qui se manifeste par le fait de ne jamais se sentir « en forme » ; on est toujours malheureux, pour une raison ou pour une autre. Maux de tête, douleurs, nausées, fatigue intense que le repos ne parvient pas à compenser, difficultés d'attention, pertes de mémoire, insomnie...

Ces situations sont à prendre au sérieux, car, à la longue, elles finissent par rendre la vie littéralement impossible : on constate en effet des liens de plus en plus évidents entre une attitude négative et les incidences de maladie.

Soins

Il est parfois bon d'essayer de se changer les idées par une action volontaire, si on en a encore le courage (c'est parfois précisément le goût de faire un effort, de se lancer dans quelque chose qui fait défaut). Outre la psychothérapie, il est souhaitable de se livrer à un minimum d'activités physiques ; mais dans certains cas, le repos avec isolement est indiqué (de préférence sous une forme suivie, médicale ou autre). Quoiqu'il en soit, les plantes ne peuvent à elles seules résoudre le problème, se contentant ici d'aider à trouver un mieux-être (ce qui n'est déjà pas si mal).

Alimentation

Le régime sera varié, revitalisant et riche en oligo-éléments et en vitamines (si l'appétit vous manque, consultez la rubrique Appétit). Recherchez les vitamines A, B1, B2, B3, C, D, E, F, G, L2 (voir Vitamines). Vous pourrez avoir recours, en alternance, à quelques suppléments alimentaires comme le pollen, la gelée royale, la levure de bière : consultez la rubrique Longévité (« Super-Aliments ») pour la description de tous les bienfaits que vous pouvez retirer de ces substances. Pour le régime à suivre, consultez la rubrique Convalescence.

PLANTES : (voir aussi Etats dépressifs) Aspérule - Carline - Maté - Mélisse - Thym - Valériane

- *L'aspérule odorante* aide à faire passer la neurasthénie classique : humeur chagrine, mélancolie, etc. 3 ou 4 tasses d'infusion par jour : 30 à 50 g de plante pour 1 litre d'eau ; laissez infuser pendant 10 minutes.
- *La carline* permet de combattre le manque d'appétit et les états de neurasthénie légère : portez à ébullition 1 litre d'eau froide avec 50 g de carline hachée, puis laissez infuser pendant 10 minutes et passez ; aromatisez avec du miel.
- *Le maté* est un stimulant du cœur et du système nerveux ; il favorise l'activité intellectuelle et physique tout en aidant à dissiper la fatigue. A l'inverse des stimulants comme le thé et le café, il ne présente aucun danger toxique. Faites infuser selon votre goût, comme pour le thé.
- *La mélisse* est sédative, antispasmodique et stimulante. Elle aide à calmer les personnes nerveuses, irritables, excitées et déprimées. Tonique général, elle aide à surmonter la sensation de fatigue, tout en jouant le rôle de tranquillisant. 3 ou 4 tasses d'infusion par jour : 20 g de sommités sèches pour un litre d'eau. Vous pouvez aussi adjoindre à la mélisse un peu de citronnelle (15 g de chaque pour 200 g d'eau bouillante) avec une rondelle de citron et une cuillerée de miel, le soir au coucher.

- *Le thym* est un tonique qui aide à calmer les angoisses, anxiétés et idées noires qui accompagnent souvent l'état neurasthénique. L'effet tonifiant qu'il exerce sur le système nerveux aide aussi à dissiper la fatigue. Le thym procure une impression revivifiante, et il aide à retrouver une sensation de vitalité. Prendre de 5 à 6 tasses d'infusion par jour : entre 10 et 15 g de thym par litre d'eau bouillante.
- *La valériane* a un effet apaisant sur les obsessions, les hantises, le travail d'une imagination trop zélée, et sur la nervosité en général. Elle favorise aussi le sommeil. 2 tasses de macération par jour, ou entre 10 et 20 gouttes de teinture, le soir, dans une autre infusion : aubépine, verveine, oranger ou menthe par exemple. Pour la macération, laissez reposer 10 g de racine de valériane fraîche pendant une nuit. Sucrez avec du miel, et mélangez avec une infusion de verveine, d'oranger ou de menthe. Pour la teinture : faites macérer pendant 15 jours 200 g de racine fraîche, coupée, dans un litre d'eau-de-vie blanche.
- *Une tisane composée* est conseillée par Henry Errera pour aider à soigner les effets d'une neurasthénie prononcée : faites tremper pendant 1 heure 5 g de racines de gentiane et 40 g de baies de cassis dans 1 litre d'eau. Puis portez à ébullition pendant 10 minutes ; retirez du feu et ajoutez 5 g de semences de santoline, 30 g de sommités fleuries de germandrée, 10 g de sommités fleuries d'origan et 20 g de plante entière de thym ; faites infuser pendant 1/4 d'heure, aromatisez avec du miel. 2 tasses matin, midi et soir, un jour sur 2 pendant 2 semaines.

NÉVRALGIES Voir aussi RHUMATISMES

Littéralement, la névralgie n'est pas n'importe quelle douleur, mais celle qui se manifeste sur le territoire d'un nerf ; elle est accompagnée de fourmillements et d'une diminution de la sensibilité sur le trajet du nerf en question. Il faut commencer par en traiter la cause. La médecine allopathique prescrit généralement des analgésiques et des antalgiques, que vous essaierez de limiter aux situations intolérables. Les névralgies sont des affections pour lesquelles vous pouvez avoir recours aux plantes, en attendant de consulter un médecin.

Alimentation

La thiamine, alias vitamine B1, permet à long terme une meilleure nutrition du nerf.

PLANTES : Camomille - Girofle - Millepertuis - Reine-des-prés - Tisane composée - Verveine

- *La camomille* en usage externe est un antalgique utile en cas de névralgie : on pourra l'utiliser en applications locales, comme c'est la coutume depuis la plus haute Antiquité. Pour préparer l'huile de camomille : faites macérer à chaud, au bain-marie, 100 g de camomille allemande dans 1 litre d'huile pendant 2 heures ; filtrez et employez en applications locales, pour donner des frictions et des massages légers. Maria Treben conseille un mélange pour les douleurs névralgiques du visage : 10 g de camomille, de bouillon-blanc, d'achillée et de thym ; mettez dans un sachet de lin et appliquez sur la partie douloureuse ; buvez aussi 4 tasses par jour des mêmes plantes, infusées pendant 3 minutes.
- *La girofle* est utilisée contre les névralgies dentaires : placez un clou de girofle sur la dent atteinte, en attendant de recevoir les soins d'un dentiste.
- *Le millepertuis* permet de calmer les névralgies faciales. Utilisez l'huile de millepertuis : remplissez sans tasser un bocal de feuilles de millepertuis, ajoutez de l'huile d'olive jusqu'au bord ; faites macérer le tout bien fermé pendant 15 jours, au soleil ou à la chaleur ; filtrez en pressant bien et conservez dans des flacons opaques.
- *La reine-des-prés* (ou ulmaire) permet d'apaiser les douleurs rhumatismales et les douleurs des jointures. Faites bouillir 1 litre d'eau et jetez-y 70 g de fleurs fraîches ou séchées (depuis moins d'un an), en prenant soin de ne pas les faire bouillir ; laissez infuser pendant 10 minutes et préparez des compresses avec les fleurs infusées.
- *La tisane composée* d'Henry Errera aide à nourrir le nerf, et permet de calmer les douleurs sans les inconvénients et les effets secondaires des médicaments de synthèse. Mélangez 15 g de camomille, 15 g de reine-des-prés, 10 g de fleurs de mélilot, 10 g de feuilles de basilic. Faites infuser 75 g de drêche d'orge pendant 1/2 heure ; portez à ébullition et ajoutez les autres plantes. Laissez infuser pendant 10 minutes. Filtrez et sucrez au miel, buvez une tasse toutes

les 2 heures. Si vous n'avez pas la chance d'habiter près d'une brasserie, vous obtiendrez la drêche d'orge, un résidu de l'orge malté utilisé dans la fabrication de la bière, nous dit Henry Errera, de la façon suivante : faites tremper des grains d'orge dans l'eau froide pendant 48 heures. Egouttez et étendez-les à plat sur un torchon humide. Lorsque les grains ont germé, enlevez les germes et faites infuser 3 fois, en jetant l'eau de l'infusion. Reste alors la drêche.
- *La verveine* exerce une action antispasmodique, légèrement sédative et antinévralgique : 15 à 30 g de plante pour 1 litre d'eau.

OBÉSITÉ Voir aussi AMAIGRISSEMENT

C'est triste à dire, mais malheureusement vrai : plus nous sommes lourds, plus nous écourtons notre existence. Ainsi un excès de poids d'un kilo nous priverait de deux mois sur cette terre, ce qui est plutôt regrettable pour ceux que l'on qualifie de « bons vivants »... (en revanche, les obèses auraient un taux de suicide inférieur à la moyenne).

Hypertension, néphrite chronique, diabète, goutte, athérome, insuffisance cardiaque, résistance amoindrie face aux infections... plus vous approcherez votre poids idéal, plus vous contribuerez à vous éviter des maux de ce genre : il est reconnu que l'obésité facilite grandement leur apparition.

Différentes glandes sont à l'œuvre dans le problème de l'obésité, notamment la thyroïde, les ovaires, les testicules et l'hypophyse. Lorsque ces glandes ne sont pas suffisamment actives, cela conduit à l'obésité.

Il y a bien sûr d'autres causes possibles à l'obésité, comme les causes d'ordre psychologique (insécurité affective ou matérielle, par exemple), les chocs émotifs, les névroses pour lesquelles il faut généralement une aide professionnelle (psychologue ou psychothérapeute).

Une chose reste certaine : la plupart du temps, les diètes-miracle, les régimes-chocs, les innombrables pilules (notamment les amphétamines et les pilules à base d'iode, très dangereuses) et les jeûnes ne changent les choses que de façon temporaire, sans impact réel à long terme. Perdre du poids pour le regagner la semaine suivante n'est pas un régime approprié pour votre organisme. On ne perd pas du poids uniquement pour aller au bal, ou pour être « présentable » à la plage pendant un mois... On choisit, en fait, un autre mode de vie, où les gratifications ne sont plus les mêmes, où on a envie de choses différentes : c'est dire que le choix n'est pas toujours facile.

Une modification durable ne se gagne que par un travail à long terme, qui exige de la patience, de la persévérance et beaucoup de volonté. Il nous est toujours difficile de changer nos habitudes de vie. C'est pourquoi il nous faut beaucoup de **motivation** pour nous rapprocher de notre poids optimal. Par ailleurs, il est important de faire la part des choses : entre les convenances sociales, selon lesquelles on est toujours trop gros, et notre sentiment de bien-être personnel, il peut y avoir un monde. A quoi sert de se conformer à un idéal de maigreur, si c'est pour être malheureux ? Il y a aussi le côté bêtement pratique : il est beaucoup plus fatigant pour tout l'organisme de porter, de défendre et d'alimenter cent trente kilos que quatre-vingt.

Des études ont démontré que le chemin le plus sûr vers la perte de poids consistait à combiner un programme d'entraînement, un travail de fond auprès d'un psychothérapeute, et bien sûr un régime approprié (régime qui varie selon les personnes). Contrairement à ce que l'on peut croire, l'**exercice physique diminue** dans une certaine mesure l'**appétit**. C'est pourquoi la marche active est à recommander parallèlement à un régime. En outre, les massages sont utiles pour aider à faire fondre les graisses, à condition de ne pas se limiter à cela.

Alimentation

L'huile de germes de céréales est utile pour aider à maigrir, surtout combinée avec l'algue Kelp. En effet, les germes de céréales aident à stimuler l'activité des glandes génitales, alors que l'algue Kelp aide à stimuler les glandes thyroïde et endocrine. On arrive dans certains cas à régulariser le poids de cette façon, sans même être obligé d'entreprendre un régime draconien.

Pour les femmes, la vitamine C (de même que le germe de blé) est importante pour lutter contre l'obésité car elle permet de stimuler la fonction ovarienne.

Vous essaierez évidemment d'exercer un contrôle sur la qualité des aliments que vous absorbez. Quand vous mangez du pain, des patates, du riz, des pâtes, rappelez-vous que ce sont les garnitures, sauces et beurres qui nous font prendre du poids.

Dix conseils pour (bien) maigrir

1. Optez pour un régime largement végétarien ; les avis varient à ce propos, certains conseillant plutôt d'éliminer les féculents (pain, riz, pâtes, etc.). Mais de toute façon, vous prendrez la viande grillée sans huile ni beurre.

2. Prenez quatre repas plutôt que trois, en évitant de concentrer votre appétit sur le repas de midi.

3. Ne sautez jamais un repas, et diminuez progressivement la quantité de nourriture prise à chaque repas.

4. Commencez le repas par un aliment peu calorifique (salade verte, concombre, pamplemousse), ou par un fruit (une pomme surtout).

5. Salez peu, avec du sel iodé.

6. Ne buvez pas en mangeant.

7. Ne faites pas les courses le ventre creux.

8. Remplacez les alcools par des eaux minérales et délaissez les sauces-vinaigrettes crémeuses.

9. Faites comme si le chocolat et les pâtisseries n'avaient jamais existé.

10. Courez, pédalez, marchez : bref, bougez le plus possible.

PLANTES : Bugrane - Cerisier - Chicorée sauvage - Maté - Reine-des-prés - Tilleul - Varech vésiculeux - Vigne rouge

- *La bugrane* est efficace contre l'obésité, à cause de son effet diurétique, qui permet de favoriser l'élimination. Faites bouillir 20 g de racines de bugrane, jusqu'à réduction du tiers. Le Dr Tocquet suggère d'ajouter ensuite une très petite quantité de théophylline (substance proche de la théobromine, extraite de coques de fruit du cacaoyer) qui a aussi une action diurétique et stimulante. A cela il recommande d'ajouter une infusion de boldo (10 g par litre d'eau) pour stimuler le foie, et de boire de l'eau de Pougues pour assurer la fluidité du sang.

- *Le cerisier* offre un remède aux cas d'obésité débutante. 4 ou 5 tasses de décoction de queues de cerise par jour : mettez 50 g de queues de cerise dans 1 litre d'eau froide ; portez à ébullition pendant 5 minutes ; filtrez ; vous pouvez toujours aromatiser avec du miel, mais autant essayer de vous habituer à une certaine austérité. Quant aux cerises, vous pouvez en manger à volonté en saison, car elles sont un coupe-faim qui ne fait pas grossir.
- *La chicorée sauvage* est recommandée contre l'obésité à cause de ses vertus digestives, diurétiques, laxatives et dépuratives ; elle est aussi un tonique et un reconstituant nerveux. 2 tasses d'infusion par jour : 10 à 15 g de feuilles sèches pour 1 litre d'eau, ou 20 à 40 g de racines sèches, non torréfiées, pour 1 litre d'eau.
- *Le maté* est un tonique général, un diurétique qui agit comme stimulant du cœur ; il permet d'éliminer les toxines, et il est riche en vitamine C, magnésium, sodium, calcium et potassium. C'est l'ami de tous les régimes, puisqu'il favorise l'activité intellectuelle et physique sans présenter les inconvénients des stimulants comme le thé et le café. Vous pouvez le préparer comme le thé.
- *La reine-des-prés* est un diurétique puissant, qui aide à éliminer l'acide urique et les chlorures, et dissipe la cellulite. Faites bouillir 1 litre d'eau, et jetez-y 70 g de fleurs fraîches ou séchées (depuis moins d'un an), en prenant soin de ne pas les faire bouillir ; laissez infuser pendant 10 minutes et préparez des compresses avec les fleurs infusées.
- *Le tilleul* figure au nombre des plantes amaigrissantes (avec l'adonis, l'aubépine et le fumeterre par exemple). Vous en prendrez 4 ou 5 tasses par jour, à raison de 30 g de fleurs pour 1 litre d'eau.
- *Le varech vésiculeux (fucus vesiculosus)* est connu pour être une plante « mange-graisses » : on a remarqué dès le siècle dernier que le varech favorisait la résorption des tissus graisseux en stimulant les graisses endocrines et en régularisant le métabolisme des graisses. Un peu de patience est requise, puisqu'il faut compter environ 2 à 3 semaines pour voir se manifester l'action du varech. 3 ou 4 tasses de décoction par jour, avant les repas : 15 à 20 g d'algues pour 1 litre d'eau ; faites bouillir pendant 5 minutes. Vous pouvez aussi faire appel au varech sous sa forme homéopathique, en teinture-mère (T.M.) ou en pilules.

- *La vigne rouge* nous offre la cure de raisin, idéale pour procéder à un nettoyage et une perte de poids ; entre 1/2 et 1 kilo de raisin par jour : réparti en 3 parts égales, avant les repas. Vous pouvez aussi utiliser le verjus, ajouté à un peu d'eau (1 part de verjus pour 5 parts d'eau), comme boisson rafraîchissante, diurétique et amaigrissante. Quant aux feuilles de vigne, elles ont des propriétés astringentes et la réputation de combattre l'obésité et la cellulite en usage prolongé. Vous en prendrez 3 tasses par jour, une le matin à jeun et les autres avant les repas : 50 g de feuilles pour 1 litre d'eau.
- *La tisane composée :* vous pouvez associer la vigne rouge et l'hamamélis au varech (30 g de chaque, 5 cuillerées à soupe du mélange pour 1 litre d'eau) pour obtenir 1 litre de tisane amaigrissante, que vous boirez au cours de la journée, avec de l'eau plate.

ŒDÈME

Cette infiltration de liquide dans les tissus de l'organisme revêt plusieurs formes : mentionnons l'œdème sous-cutané (la peau gonfle), l'œdème des muqueuses (logé dans le nez, la gorge, le larynx ou les muqueuses génitales) l'œdème aigu du poumon et l'œdème de Quincke (qui prend la forme d'un urticaire géant, le plus souvent dans le visage).

Les remèdes donnés ici ne concernent que les œdèmes bénins, et non l'œdème aigu du poumon par exemple : celui-ci se manifeste par un essoufflement angoissant et des expectorations mousseuses, couleur saumon : une opération d'urgence s'impose alors, le médecin devant percer la veine avec un scalpel au pli du coude. En attendant, on peut poser des ventouses scarifiées sur la poitrine.

L'œdème de Quincke peut aussi menacer les jours de la personne qui en est atteinte, lorsqu'il touche la muqueuse du larynx et que l'inflammation empêche l'air de passer. En dehors des cas d'urgence, il demande les mêmes traitements que l'urticaire.

Quel œdème ?

Pour reconnaître la source du problème en ce qui concerne l'œdème, il est bon de savoir que :

— L'œdème qui commence par les paupières est causé par un trouble des reins.

— *L'œdème qui commence par l'abdomen est causé par un problème du foie.*

— *L'œdème qui commence par les membres inférieurs est causé par un problème du cœur.*

Soins

En cas de gonflements passagers, vous pouvez utiliser des remèdes homéopathiques appropriés en attendant le médecin.

Pour l'œdème généralisé ou accompagné d'urticaire, il faudra suivre le régime hypotoxique (voir cette rubrique), éliminer le plus possible le sel, boire peu de liquides (en principe, vous devez boire moins que ce que vous éliminez par les urines). Recherchez les vitamines A, B2, B3, C, D, E, G, H, I, J, L2. (Voir Vitamines).

PLANTES : Ail des ours - Bouleau - Cerisier - Genêt - Reine-des-prés - Sureau

- *L'ail des ours* aide à nettoyer les reins et la vessie et facilite l'évacuation, il est utile surtout chez les personnes âgées. 10 à 15 gouttes de liqueur d'ail 4 fois par jour.

La liqueur d'ail se prépare avec un bocal rempli de feuilles fraîches (sans tasser) ou de bulbes finement hachés ; remplissez d'alcool à 40 degrés et laissez au soleil ou dans un endroit chaud pendant 15 jours.

- *Le bouleau* est un diurétique utile en cas d'œdème. 3 à 5 tasses d'infusion par jour, à boire entre les repas : entre 30 et 50 g de jeunes feuilles pour 1 litre d'eau.
- *Le cerisier* nous donne un diurétique connu depuis fort longtemps. Buvez un litre d'infusion au cours de la journée. Laissez tremper 150 g de queues de cerise séchées dans 1 litre d'eau. Faites bouillir pendant 1/4 d'heure puis laissez infuser (vous pouvez ajouter 30 g de feuilles d'arbousier). Filtrez et buvez tiède tout au long de la journée. Certains auteurs recommandent aussi d'ajouter une pomme coupée en rondelles aux queues de cerise.
- *Le genêt* est un diurétique recommandé en cas d'œdème : l'élimination d'une grande quantité d'eau permet de mettre fin aux problèmes rénaux qui sont à l'origine de la maladie. Le genêt est en outre un tonicardiaque qui contribue à rétablir une bonne cir-

culation et élimine ainsi une autre cause de l'œdème. 3 tasses de décoction par jour, entre les repas : 30 g de fleurs de genêt séchées pour 1 litre d'eau froide, portez à ébullition pendant 2 à 3 minutes ; filtrez, et aromatisez au miel ; buvez tiède.

- *La reine-des-prés* permet de combattre l'œdème des membres, car elle agit particulièrement sur la rétention de liquide dans les tissus. 2 ou 3 tasses d'infusion par jour : ajoutez entre 20 et 30 g de sommités fleuries à 1 litre d'eau lorsque l'eau est à 80 degrés environ, soit avant qu'elle ne se mette à bouillir (ce qui détruit le salicylate, principe actif de la plante).
- *Le sureau* permet de faire diminuer l'œdème, car il aide à combattre les inflammations dues à des troubles des reins. Deux demi-tasses de décoction au cours de la journée : faites réduire de moitié entre 15 et 20 g d'écorce dans 300 g d'eau.

ONGLES, ONGLES INCARNÉS

Comme les cheveux, nos ongles reflètent notre état de santé ; on peut affirmer sans crainte que des taches blanches, des ongles cassés, fendillés, malades, dédoublés, indiquent la présence d'un problème de santé. Mentionnons par exemple des carences en vitamines, une maladie du foie, une décalcification, la dénutrition, des maladies fébriles, l'angine, voire une pneumonie, etc.

Cependant, il faut dire aussi que certains produits cosmétiques sont parfois en cause, comme les dissolvants à base d'acétone notamment (vous pouvez, si vous le désirez, choisir de leur substituer le mélange suivant : 80 cc d'Acétate d'éthyle et 20 cc de Méthylglycol). Par ailleurs, les ongles qui virent au noir les uns après les autres trahissent un cas de gangrène, d'artérite ou de diabète.

Soins

Portez des gants de caoutchouc pour les soins du ménage, à plus forte raison si vous manipulez des détergents ou des solvants. En hiver, les femmes auront avantage à laisser leurs ongles de temps à autre sans vernis, pour accroître leur résistance au froid. Il suffira de les enduire occasionnellement d'une couche d'huile d'olive (voir plus loin).

Pour éviter l'apparition d'ongles incarnés, évitez les chaussures trop serrées, et coupez toujours les ongles carrés, non en amande. S'il y a infection, voir cette rubrique.

Alimentation

Bien entendu, le fait d'absorber beaucoup de calcium, de manger des fruits et des légumes frais est une excellente façon de prévenir l'apparition des ongles incarnés, et d'avoir une bonne santé en général. Recherchez les vitamines D et G. (Voir Vitamines).

PLANTES : Citron - Mauve - Oignon - Olivier - Prêle

- *Le citron* est un fortifiant pour les ongles : une semaine par mois, frottez-vous les ongles avec une rondelle de citron.
- *La mauve* sert à soigner les inflammations de la matrice de l'ongle : mettez à macérer 20 g de plante dans 2 litres d'eau. Prenez un bain de pieds ou de mains pendant 20 minutes, le soir avant de vous coucher (le même bain peut servir 2 ou 3 fois).
- *L'oignon* aide à soigner les ongles cassants ou blessés : coupez un oignon en deux, et frottez-en la partie brisée ou coupée (vous pouvez aussi utiliser le jus d'oignon). Ces applications quotidiennes doivent se faire sur une assez longue période.
- *L'olivier* permet d'atténuer la douleur provoquée par un ongle incarné : mettez 200 g de feuilles d'olivier à infuser pendant 1/4 d'heure dans 1/2 litre d'eau bouillante ; filtrez ; faites des compresses avec cette infusion. Par son huile bien connue, l'olivier permet aussi de renforcer les ongles : une fois par semaine, réchauffez légèrement au bain-marie un petit bol d'huile d'olive, dans lequel vous tremperez le bout des doigts, pour bien en imbiber vos ongles jusqu'à la lunule.
- *La prêle* est à adjoindre au citron ou à l'huile d'olive, en usage interne, pour renforcer les ongles. (H. Erreral). 3 tasses par jour entre les repas, pendant 15 jours par mois. Faites tremper 50 g de plante entière pendant 3 heures, portez à ébullition et faites frémir pendant 1/2 heure ; laissez infuser pendant 1/4 d'heure.

OPHTALMIES Voir aussi CONJONCTIVITE

Par ophtalmie, on entend ici toute affection de l'œil qui se traduit par une inflammation. Quant à l'ophtalmie purulente, elle commence par une conjonctivite qui se propage au reste de l'œil ; consultez une personne compétente avant que cette grave infection ne dégénère en troubles irréversibles. Si les soins par les plantes ne donnent pas d'amélioration sensible et rapide, ne laissez pas la situation se détériorer.

PLANTES : Bleuet - Camomille - Cerfeuil - Chélidoine - Euphraise - Lycopode - Plantain - Mauve - Rose - Sureau

- *Le bleuet* sert à soigner les yeux fragiles et malades, sur lesquels il a un effet calmant et fortifiant. On s'en sert pour soigner les conjonctivites, mais aussi les blépharites et diverses inflammations. Faites deux bains oculaires par jour avec la décoction de fleurs de bleuet : 15 g pour 1 litre d'eau ; laissez bouillir pendant 5 minutes et reposer pendant 1/2 heure.
- *La camomille* permet de faire des compresses contre l'inflammation des paupières et des yeux. Utilisez l'infusion, dans laquelle vous tremperez un morceau de lin : 5 ou 6 têtes pour 1 tasse d'eau bouillante. Vous pouvez aussi verser 1/4 de litre de lait bouillant sur 1 cuillère à soupe pleine de camomille. Laissez infuser pendant 3 minutes et appliquez les plantes chaudes.
- *Le cerfeuil* est un adoucissant : on en fait des compresses sur les paupières pour soigner les ophtalmies depuis Cazin, grand phytothérapeute du siècle dernier. Utilisez la décoction concentrée : 60 g pour 1 litre d'eau ; faites bouillir pendant 10 minutes.
- *La chélidoine* est très efficace en usage externe pour traiter les affections des yeux : ophtalmies chroniques, ulcères des paupières, blépharites, conjonctivites ou taies de la cornée (tache blanche sur l'œil, suite à un coup ou à une inflammation). Soulignons toutefois que la chélidoine peut devenir une arme à double tranchant : il convient de ne pas dépasser les proportions indiquées, car à vouloir faire plus vite, on ne parviendra qu'à déclencher des irritations graves.

Diluez une goutte de suc dans 25 fois son volume d'eau : il suffit de laver la tige et de la casser pour en tirer le suc (vous pouvez aussi écraser la tige entre le pouce et l'index mouillés, et frotter la paupière de l'œil fermé, nous dit Maria Treben). Si vous ne pouvez vous procurer la plante fraîche, utilisez l'infusion légère (15 g de feuilles sèches pour 1 litre d'eau) ou la décoction légère (faites bouillir 10 g de racine sèche pendant 10 minutes).

- *L'euphraise* est utile, en infusion, pour soigner les orgelets et aussi pour les yeux affligés d'un larmoiement continu. Faites infuser 5 g de poudre de feuilles d'euphraise dans 200 g d'eau bouillante, pour baigner les yeux 2 ou 3 fois par jour. La nuit, dormez avec, sur les yeux, un morceau de lin trempé dans l'infusion d'euphraise : vous le maintiendrez au moyen d'un bandeau.

Pour les orgelets, ajoutez aux compresses d'euphraise 3 tasses par jour de la décoction composée qui suit (Vaga) : faites bouillir 40 g de rhizome de chiendent et 30 g de graines d'orge pendant 20 minutes dans 1,5 l d'eau. Buvez loin des repas.

- *Le lycopode* sert à soigner les orgelets : faites infuser 10 g de plante dans 200 g d'eau distillée bouillante ; filtrez, puis appliquez en compresses. Une fois l'orgelet ouvert, utilisez la même infusion pour faire des bains. Le bleuet facilitera la cicatrisation.
- *La mauve* est employée pour traiter toutes les inflammations, internes comme externes ; on s'en sert autant pour les inflammations de la peau et de la bouche que pour celles des yeux. Utilisez l'infusion : entre 6 et 8 g de feuilles ou de fleurs sèches pour 150 g d'eau « chaude sans être bouillante » ; laissez infuser pendant 20 minutes environ.
- *La rose* est fortifiante et astringente, et exerce une action antiseptique, antibiotique et anesthésique. Employez en infusion concentrée ; 50 à 60 g pour 1 litre d'eau bouillante.
- *Le sureau* sera utile en cas d'inflammation des paupières, de conjonctivite et d'orgelets. Pour les compresses, utilisez l'infusion concentrée : 100 g de fleurs pour 1 litre d'eau.

ORCHITE

Cette inflammation des testicules se traduit par une fièvre élevée et des douleurs intenses. Les bourses sont distendues, le scrotum prend une couleur rougeâtre. Si vous consultez un médecin allopathe, il prescrira des antibiotiques (voir cette rubrique) pour cette affection contre laquelle l'homéopathie peut cependant être efficace.

Soins

Au cours de la période aiguë, il faut garder le lit en surélevant les bourses au niveau des cuisses avec un morceau de carton rigide posé sur le haut des cuisses, pour atténuer la douleur. Si la douleur est trop vive, faites des applications de glace à travers un morceau de flanelle.

PLANTES : Lamier - Mauve - Millepertuis

- *Le lamier blanc* permet également de décongestionner les tissus enflammés ; buvez-en l'infusion régulièrement : 20 g de fleurs de lamier blanc pour 1 litre d'eau.
- *La mauve* permet de décongestionner les tissus enflammés : vous boirez des infusions en abondance : 20 g de fleurs de mauve pour 1 litre d'eau.
- *Le millepertuis* permet de préparer « l'huile rouge » qui aide à apaiser la douleur : laissez macérer 500 g de fleurs fraîchement cueillies dans 1/2 litre d'huile d'olive et 1/2 litre de vin blanc ; faites bouillir au bain-marie jusqu'à évacuation du vin et filtrez.

OXYURES, OXYUROSE

Les oxyures sont de petits vers ronds qui élisent domicile dans l'intestin grêle, le caecum (une partie du gros intestin) et l'appendice.

Les oxyures provoquent parfois l'oxyurose soit des démangeaisons anales, mieux tolérées par l'adulte que par l'enfant : ce dernier étant plus porté à se gratter, l'infestation se trouve activée.

L'oxyurose se traduit par des toubles de sommeil, des problèmes digestifs, une appendicite aiguë (lorsque les oxyures pénètrent l'appendice), des terreurs nocturnes, des grincements de dents au cours du sommeil, de la nervosité, de l'irritabilité, voire des troubles de la vue et des difficultés pour uriner.

Le tableau qui suit s'applique en fait à un ensemble de parasites : oxyures, bien sûr, mais aussi ascaris lumbricoïde, ver solitaire, trichine. Malgré tous ces signes, des analyses de laboratoire sont parfois nécessaires pour confirmer sans équivoque la présence des parasites, de leurs œufs ou de leurs kystes. Notez que ces manifestations se font apparemment plus nettes au moment de la pleine lune...

Les signes révélateurs

— Un visage pâle, marqué de cernes bleuâtres autour des yeux et de la bouche, avec des taches jaunes irrégulières.
— Des paupières agitées de spasmes, parfois un strabisme.
— Une haleine à la fois fade et fétide.
— Une salivation abondante.
— Un sommeil agité, entrecoupé de grincements de dents et de réveils fréquents.
— Une disposition d'esprit irritable, nerveuse, des colères fréquentes (oxyures).
— Tristesse, anxiété, difficulté à se concentrer, humeur capricieuse (ascaris).

Soins

Avant d'entreprendre les traitements anti-parasites et vermifuges classiques, essayez les soins par les plantes ou par l'homéopathie, surtout dans le cas des enfants, qui tolèrent mal certains produits toxiques.

Lors du traitement, une hygiène rigoureuse s'impose : les enfants par exemple, qui se grattent l'anus et se mettent par la suite les doigts dans la bouche, s'auto-infestent constamment. Il faut veiller tout spécialement à l'hygiène personnelle comme à la propreté de la chambre et des draps pour éviter la recontamination. Gardez les ongles très courts.

Alimentation

Elle est la source de bien des contaminations possibles, et c'est pourquoi vous veillerez à ce qu'elle soit très étudiée. Certaines précautions sont à prendre en tout temps.

Les précautions

— Evitez de manger les viandes crues qui ne sont pas rigoureusement contrôlées.

— Faites cuire la viande de porc pendant une demi-heure au moins.
— Lavez soigneusement les fruits et légumes qui peuvent être traités aux engrais.
— Utilisez la ciboulette en abondance lorsque vous faites la cuisine, de même que l'ail et l'ail des bois.
— Les animaux domestiques sont également des véhicules de propagation ; il suffit parfois qu'un chien nous lèche pour nous transmettre le ténia du chien.

Le fait de manger des carottes crues à jeun, 1/4 d'heure avant les repas de midi et du soir, est un adjuvant utile à n'importe quel traitement, tout comme le fait de manger beaucoup d'ail, d'ananas ou de chou cru, (un légume qui présente des propriétés vermifuges).

PLANTES : Ail - Gentiane - Matricaire - Potiron - Oignon - Serpolet - Thym - Valériane

- *L'ail* a selon le Talmud le pouvoir de tuer les vers intestinaux et de rendre le sperme plus abondant. En fait de vermifuge, l'ail a effectivement une action décisive sur les ascaris et les oxyures. Utilisez la décoction : faites bouillir 1 ou 2 gousses d'ail dans 200 g de lait.
- *La gentiane* est une plante vermifuge, également dépurative et cholagogue.
- *La matricaire (camomille matricaire)* est utilisée comme vermifuge en général. L'infusion requiert 5 g de fleurs par litre d'eau.
- *L'oignon* est un de ces aliments dont la simple consommation peut permettre d'expulser des parasites, les ascarides notamment. Il est encore utilisé dans les campagnes pour expulser les hôtes indésirables de l'intestin : à la lune décroissante, on prend au lever un verre d'eau contenant de l'acoolature d'oignon. Pour préparer l'acoolature, faites macérer l'oignon cru broyé dans son poids d'alcool pendant 10 jours ; filtrez ; ajoutez 2 cuillerées à café à un demi-verre d'eau sucrée.
- *Le potiron* permet d'éliminer les vers solitaires, les oxyures et autres vers ronds des enfants. Contre les oxyures, les adultes prendront 20 à 30 graines de potiron, tandis que les enfants en prendront entre

10 et 15. Retirez aux graines leur enveloppe extérieure, sans enlever la pellicule verdâtre de la graine. Mâchez ces graines longuement, et prenez une cuillerée à thé d'huile de ricin une heure plus tard. Pour les vers solitaires, il faut en même temps garder une diète stricte et manger 80 à 100 graines par jour, décortiquées de la même façon : prenez-les 4 fois dans la journée, en mastiquant bien, puis buvez une cuillère à thé d'huile de ricin. Si la première cure est sans résultat, vous pouvez recommencer sans craindre d'effets secondaires.

- *Le serpolet* présente également des propriétés vermifuges. 3 ou 4 tasses d'infusion par jour : entre 15 et 20 g par litre d'eau.
- *Le thym* est un vermifuge que vous pouvez administrer sans crainte aux enfants : utilisez l'infusion (20 à 30 g pour 1 litre d'eau) ou encore l'essence de thym, à raison de 3 à 5 gouttes sur un morceau de sucre, 2 fois toutes les 24 h.
- *La valériane* permet à la fois de combattre les parasites par son effet vermifuge, et d'apaiser les convulsions des enfants grâce à ses vertus antispasmodiques. De plus, elle favorise le sommeil. 2 tasses de macération par jour, ou 10 à 20 gouttes de teinture, le soir, dans une autre infusion : aubépine, verveine, oranger ou menthe par exemple. Pour la macération, laissez reposer 10 g de racine de valériane fraîche pendant une nuit. Sucrez avec du miel, et mélangez avec une infusion de verveine, d'oranger ou de menthe. Pour la teinture : faites macérer pendant 15 jours 200 g de racine fraîche, coupée, dans un litre d'eau-de-vie blanche. Il faut respecter les doses et manier la valériane avec précaution.

PALPITATIONS Voir aussi ARYTHMIE, CŒUR, NERVOSITÉ

Une accélération du rythme cardiaque est normale lorsque le jeune soupirant aperçoit sa belle, ou que vous évitez de justesse une chute grave. Mais elle n'en est pas moins un trouble physiologique si elle se déclenche sans raison apparente. L'accélération du rythme cardiaque, si elle n'est pas due justement à une émotion ou un effort physique, peut être provoquée par un mauvais fonctionnement de la glande thyroïde, ou (plus rarement) par une maladie des sinus.

On emploie en général les plantes sédatives du cœur pour atténuer ou faire disparaître le phénomène : s'il ne se dissipe pas facilement, consultez un médecin.

Quant à la tachycardie dite paroxyxstique, elle commence et finit brusquement et peut durer quelques minutes ou plusieurs heures, au cours desquelles le cœur atteint parfois un rythme de 180 et même 220 pulsations/minute ; dans ce cas, il ne faut pas tarder à consulter un médecin.

Soins

En cas de crise, étendez la personne sur le sol, les bras en croix, et faites-lui pratiquer des mouvements de respiration accentués. Les plantes utilisées seront bien entendu des sédatifs cardiaques.

PLANTES : Agripaume - Aubépine - Ballote - Lycopus - Mélisse - Oranger - Valériane

- *L'agripaume* permet de faire cesser les palpitations d'origine nerveuse. Prenez 2 ou 3 tasses d'infusion par jour : entre 20 et 30 g de plante pour 1 litre d'eau.
- *L'aubépine* est un tonique cardiaque et un antispasmodique. Elle régularise les contractions du cœur, tout en agissant sur le système nerveux, dont elle diminue l'excitabilité. Elle permet aussi de faire baisser la tension artérielle. On fera une cure de 3 semaines par mois, à raison de 2 ou 3 tasses d'infusion par jour : entre 15 et 20 g de fleurs par litre d'eau.
- *La ballote* est un sédatif du cœur ; elle fait baisser la tension artérielle, et aide à calmer les états nerveux par son pouvoir antispasmodique et sédatif. Elle soulage les affections nerveuses, procure un meilleur sommeil, et atténue les angoisses, vertiges, bouffées de chaleur et palpitations d'origine nerveuse. En raison de son goût désagréable, on la consommera sous forme de teinture. Prenez 3 ou 4 cuillerées de teinture par jour, selon le besoin : une tasse de plante bien tassée dans 2 tasses d'eau-de-vie ; laissez macérer pendant 15 jours ; passez, filtrez et gardez dans un flacon bien fermé.
- *Le lycopus (lycopus europaeus)* est une plante européenne qui permet de calmer les battements de cœur accélérés. Prenez 5 ou 10

gouttes de teinture de lycopus (vous en trouverez dans les établissements spécialisés).

- *La mélisse* est sédative, antispasmodique et stimulante. Elle aide à calmer les personnes nerveuses, irritables, excitées et déprimées. Tonique général, elle permet de dissiper les palpitations qui accompagnent les troubles de la digestion, tout en jouant un rôle tranquillisant. 3 ou 4 tasses d'infusion par jour : 20 g de sommités sèches pour un litre d'eau. Vous pouvez aussi adjoindre à la mélisse un peu de citronnelle (15 g de chaque pour 200 g d'eau bouillante) avec une rondelle de citron et une cuillerée de miel, le soir au coucher.
- *L'oranger* est un calmant et un sédatif du système nerveux qui permet de vaincre les insomnies ; il est utile pour les cas d'anxiété, de spasmes, de palpitations nerveuses, d'excitation nerveuse en général, mais aide aussi à dissiper les maux de tête et les maux d'estomac. 10 à 15 g de feuilles ou de fleurs pour un litre d'eau.
- *La valériane* a un effet apaisant sur les états d'irritation : elle est antispasmodique et sédative. Elle permet dans bien des cas d'apaiser les palpitations et de dissiper les douleurs précordiales (en avant et à gauche du cœur). Elle favorise également le sommeil. 2 tasses de macération par jour, ou 10 à 20 gouttes de teinture, le soir, dans une autre infusion : aubépine, verveine, oranger ou menthe par exemple. Pour la macération, laissez reposer 10 g de racine de valériane fraîche pendant une nuit. Sucrez avec du miel, et mélangez avec une infusion de verveine, d'oranger ou de menthe. Pour la teinture : faites macérer pendant 15 jours 200 g de racine fraîche, coupée, dans un litre d'eau-de-vie blanche. Il faut respecter les doses et manier la valériane avec précaution.

PANARIS

Il existe diverses formes d'infection du doigt, ou panaris, et elles peuvent atteindre différents degrés de gravité. Le panaris est provoqué par une écharde, une piqûre ou une lésion quelconque. On traite ce qu'on appelle « le mal blanc », le panaris superficiel, par l'excision de la peau ou du morceau d'ongle atteints.

Le panaris sous-cutané, qui se traduit par un gonflement et de la fièvre, doit subir un traitement chirurgical sous anesthésie générale ; les panaris profonds, qui atteignent entre autres les articulations, requièrent eux aussi une intervention chirurgicale sans que la médecine actuelle puisse garantir qu'il n'en restera pas de séquelle. Le doigt pourra parfois garder une raideur (dans certains cas, on se voit même obligé de l'amputer).

L'action des plantes se limite ici à atténuer la douleur et à désinfecter, ou encore à apaiser les insomnies causées par la douleur (voir insomnies).

Soins

Deux ou trois fois par jour, immergez le doigt infecté dans un bain à 37 ou 38 degrés, pendant une heure au moins. Par temps froid, protégez soigneusement le doigt atteint.

PLANTES : Ail - Bouillon-blanc - Camomille - Guimauve - Lavande - Millepertuis - Oignon

- *L'ail* met à notre service ses vertus antiseptiques ; une vieille recette, rapportée par Maria Treben, nous dit : « Fais cuire de l'ail dans du lait et fais-y tremper ton doigt pendant une demi-heure ».
- *Le bouillon-blanc* est un vulnéraire (qui aide à guérir les blessures) aux vertus adoucissantes. Vous en ferez cuire les feuilles dans du lait, pour préparer des cataplasmes que vous appliquerez trois fois par jour, matin, midi et soir : 50 g pour 1 litre de lait ; filtrez soigneusement, et buvez le lait comme dépuratif.
- *La camomille,* calmante et antinévralgique en usage interne, est anti-inflammatoire en usage externe. Employez la décoction : 20 à 30 g de feuilles sèches pour 1 litre d'eau ; faites bouillir pendant 5 à 10 minutes. Baignez votre doigt dans cette décoction plusieurs fois par jour. Vous pouvez ensuite appliquer les feuilles directement sur la région affectée, en les maintenant en place à l'aide d'une compresse et d'une bande de gaze. Une fois l'abcès ouvert, faites encore des bains de camomille, et finissez par un pansement à l'huile de millepertuis (voir plus bas).
- *La guimauve,* en usage externe, est un émollient (ramollit et relâche les tissus tout en calmant l'inflammation) et un résolutif (réduit les engorgements). Elle permet de faire des emplâtres qui aide-

ront à faire mûrir l'abcès. Faites bouillir 30 à 50 g de racines, de fleurs ou de feuilles, pendant 10 à 15 minutes, puis laissez infuser pendant 1/2 heure. Appliquez directement.

- *La lavande* aide à apaiser la douleur et l'inflammation ; par son action antiseptique, elle combat l'infection. Utilisez la décoction ou l'huile de lavande. La décoction requiert entre 15 et 30 g de fleurs pour 1 litre d'eau ; faites bouillir pendant 10 minutes. Pour préparer l'huile, faites macérer une poignée de fleurs au soleil dans un litre d'huile d'olive ; filtrez et recommencez jusqu'à ce que l'huile soit très parfumée.
- *Le millepertuis* permet de préparer ce qu'on appelle « l'huile rouge », qui aide à cicatriser et à aseptiser la plaie : faites macérer 500 g de fleurs dans 1 litre d'huile d'olive et 1/2 litre de vin pendant 4 jours, puis faites bouillir jusqu'à évaporation du vin ; filtrez.
- *L'oignon* est un antiseptique et un cicatrisant ; vous mettrez à profit ses propriétés en faisant des pansements avec la fine peau qui sépare les couches du bulbe. Vous pouvez le cuire au four, ou, mieux, sous les cendres, pour faire des compresses chaudes qui aideront l'abcès à mûrir.
- *La prêle* servira à faire des compresses : écrasez bien la plante, et appliquez-la directement sur le panaris.

PARODONTOLYSE

On dit de cette maladie insidieuse qu'elle est la plus répandue au monde. Elle est peu douloureuse, mais ronge les gencives et finit par faire tomber les dents si elle n'est pas traitée à temps. En effet, en attaquant le parodonte qui est le soutien de la dent, elle affaiblit celle-ci au point de la déchausser complètement.

La parodontolyse est causée notamment par les gingivites, le tartre ou encore l'accumulation de particules alimentaires entre les dents. Elle se manifeste notamment (dans le cas de la parodontite) par des douleurs dans les gencives, qui enflent et se mettent à saigner au moindre contact. La personne attribue généralement ceci à un excès de zèle lorsqu'elle se brosse les dents, à une brosse à dents trop dure, etc. Des abcès purulents peuvent se développer par la suite (voir Pyorrhée) tandis que la gencive se rétracte de quelques millimètres par an, laissant à la dent une assise de moins en moins solide. Dans le cas de la parodontose, les gencives sont pâles et se résorbent progressivement, dénudant les racines des dents.

Soins

La prévention est votre meilleure arme. Le brossage de dents quotidien doit être effectué consciencieusement, pendant au moins 5 (vraies) minutes. Le brossage ne s'effectue d'ailleurs pas de haut en bas, comme on l'enseignait autrefois, mais à un angle de 45 degrés, avec une brosse assez souple. L'utilisation quotidienne (le soir au moins) de la soie dentaire empêche l'accumulation des particules alimentaires.

En cas de saignement des gencives, courez chez votre dentiste vous faire détartrer les dents : il n'est peut-être pas trop tard pour enrayer le mal, quoique la gencive attaquée ne repoussera pas.

PLANTES : Cannelle - Girofle - Lavande - Verveine

- *La cannelle* a un effet rafraîchissant sur l'haleine : mâchez un bâton de cannelle, tout simplement.
- *Le girofle* permet également de rafraîchir l'haleine : mâchez un clou de girofle.
- *La lavande* a un effet antiseptique dont vous profiterez par des bains de bouche. Utilisez l'infusion concentrée : 50 g de fleurs par litre d'eau.
- *La verveine* rafraîchit l'haleine et aide à prévenir la carie dentaire. Utilisez l'infusion concentrée : 50 g pour 1 litre d'eau.

PEAU Voir aussi DERMATITES

Comme les cheveux et les ongles, notre peau témoigne de notre état de santé : une peau marquée de boutons et d'affections dermiques traduit des troubles plus ou moins profonds. La constipation, par exemple, se traduit par des problèmes de peau.

Il est donc important de comprendre que le fait de prendre soin de sa peau ne consiste pas seulement à utiliser des crèmes et des lotions, mais aussi à surveiller ce qu'on mange, notre hygiène, notre rythme de vie : la santé est un tout ; on ne peut en prendre une petite rondelle et s'en occuper exclusivement, en croyant en prendre bien soin. Tout se tient.

Cela implique que, pour soigner des troubles de la peau quand on est constipé ou qu'on a des problèmes de foie, il faut commencer par régler ces dysfonctions avant d'espérer obtenir un quelconque résultat.

La peau joue un rôle essentiel dans notre équilibre physiologique. La fonction d'élimination jouée par la peau lui a valu le surnom de « troisième rein ».

Soins

Les soins de la peau font l'objet de nombreux livres : si vous avez un problème particulier, il n'est donc pas question ici de couvrir tout ce domaine, mais de donner des indications utiles, d'ordre plus général (consultez aussi la rubrique Acné). Voyons d'abord les cosmétiques.

Depuis quelques années, les produits cosmétiques se sont mis à l'heure de la conscience du corps et des produits naturels : dans bien des cas, il est possible de trouver des alternatives biologiques aux produits chimiques.

Cela dit, les crèmes, fards et poudres de toutes sortes peuvent obturer à la longue les pores de la peau, alors qu'il faut lui assurer des temps de repos, pour qu'elle s'aère. Une peau souvent « recouverte » se fane plus rapidement, et finit par vieillir prématurément... exactement à l'opposé de l'effet recherché. Cela mène d'ailleurs parfois à une surenchère : on essaie de cacher avec les poudres les dégâts dont elles sont en grande partie responsables.

Notez aussi qu'un usage abusif des eaux de Cologne et des eaux de toilette conduit parfois à détruire les bactéries utiles de la peau, que certains savons comportent des substances irritantes, mal tolérées par les peaux sensibles. Vous pouvez d'ailleurs faire vous-même votre eau de toilette (voir Plantes, citron).

Pour les peaux sèches, il convient d'éviter l'emploi de produits à base de vaseline et de glycérine : ils semblent faire un bon travail en surface, alors qu'en profondeur ils déssèchent la peau : les glandes sébacées travaillent moins et deviennent paresseuses, en quelque sorte.

Le test du rouge

Du côté des rouges à lèvres, il est reconnu que certains d'entre eux déssèchent les lèvres et provoquent parfois de l'eczéma. Pour éviter ces problèmes, au moment où vous changez de rouge, appliquez celui que vous vous proposez d'acheter ou d'employer sur une partie de la peau du bras. Laissez le rouge pendant 24 heures. Si, après cette période, vous observez une rougeur sur la peau, c'est que ce rouge à lèvres ne vous convient pas.

Les colorants pour sourcils, d'emploi nettement moins fréquent que les rouges à lèvres, peuvent causer une dermite des paupières, voire un ulcère de la cornée. Même les crèmes dépilatoires, les crèmes et savons médicaux peuvent causer des troubles de la peau : mieux vaut donc consulter un spécialiste avant de les utiliser.

En hiver

L'hiver est une saison difficile pour votre peau ; il est donc préférable de lui accorder une attention particulière à cette période de l'année. Pour commencer, diminuez la quantité de savon que vous utilisez pour le visage ; après chaque ablution, passez-vous une légère couche d'huile d'amandes ou d'huile de maïs. Evitez d'utiliser de l'eau de Cologne, qui dissout les graisses protectrices. L'huile de Saint-Jean (voir Plantes, millepertuis) constitue un corps gras qui aide la peau à se protéger.

Evitez l'usage de crèmes corticoïdes (crèmes à la cortisone), sauf lorsqu'elles sont expressément recommandées. Dans le cas des maladies d'origine infectieuse (zona, herpès) ou virale (gale) il est démontré que les pommades corticoïdes entraînent des surinfections parfois graves. Elles retardent même la cicatrisation, et la peau a tendance à blanchir là où ce type de crème a été appliquée. La cortisone favorise par ailleurs l'apparition de vergetures et un développement exagéré du système pileux sur les régions traitées. Il n'est donc pas souhaitable d'utiliser une pommade passe-partout pour toutes les affections : infections, coupures, acné, etc.

Enfin, s'il est un soin essentiel à donner à votre peau, c'est bien sûr celui du nettoyage quotidien, qui éliminera les saletés accumulées, les fines couches de peaux mortes et les excès gras : vous pouvez employer pour cela du savon de castille, ou du savon à la glycérine ; le fait de rincer la peau avec de l'eau mélangée à un peu de vinaigre de cidre aide à rétablir le pH naturel de votre peau. (Notons en passant que le vinaigre de cidre n'a pas l'odeur pénétrante du vinaigre de vin). Vous pouvez aussi parfaire le nettoyage avec une lotion de rose (voir Plantes). Les masques, enfin, sont d'une grande utilité (voir plus loin).

Alimentation

L'alimentation joue un rôle déterminant dans l'apparence et la santé de votre peau. Vous l'aiderez en buvant beaucoup d'eau entre les repas, des jus de fruits (de pamplemousse par exemple), du lait écrémé (notamment au coucher, un verre) et en mangeant des carottes, du foie de porc, des œufs, du lait, du poisson de rivière. Au nombre des aliments bénéfiques pour la peau et riches en vitamines utiles pour la santé et la beauté de la peau, mentionnons le céleri, le chou-fleur, les endives, les épinards, le pissenlit, le persil, la chicorée, les agrumes (oranges, citrons, mandarines), l'ananas, les bananes, les pommes.

Buvez peu au cours des repas, évitez les aliments épicés, l'alcool et le café, les sauces, les aromates... Souvenez-vous qu'en quantités excessives, le sel est à l'origine de troubles de la peau.

Les vitamines importantes pour la peau

— La vitamine A s'avère utile tant pour la peau que pour les cheveux, les yeux, les ongles et les dents. Une carence en vitamine A se traduit par exemple par une peau squameuse, qui craque facilement, des pores dilatés. La vitamine A permet à la peau de garder un aspect jeune, exempt de boutons et autres affections : vous la trouverez notamment dans les carottes, les tomates, les légumes à feuilles vertes, le cresson, le persil et le pissenlit.

— La vitamine B contribue à la santé générale de la peau, et se trouve par exemple dans le germe de blé, la levure de bière, le riz brun, le yaourt. La vitamine B12 a un effet bénéfique sur

notre santé en général, et elle aide à garder une peau jeune en prévenant l'apparition prématurée des rides du visage (vitamines B, voir aussi Levure de bière, plus loin).

— La vitamine C aide la peau à guérir et permet de réduire les risques d'infection ; un régime riche en vitamine C aide la peau à garder sa fermeté et sa douceur. Vous la trouverez dans le chou, les pommes de terre, le chou-fleur, les fraises, les citrons. Les carences en vitamine C se traduisent par des décolorations de la peau, qui peut aussi devenir flasque et ridée plus rapidement.

— La vitamine D, que la peau produit par exposition au soleil, est détruite par les savons alcalins ; vous la trouverez notamment dans le beurre et le fromage, le hareng, le maquereau, mais aussi les algues, les amandes, les ananas, l'avoine.

— La vitamine E stimule la cicatrisation, tonifie la peau et aide à prévenir les varices, tout en activant la circulation. Le germe de blé, l'huile de germe de blé, l'huile de tournesol, l'huile de soja, le blé germé et le cresson sont autant d'excellentes sources de vitamine D.

Ajoutons que notre peau a aussi besoin de minéraux, comme le calcium, le phosphore, le fer, l'iode, le silicone et le magnésium. Vous touverez le soufre, également utile, dans les navets, les oignons, les asperges, les radis, les choux de Bruxelles, la laitue, les carottes et les pommes de terre. Les poireaux-vinaigrette sont aussi un bon traitement pour la peau.

Note : consultez aussi la rubrique Vitamines.

La levure de bière

La levure de bière vivante, que vous pouvez consommer en capsules de façon quotidienne, est un supplément alimentaire des plus importants pour qui veut être en bonne santé et avoir une belle peau : « La levure de bière, consommée régulièrement et en petites quantités, constitue le meilleur remède qui purifie le sang et accélère le métabolisme. C'est aussi l'agent universel contre les maladies de la peau, les troubles intestinaux, etc. (Kurt Veit, ex-directeur de Laboratoire à l'école des Hautes Etudes Techniques de Berlin).

La levure de bière (voir aussi Longévité) est un remède spécifique de la furonculose. De plus, elle est utile pour les diabétiques qui souffrent de troubles de la peau : elle accroît la tolérance du diabétique au sucre en permettant l'emmagasinage du sucre dans le foie ; elle fait ainsi disparaître les maladies de peau causées par le diabète.

Grâce aux protéines, aux acides aminés et aux vitamines B qu'elle contient, la levure de bière permet de garder une peau douce et souple. Ces composantes permettent en outre de combattre les rides et de conserver à la peau son élasticité. Les vitamines B1 et B8 protègent l'épiderme et aident à la guérison de certains troubles cutanés, tandis que la vitamine B3 aide à garder la peau fraîche. La levure de bière contient aussi de la riboflavine, qui aide à éviter les pigmentations disgracieuses.

Du côté des affections dermiques, la levure de bière permet de faire disparaître l'acné, de prévenir ou de guérir la pellagre, l'impétigo. Elle donne aussi un teint clair, car elle travaille sous la peau, dans la profondeur des tissus.

PLANTES : Amandier - Carotte - Concombre - Consoude - Guimauve - Mauve - Menthe - Millepertuis - Romarin - Orge - Rose - Sauge - Thym

- *L'amandier* nous offre bien sûr les amandes, qui nous permettent de produire un lait de beauté utile pour l'entretien et la douceur de la peau comme pour les soins de démaquillage. La pâte d'amande amère est réputée quant à elle faire disparaître les taches de rousseur ; elle permet également de remplacer le savon pour les personnes atteintes d'eczéma des mains. Faites tremper 100 g d'amandes douces ; il vous sera alors facile de les débarrasser de leur peau, en les pinçant entre les doigts ; écrasez-les ensuite au pilon, avec un peu d'eau ; mélangez-les à un sirop (100 g de sucre dissous dans 2 litres d'eau). Laissez reposer pendant 24 heures et filtrez. Pour les amandes amères, utilisez 15 g d'amandes douces, 5 g d'amandes amères et 150 g de sucre par litre d'eau.
- *Le millepertuis* permet de produire une huile, dite huile de Saint-Jean qui régénère la peau grâce à son action révulsive (provoquant une irritation et un afflux de sang). Il adoucit la peau du visage et active les vaisseaux capillaires, car il favorise l'irrigation sanguine.

- *La guimauve* permet de préparer une lotion pour les peaux sèches : 50 g de plante entière pour 1 litre d'eau ; faites bouillir pendant 20 minutes ; filtrez. Elle sert aussi à produire l'huile de guimauve, qui a un effet adoucissant sur les peaux sensibles : prenez une poignée de plante, que vous mélangez à 1/2 l d'huile d'amandes douces ; chauffez au bain-marie pendant 2 heures ; laissez reposer pendant une nuit ; filtrez.
- *L'oranger doux* permet de tonifier la peau : 150 g de fleurs et de feuilles pour 1 litre d'eau ; faites infuser pendant 10 minutes ; filtrez.
- *Le romarin,* en infusion, donne une lotion pour peaux grasses : 60 g de sommités fleuries pour 1 litre d'eau bouillante ; laissez infuser 10 minutes et filtrez.
- *Le rosier* nous offre évidemment les pétales de rose, qui, une fois séchés, permettent d'obtenir de l'eau de rose, une excellente lotion nettoyante ; vous pouvez la trouver dans le commerce ou la préparer vous-même : 150 g de pétales de rose séchés pour 1 litre d'eau bouillante ; laissez infuser pendant 45 minutes et passez.
- *La sauge* travaille votre peau de l'intérieur grâce à son pouvoir dépuratif, elle est capable de purifier le sang, ce qui le rend moins susceptible de transporter des déchets vers la surface de la peau. Utilisez l'infusion : 30 g de sauge pour 1 litre d'eau ; laissez infuser pendant 1/4 d'heure.
- *Le thym* sert de tonique aux peaux grasses : utilisez l'infusion, à raison de 50 g pour 1 litre d'eau. Le thym entre aussi dans la composition d'une tisane mixte qui donne une fumigation pour les peaux grasses : mélangez ensemble du thym, du romarin, de la prêle et du bouton de rose (50 g de chaque), et mettez deux cuillerées à soupe de ce mélange dans 1/2 litre d'eau ; portez à ébullition, sortez les plantes de l'eau et placez-vous au-dessus de la casserole le plus longtemps possible, la tête recouverte d'une serviette.
- *Le tilleul* permet de préparer une lotion adoucissante pour les peaux sèches. Utilisez la décoction : 60 g de fleurs par litre d'eau : faites bouillir pendant 5 minutes et filtrez.

Les masques

Les masques permettent de nettoyer, d'assouplir, d'hydrater, d'absorber les excès gras, de raffermir et d'adoucir la peau, et ont un effet

adoucissant ; de plus, ils nettoient les pores en profondeur et permettent d'éliminer les fines couches de peaux mortes qui s'accumulent avec le temps. Employez le masque une fois par semaine au maximum.

Le visage sera parfaitement démaquillé ; vous appliquerez le masque avec un pinceau ; posez sur les yeux deux cotons imbibés de lotion de bleuet (voir Yeux). Gardez le masque entre 12 et 20 minutes.

***Masque revitalisant :** la carotte.*

— La carotte, crue, râpée, appliquée directement sur le visage, est un revitalisant qui aide à avoir une belle peau. Ajoutez 1 cuillère à soupe de crème fraîche si vous le désirez. Vous l'enlèverez avec de l'eau tiède une fois qu'elle aura séché.

— Le revitalisant tonique s'adresse en principe à toutes les peaux (Herboristerie du Palais Royal). Mélangez 20 g des plantes suivantes : thym, romarin, verveine, rose pâle, racine de consoude, et 40 g de rassoul ; passez les plantes au moulin à café ; ajoutez un peu de tonique ou de lait démaquillant ; gardez sur la peau pendant 20 minutes et rincez à l'eau tiède.

— Le masque aux fraises, pour un teint éclatant, conviendra à toutes les peaux. Vous pouvez commencer par une fumigation au thym.

Ensuite, le masque : prenez 100 g de fraises très mûres, que vous écrasez avec une cuillerée à café (5 ml) d'huile d'amandes douces. Mélangez bien et saupoudrez avec un peu de fécule de pomme de terre. Laissez reposer pendant 1/2 heure. Si vous avez la peau grasse, remplacez l'huile d'amandes par un blanc d'œuf battu.

***Peaux sèches et fragiles :** masque aux amandes et masque aux avocats.*

— Masque aux amandes : prenez une cuillerée d'amandes douces ; écrasez-les au pilon, ou passez-les au mixer ; ajoutez une cuillerée de persil frais, deux feuilles de consoude, une fine tranche de melon, et une cuillère à thé d'un sirop aux herbes (sirop de pensée par exemple). Broyez et mélangez le tout (ici le mixer s'avère parfois indispensable). Appliquez en massant doucement la peau. Ce masque vous aidera à vous débarrasser des peaux mortes.

— Masque à l'avocat : prenez 1/2 avocat, que vous écraserez avec un peu d'huile d'amandes douces. Rincez à l'eau tiède.

***Peaux grasses :** chou, concombre, fenouil et tomates.*

— Masque au chou : hachez des feuilles de chou cru avec un peu d'huile d'olive. Retirez avec de l'eau tiède.

— *Le concombre :* découpez-le en rondelles, que vous appliquerez sur le visage. Vous pouvez aussi retirer la pulpe d'un concombre, que vous mélangerez avec du yaourt ; retirez le masque avec de l'eau tiède, après 20 minutes.*

— *Masque aux tomates : plongez rapidement deux tomates dans l'eau bouillante, pelez-les. Coupez-les en quatre, retirez les pépins, écrasez la chair au mortier, ajoutez une cuillerée à café de feuilles de menthe et une demi-cuillerée de levure (pas de la levure fraîche). Une fois que vous avez obtenu une pâte, ajoutez une cuillerée de jus de citron et étendez le tout sur le visage et le cou, en évitant soigneusement la région des yeux. Au moment de retirer le masque, utilisez du vinaigre de cidre dilué dans de l'eau pour tonifier la peau (1 part de vinaigre pour 6 parts d'eau).*

— *Masque au fenouil : réduisez en poudre une cuillerée de graines de fenouil, ajoutez une cuillerée d'argile et suffisamment d'infusion concentrée de millefeuille (60 g de sommités fleuries pour 1 litre d'eau) pour obtenir une pâte que vous pourrez appliquer sur votre visage. Une fois le masque retiré, tonifiez les pores de la peau à l'aide du reste d'infusion de millefeuille.*

Peaux mixtes :

— *Certaines peaux sont à la fois grasses et sèches, selon les endroits du visage. Idéalement, vous préparerez deux masques différents et les appliquerez aux endroits appropriés (ce qui s'avère forcément un peu fastidieux). Vous pouvez aussi écraser une cuillerée d'avelines grillées dont vous aurez retiré la peau ; ajoutez ensuite cinq fraises sans les queues et juste assez de yogourt pour former une pâte épaisse. Rincez avec de l'eau de rose.*

***Peaux normales :** la menthe*

— *Prenez deux poignées de menthe ; faites une pâte épaisse, en y ajoutant une huile riche en vitamine E (huile de germe de blé par exemple), et suffisamment de sirop de plante pour que vous puissiez étendre le tout sur le visage. Pour ce sirop, vous pouvez utiliser la consoude : faites-en macérer 200 g pendant 12 heures ; passez 3 fois ; versez dans une casserole émaillée, ajoutez à la macération le double de son poids en miel, et chauffez jusqu'à obtenir une consistance sirupeuse). Rincez avec de l'eau de rose.*

PEAU (CANCER DE LA -)

Il existe différentes formes de cancers de la peau, et même si les plantes ont ici une action limitée (voir Cancer) il est utile d'avoir au moins une idée de la façon dont ils se manifestent. On distingue notamment les épithéliomas cutanés et les mélanomes malins.

Les épithéliomas apparaissent généralement sur les régions découvertes, celles qui sont le plus souvent exposées à la lumière. L'épithéliomas baso-cellulaire apparaît presque toujours au visage, notamment autour du nez ; il s'annonce par une petite ulcération aux côtés légèrement surélevés, et dont le fond est plus sombre que la peau. Cette ulcération devient ensuite une plaque bordée de bourrelets, recouverte de squames (des lamelles brunes qui se détachent).

Les épithéliomas spino-cellulaires apparaissent généralement après la quarantaine, notamment sur les peaux qui ont déjà été attaquées par des maladies ou des affections, des cicatrices de brûlures par exemple, ou des kératoses séniles (une croûte grasse de teinte grise). Une ulcération plus ou moins saillante apparaît, qui saigne facilement, et se répand par l'apparition de nouvelles métastases. Il est reconnu que l'exposition prolongée au soleil, le bronzage systématique et abusif contribuent à préparer le terrain pour ce genre d'affections.

Les mélanomes malins dégénèrent généralement à partir de grains de beauté, et sont habituellement plus graves que les épithéliomas. Ils se produisent le plus souvent sur les grains de beauté exposés à un frottement répété, ou à un traumatisme. Il est formellement déconseillé de manipuler les grains de beauté de façon excessive, de crainte de les voir dégénérer en mélanomes malins.

Les signes à surveiller

Les signes suivants exigent une réaction rapide de votre part, car l'ablation chirurgicale est ici le seul recours (il est inutile notamment de vous obstiner à vous soigner par les plantes : comme toutes les formes de traitement, elles ont leurs limites).

— Un grain de beauté qui se met à saigner.

— Un grain de beauté qui augmente de taille.

— *Un grain de beauté dont la couleur vire au noir.*
— *L'apparition d'un anneau de couleur rougeâtre autour du grain de beauté.*

Outre le dépistage et l'intervention chirurgicale, la prévention, en ce qui concerne les cancers de la peau, relève notamment des soins d'hygiène et de propreté quotidiens. Evitez de gratter les verrues ou de les faire saigner. L'excès d'exposition au soleil est à exclure.

PLANTES : voir Cancer : Aloe vera - Chélidoine - Souci

PHLÉBITE

La phlébite est l'inflammation d'une veine, à l'intérieur de laquelle se forme un caillot ; la veine finit parfois par se boucher (c'est la thrombo-phlébite). La personne fait un peu de fièvre, le pouls est accéléré ; pieds et mollets sont sensibles à la pression, voire douloureux.

On observe les phlébites notamment après les interventions chirurgicales récentes, les accouchements, ou encore à la suite de traumatismes physiques, d'avortements. Le médecin doit surveiller de près l'évolution de la phlébite, vu le danger toujours présent d'embolie pulmonaire.

Soins

La personne doit garder le lit en attendant le médecin. On lui fera des massages très légers matin et soir, en remontant des chevilles vers les genoux, puis vers le haut des cuisses. Le médecin procède habituellement à un traitement anticoagulant, associé à la mobilisation du membre et au lever précoce. Les plantes serviront le plus souvent d'adjuvant aux soins du médecin.

Alimentation

Les cures de jus de citron et d'orange ou de jus de carottes seront bénéfiques. Adoptez un régime largement végétarien et lacto-fruitarien.

PLANTES : Ail - Chardon - Millefeuille - Souci - Ortie - Tussilage

- *L'ail* figure au nombre des plantes utilisées pour soigner la phlébite.

Maurice Mésségué recommande la préparation suivante : faites des compresses locales, imbibées d'une décoction faite avec une tête d'ail, 40 g de chardon et 40 g de millefeuille pour 1 litre d'eau.

- *L'ortie* sera employée au cours de la convalescence, les bains de pied à l'ortie aidant à activer la circulation. Prenez 40 à 50 g de racines fraîches râpées et brossées, 40 à 50 g de tiges et de feuilles, faites macérer le tout dans 2 l d'eau pendant une nuit ; portez à ébullition, et prenez le bain de pieds le plus chaud possible.
- *Le souci* permet de préparer une pommade qui aide dans certains cas à guérir la phlébite. Passez deux bonnes tasses de fleurs, de tiges et de feuilles fraîches au mixer. Mettez la plante hachée dans 500 g de saindoux tout juste fondu (à moins de 100 degrés, pas davantage) ; retirez du feu, couvrez, filtrez au moyen d'une toile de lin et laissez reposer pendant une journée. Filtrez encore avec une toile de coton fin et versez dans des pots en verre propres. Maria Treben recommande d'ailleurs de recouvrir une épaisse application de cette pommade avec des compresses de tisane dépurative.
- *Le tussilage* est un autre recours possible en cas de phlébite. Utilisez une pommade à base de feuilles de tussilage écrasées, bien mélangées avec de la crème fraîche ; recouvrez les endroits enflammés avec cette pommade.

PIEDS

Nous les regardons de haut, mais c'est bien sur eux que repose tout l'édifice... Ce n'est pas un bon calcul de négliger ou de malmener nos pieds. D'abord parce que les affections qui touchent cette région du corps rendent les déplacements pénibles, voire impossibles. Mais aussi parce qu'elles risquent de se répercuter sur tout l'organisme. Le simple fait d'avoir une mauvaise démarche, par exemple, peut être la source de troubles du sommeil ou de fatigue nerveuse. Et le port de chaussures à talon haut peut aussi avoir ses répercussions...

Un équilibre délicat

Le simple fait de porter des talons hauts modifie la statique et l'équilibre du corps. Le poids se trouve porté en avant, ce qui crée un déséquilibre favorisant la déformation des orteils. Il peut en résulter des cors, des durillons, des « oignons » et ce qu'on appelle des orteils en marteau. Mais de plus, ces chaussures peuvent provoquer une déformation du bassin, une arthrose de la colonne vertébrale, et même certains ennuis gynécologiques. C'est pourquoi les talons ne devraient pas dépasser environ 5 cm, les talons plus élevés devant être l'exception plutôt que la règle. Votre liberté de mouvement et votre confort n'en seront que plus grands.

PLANTES : Anacardier - Aulne - Laurier - Noyer - Roseau odorant - Souci - Thym - Tussilage

- *L'anacardier* sert à faire des bains de pieds qui permettent de combattre le gonflement des pieds. Faites bouillir 40 g d'écorce dans 2 l d'eau pendant 1/4 d'heure.
- *L'aulne* permet de préparer des bains de pieds qui vous aideront à vous délasser après une longue marche. Jetez une poignée de feuilles fraîches dans 2 litres d'eau bouilante ; laissez infuser 10 minutes.
- *Le laurier* vous aidera à dissiper la fatigue qui semble bien souvent se concentrer dans les pieds à la fin de la journée. Faites bouillir 20 g de baies de laurier écrasées dans 1 l d'eau. Ajoutez cette décoction à votre bain de pieds. Après 1/4 d'heure, séchez-vous et saupoudrez vos pieds de talc.
- *Le noyer* permet de tonifier et de reposer les pieds fatigués, notamment au cours des chaleurs, et après les marches prolongées. Il aide aussi à vaincre les problèmes de transpiration des pieds. Pour la fatigue, faites tremper les pieds au moins 20 minutes dans la décoction suivante : mettez 120 g de feuilles de noyer dans 1 litre d'eau froide (vous pouvez aussi ajouter 50 g de thym séché), faites bouillir dans 2 l d'eau pendant 10 minutes.

  Pour la transpiration des pieds, faites bouillir 50 g de feuilles de noyer (vous pouvez aussi ajouter 50 g de thym séché) dans 1 l d'eau pendant 15 minutes ; prenez un bain de pieds d'un quart d'heure au moins et saupoudrez-vous les pieds de talc après les avoir essuyés.
- *Le roseau odorant* sert à soigner les engelures ainsi que les mains et les pieds froids. Mettez à tremper deux poignées de racines dans

2 litres d'eau froide pendant la nuit ; portez à ébullition, et faites baigner les parties atteintes pendant 20 minutes. Mains et pieds froids : faites-les tremper dans l'eau la plus chaude possible. L'eau du bain peut servir plusieurs fois.

- *Le souci* sert à soigner les dermatoses à champignons des pieds, les cors et les verrues. Pour les champignons, (dermatose à champignons) utilisez la pommade de souci, faite à partir de la décoction concentrée : 100 g de pétales bouillis pendant 3/4 d'heure dans 300 g d'eau ; filtrez, ajoutez 2 fois le même poids de saindoux, et laissez cuire doucement jusqu'à évaporation du liquide. Pour les cors et les verrues, appliquez les pétales pilés et réduits en bouillie (portez des chaussures moins serrées : voir cors).
- *Le tussilage* est utilisé en décoction pour baigner les pieds qui enflent : 50 à 100 g pour 1 litre d'eau froide ; portez à ébullition pendant 10 minutes.

PIQÛRES

Dans certains cas, la piqûre provoquée par un objet pointu, comme un clou, peut porter à conséquence. Les risques d'infection sont toujours présents, et il faut considérer le risque de tétanos si l'objet en question est rouillé ; c'est pourquoi il est toujours bon de savoir ce qui a causé la blessure. Si l'objet est rouillé ou particulièrement souillé, on pratiquera un rappel antitétanique. Consultez aussi les rubriques Antiseptiques, Blessures et Plaie.

Soins

En cas de piqûre de guêpe, de frelon ou d'abeille, commencez par retirer le dard.

— Si vous vous trouvez en ville, et que vous n'avez aucun remède sous la main, vous pouvez appliquer une lotion faite d'eau vinaigrée et salée.

— Si vous disposez de poireaux, d'oignons ou de persil, ils pourront vous servir de trousse de premiers soins : mâchez un peu de persil cru et frottez-en la piqûre. Ou encore, mâchez quelques fleurs et feuilles de souci, puis du poireau.

— Frottez la piqûre avec un oignon coupé en deux. Si vous avez un poireau sous la main, écrasez une feuille avec les doigts : le suc ainsi extrait permet de calmer la douleur.

— Si vous vous trouvez à la campagne, un bon remède de « grand-mère » consiste à cueillir trois plantes différentes et à frotter la piqûre avec le suc de ces trois plantes.

PLANTES : Cassis - Lavande - Oignon - Persil - Plantain - Sarriette - Sauge

- *Le cassis,* appliqué directement, permet de calmer la douleur et de résorber l'inflammation : froissez les feuilles, et pressez-en le suc sur l'endroit atteint.
- *La lavande* met ici à notre service ses propriétés antiseptiques et cicatrisantes. Pour les piqûres d'insecte, vous pouvez utiliser la plante fraîche, en froissant quelques feuilles dont vous appliquerez le suc sur la plaie, ou la décoction (20 à 30 g par litre d'eau).

Vous pouvez aussi utiliser l'huile de lavande, que vous préparerez d'avance, si vous prévoyez ce genre d'incident. Faites macérer 3 jours au soleil une poignée de fleurs de lavande dans 1 l d'huile d'olive. Passez et répétez l'opération jusqu'à ce que l'huile devienne très parfumée.

La lavande entre enfin dans la composition d'un vulnéraire (qui aide à guérir) antiseptique fort efficace pour les applications externes et les frictions. Mettez 100 g de lavande, 50 g de sommités fleuries de millepertuis et 30 g de camomille dans 1/2 l d'alcool à 90 degrés. Laissez macérer pendant 15 jours et filtrez ; diluez 10 g de camphre dans la macération, puis ajoutez 1/3 de l d'eau. Agitez bien avant l'emploi.

- *Le plantain* calme la douleur de la piqûre : il suffit de frotter les feuilles fraîches écrasées sur l'endroit atteint.
- *La sarriette* empêche le venin des piqûres d'insectes de mener à terme son action irritante : il vous suffira de l'écraser et de la poser en cataplasme à l'endroit atteint.
- *La sauge* permet de soulager la douleur causée par la piqûre : faites un emplâtre avec des feuilles écrasées.

PLAIES Voir aussi ANTISEPTIQUES, BLESSURES, CICATRISATION

Normalement, la blessure a déjà été soignée (voir Blessures), et la plaie est en voie de cicatrisation : les indications et les remèdes donnés dans cette rubrique complètent donc ceux qui ont été indiqués à la rubrique Cicatrisation. Notez qu'une plaie qui guérit mal est parfois symptôme d'un autre problème, plus profond, comme une mauvaise cicatrisation, ou un diabète. Si l'objet ayant causé la plaie est rouillé ou particulièrement souillé, on pratiquera un rappel antitétanique.

Soins

Bien entendu, c'est l'occasion de mettre à profit les qualités vulnéraires des plantes dont nous disposons, c'est-à-dire le pouvoir que détiennent certaines d'entre elles de guérir les plaies.

PLANTES : Alchémille - Chou - Lavande - Lys - Prêle - Sarriette - Sauge - Souci

- *L'alchémille* aide à guérir les plaies : utilisez la teinture (vous la trouverez dans le commerce) que vous mélangerez avec de l'eau bouillie, à raison d'une part de teinture pour 9 parts d'eau. Introduite dans la narine à l'aide d'un coton, elle permet d'arrêter les saignements de nez. La tisane d'alchémille aide à soigner les plaies purulentes ou infectées, et s'avère également utile pour les enflures, les plaies ulcéreuses et les abcès ; vous pouvez utiliser le suc ou faire un cataplasme avec la plante, que vous rincez rapidement avant de l'écraser avec un rouleau à pâtisserie ; appliquez directement. L'infusion requiert 30 à 40 g de plante pour 1 litre d'eau.
- *Le chou* est un bon cicatrisant, et sert aussi à calmer la douleur : lavez une feuille de chou, débarrassée de ses côtes, aplatissez-la au rouleau à pâtisserie ; laissez macérer quelques heures dans l'acide borique ; appliquez la feuille sur la plaie avec une compresse de gaze à renouveler 2 fois par jour.
- *La lavande* est utile en cas de plaies, notamment par ses propriétés antiseptiques et cicatrisantes. Vous pouvez employer la décoction (20 à 30 g pour 1 litre d'eau), ou l'huile de lavande : faites macérer 3 jours au soleil une poignée de fleurs de lavande dans

1 l d'huile d'olive. Passez et répétez l'opération jusqu'à ce que l'huile devienne très parfumée.

La lavande entre également dans la composition d'un vulnéraire (qui aide à guérir) antiseptique fort efficace pour les applications externes et les frictions : mettez 100 g de lavande, 50 g de sommités fleuries de millepertuis et 30 g de camomille dans 1/2 l d'alcool à 90 degrés. Laissez macérer pendant 15 jours et filtrez ; diluez 10 g de camphre dans la macération, puis ajoutez 1/3 de litre d'eau. Agitez bien avant l'emploi.

- *Le lys* permet de hâter la guérison des blessures superficielles, et de mettre autre chose qu'un pansement sur la plaie nettoyée. Faites macérer les pétales de lys dans l'eau de vie, et appliquez la pellicule obtenue sur la blessure.
- *La prêle* permet de soigner les blessures suppurantes et les vieilles plaies ; elle aide également à arrêter le sang (dans le cas de saignements de nez par exemple).
- *La sarriette* est antiseptique et son action est efficace sur les plaies, mais aussi sur les affections de la gorge et de la bouche. Utilisez l'infusion : 30 g de plante pour 1 litre d'eau.
- *La sauge* aide à guérir les plaies : elle est antiseptique et cicatrisante. 60 g de feuilles pour 1 litre d'eau ; vous pouvez ajouter un peu de vinaigre pour en accroître l'efficacité.
- *Le souci* est réputé être un excellent vulnéraire : il est cicatrisant, antiseptique et anti-inflammatoire. Utilisez la décoction ou la teinture : la décoction se trouve dans le commerce ; vous diluerez une cuillerée de teinture dans 3 cuillerées d'eau bouillie.

PLEURÉSIE

Les poumons sont entourés d'une enveloppe, la plèvre, qui assure leur facilité de mouvement. La pleurésie est une inflammation de la plèvre, accompagnée d'un épanchement de liquide. La personne est essouflée et ressent une douleur semblable à des piqûres d'aiguille. Des quintes d'une toux sèche et brève surviennent notamment lors des changements de position.

C'est au médecin de diagnostiquer s'il y a bien pleurésie, et de quel type. Une ponction pleurale lui permettra d'en déterminer l'origine : il y a les pleurésies infectieuses, et celles qui proviennent de la tuberculose ou de tumeurs. Le traitement se fait généralement par antibiotiques (voir cette rubrique) et corticoïdes.

Soins

Gardez le lit, en restant toutefois en position semi-assise. Les sinapismes (cataplasmes à base de moutarde) permettent de drainer le sang de la partie atteinte vers l'extérieur. Envisagez également les cataplasmes au chou. Vous pouvez même recourir aux ventouses, quoique leur usage ait pour ainsi dire disparu. Dans le cas où il n'y a pas de lésion pulmonaire, vous pouvez procéder à des exercices de gymnastique respiratoire. La cure d'oignon est souvent utile, mais les antibiotiques sont le plus souvent indispensables, et même les médecins homéopathes les prescrivent dans ce cas.

Alimentation

Elle sera substantielle, mais sans outrepasser l'appétit ni les possibilités d'élimination. L'huile de germe de céréales présente la possibilité de réduire l'inflammation de la prostate : vous pouvez la prendre pure, ajoutée à la soupe, ou encore sous forme de capsules.

PLANTES : Angélique - Bouillon-blanc - Chou - Genêt - Oignon

- *L'angélique* a un effet bénéfique sur les affections pulmonaires ; vous la prendrez en infusion, et pouvez aussi lui adjoindre le marrube blanc : 15 g de sommités fleuries de marrube et 15 g de racine d'angélique pour 1 litre d'eau ; laissez infuser 10 minutes environ ; entre 3 et 4 tasses par jour.
- *Le bouillon-blanc* est utile contre toutes les inflammations de poitrine, à cause de ses vertus adoucissantes. Buvez une tasse d'infusion au cours de la journée, entre les repas, et le soir avant le coucher. 20 à 30 g de fleurs pour 1 litre d'eau ; laissez infuser, filtrez et buvez chaud.
- *Le chou* sert à faire des cataplasmes : faites revenir des feuilles de chou blanc et mélangez-les avec du poireau finement haché ; arrosez avec du vinaigre.
- *Le genêt* a une action bénéfique sur les affections pulmonaires

aiguës. Il est diurétique, facilite la respiration et agit comme tonicardiaque. Prenez entre 2 et 4 tasses d'infusion par jour : 25 à 50 g de pousses fleuries fraîches pour 1 litre d'eau.

- *L'oignon* est efficace dans tous les cas de rétention d'eau. Vous pouvez en faire une cure qui consiste à en manger 6 par jour (crus) pour autant que vous en soyez capable. Sinon, vous pourrez recourir aux vertus du vin d'oignon : mettez 300 g d'oignon cru, finement haché, à macérer dans 600 g de bon vin blanc avec 100 g de miel blanc liquide. Prenez une cuillerée 4 fois par jour.

PNEUMONIE

Ce terme désigne en fait les différentes pneumopathies (maladies du poumon) d'origine bactérienne. Les pneumopathies à staphylocoques se développent notamment à la suite d'une grippe ou d'une autre infection. Quant aux pneumopathies à pneumocoques, elles se révèlent soudainement, avec un point de côté, une forte fièvre et une toux accompagnée d'expectorations (ces expectorations sont chargées de pneumocoques). Les antibiotiques permettent aujourd'hui d'enrayer le mal rapidement, mais les personnes âgées ne sont pas à l'abri d'une défaillance cardiaque.

Soins

Le médecin, consulté d'urgence, administrera des antibiotiques auxquels les plantes serviront d'adjuvant, sans plus.

PLANTES : Angélique - Bourrache - Genêt - Souci

- *L'angélique* a un effet bénéfique sur les affections pulmonaires ; vous la prendrez en infusion, et pourrez aussi lui adjoindre le marrube blanc : 15 g de sommités fleuries de marrube et 15 g de racine d'angélique pour 1 litre d'eau ; laissez infuser 10 minutes environ ; entre 3 et 4 tasses par jour.
- *La bourrache* a un effet anti-inflammatoire bénéfique. Utilisez la décoction : 30 à 40 g de bourrache sèche par litre d'eau froide ; faites bouillir pendant 10 minutes. Buvez 5 à 6 tasses au cours de la journée.
- *Le genêt* a une action salutaire sur les affections pulmonaires aiguës. Il est diurétique, facilite la respiration et agit comme toni-

cardiaque. Prenez entre 2 et 4 tasses d'infusion par jour : entre 25 et 50 g de pousses fleuries fraîches pour 1 litre d'eau.

- *Le souci,* antiseptique et anti-inflammatoire, permet notamment de faire transpirer et offre par là la possibilité d'évacuer beaucoup de toxines. Vous pouvez l'employer seul en infusion, à raison de 30 g de fleurs pour 1 litre d'eau, ou encore avec des fleurs de pensée sauvage, de bourrache et de genêt : mélangez bien à parts égales, et prenez 25 à 30 g du mélange ; faites infuser 10 minutes dans 1 litre d'eau bouillante.

PROSTATE

La prostate est une glande de l'homme, située derrière le pubis, en avant du rectum. La prostatite, ou inflammation de la prostate, se traduit par une poussée de fièvre, de la difficulté à uriner, accompagnée de douleurs. La glande est douloureuse au toucher.

Soins

Ici encore, la médecine a recours à des antibiotiques (voir cette rubrique). Il faut pourtant remonter à la cause, une blennorragie ou une simple infection, et ne pas la négliger, étant donné les risques d'abcès de la prostate.

Des bains de siège chauds quotidiens sont indiqués, le soir au coucher ; de même, les irrigations rectales chaudes (50 degrés) permettent de dissiper la sensation de pesanteur et la rétention d'urine, à condition toutefois de garder le liquide au moins une demi-heure. Evitez la constipation, les refroidissements. Dormez sur le côté, en alternant. Prendez soin d'uriner avant le coucher et chaque fois que le besoin s'en fait sentir.

Alimentation

La frugalité est de mise : mieux vaut adopter le régime hypotoxique (voir cette rubrique).

PLANTES : Baie de Palmette - Bruyère - Busserole - Epilobe

- *La baie de palmette* (ou de sabal) est le fruit du chou palmiste nain originaire de la côte Atlantique de l'Amérique du Nord. Ce sont les

Amérindiens qui nous ont fait connaître son efficacité à soigner les problèmes du tractus génito-urinaire. La recherche a bien démontré que l'extrait de cette plante réduit la production de testostérone (qui semble associée aux troubles prostatiques), la fréquence du besoin d'uriner ainsi que l'inflammation et la douleur provoquées par l'hypertrophie bénigne de la prostate. Faut-il donc s'étonner que cette plante soit en train de devenir l'une des grandes vedettes de la lutte contre les troubles de la prostate ? Pour obtenir des résultats, utilisez 160 mg d'un extrait (à 85-90 %) deux fois par jour et ce, pendant au moins 3 mois.

- *La bruyère* augmente le volume des urines, facilite l'élimination des déchets, et agit comme antiseptique des voies urinaires, tout en apaisant l'inflammation de la prostate. Pour la décoction, prenez 30 g de sommités fleuries par litre d'eau ; laissez réduire au tiers.
- *La busserole* offre des propriétés diurétiques, sédatives et désinfectantes qui en font un des remèdes tout indiqués en cas d'infection des voies urino-génitales. Vous pouvez utiliser la décoction concentrée ou la macération. Prenez 1/4 de litre par jour ; 30 g de feuilles sèches par litre d'eau ; laissez réduire au quart. La macération est plus active : portez à ébullition 30 g de feuilles écrasées ; laissez reposer pendant une nuit ; le matin, remuez et filtrez. N'employez jamais d'ustensiles ou de récipients métalliques : ils auraient pour effet de précipiter le tanin.
- *L'épilobe* à petite fleur est réputé soigner de façon radicale les inflammations de la prostate, voire les prostatites en général. Maria Treben estime que l'épilobe permet même de guérir le cancer de la prostate.

PRURIT

Le prurit, terme savant pour désigner une démangeaison, n'est pas une maladie en soi, mais plutôt un symptôme. Il signale la présence d'un mal dont la nature et l'ampleur peuvent varier du tout au tout. Si on exclut les causes externes comme les piqûres d'insectes (voir Piqûres), le prurit peut en effet être la manifestation sensible du diabète, de l'arthrite, de la constipation, de la goutte, ou de la ménopause dans le cas de prurit vulvaire. Une maladie parasitaire comme la gale, les parasites intestinaux, ou encore des problèmes de peau peuvent être à l'origine des démangeaisons : eczéma, urticaire, lichen plan, gale, prurigo, psoriasis... Mentionnons enfin les prurits d'origine professionnelle, comme les cas de dermatoses des maçons, des ouvriers du chrome, des blanchisseuses, etc.

Le prurit anal a souvent des causes spécifiques : il peut s'agir de parasites intestinaux, de mycoses (champignons microscopiques) causés par des antibiotiques (les démangeaisons s'accompagnent alors de diarrhée). Consultez aussi la rubrique Eczéma.

Soins

Pour les démangeaisons passagères, si vous ne disposez d'aucune des plantes indiquées, vous pouvez appliquer un peu de vinaigre dilué dans de l'eau chaude ou encore du jus de poireau frais. Massez les parties atteintes avec une pomme de terre crue, coupée en tranches ou râpée.

Changez de savon

Si les démangeaisons persistent, délaissez les savons habituels pour prendre un savon à pH acide, comme le Calendula ligne verte, par exemple. La Pommade Homéoplasmine sera utile en cas de lésions provoquées par le grattage.

Alimentation

Il est préférable de se mettre au régime hypotoxique (voir cette rubrique).

PLANTES : Bardane - Betteraves - Chou - Guimauve - Mauve - Menthe - Pissenlit - Salicaire - Véronique

- *La betterave* sera utile en décoction : faites bouillir 50 g de feuilles fraîches pendant 10 minutes, après les avoir soigneusement écrasées dans 1 litre d'eau. Vous en boirez 1 tasse par jour, en deux fois, et utiliserez aussi la décoction pour faire des applications.
- *Le chou* sera précieux en usage externe ; vous utiliserez la décoc-

tion pour faire des lavages et des compresses : faites bouillir 200 g de feuilles dans 1 litre d'eau pendant 20 minutes.

- *La guimauve* présente des propriétés adoucissantes, et vous pouvez en faire usage pour les soins internes et externes. Evitez toujours les instruments et les contenants métalliques lors des préparations. L'infusion requiert 30 à 50 g pour 1 litre d'eau. La pommade adoucissante se prépare comme suit : faites cuire à feu doux 3 parts de fleurs et de feuilles de mauve fraîches et bien écrasées dans 4 parts de beurre fondu. Lorsque l'eau des feuilles est réduite, passez à travers un linge fin ; appliquez chaque soir cette pommade.

  Pour le prurit vulvaire, vous pouvez associer la scabieuse (10 g), la véronique (20 g), la lavande (10 g) et la guimauve (20 g) : mélangez bien, et prenez 1 cuillerée pour 1 tasse d'eau ; faites bouillir brièvement (1 ou 2 minutes) et procédez à des applications chaudes.
- *La menthe* met à notre service ses qualités antiprurigineuses ; utilisez l'infusion pour faire des lavages : 30 à 50 g de feuilles par litre d'eau.
- *Le pissenlit* élimine les démangeaisons causées par une affection de la peau : il suffit de mâcher lentement entre 5 et 10 tiges de fleurs, cueillies tant que le pissenlit fleurit.
- *La salicaire* s'emploie en compresses pour calmer les démangeaisons et le prurit vulvaire. Utilisez la décoction : faites bouillir 60 g de sommités fleuries pendant 10 minutes.
- *La véronique* sera utile pour le prurit sénile, ou démangeaison des vieillards, à cause notamment de son effet dépuratif. Utilisez l'infusion (30 g de sommités fleuries pour 1 litre d'eau) en usage interne et la décoction (50 g de plante fleurie pour 1 litre d'eau) en usage externe.

PSORIASIS

La médecine classique a classé le psoriasis parmi les maladies incurables. Pourtant, les traitements homéopathiques et les soins par les plantes permettent dans bien des cas d'obtenir des résultats encourageants. Alors que les traitements au souffre, au goudron ou au mercure rendent les soins naturels très aléatoires, les traitements aux rayons X les rendent quasi impossibles.

L'hérédité peut jouer un rôle important dans l'apparition du psoriasis. Des taches bien définies et de dimensions variables se dessinent sur la peau, notamment aux genoux, aux coudes et sur le dos. Des pellicules sèches, brillantes et nacrées (des squames) s'y forment ; au-dessous apparaît une peau fragile, rouge et luisante. Les démangeaisons, lorsqu'il y en a, sont particulièrement pénibles. Le psoriasis a différentes causes possibles, et revêt souvent une dimension psychologique importante. Le médecin, homéopathe de préférence, sera plus à même de prescrire un traitement adapté à chaque cas.

Qualité de vie

Le psoriasis est souvent relié à la consommation d'alcool et à l'usage du tabac : en ce cas, la diminution et l'élimination éventuelle de ces substances toxiques facilite la guérison.

Soins

Un bain à l'amidon peut aider à soulager les démangeaisons. Recherchez les Vitamines A, C, D2 (Voir Vitamines). Vous pouvez enduire les plaies de saindoux fin tous les jours, et de pommade de chélidoine majeure s'il s'agit d'un psoriasis formant des croûtes. Conjointement au traitement externe, utilisez des purgatifs : bourdaine (30 g par litre d'eau, laissez reposer 15 minutes) ou sureau (20 g de jus de sureau par jour).

Alimentation

Il est souhaitable d'adopter pendant trois mois un régime hypotoxique (voir cette rubrique), à base notamment de riz non décortiqué, cuit à l'eau salée, et de jus de fruits maison. Les jus de légumes et de fruits, pris de façon régulière, permettent de lutter contre le psoriasis. Prenez aussi de la levure de bière fraîche.

PLANTES : Bardane - Chélidoine majeure - Orge - Pensée sauvage - Sauge - Violette

- *La bardane* sera utile à la fois en traitement interne (décoction de 50 g de racine fraîche) et externe (la décoction concentrée, soit 80 à 100 g de racine pour 1 litre d'eau).

- *La chélidoine majeure* permet de faire une pommade pour apaiser la douleur : 5 g de jus de chélidoine extrait à la centrifugeuse, mélangé à 50 g de saindoux fin. Garder au réfrigérateur.
- *L'orge* est émolliente et diurétique : faites macérer pendant quelques heures entre 30 et 50 g d'orge perlé, puis portez à ébullition pendant 20 minutes, à petit feu. Boire 3 tasses par jour, le matin.
- *La pensée sauvage* mettra à votre service ses propriétés dépuratives et diurétiques pour combattre une foule de maladies de peau, dont le psoriasis. Vous pouvez utiliser le suc (50 à 100 g de suc de plante broyée par jour), l'infusion (entre 20 et 30 g de plante pour 1 litre d'eau) ou encore la décoction (10 à 20 g de plante sèche par jour). Vous pouvez aussi associer la pensée sauvage, l'écorce d'orme et l'alchémille des Alpes : une poignée de chacune de ces plantes dans un pot vernissé, sur lesquelles vous versez 1/2 l d'eau bouillante. Laissez reposer toute la nuit ; passez avec un linge fin, sucrez avec du miel ; prenez-en 10 à 12 cuillerées à soupe par jour.
- *La sauge* permet de faire des lotions. Utilisez l'infusion concentrée : 20 à 30 g de sommités fleuries pour 1 litre d'eau bouillante.
- *La violette* sert pour les soins externes et internes. Ecrasez les feuilles fraîches et appliquez-les sur la région atteinte. Faites bouillir 30 g de feuilles et de fleurs dans 1 litre d'eau pendant 10 minutes. Buvez 3 tasses le matin, à jeun.

PYORRHÉE Voir aussi DENTS (Parodontolyse)

La pyorrhée alvéolaire résulte de la parodontolyse, souvent elle-même causée par une hygiène dentaire défaillante (voir Dents), parfois par des troubles endocriniens (mauvais fonctionnement de l'hypophyse, des surrénales, de la thyroïde et des glandes génitales chez la femme surtout). La pyorrhée se manifeste notamment par un écoulement de pus autour des dents, qui peuvent finir par tomber à la suite de la détérioration de la gencive. Il faut soigner la cause originelle, sans négliger pour autant un traitement local.

Soins

S'il s'agit d'un problème d'hygiène dentaire, il faut prendre des mesures radicales pour enrayer la progression du mal : d'abord un bon nettoyage chez un dentiste, qui procédera à un détartrage, puis les soins d'hygiène : chaque jour, brossage de dents et utilisation de la soie dentaire.

Alimentation

Il est recommandé de manger des pommes, et de mâcher longuement des branches de cresson arrosées d'un peu de citron.

PLANTES : Achillée - Bardane - Noyer - Sauge

- *L'achillée* servira à faire des bains de bouche. Préparez l'infusion avec 50 g de sommités fleuries pour 1 litre d'eau. Evitez d'employer des ustensiles ou des récipients métalliques. Laissez infuser pendant 1/4 d'heure.
- *La bardane* permet de traiter les ulcères, et sera utile ici pour faire des bains de bouche quotidiens. Faites bouillir 60 g de racine fraîche pendant 10 minutes.
- *Le noyer* permet également de faire des bains de bouche. Vous emploierez la décoction. 30 g de plante pour 1 litre d'eau ; faites bouillir pendant 20 minutes.
- *La sauge* est un bon cicatrisant pour les affections de la bouche en général. Faites des bains de bouche avec la décoction concentrée : 90 à 100 g de plante pour 1 litre d'eau.

RACHITISME

Heureusement, le rachitisme est aujourd'hui très rare. Cette maladie, qui se manifeste par des os mous et déformés, est due à une carence en vitamine D, causée notamment par une très faible exposition aux rayons du soleil, nécessaires à la production de cette vitamine. C'est pourquoi il peut toucher les enfants élevés dans les appartements sombres. Si la maladie n'est pas traitée à temps, l'enfant en garde toute sa vie les séquelles.

Qualité de vie

Il faut sortir l'enfant de façon quotidienne, pour s'assurer qu'il reçoit chaque jour sa dose d'exposition au soleil.

Soins

Le médecin procédera à des injections régulières de vitamine D.

Alimentation

Le nourrisson ne doit pas recevoir trop tôt la même nourriture que celle de ses parents. Levure de bière vivante, jus de fruits et de légumes sont recommandés (notamment les jus d'abricots, de chou, d'épinards et de cresson) tant que l'enfant ne mange pas de véritables repas.

PLANTES : Achillée - Noyer - Persil - Thym

- *L'achillée* est un tonique et un stomachique. Préparez l'infusion à raison de 20 g d'achillée pour 1/4 de litre d'eau, en évitant d'employer des ustensiles ou des contenants métalliques. Laissez infuser pendant 1/4 d'heure.
- *Le noyer* est un stimulant, un tonique et un fortifiant. 2 ou 3 tasses d'infusion par jour : 20 g de feuilles fraîches pour 1 litre d'eau.
- *Le persil* est stimulant et anti-anémique. La décoction requiert entre 40 et 60 g de plante, fraîche ou sèche, pour 1 litre d'eau.
- *Le thym* est un stimulant et un tonique général. L'infusion requiert entre 10 et 15 g de plante par litre d'eau.

RÉGIME HYPOTOXIQUE

Ce régime est recommandé pour un grand nombre d'affections dans le présent ouvrage. Il est destiné à éliminer les substances nocives (ptomaïnes, purines) et à écarter le plus possible les possibilités d'excitation de système nerveux (Louis Pommier). Les listes qui suivent rassemblent donc des aliments à éviter.

Note

Les aliments suivis du signe * contiennent entre 200 et 1 000 mg de purines pour 100 g, tandis que les aliments suivis du signe ** contiennent entre 25 et 200 mg de purines pour 100 g.

a) Les viandes* : viandes grasses, abats, agneau, chevreau, jambon*, gibier*, (surtout faisandé), tête de veau, ris de veau**, triperie, viandes fumées**, viandes faisandées**, viscères (cervelle**, foie**, rognons**), volaille*, lard*.

b) Les aliments dérivés des viandes : bouillons gras**, bouillons de viande, charcuteries** sauf le jambon maigre, conserves de viande, foie gras**, ragoûts, saucissons, jus de viandes**.

c) Les poissons* : anchois**, caviar*, conserves de poisson et de crustacés, harengs**, crustacés**, mollusques (sauf les huîtres), poissons gras, sardines.

d) Les légumes : champignons, chou-fleur*, épinards*, haricots*, rhubarbe, asperges.

e) Les condiments : condiments épicés (piment, poivre, moutarde, vinaigre) oseille*, poivre.

f) L'alcool : digestifs, apéritifs, bière forte, vins de Bourgogne et de Champagne, porto.

g) Autres : excès de corps gras, graisses et fritures, mayonnaises, sauces compliquées ou grasses, pâtisseries grasses, fromages fermentés* (brie, camembert, livarot, munster, roquefort), chocolat, cacao, fruits oléagineux, thé et café forts, levure de bière ; souvent les œufs (en cas de maladies reliées au foie, de néphrite chronique, d'hypertension artérielle) et parfois la mie de pain.

h) L'eau : il est recommandé de boire des eaux de source, ou des eaux de table faiblement minéralisées.

RÈGLES

Les règles sont sujettes à différentes perturbations, de l'interruption complète ou partielle en dehors de la grossesse (aménorrhée), aux écoulements excessifs (hyperménorrhée) ou trop fréquents (polyménorrhée), en passant par les douleurs excessives qu'elles provoquent parfois (voir Dysménorrhées). Des pertes de sang peuvent aussi se produire en dehors des règles : voir Métrorragies.

Les plantes pourront vous servir pour les cas bénins et comme adjuvant aux soins du médecin, homéopathe de préférence, en cas de troubles sérieux.

Aménorrhées

Pour les règles insuffisantes ou interrompues en dehors de la grossesse (aménorrhée), on pourra chercher les causes du côté des régimes suivis avec un peu trop de zèle, de l'obésité, ou encore des chocs psychologiques. La cure de gelée royale est recommandée, de même que les vitamines A, B1, B3, C, D, E. Voir Vitamines.

PLANTES : Achillée - Angélique - Armoise - Bourse-à-pasteur - Camomille - Consoude - Estragon - Mélisse - Persil - Sauge - Souci

- *L'achillée* est un tonique et un stomachique, utile en cas d'irrégularité menstruelle et d'aménorrhée. Préparez l'infusion à raison de 20 g d'achillée pour 1/4 de litre d'eau, en évitant d'employer des ustensiles ou des contenants métalliques. Laissez infuser pendant 1/4 d'heure.
- *L'angélique* sera utilisée pour les cas de règles insuffisantes ou douloureuses. Utilisez l'infusion de racines ou de jeunes tiges, (15 à 30 g pour 1 litre d'eau) ou encore l'infusion de semences (10 à 15 g pour 1 litre d'eau).
- *L'armoise* sera utilisée en cas de règles irrégulières, difficiles et douloureuses, (elle sert aussi à soigner les troubles de la ménopause). Commencez une cure d'armoise 10 jours avant le début normal des règles (pas plus de 10 jours, vu qu'un usage à long terme présente certains risques toxiques). L'infusion requiert 20 à 30 g de plante pour 1 litre d'eau.
- *La bourse-à-pasteur* servira à soigner les règles trop abondantes. Prenez chaque jour 2 tasses de décoction pendant les 10 jours qui précèdent la venue des règles ; entre 20 et 30 g de plante pour 1 litre d'eau froide ; portez à ébullition pendant 10 minutes.
- *La camomille* sera utilisée en cas de règles douloureuses ou rares. L'infusion (20 à 40 g de plante par litre d'eau) se prend 1 heure avant ou après le repas et au coucher. Vous pouvez aussi combiner la camomille avec la sauge.
- *La consoude* est appropriée dans les cas de règles trop abondantes : 20 g pour 1 litre d'eau bouillante ; laissez macérer pendant 2 heures et faites bouillir à nouveau pendant 15 minutes. Vous pouvez ensuite ajouter 30 g de fleurs de salicaire, 30 g de fleurs de millefeuille, et 10 g de tiges et de feuilles de prêle ; laissez infuser pendant 10 minutes avant de sucrer avec un peu de miel.
- *L'estragon* facilite les règles : pour l'infusion, employez une cuillerée à soupe pour 1 tasse d'eau bouillante.
- *La mélisse* favorise les règles : ses vertus seront donc mises à profit en cas d'aménorrhée. 3 ou 4 tasses d'infusion par jour : entre 30 et 50 g de feuilles et de sommités fleuries pour 1 litre d'eau.
- *Le persil* aide à rétablir le flux menstruel. Prenez 3 tasses de

décoction par jour pendant 3 jours avant le début normal des règles, et durant les 3 premiers jours des règles. Faites bouillir 50 g de racines de persil dans 1 litre d'eau, pendant 10 minutes.
- *La sauge* permet d'activer l'organisme et sera utile en cas de menstruations irrégulières ou insuffisantes, car elle stimule la venue des règles. L'infusion requiert entre 15 et 20 g de plante pour 1 litre d'eau.
- *Le souci* sera utilisé en cas de règles trop abondantes, ou irrégulières et douloureuses. On fera une cure de 10 jours avant le début normal des règles, à raison de 3 ou 4 tasses d'infusion par jour : 30 g de plante pour 1 litre d'eau ; laissez infuser pendant 10 minutes.

RELAXATION Voir aussi EXCITATION NERVEUSE, STRESS

Si la détente est essentielle à une bonne santé, la pratique de la relaxation est un des meilleurs tranquillisants naturels : elle nous permet en effet d'apprendre à négocier avec le stress plutôt que de l'enfouir en s'« abrutissant » avec des tranquillisants.

Il existe des plantes calmantes qui peuvent nous apporter une aide fort précieuse à ce propos. Au départ, il faut que nous en éprouvions le besoin, et ensuite que nous recherchions leur aide. C'est aussi l'occasion de mettre en pratique les indications données à la rubrique Visualisation.

Qualité de vie

Il peut être utile de mettre en application des notions pratiques de relaxation, comme le Training autogène de Schultz, le yoga ou encore différentes techniques de méditation (d'ailleurs de plus en plus utilisées par les athlètes, avec les techniques de visualisation) : voir *La relaxation,* de Durand de Bousingen, « Que sais-je ? » (P.U.F.) et *Je me relaxe !* (Marabout-Flash).

PLANTES : Alchémille - Angélique - Armoise - Aubépine - Aubergine - Laitue - Mélisse - Oranger - Passiflore - Pulsatille - Tilleul - Verveine

- *L'alchémille,* en infusion, à raison de 20 g de feuilles pour 1 litre d'eau. 3 tasses par jour.

- *L'angélique* présente un goût agréable ; 40 g de racine pour 1 litre d'eau. 3 tasses par jour.
- *L'armoise :* 15 à 20 g de feuilles et de sommités fleuries pour 1 litre d'eau. 2 tasses par jour.
- *L'aubépine,* en infusion : 30 à 40 g de fleurs pour 1 litre d'eau.
- *L'aubergine :* vous en consommerez le fruit cru (pour enlever la peau, faites-la griller).
- *La laitue* en salade, mais aussi en décoction, calme l'excitation nerveuse : 60 à 80 g de feuilles pour 1 litre d'eau. 3 tasses par jour.
- *La mélisse* est efficace en cas de troubles nerveux en général : utilisez l'infusion, à raison de 30 à 40 g de fleurs pour 1 litre d'eau ; laissez infuser pendant 15 minutes. 3 tasses par jour.
- *L'oranger,* en infusion : 20 à 30 g de fleurs pour 1 litre d'eau ; laissez reposer pendant 15 minutes. 2 tasses par jour.
- *La passiflore,* en infusion, a un effet légèrement soporifique qui aide à calmer les soucis et apaise les personnes surmenées : entre 20 et 30 g de feuilles et de fleurs pour 1 litre d'eau. 3 tasses par jour.
- *La pulsatille :* faites macérer 25 g d'écorce dans 100 g d'alcool à 70° pendant 8 jours. Prenez entre 30 et 40 gouttes entre les repas.
- *Le tilleul* est reconnu pour son effet apaisant : l'infusion requiert entre 30 et 40 g de fleurs pour 1 litre d'eau. Vous pouvez aussi mélanger le tilleul (50 g), la passiflore (50 g) et la menthe (15 g). Prenez 20 à 30 g de ce mélange pour 1 litre d'eau. 2 tasses par jour, loin des repas.
- *La verveine* agit comme un bon calmant, dont on évite toutefois de faire un usage prolongé à cause de son effet irritant sur les muqueuses de l'estomac. 30 à 50 g de plante pour 1 litre d'eau.

RHUMATISMES

Rubrique un peu « fourre-tout », les rhumatismes désignent ici les douleurs des articulations, qu'elles soient diffuses ou aiguës. Car les rhumatismes, plus que toute maladie, prennent un caractère particulier selon les individus. Pour cette raison, il est nécessaire de consulter un médecin. Il existe aussi des recueils spécialisés entièrement consacrés à cette affection.

Qualité de vie

Les climats secs et chauds comme celui de la Méditerranée, conviennent mieux aux rhumatisants que les climats humides ou les bords de mer froids et venteux. Il est préférable de pouvoir faire au moins des cures de soleil occasionnelles, de quitter un logement humide, situé au rez-de-chaussée. Un minimum d'exercice étant nécessaire, il est recommandé d'éviter une vie trop sédentaire.

Soins

S'il s'agit de douleurs sans inflammation, des massages légers aideront à prévenir une atrophie musculaire. Les bains d'air chaud et les rayons infrarouges soulagent dans certains cas les douleurs. Les bains d'algues ont parfois également un effet apaisant sur la douleur. Les massages par douche chaude ou par jets d'eau chaude, les enveloppements humides sont des agents physiques dont l'effet peut être appréciable.

La cire pour le poignet

Robert Tocquet rapporte que si l'on s'y prend dès les premiers symptômes, on peut utiliser de la cire chaude pour guérir l'ankylose rhumatismale du poignet. Ce traitement physique fort simple (ce qui n'exclut pas toujours l'efficacité) consiste à plonger l'articulation malade dans un bain de cire chaude, qui agit par la chaleur et les corps gras qu'elle contient.

Les plantes seront un adjuvant utile, et beaucoup plus constructif que les sédatifs ou les analgésiques. Pour les soins internes, on a généralement recours aux diurétiques (qui favorisent l'élimination en stimulant les voies urinaires).

Alimentation

Vous adopterez le régime hypotoxique (voir cette rubrique). Limitez autant que possible votre consommation de viande à quelques repas par semaine, et prenez-la grillée de préférence. Délaissez les aliments carnés. La levure de bière, utile pour prévenir et guérir une quantité de maladies, n'est pas à absorber dans ce cas. Idéalement, le régime sera entrecoupé de quelques jeûnes au cours de l'année.

Recherchez particulièrement les aliments comme les asperges, les artichauts, les tomates, le salsifis, le chou, le topinambour, le cerfeuil, la mâche, les ananas, les raisins, les bananes et les pommes.

Le céleri, consommé en quantité, contribue à prévenir les rhumatismes, de même que les pommes de terre. A tel point que certains auteurs soutiennent l'efficacité de l'eau de cuisson des pommes de terre pour soigner l'arthrite et les rhumatismes : un régime où cette eau de cuisson sert de désaltérant quotidien, associé à des baies de genièvre longuement mâchées vers 11 heures, et à quelques grains de moutarde après le repas, est proposé comme traitement pour guérir les rhumatismes sans médicament (A. Vogel).

PLANTES : Ail - Ail des bois - Alkékenge - Bardane - Bouleau - Camomille - Chou - Consoude - Cresson - Dépuration corrective - Fenouil - Galanga - Harpagophytum - Maïs - Millepertuis - Ortie - Pensée sauvage - Persil - Pissenlit - Primevère - Raifort - Reine-des-prés - Romarin - Sauge - Sureau

- *L'ail* a une action révulsive (qui provoque une sensation de chaleur) utile en cas de crise rhumatismale. Appliquez sur la région douloureuse des bulbes écrasés et enveloppés dans la gaze, pendant dix minutes.
- *L'ail des bois,* avec ses qualités dépuratives, s'est également forgé une place appréciable dans la lutte contre les rhumatismes. Prenez 10 à 15 gouttes de liqueur d'ail avec un peu d'eau, 4 fois par jour. Pour préparer la liqueur d'ail, remplissez un bocal de feuilles fraîches que vous couvrez d'alcool à 40° ; scellez et laissez macérer au soleil ou à la chaleur pendant 2 semaines (Maria Treben).
- *L'alkékenge* est un diurétique qui permet de diminuer par élimination la quantité d'acide urique dans le sang. Idéalement, vous mangerez les baies d'alkékenge mûres, en gelée ou en compote. Mais l'infusion (60 g de baies séchées pour 1 litre d'eau) et la décoction agissent aussi très bien. Pour la décoction, mettez 50 g de baies séchées dans 1 litre d'eau froide ; laissez tremper 5 minutes puis portez à ébullition pendant 5 minutes ; laissez infuser

15 minutes. Filtrez. Une variante efficace consiste à ajouter 30 g de reine-des-prés après avoir fait bouillir l'alkékenge. Cette plante permet aussi de procéder à un traitement externe : prenez 80 à 120 g de plante pour 1 litre d'eau froide ; portez à ébullition pendant 5 minutes.

- *La bardane* est diurétique et dépurative, et souvent utilisée contre la goutte et les rhumatismes. 3 tasses par jour de décoction : 60 g de racines fraîches pour 1 litre d'eau : faire bouillir pendant 10 minutes. Si vous ne pouvez vous procurer la racine fraîche, utilisez l'extrait mou stabilisé, que vous trouverez en pharmacie.
- *Le bouleau* est un diurétique fréquemment recommandé pour combattre les rhumatismes. Prenez entre 3 et 5 tasses d'infusion par jour : 30 à 50 g de jeunes feuilles pour 1 litre d'eau. Vous pouvez aussi avoir recours à la sève de bouleau, qui s'obtient en perçant le tronc pour recueillir plusieurs litres en une journée.
- *La camomille* aide à apaiser les douleurs causées par les rhumatismes. Massez longuement la région atteinte avec de l'huile de camomille. Faites chauffer pendant 3 heures au bain-marie 60 g de fleurs sèches dans 1/2 litre d'huile d'olive ; filtrez ; ajoutez 10 g de camphre.
- *Le chou* sert à faire des cataplasmes pour soulager les douleurs rhumatismales : des feuilles bien lavées seront écrasées au rouleau à pâtisserie ; maintenez-les avec une bande sur la région douloureuse. Renouvelez 2 fois par jour.
- *La grande consoude,* en soins externes, permet de soigner les douleurs articulaires. Vous pouvez utiliser les feuilles fraîches directement sur la région affectée : écrasez les feuilles lavées avec un rouleau à pâtisserie, et maintenez-les en place à l'aide d'une bande. Vous pouvez aussi ébouillanter des feuilles séchées et les garder en place de la même façon. Les bains, eux, permettent d'apaiser la douleur : faites macérer 500 g de feuilles dans 5 litres d'eau froide pendant la nuit. Faites bouillir et ajoutez à l'eau du bain : vous y resterez 20 minutes, en gardant le cœur hors de l'eau, puis, sans vous sécher, vous vous allongerez une heure durant, enveloppé dans un peignoir. Enfin, vous pouvez faire des emplâtres chauds de farine de consoude (disponible en pharmacie).
- *Le cresson* est diurétique et dépuratif. Plutôt que l'infusion, assez

peu active, vous aurez recours au jus frais, dont vous prendrez 100 à 150 g par jour (soit un verre par jour). Pilez la plante au mortier, ou passez-la à la centrifugeuse.

- *La dépuration corrective* (voir cette rubrique) sera utile en usage interne et externe. Vous la prendrez selon les quantités indiquées. Faites des compresses chaque matin et chaque soir, en suivant les indications de la rubrique Dépuration corrective.
- *Le fenouil* est une autre plante diurétique. Vous en prendrez 3 à 4 tasses par jour. Faites bouillir pendant 5 minutes, puis infuser pendant 10 minutes environ 20 à 30 g de racine pour 1 litre d'eau ; ou encore, faites infuser 15 à 30 g de semences pour 1 litre d'eau.
- *Le galanga,* surtout associé au bouleau, est réputé avoir guéri nombre de rhumatisants (H. Leclerc). Prenez entre 1 et 3 tasses par jour, pendant 10 jours ; interrompez pendant 4 ou 5 jours, au cours desquels vous prendrez l'infusion de bouleau. La décoction requiert entre 300 et 400 g de rhizome pour 1 litre d'eau froide, que vous portez à ébullition jusqu'à réduction du tiers.
- *L'harpagophytum,* ou griffe du diable, est réputé combattre les rhumatismes et l'arthrose : faites macérer 1 cuillerée à soupe dans 1/2 l d'eau froide. Le matin, faites bouillir pendant 3 minutes et laissez infuser 10 minutes. Passez et ajoutez suffisamment d'eau minérale pour que le tout fasse 1 litre. Ajoutez un peu de miel pour cacher l'amertume. Buvez 1/2 l par jour pendant 10 jours, puis interrompez 10 jours et reprenez pendant 10 jours supplémentaires.
- *Le maïs* permet de combattre les rhumatismes par voie interne et externe. La décoction requiert 30 g de stigmates séchés — plus communément appelés barbe de maïs — pour 1 litre d'eau ; faites bouillir pendant 20 minutes. Pour les applications locales, préparez une bouillie de maïs sans assaisonnement, que vous appliquerez aussi chaude que possible (vous pouvez aussi utiliser de la bouillie de millet).
- *Le millepertuis* permet de préparer une huile utile pour soulager les douleurs des rhumatisants. Remplissez un bocal avec des feuilles de millepertuis fraîches sans les tasser ; recouvrez d'huile d'olive vierge. Fermez bien et placez au soleil ou près d'une source de chaleur. Une fois que le mélange aura viré au rouge, filtrez-le avec un linge.

- *L'ortie* est un dépuratif, un diurétique et un désintoxicant de l'organisme. Elle est indiquée notamment au moment d'une crise rhumatismale. Vous en prendrez 3 à 4 tasses par jour. On utilisait autrefois l'ortie en flagellations (!) contre les rhumatismes. Aujourd'hui, on se contente de la décoction : 30 à 40 g de racine pour 1 litre d'eau ; laissez bouillir pendant 10 minutes. Vous pouvez aussi prendre un bain à l'ortie : mettez à macérer 200 g d'ortie. Le lendemain, faites chauffer et versez dans l'eau du bain. Restez dans le bain pendant 20 minutes, le cœur hors de l'eau. Après, sans vous essuyer, enveloppez-vous dans un peignoir ou une grande serviette, et allongez-vous pendant 1 heure.
- *La pensée sauvage* est diurétique, dépurative et laxative. Vous en prendrez entre 2 et 3 tasses de décoction par jour, dont une le matin à jeun. Faites bouillir 20 à 30 g de plante fraîche dans 1 litre d'eau.
- *Le persil,* diurétique et dépuratif, sera utile en cas de rhumatismes chroniques. Prenez une cuillerée à soupe de jus de persil le matin au réveil. Vous obtiendrez le jus en écrasant la plante à l'aide d'un mortier de porcelaine ou d'une centrifugeuse.
- *Le pissenlit* est dépuratif, cholagogue (favorise le passage de la bile dans l'intestin) et dépuratif. 3 à 6 tasses de décoction par jour : portez à ébullition 50 à 60 g de plante pour 1 litre d'eau.
- *La primevère,* en décoction concentrée, aide à calmer les douleurs des articulations. Faites bouillir entre 80 et 100 g pour 1 litre d'eau et appliquez des compresses trempées dans cette décoction.
- *Le raifort sauvage* est un diurétique à usage interne. Prenez une cuillerée de décoction après le repas : 10 g de racine fraîche pour 1 litre d'eau, bouillie pendant 10 minutes. En usage externe, le raifort sert à calmer les douleurs rhumatismales (de même que la sciatique). Appliquez pendant 1/4 d'heure un cataplasme de pulpe râpée, enveloppée dans une gaze. Pour râper la pulpe, coupez la racine fraîche en petits morceaux, que vous passerez au mixer avec un peu d'huile
- *La reine-des-prés,* diurétique, permet d'éliminer l'acide urique et les chlorures, et agit particulièrement sur les rhumatismes articulaires. Elle figure au nombre des plantes-vedettes dans la lutte contre les rhumatismes. Prenez entre 2 et 4 tasses d'infusion par

jour : 20 à 30 g de sommités fleuries (fraîches si possible) pour 1 litre d'eau. Veillez à ne pas faire bouillir la plante et à attendre que l'eau ait atteint 90° pour la verser sur les sommités.

- *Le romarin* figure au nombre des plantes qui permettent d'apaiser les douleurs rhumatismales en soins externes. Faites des compresses avec l'infusion : 50 g de romarin pour 1 litre d'eau.
- *La sauge* permet de calmer les douleurs rhumatismales : jetez-en une poignée dans l'eau du bain.
- *Le sureau* est dépuratif, diurétique et sudorifique. Pour les rhumatismes, vous utiliserez les feuilles et surtout la deuxième écorce, dont vous prendrez 2 ou 3 tasses par jour : 50 à 60 g de deuxième écorce pour 1 litre d'eau : laissez bouillir jusqu'à réduction de moitié.
- *Le thym* sera utilisé en applications externes. Vous pouvez utiliser la décoction concentrée (40 à 50 g pour 1 litre d'eau) ou l'huile de thym pour apaiser les douleurs des articulations : remplissez sans tasser un bocal de grappes de fleurs, que vous noyez d'huile d'olive vierge (environ 10 cm de plus) ; laissez au soleil ou dans un endroit chaud pendant 2 semaines.
- Grâce à ses qualités diurétiques et dépuratives, *la tisane composée* pour soigner les rhumatismes permet d'obtenir de très bons résultats. Hachez et mélangez les plantes suivantes au mixer : 15 g de bourdaine, 15 g de bardane, 15 g de bouleau, 20 g de camomille, 20 g de frêne, 15 g de pensée sauvage, 20 g de prêle, 40 g de baies de genévrier, 20 g de persil. Trois pincées par tasse. Une tasse le matin à jeun et une autre après chaque repas, pendant 2 à 3 semaines.
- *La verveine officinale,* en infusion, a un effet diurétique et antirhumatismal. Prenez 2 ou 3 tasses par jour : entre 20 et 25 g de feuilles ou de fleurs pour 1 litre d'eau.

RHUME DE CERVEAU

Quoi de plus banal que le rhume, direz-vous ? Pourtant, il n'a pas fini de dérouter la médecine officielle. Son sentiment de malaise précurseur, sa fièvre légère, ses maux de tête, puis sa petite toux et finalement l'inévitable écoulement nasal sont connus de tous. Le rhume est généralement votre compagnon pour huit à dix jours, rarement plus. Mais soignez-le, et ne le laissez pas prendre domicile : il peut donner des complications (sinusite ou otite par exemple) et est souvent le prélude à des affections plus graves comme la grippe, la rougeole ou la scarlatine. Quant au rhume chronique, il peut être amené par un système de ventilation défaillant, un taux d'humidité instable, l'abus de tabac, d'alcool et même de gouttes nasales.

Soins

En général, il n'est pas nécessaire de déranger le médecin. Essayez par exemple les compresses d'oignons (voir Plantes) : vous pourriez être surpris du résultat. N'abusez pas des gouttes nasales, car elles peuvent déclencher un rhume de cerveau chronique.

PLANTES : Camomille - Bourrache - Eucalyptus - Euphraise - Lierre terrestre - Mauve - Oignon - Sapin - Thym - Tisane composée - Tussilage

- *La camomille* permet de faire des inhalations qui améliorent l'état de la personne enrhumée. Mettez 25 g de feuilles et de fleurs dans 1 litre d'eau bouillante ; la tête recouverte d'une étoffe naturelle, respirez le plus longtemps possible les vapeurs de camomille. Vous pouvez aussi mélanger 50 g de camomille et 50 g de thym et mettre 10 g de ce mélange dans 100 g d'eau bouillante pour faire des irrigations nasales.
- *La bourrache* est un sudorifique et un bon anti-inflammatoire des voies respiratoires. Prenez 4 ou 5 tasses d'infusion par jour : 30 g de plante séchée pour 1 litre d'eau bouillante ; laissez infuser 5 minutes et filtrez.
- *L'eucalyptus* est fébrifuge, antiseptique et balsamique (qui apaise, comme un baume). Prenez 4 à 6 tasses d'infusion par jour : entre 20 et 30 g de feuilles pour 1 litre d'eau ; laissez infuser 15 minutes. Ajoutez un peu de jus de citron.
- *L'euphraise* permet de préparer une teinture qui servira à irriguer les voies nasales si vous prenez la précaution de la faire à l'avance, au début de l'hiver, par exemple. Il vous suffira de laisser macérer 30 g de plante écrasée dans 200 g d'alcool à 70 degrés pendant 8 jours. Utilisez 25 à 30 gouttes par narine pour faire des irrigations.

- *Le lierre terrestre* permet de calmer la toux et de soigner les irritations et les inflammations des muqueuses, du nez et de la gorge (en gargarisme ou en lavage nasal). 4 ou 5 tasses par jour ; entre 20 et 30 g de sommités fleuries, fraîches ou séchées, pour 1 litre d'eau. Ajoutez quelques pincées d'anis pour atténuer le goût amer. Pour le lavage nasal et les gargarismes, utilisez le suc frais pressé ou l'infusion.
- *La mauve* est un anti-inflammatoire qui apaise les irritations et aide à calmer la toux. Prenez 4 à 6 tasses d'infusion par jour : 30 à 40 g de feuilles ou de fleurs sèches pour 1 litre d'eau ; laissez infuser 20 minutes. Vous pouvez aussi conjuguer la mauve (20 g) et les bourgeons de pin (30 g) ; mélangez, ajoutez quelques clous de girofle, jetez 1 cuillerée à soupe dans une tasse d'eau bouillante ; répétez 2 ou 3 fois par jour.
- *L'oignon* est un remède populaire pour le rhume : coupez-en une tranche, que vous faites tremper pendant un instant dans un verre d'eau chaude ; buvez à petites gorgées. Pour réduire l'écoulement des voies nasales, faites des compresses d'oignon ; vous pouvez aussi poser un oignon coupé en deux sur votre table de chevet pour la nuit.
- *Le pin* est diurétique, antiseptique, et utile pour toutes les affections des bronches, surtout les rhumes rebelles. Vous prendrez 2 ou 3 tasses de décoction par jour : jetez 30 à 40 g de bourgeons de pin dans 1 litre d'eau bouillante et laissez infuser pendant 1/2 heure.
- *Le thym,* mélangé à de l'eucalyptus et du romarin, permet de désinfecter les fosses nasales ; 50 g de thym, 25 g d'eucalyptus et 50 g de romarin ; mettez environ 25 g du mélange dans 1 litre d'eau chaude. La tête recouverte d'une étoffe naturelle, respirez le plus longtemps possible les vapeurs de cette préparation.
- *La tisane composée* permet de calmer la toux et d'apaiser l'irritation des bronches. Elle rassemble un certain nombre de plantes indiquées ici : mélangez 10 g de bourgeons de pin, 10 g de thym et 5 g des 4 plantes suivantes : lavande, romarin, menthe, eucalyptus.
- *Le tussilage* est béchique (calme la toux) et facilite l'expectoration. Prenez-en 3 tasses par jour : 50 g de fleurs pour 1 litre d'eau.

RHUME DES FOINS

Causé par une réaction allergique, le rhume des foins se manifeste au printemps et se traduit par un écoulement du nez et des yeux.

Soins

Le traitement de fond du rhume des foins est généralement complexe. On pourra procéder à une désensibilisation, mais pour un soulagement plus immédiat, vous pouvez appuyer sur les points suivants, selon un procédé d'acupuncture : au milieu du front, derrière la racine des cheveux, sous l'aile du nez. L'ionisation négative permet parfois d'obtenir des résultats rapides.

L'homéopathie est en mesure de vaincre certaines allergies, en procédant par isothérapie ; lorsque la substance « coupable » est identifiée, on procède à l'ingestion de quantités infinitésimales de ce produit, par lesquelles on arrive à immuniser la personne. Il faut cependant compter quelques mois pour voir cette méthode agir.

PLANTES : Hydraste du Canada - Lierre terrestre - Verge d'or

- *L'hydraste du Canada* permet de combattre l'inflammation, et se distingue par une action bénéfique sur les muqueuses et les voies respiratoires. L'inflammation nasale est réduite par le fait de priser la plante séchée et réduite en poudre. Prenez 2 ou 3 tasses d'infusion par jour : faites bouillir 30 g de sommités dans 1 litre de lait : laissez reposer pendant 15 minutes, sucrez avec un peu de miel.
- *Le lierre terrestre* permet de soigner l'irritation des muqueuses, et facilite l'expectoration. Prenez 3 ou 4 tasses d'infusion entre les repas : entre 20 et 30 g de plante séchée pour 1 litre d'eau bouillante ; laissez infuser 10 minutes.
- *La verge d'or* présente des propriétés antiallergiques reconnues. Versez 1 l d'eau bouillante sur 60 g de sommités fleuries. Prenez 1/2 l de décoction par jour : faites bouillir pendant 10 minutes et laissez reposer pendant 12 heures. Passez.

RIDES Voir aussi PEAU

Pour le cœur, c'est une autre histoire, heureusement. Mais nous ne pouvons soustraire notre peau à l'usure du temps. Toutefois, hommes et femmes, nous pouvons en atténuer les effets, en accordant simplement à notre visage des soins qui font partie d'un art de vivre.

Nous ne parlerons pas ici de la chirurgie plastique, qui devrait normalement être l'apanage des vedettes gagnant leur vie par un air d'éternelle jeunesse. Avec ce procédé, dont les résultats sont loin d'être toujours heureux, on gagne quelques années bien vite passées, pour se retrouver devant la même échéance. Cette transition, « l'âge d'or », comme on dit, nous confronte à une réalité nouvelle, qu'il vaut mieux apprivoiser qu'aborder à reculons. Certaines peaux, qui cicatrisent mal, développent d'ailleurs des boursouflures (chéloïdes) à l'endroit des cicatrices causées par la chirurgie esthétique.

Prévenir les rides, est-ce possible ? Sans doute pas. Mais par des soins appropriés, vous pouvez les empêcher d'apparaître de façon prématurée, ou de se creuser davantage. Il existe ainsi un certain nombre de règles de base dont il est toujours utile de rappeler l'existence...

— La qualité de votre sommeil est importante : quand vous avez les traits tirés par la fatigue, vous « vieillissez » inévitablement. Le fait de dormir toujours du même côté favorise par ailleurs les rides.

— Evitez de vous exposer longuement au soleil, et portez toujours une crème solaire filtrante. Les risques de cancer sont réellement accrus par le soleil, qui attaque les fibres de collagène soutenant votre peau et lui donnant son élasticité. Lorsque ces fibres se sont effondrées, rien ne peut les faire reprendre leur tonus.

— Le fait de ne pas boire d'eau au cours des repas, comme le recommandent certaines cures d'amaigrissement, et d'oublier ensuite de boire trois heures plus tard n'aide pas non plus à garder une peau exempte de rides. Vous aurez avantage à compléter les cures d'amaigrissement rapides par des massages professionnels, qui assouplissent l'épiderme.

— Comme notre peau a besoin d'hydratation pour rester jeune, les personnes qui vivent dans un climat humide sont favorisées ; ceux, en revanche, qui habitent des contrées où l'air est sec, ont tout intérêt à faire un usage quotidien d'une crème hydrothermale suractivée.

— Les cosmétiques, souvent à base de plomb, de mercure et d'aniline, facilitent l'apparition des rides : vous avez donc avantage à ne pas en user systématiquement.

— Enfin, comme vous le savez sans doute, le café, le thé, l'alcool et le tabac ne sont pas les meilleurs amis de votre peau.

— Lorsque nous sourions, nous mettons en action quatorze muscles faciaux. Mais lorsque nous fronçons les sourcils, ce ne sont pas moins de quarante-quatre muscles qui sont mobilisés ! Nos émotions peuvent donc nous faire paraître plus vieux. Toutes les expressions qui font travailler indûment la peau du visage contribuent à creuser les rides : habituez-vous donc à ne pas laisser les soucis marquer votre visage. Il n'est pas nécessaire de plisser le front pour vous concentrer ; la nervosité, les migraines et même l'abus des fards et des fonds de teint de mauvaise qualité vieillissent également votre peau. Cultivez la sérénité : les rides d'expression ne sont pas nécessairement plus gracieuses que les rides de vieillissement. Chaque fois que vous accentuez vos sentiments par des mimiques, vous creusez un peu plus votre visage. C'est pourquoi vous n'encouragerez pas les enfants à exagérer leurs expressions, à moins qu'ils ne se destinent au théâtre (les comédiens affichent d'ailleurs souvent des rides d'expression très marquées).

Exercice de détente faciale

Pour avoir la peau du visage bien détendue, procédez à l'opération contraire : faites des grimaces, des contorsions, sifflez, hurlez sans bruit, bref faites passer votre visage par toutes les gymnastiques possibles. Puis relâchez tout, fermez les yeux, concentrez-vous sur le point entre vos deux sourcils et abandonnez-vous. Paradoxalement, cette méthode vous permet d'éprouver le bien-être d'un visage réellement détendu. Chaque fois que vous sentez vos trais tendus, vous pouvez faire appel à cet exercice.

Soins

Lavez-vous le visage une fois par jour, pas plus, à l'eau tiède, avec un savon neutre. Frictionnez-vous régulièrement les mains et le visage avec du lait. Une fois par semaine, faites un masque, que vous garderez entre vingt minutes et une demi-heure.

Consultez la rubrique Peau. Vous pouvez aussi procéder à des applications quotidiennes de crème anti-rides (voir Plantes, consoude).

La détente sous le masque

L'efficacité des masques tient autant à la teneur des substances utilisées qu'aux massages qu'ils requièrent. De toute façon, les nettoyages et les soins réguliers sont toujours bénéfiques, et pas seulement pour la peau : les personnes qui ont beaucoup de responsabilités et de soucis (autant les femmes que les hommes) trouveront dans ces petits soins une source de détente très agréable — Voir Plantes.

Peaux sèches : les produits à base de glycérine ou de vaseline semblent graisser la peau, mais restent en réalité à la surface. Il vous suffit de quelques minutes, plusieurs fois par semaine, pour vous enduire le visage d'huile d'olive, qui est plus efficace, de même que l'huile de foie de poisson (peu recommandée avant de sortir...).

Alimentation

Examinez le régime hypotoxique (voir cette rubrique) : sans dicter votre ligne de conduite à table, il vous indiquera les aliments dont vous pouvez faire une consommation réduite.

Côté vitamines, la vitamine A empêche votre peau de se dessécher et de devenir rugueuse. La vitamine B stimule la circulation, tandis que la vitamine B2 combat le craquèlement de la peau et la vitamine C en maintient l'élasticité. Voir Vitamines.

Vous aurez donc davantage à fonder votre régime sur les fruits frais, les légumes verts, salades, œufs, fromage, viande, laitages, yaourts, germe de blé, levure de bière. La levure de bière, en particulier, contient des protéines et des acides aminés qui combattent les rides et entretiennent l'élasticité de la peau nourrie par la vitamine B qu'elle contient.

PLANTES : Citron - Concombre - Consoude - Fraises - Mauve - Orge perlé - Pavot - Pommes de terre - Rose

- *Le citron :* mélangez 70 g de jus de citron, 30 g d'eau et 20 g de miel : appliquez plusieurs fois par jour. Le citron sert aussi à préparer un masque fort simple qui convient à toutes les peaux : mélangez un jaune d'œuf, un peu d'huile d'olive et quelques gouttes de citron ; gardez le masque pendant 1/2 heure, et rincez à l'eau tiède.
- *Le concombre,* découpé en tranches, permet de faire des applications locales bénéfiques pour la peau.
- *La consoude,* associée entre autres à l'hamamélis, la verge d'or et au millepertuis, sert à produire une huile, le symphosan, qui permet de combattre les pattes d'oie, les rides et une peau fanée par les cosmétiques. Vous ferez des applications locales de cette huile, que vous trouverez dans les établissements spécialisés.

Crème anti-rides

Vous pouvez aussi utiliser la consoude pour préparer une crème anti-rides : faites fondre 30 g de cire d'abeille au bain-marie (utilisez une casserole émaillée) avec 15 g de miel clair : ajoutez lentement 90 ml d'huile d'avocat et 30 ml d'huile de germe de blé ; remuez avec une cuillère en bois : retirez du feu et ajoutez 30 ml de décoction de consoude (30 g de plante pour 150 g d'eau) ; ajoutez aussi 5 à 6 gouttes de teinture de myrrhe et 2 à 3 gouttes d'essence de chèvrefeuille. En lieu et place de la consoude, vous pouvez également employer du fenouil, de la mauve, de la joubarbe, ou du chèvrefeuille. Appliquez la lotion de pavot avant la crème.

- *Les fraises*, en bouillie, servent à faire une « cure » du visage : appliquez deux fois par jour sur les rides.
- *La mauve* permet de préparer la crème anti-ride (voir consoude). Vous pouvez aussi l'employer pour préparer une autre crème, dont la préparation nécessite moins d'ingrédients : faites cuire à feu doux 20 g de feuilles de mauve dans 100 g de beurre ; après évaporation de l'eau des feuilles, filtrez avec un linge fin ; appliquez chaque soir la crème obtenue.
- *L'orge perlé* permet de préparer une lotion qui aide à prévenir l'apparition des rides. Faites tremper 180 g d'orge perlé dans 1 litre d'eau. Filtrez et ajoutez 60 g de teinture de benjoin.

- *La pomme de terre* fraîche, bien que banale, n'en permet pas moins d'obtenir de très bons résultats : appliquez des tranches fraîches sur les rides ; répétez régulièrement.
- *Le pavot* permet de préparer une lotion que vous appliquerez avant la crème anti-rides (voir consoude). Utilisez simplement une infusion de pavot : 60 g de fleurs par litre d'eau. Mettez cette infusion dans un vaporisateur et arrosez-vous généreusement le visage avant d'appliquer la crème.
- *La rose* est bien connue pour son effet bénéfique sur la peau et l'action qu'elle a sur les rides : utilisez l'eau de rose, que vous trouverez dans le commerce.

ROUGEOLE

Il ne faut jamais négliger de soigner cette maladie de l'enfance, en raison des nombreuses complications qu'elle risque d'entraîner : otite, pharyngite et même bronco-pneumonie.

Après une période d'incubation d'une dizaine de jours, la fièvre apparaît ; les yeux commencent à larmoyer et le nez à couler. L'enfant cherche à éviter la lumière, une toux rauque se manifeste. Puis c'est l'apparition du signe de Koplick : de petites taches blanches à l'intérieur des joues.

Survient ensuite l'éruption, au point culminant de la fièvre : des petites peaux rougeâtres envahissent le visage, puis le cou et la poitrine, le ventre et les jambes. La fièvre, qui s'est déclarée avant l'éruption, monte à 40 degrés. Il faut éviter qu'elle ne se maintienne à ce niveau au-delà de 3 jours. S'il n'y a pas de fièvre, peut-être s'agit-il en fait de la rubéole : consultez cette rubrique pour connaître les différences entre les deux maladies.

Soins

Les plantes serviront d'adjuvant au traitement, homéopathique ou autre ; elles aideront à l'élimination des toxines et à combattre l'infection.

PLANTES : Ail - Bourrache - Dépuration corrective - Marrube - Oignon - Sauge - Thym - Violette

- *L'ail,* excellent remède pour les maladies contagieuses, met ici à notre service ses propriétés antiseptiques. Prenez 2 ou 3 gousses écrasées, bouillies dans un verre d'eau ou de lait. Vous pouvez aussi préparer un sirop : faites bouillir 50 g d'ail dans un verre d'eau, filtrez et ajoutez 40 g de miel. 2 ou 3 cuillerées à soupe par jour. Pour l'alcoolature, écrasez 500 g d'ail pour en extraire le jus. Mélangez ce jus à une quantité égale d'alcool à 40 degrés. 2 ou 3 cuillerées à café par jour, 10 jours par mois.

- *La bourrache* est recommandée autant pour la rougeole que pour la scarlatine et la varicelle. Elle aide à faire tomber la fièvre et active l'élimination par ses propriétés diurétiques ; de plus, la bourrache permet d'apaiser la toux. Prendre 4 tasses d'infusion par jour : 30 à 40 g de fleurs pour 1 litre d'eau bouillante.
- *La dépuration corrective* (voir cette rubrique) servira en cas de fièvre intense accompagnée de grande faiblesse : une cuillerée à soupe. Elle peut également être utilisée pour la variole.
- *Le marrube* répond à un grand nombre d'affections grâce à ses propriétés expectorantes et béchiques (qui calme la toux). Prenez 3 ou 4 tasses d'infusion par jour : 15 à 30 g de plante pour 1 litre d'eau.
- *L'oignon* est diurétique, antibiotique et antiseptique, et il aide à combattre les toux rebelles. Il est préférable d'avoir recours au vin d'oignon, dont on prendra 2 à 4 cuillerées à soupe par jour. Broyez 300 g d'oignons crus, ajoutez 100 g de miel liquide et 600 g de vin blanc léger (recettes de Carles).
- *La sauge* sera utile dans la mesure où elle aide le malade à retrouver ses forces ; elle combat la faiblesse et le manque d'appétit. On en prendra une tasse après les repas et une autre au coucher. La sauge aide à prévenir les sueurs nocturnes. Utilisez l'infusion : entre 15 et 20 g de sauge séchée pour 1 litre d'eau. Pour combattre la transpiration, prenez entre 1/2 et 1 cuillerée à café de teinture avec un peu d'eau. Teinture : laissez macérer des feuilles de sauge tassées dans 2 fois leur volume d'alcool à 40 degrés, pendant 15 jours.
- *Le thym* est un diurétique et un antiseptique qu'on surnomme « ennemi de la toxine » : il stimule les fonctions de désintoxication et favorise la transpiration. On prendra entre 3 et 4 tasses d'infusion par jour : 20 à 30 g de plante pour 1 litre d'eau bouillante.
- *La violette,* laxative et diurétique, est utile pour combattre les fièvres éruptives et les maladies inflammatoires ; elle favorise

légèrement l'expectoration et la transpiration (ce qui facilite l'évacuation des toxines par la peau).

RUBÉOLE

Malgré sa réputation de maladie de l'enfance, cette fièvre éruptive, causée par un virus, touche également les femmes entre 15 et 35 ans. L'éruption se loge surtout dans les plis des articulations, aux chevilles, aux genoux, aux poignets et sur les mains. L'éruption de la rubéole n'est pas sans rappeler celles de la rougeole et de la scarlatine. Son avantage est de disparaître rapidement et d'immuniser la personne pendant une longue période contre les attaques suivantes du virus.

Danger pour le nourrisson

Si elle se manifeste au cours du deuxième ou troisième mois de grossesse, l'éruption justifie une consultation d'urgence, car elle peut entraîner des malformations du fœtus, ou causer d'autres problèmes majeurs. D'où la vaccination préventive, vers quatorze ans. Il faut donc que le diagnostic soit établi avec précision par une personne compétente.

L'éruption causée par la rubéole disparaît habituellement après trois jours, mais vous préférerez peut-être éliminer les risques de contagions en gardant le malade en quarantaine pendant une semaine. Précisons que ce sont les sécrétions nasales qui présentent des risques de contagion.

Rougeole et rubéole

Pour distinguer ces deux maladies voisines, observez les facteurs suivants :

— L'absence de fièvre au moment de l'éruption signifie que l'on a affaire à une rubéole plutôt qu'à une rougeole.

— La rubéole s'accompagne d'une inflammation des ganglions derrière les oreilles, sur la nuque, aux aisselles et dans les plis de l'aine.

— La rubéole ne fait pas apparaître les taches de Koplick, quoique la muqueuse soit rouge.

PLANTES : Voir Rougeole.

SCARLATINE

Maladie sérieuse de l'enfance, la scarlatine est une infection à streptocoque comportant une angine et une éruption. Vous êtes dans l'obligation légale de la déclarer. Faute d'être traitée aux antibiotiques, elle entraîne l'éviction scolaire temporaire du malade et de ses frères et sœurs.

La scarlatine se manifeste surtout chez les garçons, entre deux et huit ans. Les séquelles peuvent affecter le fonctionnement des reins pendant tout la vie. Ce qui rend la scarlatine difficile à déceler, c'est qu'elle n'est pas toujours signalée par une éruption ou une fièvre.

La période d'incubation, d'une semaine environ, passe à peu près inaperçue. Puis commencent les frissons et les malaises, avec une température qui grimpe à 40 degrés, un pouls qui oscille entre 140 et 150, des douleurs abdominales et des vomissements. Les amygdales sont d'un rouge vif et inhabituel, la langue est blanche sauf pour les bords et la pointe, d'un rouge vif eux aussi. La rougeur se déplace vers le centre de la langue au cours de la semaine suivante.

Quarante-huit heures après ces premières manifestations, l'éruption apparaît sur les muqueuses de la bouche ; elle se propagera par la suite, pour se loger notamment aux plis des articulations (les coudes surtout). Au bout de cinq à six jours, la peau commence à peler.

Soins

Installez si possible des tentures rouges sur les murs et autour du lit. Gardez la chambre aérée, à une température de 18 degrés environ. Le médecin prescrira des antibiotiques (voir cette rubrique).

Alimentation

Le malade boira des infusions, du bouillon de légumes non salé, de l'orangeade et de la citronnade tant que la température reste au-dessus de 40 degrés.

PLANTES : Voir ROUGEOLE.

SCIATIQUE

On entend par « sciatique » la douleur qui résulte de la compression des racines du nerf sciatique, par déplacement d'un disque entre les vertèbres lombaires. La douleur part du dos, suit la fesse, descend sur la face intérieure de la cuisse et du mollet pour irradier le pied. Elle s'estompe d'elle-même après dix semaines environ.

La sciatique est due à un grand nombre d'efforts répétés, ou à un effort brusque et inhabituel.

Soins

Il faut se mettre au repos immédiatement, car toute tentative pour résister à la douleur ne fait qu'aggraver le mal. Bougez régulièrement les parties atteintes pour éviter les ankyloses et les déformations. Ne reprenez vos activités que très progressivement, en ayant soin d'éviter les efforts indus et les positions nocives (souvent adoptées au travail). Le médecin prescrit habituellement des analgésiques et des anti-inflammatoires. Un chiropraticien ou un ostéopathe peut vous soulager rapidement en libérant le nerf compressé par un réajustement de la vertèbre.

PLANTES : Bryone - Chou - Millepertuis - Ortie - Reine-des-Prés - Tilleul - Voir aussi NÉVRALGIES

- *La bryone*, en usage externe, sert à apaiser la douleur : faites un cataplasme avec la pulpe fraîche râpée. Vous pouvez aussi la mélanger à de la mie de pain, ou imprégner la mie de pain avec le suc de la plante.
- *Le chou* sert à faire des cataplasmes. Chauffez des feuilles de chou rapidement entre deux linges, à l'aide d'un fer à repasser, puis appliquez-les directement sur la peau. Vous pouvez les appliquer en plusieurs épaisseurs. Renouvelez 2 fois par jour.
- *Le millepertuis* donne une huile facile à préparer, avec laquelle vous pourrez frictionner la région atteinte. Remplissez un bocal avec des feuilles de millepertuis fraîches sans les tasser ; couvrez-les d'huile d'olive vierge. Fermez bien et placez au soleil ou près d'une source de chaleur. Lorsque le mélange aura viré au rouge, filtrez-le avec un linge.
- *La reine-des-prés*, diurétique, antispasmodique et anti-inflammatoire, aide à combattre les douleurs causées par la sciatique. Prenez entre 2 et 4 tasses d'infusion par jour : 20 à 30 g de som-

mités fleuries (fraîches si possible) pour 1 litre d'eau. Prenez soin de ne pas faire bouillir la plante et d'attendre que l'eau ait atteint 90 degrés pour la verser sur les sommités.

- *L'ortie* aide à soulager et dans certains cas à guérir la sciatique : frottez doucement l'endroit affecté avec une ortie fraîche. Vous pouvez aussi prendre un bain à l'ortie : mettez à macérer 200 g d'ortie. Le lendemain, faites chauffer et versez dans l'eau du bain. Restez dans le bain pendant 20 minutes, le cœur hors de l'eau. Après, sans vous essuyer, enveloppez-vous dans un peignoir ou une grande serviette, et étendez-vous pendant 1 heure.
- *Le tilleul* est un antispasmodique et un relaxant qui aide à soulager la sciatique. De plus, son effet sédatif et légèrement hypnotique aide à supporter la douleur causée par cette affection. Vous pouvez d'ailleurs combiner le tilleul (10 g), le coquelicot, les cônes de houblon et la passiflore (5 g de chaque) ; mélangez le tout et laissez infuser dans 1 litre d'eau. Buvez la préparation au cours de la soirée, avant de vous coucher par exemple. Cette tisane composée vous aidera à passer des nuits plus calmes, et à mieux supporter la douleur pendant le jour.

SCORBUT

Le scorbut se produit à la suite d'une carence en vitamine C, contenue dans les aliments frais. La personne scorbutique est pâle, anémique, elle manque d'appétit et ressent des douleurs dans les membres inférieurs, où se développent des pustules d'un bleu sombre. Ses gencives, enflées, saignent facilement.

Soins

Il faut compenser la carence avec des jus de citron, d'orange, des légumes frais. L'artichaut, le céleri, le chou, la choucroute crue, le cresson, les amandes, les algues, le blé, les abricots, l'ail, les carottes, le fromage blanc, sont autant d'aliments riches en vitamine C qui permettent de prévenir le scorbut. Pour les nourrissons qui ne prennent pas le sein, 2 ou 3 cuillerées de jus d'orange ou de citron seront bénéfiques. Ajoutez les plantes indiquées ci-après à votre alimentation, ou buvez des extraits de suc frais.

PLANTES : Cresson - Raifort

- *Le cresson* permet la cicatrisation rapide des ulcères de la bouche déclenchés par le scorbut : il suffit de le mâcher frais. De par sa richesse en vitamine C, il est également recommandé sous forme de suc frais : pilez la plante au mortier de porcelaine, et ajoutez le suc ainsi extrait à du bouillon froid ; vous pouvez ainsi en absorber entre 80 et 120 g par jour. Certaines personnes sont toutefois affectées de façon négative par le cresson (difficulté d'uriner, etc.), auquel cas il faut recourir à une autre plante.
- *Le raifort* est efficace, bien qu'il ne soit guère supporté par les estomacs fragiles : entre 15 et 30 g de suc frais par jour, sauf s'il y a irritation des voies urinaires et digestives. Faites macérer 30 g de racine de raifort et 30 g de baies de genévrier dans 1 litre de vin blanc pendant 24 heures. Pour les adultes, 2 à 3 verres à liqueur par jour. Pour les enfants, coupez des racines de raifort en rondelles, que vous disposerez sur un filet tendu au-dessus d'un plat : recouvrez de sucre. L'enfant prendra chaque jour 1 ou 2 cuillerées du liquide ainsi recueilli.

SÉBORRHÉE

Cette sécrétion excessive des glandes sébacées se traduit par l'apparence luisante de la peau, la perte des cheveux et l'apparition d'un eczéma, le plus souvent sur le visage. Il est recommandé de prendre des doses quotidiennes de levure de bière.

PLANTES : Bardane - Bouleau

- *La bardane* servira à préparer une lotion à utiliser conjointement avec les tisanes : mettez 100 g de plante dans 1 litre d'eau froide ; portez à ébullition pendant 10 minutes, laissez infuser pendant 10 minutes et filtrez. Frictionnez la peau 3 fois par semaine avec cette lotion. Pour les cheveux qui tombent : faites macérer 100 g de bardane et 50 g d'orties fraîches pendant 1 semaine dans 1/2 l d'alcool à 40 degrés. Conservez dans une bouteille opaque et étanche.
- *Le bouleau* sert à préparer une tisane qui sera utilisée parallèlement aux soins externes (1 tasse le matin à jeun et 1 tasse au coucher). Mélangez 50 g de feuilles de bouleau et 20 g de menthe, faites bouillir pendant 15 minutes dans 250 g d'eau.

SEINS

Santé et beauté : les plantes sont là pour vous aider.

PLANTES : Achillée - Consoude - Fenouil - Galega

- *L'achillée* aide à raffermir les seins : faites infuser 15 g de plante dans 1/2 litre d'eau. Buvez 2 demi-tasses d'infusion par jour, et faites des compresses d'infusion froide sur les seins. Vous pouvez aussi faire bouillir 100 g de plante dans 1 litre d'eau pendant 1/4 d'heure. Filtrez et appliquez en compresses.
- *L'achillée* permet de soigner les crevasses des seins : prenez 2 ou 3 tasses d'infusion et utilisez en compresses le suc frais de la plante, écrasée et pressée dans un linge. Si vous n'avez pas de plante fraîche, faites bouillir 50 g de plante pour 1 litre d'eau pendant 10 minutes.
- *La grande consoude* calme les gerçures des seins et permet de les faire cicatriser plus rapidement. Nettoyez les racines, que vous réduirez en pulpe et appliquerez sur la plaie. Si vous disposez d'une racine de taille suffisante, vous pouvez aussi y pratiquer une ouverture dans laquelle vous introduirez le mamelon gercé.
- *Le fenouil* permet de préparer des compresses qui aident à raffermir les seins : faites infuser 15 g de graines en poudre dans 1/4 de litre d'eau bouillante.
- *Le fenouil* sert à réduire les seins engorgés : faites-le cuire et appliquez-le après l'avoir broyé au préalable.
- *Le galega* était autrefois réputé avoir le pouvoir de donner du lait aux nourrices ; il sert aujourd'hui de traitement raffermissant. Faites bouillir 15 g de plante dans 1/2 litre d'eau pendant 10 minutes. Mélangez avec de l'argile et appliquez sur les seins. Parallèlement, vous pouvez prendre 2 cachets de galega en poudre matin et soir.

SEINS ENGORGÉS

Cette affection se produit généralement au cours de la grossesse. Il faut s'assurer qu'il ne s'agit pas d'un ulcère du sein, qui se traduit par une fièvre oscillante et des douleurs de plus en plus vives.

PLANTES : Menthe - Persil - Prêle

- *La menthe* permet de soigner l'engorgement des seins : il suffit de faire des emplâtres avec les feuilles.
- *Le persil* aide à combattre les engorgements laiteux : faites des cataplasmes de persil pilé sur les seins.
- *La prêle* : étuvez la plante fraîche dans une passoire, puis faites des compresses chaudes en l'enveloppant dans un linge.

SÉNESCENCE, SÉNILITE Voir aussi LONGÉVITÉ

Le processus de vieillissement s'accompagne de modifications de la mémoire et des facultés intellectuelles : la curiosité s'émousse, les opinions deviennent plus rigides, l'humeur est souvent maussade. Avec la diminution de la liberté de mouvement et du rayon d'autonomie, on a souvent tendance à adopter une attitude désabusée. Pourtant, cet âge a aussi ses charmes, même s'ils sont fort différents des valeurs montées en épingle par notre époque.

Soins

Il existe une grande diversité de moyens pour retrouver « une seconde jeunesse » : hormones de jeunesse, sérum antiréticulaire-cytotoxique, injections de « cellules fraîches » provenant de fœtus animaux, procaïne... Le plus souvent, ces méthodes assurent un soutien temporaire de l'organisme, et ne peuvent entièrement en compenser les faiblesses. Ils ne peuvent pas non plus remplacer une qualité de vie globale, que ce soit d'un point de vue alimentaire, physique, ou même d'hygiène mentale.

Qualité de vie

On a sans doute avantage à continuer à bouger, que ce soit sur le plan physique, émotif ou intellectuel, faute de quoi le processus de sénescence s'installe. En le combattant, on reste jeune plus longtemps. Voir Longévité.

Alimentation

Les aliments à forte teneur en iode ont un effet bénéfique sur l'organisme vieillissant : légumes verts, cresson, asperges, carottes, huile de foie de morue, poissons de mer. On peut aussi absorber de l'iode sous forme de caséine iodée, à raison de 0,50 g aux repas de midi et du soir, pendant 1 mois ; il est possible, par ailleurs, d'associer la caséine iodée, les acides désoxyribonucléiques, l'adénosine triphosphate et le complexe minéral magnésium (R. Toquet) : consultez votre médecin habituel à ce sujet, ainsi qu'au sujet des capsules Pharmaton, « efficaces contre les symptômes de fatigue, les états d'épuisement physique et cérébral » (R. Toquet).

PLANTES : Bleuet - Capucine - Cassis - Voir aussi LONGÉVITÉ

- *Le bleuet* offre un remède contre la sénilité : versez 1 litre de vin blanc sur 60 g de cendres de bleuet, filtrés par un linge. Prenez 2 ou 3 verres à bordeaux par jour.
- *La capucine* offre un recours contre la sénilité précoce grâce à sa richesse en essence sulfurée, en acide phosphorique et en vitamine C. Elle est aussi considérée comme une plante aphrodisiaque. Vous pouvez l'ajouter à vos salades, ou employer la décoction : entre 20 et 30 g de plante pour 1 litre d'eau. L'alcoolature permet d'avoir la plante sous la main toute l'année (une cuillère à café 3 fois par jour) : tassez des feuilles fraîches dans un flacon ou une bouteille et ajoutez le même volume d'eau-de-vie blanche. Laissez macérer pendant 15 jours.
- *Le cassis* est diurétique, dépuratif et antirhumatismal ; son fruit, riche en vitamine C et P (Voir Vitamines) donne de délicieuses confitures, ainsi que le sirop et le ratafia. Mettez 2 poignées de feuilles fraîches à macérer dans 1 litre de vin blanc ou rouge. Filtrez et conservez au frais.

Vous pouvez aussi mélanger le bleuet, la reine-des-prés, le frêne et la menthe (15 g de chaque) ; faites infuser pendant 10 minutes dans 1 litre d'eau bouillante. Buvez 5 à 6 tasses au cours de la journée.

SINUSITE

La sinusite peut être due à la grippe, à la scarlatine ou à un rhume de cerveau ; elle peut également être causée par un trouble du foie ou par d'autres circonstances, un bain en piscine par exemple. Cette inflammation des sinus osseux (qui sont des cavités tapissées de muqueuses) de la face est en effet déclenchée par une infection nasale ou d'origine dentaire.

La sinusite aiguë se manifeste par un écoulement sur une seule narine et une douleur vive logée au-dessus de l'œil ou sur le côté du nez ; la sinusite chronique, souvent causée par la sinusite aiguë, provoque un écoulement purulent des voies nasales, de la fièvre, des maux de tête, une perte de l'odorat ou encore la perception de mauvaises odeurs. De plus, la sinusite chronique se traduit par des rhumes et des enrouements sans raison apparente. Dans les deux cas, c'est au médecin de faire des tests et d'établir son diagnostic.

Soins

Les antibiotiques (voir cette rubrique), les inhalations et les anti-inflammatoires font partie du traitement de la médecine traditionnelle, de même que les ponctions et lavages du sinus, techniques fort douloureuses. Mieux vaut donc se consacrer à guérir et prévenir la sinusite par des moyens naturels. Les inhalations aideront à décongestionner, tandis que les compresses et les bains de pieds peuvent atténuer la douleur.

La cire d'abeilles

Le miel vous permettra de décongestionner le nez et de diminuer la douleur de la sinusite : il vous suffira de mâcher des morceaux de rayons de miel plusieurs fois par jour, jusqu'à obtenir de la cire que vous cracherez. Mastiquez un petit morceau de rayon de miel 2 ou 3 fois par heure pendant 2 jours.

PLANTES : Camomille - Eucalyptus - Fenugrec - Muguet - Oignon...

- *La camomille* permet de préparer des inhalations qui aideront à décongestionner les voies nasales : 20 à 40 g de plante dans un litre d'eau bouillante ; recouvrez-vous la tête d'une étoffe naturelle pour respirer les vapeurs de cette infusion.
- *L'eucalyptus*, excellent remède des voies respiratoires, est un expectorant et un antiseptique que vous utiliserez pour faire des inhalations et des fumigations. Pour les fumigations, faites bouillir longuement des feuilles dans un récipient sans couvercle, dans la chambre du malade. Pour l'inhalation, préparez une infusion avec

80 g d'eucalyptus pour 1 litre d'eau ; recouvrez-vous la tête d'une étoffe naturelle pour respirer les vapeurs de cette infusion.

Vous pouvez aussi adjoindre à l'eucalyptus le thym (fébrifuge et expectorant), les bourgeons de pin (antiseptiques des voies respiratoires) et les baies de genièvre (désinfectantes) : 25 g d'eucalyptus et de genièvre, 50 g de thym et de bourgeons de pin ; mélangez le tout, et jetez 40 à 60 g du mélange dans 1 litre d'eau bouillante. Recouvrez-vous la tête d'une étoffe naturelle pour respirer les vapeurs de cette infusion.

- *Le fenugrec*, adoucissant et émollient, sert à faire des cataplasmes ; délayez dans un peu d'eau chaude la farine de fenugrec, obtenue en réduisant les graines en poudre. Maintenez les cataplasmes chauds en place pendant au moins 10 minutes.
- *Le muguet* aide à dégager les voies nasales et à réduire les maux de tête de façon originale : il suffit de l'utiliser comme du tabac à priser. Avec un mortier, réduisez les feuilles sèches en une poudre : prenez 3 ou 4 prises par jour.
- *L'oignon* aide à décongestionner : coupez un petit oignon en quatre, placez-le entre deux gazes sur la nuque, où vous le garderez pour la nuit.

SOIF Voir aussi ACIDULÉES et RAFRAICHISSANTES

Les malades sont souvent atteints d'une soif difficile à apaiser. Pour les désaltérer, vous aurez recours à une infusion faite avec ce fruit si courant qu'est la pomme.

PLANTE : Pommier

- *Le pommier* offre un fruit qui présente des vertus rafraîchissantes, béchiques et diurétiques. Préparez une infusion avec une poignée de pelures de pommes pour 1 litre d'eau. Ajoutez quelques rondelles de pomme et un peu de jus de citron.

SPASMES

Les spasmes sont plutôt des symptômes qu'une maladie en tant que telle ; c'est avant tout l'affection principale qui doit être diagnostiquée et soignée. Les spasmes de la glotte chez l'enfant peuvent indiquer une laryngite striduleuse, des troubles gastro-intestinaux, des végétations ou des vers ; les crampes des membres inférieurs sont plutôt d'ordre fonctionnel, alors que les spasmes des mâchoires peuvent être causés par le tétanos ; une femme qui se plaint de spasmes (douloureux) lors des contacts sexuels souffre vraisemblablement de vaginisme. Enfin, les spasmes de l'estomac peuvent signifier une colite, une maladie du foie, du rein, de l'utérus, etc. Les plantes employées seront, bien entendu, des plantes antispasmodiques.

SPASMES DIGESTIFS Voir DIGESTION

PLANTES : Camomille - Cardamome - Carvi - Mélisse - Sauge - Verveine.

SPASMES NERVEUX Voir CALMANTES

STÉRILITÉ Voir aussi APHRODISIAQUES et IMPUISSANCE

Il est préférable de savoir qui, de l'homme ou de la femme, est à l'origine de cette situation psychologiquement difficile, car les statistiques indiquent que les hommes et les femmes se partagent la responsabilité. Chez l'homme, le diabète, l'obésité et la pancréatite chronique peuvent être à l'origine de la stérilité.

Qualité de vie

Selon l'Organisation mondiale de la santé (O.M.S.), sur 100 femmes stériles, plus de 40 fument. Pour les hommes comme les femmes, il est généralement reconnu qu'il vaut mieux supprimer l'alcool et le tabac (le tabac surtout) et éviter le surmenage.

Soins

Les moyens physiques parviennent dans certains cas à modifier la situation : douches écossaises, bains de siège et autres traitements du même ordre sont donc à essayer. Les moyens qui stimulent la circulation favorisent la production d'hormones, ce qui peut avoir un rôle positif. Les plantes ne feront pas de miracles, mais elles aideront à revigorer l'organisme.

Alimentation

Adoptez un régime proche de celui qui est indiqué sous la rubrique Convalescence. Il est recommandé de prendre de l'huile de germe de céréales, du blé germé et des germes de blé, qui sont riches en vitamines E, parfois appelée vitamine de la reproduction. Le cresson de fontaine et les fèves de soja sont également riches en vitamine E. Recherchez les sources de vitamines B1, B2, B3, L2, C, E (Voir Vitamines)

PLANTES : Romarin - Salsepareille - Sauge

- *Le romarin* est un tonique, servant à lutter contre les états d'épuisement, de faiblesse et de surmenage. Prenez 2 ou 3 tasses d'infusion par jour ; entre 20 et 30 g de sommités fleuries pour 1 litre d'eau bouillante.
- *La salsepareille* est riche en hormones végétales dont la formule chimique est proche de celles de la testostérone et de la progestérone. Elle agit donc comme un régulateur hormonal des deux sexes. Prenez 1 ou 2 tasses de décoction par jour : entre 50 et 60 g de plantes pour 1 litre d'eau. Vous pouvez aussi prendre une cuillerée à café de racine moulue, mélangée avec du miel, tous les matins au lever.
- *La sauge* est utile en cas de troubles nerveux et de fatigue ; elle sert par ailleurs à stimuler l'ovulation. Prenez 3 ou 4 tasses d'infusion de sauge par jour : 30 g de sauge sèche pour 1 litre d'eau ; laissez infuser 1/4 d'heure. STIMULANTS Voir TONIQUES.

STOMATITE Voir aussi GENCIVES et GINGIVITE

Cette inflammation des muqueuses de la bouche est généralement reliée à une gingivite (voir cette rubrique) ; elle peut aussi être causée par une inflammation de la langue (glossite). Ces inflammations sont provoquées par des champignons, des bactéries ou des virus.

Soins

Des bains de bouche sont indiqués, en faisant appel aux plantes ci-dessous.

PLANTES : Bistorte - Myrtille - Sureau

- *La bistorte* est un astringent avec lequel vous pouvez faire des bains de bouche chauds, 3 ou 4 fois par jour. Faites bouillir 1 cuillerée à café dans 1/4 de litre d'eau pendant 3 minutes ; ajoutez 1 cuillerée à café dans 1/4 de litre d'eau pendant 3 minutes ; ajoutez 1 cuillerée à thé de sauge et laissez infuser pendant 10 minutes.
- *La myrtille* est antibiotique et antiseptique. Procédez à des badigeonnages quotidiens avec du suc frais ou avec de la teinture de myrtille : faites macérer 250 g de baies sèches et concassées dans 1 litre de vin à 45 degrés, pendant 3 semaines.
- *Le sureau*, émolliant et calmant, aide à combattre les inflammations. Utilisez l'infusion concentrée de fleurs en bains de bouche, 3 fois par jour : 80 g de fleurs pour 1 litre d'eau bouillante.

STRESS Voir aussi RELAXATION et SURMENAGE

Le stress est un véritable fléau de notre époque : il suffit pour s'en convaincre de considérer la consommation nationale et internationale de tranquillisants, qui se chiffre par tonnes. Or, cette consommation crée à son tour quantité de problèmes, dont la dépendance n'est pas le moindre, sans compter une perte de contact avec la réalité.

Selon les individus, des facteurs comme l'insécurité émotive, les traumatismes, peuvent être des sources de stress, tout comme d'ailleurs le bruit, l'insécurité matérielle et les difficultés financières.

Qualité de vie

La façon dont nous mangeons est souvent une source insoupçonnée de stress : voyez à ce sujet la rubrique Digestion. Le fait de toujours manger entre-deux, sur le pouce, debout, ou derrière un bureau, contribue à favoriser des problèmes digestifs qui sont encore accrus par les tensions.

Le manque de vitamine C est source de tension, de mauvaise digestion, d'irritabilité et d'insomnie. Les personnes qui doivent affronter un stress précis (en cas de performance publique, par exemple) ont intérêt à augmenter leur consommation de calcium. Il faut en moyenne 1g de calcium par jour : ail, airelles, algues, artichauts, asperges, aubergines, bettes, betteraves, bière, chou-fleur, chou de Bruxelles, citron, concombre, cresson, fraises, haricots verts, laitue, mangue, melon, miel naturel, noisette, noix, oignon, orange, pois frais, radis, raifort, raisin, rhubarbe, romaine, scarole, soja, thon, tomates, topinambours, etc.

Le magnésium est également considéré comme un tranquillisant naturel ; nous devons en consommer 400 mg environ chaque jour : algues, amandes, avoine, dattes, haricots blancs, maïs, noisettes, noix, riz, soja.

Les vitamines du complexe B sont essentielles pour avoir une bonne dose d'énergie et de bons réflexes nerveux : vous les trouverez notamment dans la levure de bière vivante, le son et le germe de céréales, pour ne mentionner que ces sources (n'oubliez pas non plus que l'alcool tue la vitamine B).

Le miel est une bonne source de sels minéraux et de vitamine C, E et A. Voir Vitamines. Vous avez donc avantage à sucrer vos tisanes avec du miel naturel plutôt qu'avec du sucre.

PLANTES : Aspérule odorante - Camomille - Ortie - Pissenlit - Sauge - Verveine

- *L'aspérule odorante* détend et aide à relaxer les personnes dont l'état de tension nerveuse les empêche de dormir. Prenez 2 ou 3 tasses d'infusion par jour : entre 30 et 40 g de feuilles pour 1 litre d'eau.
- *La camomille*, bien que très courante, est une bonne source de calcium. Prenez 3 ou 4 tasses d'infusion par jour ; ajoutez 20 à 30 g de feuilles à 1 litre d'eau qui vient de bouillir ; couvrez bien pour empêcher les vapeurs (et donc les principes actifs) de s'échapper. Vous pouvez aussi ajouter un peu de miel et un bâton de cannelle pour donner une saveur épicée.
- *L'ortie* est un tonique et une source appréciable de calcium (il en contient plus que les épinards). Prenez 3 ou 4 tasses d'infusion par jour : 40 à 60 g de feuilles d'ortie séchées pour 1 litre d'eau. Ajoutez un peu de miel et de citron.
- *Le pissenlit* est une bonne source de magnésium et un bon fortifiant. Prenez 4 ou 5 tasses d'infusion par jour : entre 40 et 60 g de feuilles pour 1 litre d'eau.

- *La sauge* est un fortifiant général qui permet de remédier aux troubles nerveux, à la fatigue persistante ; elle est aussi apéritive et digestive. Prenez 3 ou 4 tasses d'infusion par jour : 30 g de sauge sèche pour 1 litre d'eau. Vous pouvez également prendre un verre à liqueur (30 mg) de vin de sauge avant les repas : faites macérer 30 à 50 g de feuilles de sauge dans 1 litre de (bon) vin rouge ou blanc, (pendant 8 jours).
- *La verveine* est un véritable « tranquillisant naturel ». Prenez une tasse d'infusion avant le coucher : 50 g de feuilles pour 1 litre d'eau. D'autre part, la verveine est très efficace dans le bain : Ajoutez 200 g de feuilles séchées à 2 litres d'eau froide. Mettez sur le feu et retirez sitôt qu'elle commence à bouillir. Laissez reposer pendant 15 minutes, passez et ajoutez à l'eau chaude du bain. Immergez-vous complètement et abandonnez-vous à l'effet apaisant de la verveine.

SUDORIFIQUE Voir aussi TRANSPIRATION

Il est parfois utile de pouvoir provoquer une légère transpiration. En effet, la peau peut ainsi servir à éliminer des déchets et des toxines : sels de soude, potasse, acide lactique et acide urique par exemple. La peau permet en effet d'éliminer près de 30% de ces déchets du corps. Les bienfaits des saunas, universellement reconnus, tiennent d'ailleurs largement à l'élimination des toxines par la transpiration. Celle-ci est donc essentielle à une bonne santé, d'autant plus qu'elle permet d'écourter certaines maladies (rhume, fièvres éruptives, scarlatine). Pour en faire disparaître l'odeur désagréable, voir la rubrique Transpiration.

PLANTES : Menthe - Reine-des-prés - Sureau

- *La menthe* facilite la transpiration; elle agit également comme stimulant de l'appareil digestif. Prenez 2 ou 3 tasses d'infusion par jour : entre 20 et 30 g de feuilles pour 1 litre d'eau bouillante.
- *La reine-des-prés* est légèrement sédative et sudorifique. Prenez entre 2 et 3 tasses d'infusion par jour : 20 à 30 g de sommités fleuries pour 1 litre d'eau, avant l'ébullition (il faut en effet éviter de faire bouillir la plante, afin de ne pas détruire les principes actifs).

- *Le sureau* est diurétique, dépuratif et laxatif. Par ailleurs, il agit contre les rhumatismes et permet de produire une transpiration abondante. Les baies sont sudorifiques. Vous pouvez prendre 4 à 5 tasses d'infusion par jour : 50 g de feuilles sèches pour 1 litre d'eau bouillante. laissez infuser 10 minutes.

SURMENAGE Voir aussi ASTHÉNIE, DÉPRESSION NERVEUSE, FATIGUE, RELAXATION, STRESS, TONIQUES

Le surmenage le plus fréquent est évidemment relié à l'activité professionnelle, et il est devenu depuis peu une rubrique médicale à part entière (pour l'épuisement physique, voir Asthénie et Faiblesse). Le surmenage professionnel (le « Burn-out », comme disent les Américains, de brûler, consommer à toute allure) est en effet une véritable maladie nerveuse, de plus en plus répandue. La concurrence accrue et les exigences qui vont croissant sont loin de favoriser le développement harmonieux de l'être humain. Ce type d'affection a toujours été plutôt l'apanage des hommes, mais avec la présence croissante des femmes sur le marché du travail et leur accès aux postes cadres, les mêmes problèmes se posent désormais aux deux sexes.

Le plus aberrant, c'est que cette maladie est presque devenue valorisante, car elle témoigne du dévouement à l'entreprise et au travail. Pourtant, les séquelles profondes du surmenage sont très durables, et peuvent miner la qualité de vie pendant longtemps. Une « valeur » qui n'est rentable pour personne, employeur ou employé.

Reconnaître le Burn-out

L'épuisement professionnel apparaît selon des étapes relativement identifiables, et produit des symptômes aussi bien physiologiques que psychologiques.

— L'épuisement professionnel commence généralement par des exigences très élevées de la personne face à son propre travail : c'est l'enthousiasme débordant de la « lune de miel ».

— Vient ensuite « l'étape de l'essoufflement et de la stagnation », où la désillusion et l'insatisfaction commencent à pointer.

— « L'étape de la frustration » est celle au cours de laquelle se manifestent les premiers symptômes physiologiques et psychologiques de l'épuisement. La personne a tendance à se chercher un bouc émissaire (patron, employé, etc.), elle devient agressive, perd peu à peu le contrôle de ses émotions, et ne cesse de faire des remises en question globales.

— Arrive enfin « l'étape de l'apathie », le « Bof » généralisé : après le dévouement sans bornes, on passe à l'autre extrême, l'écrasement total et parfois la dépression ; une variante consiste à virer de cap complètement, à changer d'orientation professionnelle du tout au tout.

Au stade de l'épuisement professionnel, la personne peut éprouver un sentiment d'impuissance, se réfugier à l'intérieur du groupe de travail ou se montrer très méfiante face à l'autorité. Elle peut aussi devenir cynique, blasée, voire désabusée. Les accidents de travail se font plus fréquents, une fatigue intense se double de l'incapacité de se reposer. L'insomnie et la surconsommation d'alcool ou de médicaments sont souvent de la partie. Inutile de souligner que la productivité tombe en flèche...

Cela dit, il existe des conditions et des milieux de travail « à hauts risques » : surcharge de travail et surutilisation des capacités évidemment, mais aussi conflits des rôles, ambiguïté des tâches et des responsabilités, détérioration des relations de travail. L'aménagement du lieu de travail peut aussi jouer un rôle dans l'apparition de ce genre de problèmes.

Soins et Qualité de vie

Dans le cas présent, les deux rubriques se confondent. Le repos, évidemment, si possible avec le soutien du milieu familial ou des amis, (parfois une aide professionnelle), sera nécessaire. Le « remède » au surmenage consiste largement à se redonner une qualité de vie personnelle, des loisirs, de maintenir le tissu essentiel des relations familiales, amicales et affectives et de laisser s'échapper les saines colères et les frustrations : cela vaut mieux que d'exploser — ou d'imploser — beaucoup plus tard. Consultez aussi les rubriques Relaxation et Visualisation.

Parmi les plantes, vous en trouverez des stimulantes et des relaxantes. Les premières vous aideront à affronter les journées de travail, car une menace de surmenage ne nous arrête pas nécessairement dans la course (par goût ou par choix) ; les secondes, bien entendu, sont là pour vous aider à profiter des jours de repos.

Alimentation

Pour les suppléments alimentaires susceptibles de vous aider à surmonter la fatigue nerveuse, voir les Super-Aliments dans la rubrique Longévité. Le pollen, notamment, est une nourriture naturelle fortifiante, recommandée pour les intellectuels qui travaillent intensivement. Le maté remplacera avantageusement le thé et le café, de faux amis qui, sous le couvert de la stimulation, drainent encore plus vos énergies.

PLANTES : Aubépine - Centaurée (Petite) - Ginseng - Maté - Romarin - Sauge - Thym - Véronique

- *L'aubépine* est un tonique du cœur, recommandé en outre pour favoriser la relaxation. Prenez 4 ou 5 tasses d'infusion par jour : 30 à 40 g de fleurs pour 1 litre d'eau.
- *La petite centaurée* présente l'avantage d'être à la fois un tonique et un sédatif ; elle est également apéritive et utile pour les cas de faiblesse générale. Prenez 2 ou 3 tasses d'infusion par jour, pendant 10 jours (au-delà de cette période, il y a des risques d'irritation intestinale) : 30 g de plante pour 1 litre d'eau bouillante.
- *Le ginseng* est un tonique général apprécié depuis toujours en Orient ; son efficacité est de plus en plus reconnue chez nous. Il permet de redonner vigueur à un organisme fatigué et d'augmenter la résistance au stress ; il améliore la concentration, donc le rendement et l'efficacité. L'usage du ginseng est recommandé de façon ponctuelle, et non pas continue. Faites une cure d'une semaine à 10 jours à la fois, à raison d'une capsule buvable par jour (vous les trouverez dans le commerce) ou de 2 ou 3 tasses d'infusion de racine séchée : utilisez 1 à 2 g par tasse, le même morceau pouvant servir à plusieurs reprises.
- *Le maté*, qui nous vient d'Amérique du Sud, est un excellent tonique, défatigant, stimulant du cœur et du système nerveux. Riche

en vitamine C et en chlorophylle, le maté favorise l'activité intellectuelle et physique et aide à éliminer les toxines. Vous pouvez en boire plusieurs tasses par jour (plus, en fait, que de café ou de thé) pendant de longues périodes. Il se prépare comme du thé, à raison de quelques feuilles par tasse d'eau bouillante.

- *Le romarin* est un stimulant utile en cas de faiblesse générale, de surmenage physique comme intellectuel. Son usage est plutôt recommandé aux personnes qui ne souffrent pas de faiblesse des voies digestives. Prenez 3 à 5 tasses d'infusion par jour : entre 20 et 30 g de sommités fleuries pour 1 litre d'eau bouillante. Laissez infuser pendant 20 minutes.
- *La sauge* tient son nom du verbe latin « salvare » (sauver). Elle est un excellent stimulant et un tonique du système nerveux. Prenez 3 tasses d'infusion par jour : 15 à 20 g de plante pour 1 litre d'eau.
- *Le thym* est un tonique dont on dit qu'il permet de stimuler l'intelligence : faites donc l'expérience vous-même... Pris après le repas, il aide à reprendre le travail et à vaincre la somnolence (voir ce mot). Prenez 5 ou 6 tasses par jour : entre 20 et 30 g de plante pour 1 litre d'eau bouillante (l'infusion est plus stimulante à mesure que la dose augmente).
- *La véronique* renforce la mémoire ; elle est recommandée aux personnes qui doivent fournir un effort intellectuel intense. Apéritive, elle favorise la digestion et supprime les vertiges. Prenez 1 tasse 1/4 d'heure avant les repas, et en période de grande activité, vous pourrez prendre une tasse d'infusion de véronique chaque soir, avant le coucher : 50 g pour 1 litre d'eau bouillante.

SYNCOPE

La personne en syncope semble morte : elle a perdu connaissance, sa respiration est suspendue et le cœur a parfois complètement cessé de battre. La syncope est parfois précédée de la lipothymie, un état où la personne ressent un malaise, des faiblesses, des maux de tête, bourdonnements d'oreille, etc. La syncope peut être due à différents facteurs : problème cardiaque évidemment, mais aussi coup de chaleur, faiblesse générale, convalescence, parasites intestinaux, intoxication, hémorragie grave, etc.

Soins

Il s'agit de premiers soins, qui doivent être prodigués sans tarder en attendant que le médecin arrive. Assurez-vous que l'endroit où vous vous trouvez est bien aéré. Dégrafez tous les vêtements serrés de la personne : allongez-la tête basse, et giflez-lui les joues avec une serviette mouillée. Faites-lui des frictions d'alcool à 90 degrés sur tout le corps...

Puis couvrez-la bien et placez une bouillote d'eau chaude à ses pieds. Les inhalations de vinaigre ou de sels anglais peuvent s'avérer utiles. Si le cœur ne bat plus, donnez des coups sur la cage thoracique : cela suffit parfois à le faire repartir. Pratiquez la respiration artificielle tout en faisant des massages cardiaques externes. Dans certains cas, il faut faire preuve de patience et de persévérance.

PLANTE : Mélisse

- *La mélisse* sert de tonique et se montre utile en cas de palpitations, d'angoisses, de vertiges. Les vapeurs de mélisse pourront aussi servir en cas de syncope. Vous pouvez recourir à une vieille recette ; faites macérer les ingrédients suivants dans 1 litre d'eau-de-vie pendant 2 semaines : 100 g de feuilles de mélisse, 15 g de citron, 15 g de racine d'angélique sèche, 15 g de noix de muscade et 15 g de semence de coriandre. Ajoutez un peu de cannelle et de clous de girofle. Après 2 semaines, filtrez en pressant bien, et gardez dans une bouteille étanche. Une cuillerée ou deux au besoin, en cas de malaise.

TABAC Voir aussi TOUX et ATHÉROSCLÉROSE

Il n'est certainement pas facile de se débarrasser de cette habitude nocive. Le premier pas consiste à le vouloir. Une fois que vous avez clairement établi que vous avez le désir profond de cesser de fumer, le plus dur est fait. Tôt ou tard, d'une manière ou d'une autre, vous aurez cessé de fumer. Après quelques rechutes, et des moments difficiles, vous goûterez le plaisir de la liberté, la sensation de respirer à fond et de goûter vraiment le grand air. Dites-vous aussi que de plus en plus de gens cessent de fumer, et que les non-fumeurs tolèrent de moins en moins la fumée des autres (après tout, des recherches faites en 1985 montrent qu'à travers le monde, deux millions et demi de personnes meurent de la fumée des autres).

Encore une fois, il est impossible de cesser de fumer sans le vouloir réellement. Mais si vous êtes décidé, vous vous trouvez face à une alternative : arrêter d'un coup, ou progressivement. Le tout est affaire de personnalité. Le fait de réduire votre consommation de moitié, même sur plusieurs années, est déjà bénéfique. Dans les deux cas, vous aurez peut-être besoin d'aide. Pour diminuer votre consommation, vous pouvez mettre en application les règles suivantes.

Petite méthode pour cesser de fumer

— Comptez les cigarettes que vous fumez, au lieu de tendre le bras et de les allumer sans réfléchir. Le fait de compter constitue un frein psychologique qui diminue automatiquement votre consommation.

— Retardez progressivement l'heure à laquelle vous allumez la première cigarette de la journée. Et ne revenez pas sur votre décision. Lorsque vous avez reporté la première cigarette à la fin du petit déjeuner, tenez-vous-y. Puis 10 h, 12 h, etc. Ne déplacez ce « planning » que de façon tout à fait exceptionnelle.

— Lorsque vous en avez l'occasion, retardez le plus possible la première cigarette de la journée, un peu dans l'esprit d'une compétition avec vous-même. Au cours de la journée et le lendemain matin, notez attentivement ce que vous ressentez physiquement ; vous verrez comme votre respiration se clarifie, même après une journée. Observez attentivement les personnes qui fument autour de vous.

— Changez de tabac : passez des blondes aux brunes, d'une marque à l'autre, etc. Le goût s'y perd petit à petit, et vous vous apercevrez que le plaisir de fumer (très relatif en fait) s'affaiblit.

— Un jour, vous serez en mesure de vous passez de tabac pendant toute une semaine, un mois, deux mois. Attendez cependant au moins deux ans avant de crier victoire.

— Faites preuve de volonté. Voulez-vous vraiment arrêter ? Alors prouvez-le ! Trouvez des dérivatifs. Buvez un grand verre d'eau. Mangez une branche de céleri ou une carotte. Sucez une pastille ou un bonbon.

PLANTES : Cresson - Erysimum - Roseau odorant - Tussilage

- *Le cresson* est un antidote de la nicotine. Les personnes qui fument ont tout intérêt à en faire une abondante consommation. Des bains de bouche avec du suc de cresson renforcent les gencives et donnent meilleure haleine : pressez fortement les feuilles et les tiges à travers un linge fin, et mélangez le suc ainsi obtenu avec un peu de lait froid, ou d'eau froide.
- *L'érysimum* aide à combattre le tabagisme. Buvez une demi-tasse à jeun le matin, et le soir avant de vous coucher : 30 g pour 1 litre d'eau ; laissez infuser pendant 10 minutes.
- *Le roseau odorant* cause une légère nausée chez les fumeurs, et permettra donc de soutenir votre volonté de cesser de fumée. Il vous suffira d'en mâcher lentement une racine.
- *Le tussilage* peut servir de substitut au tabac (qui est aussi une plante, après tout) ; il sert aussi à apaiser les toux sèches. Fumez les feuilles après les avoir séchées et laissé un peu fermenter.

TACHES

Il existe différents types de taches : elles peuvent apparaître sur la peau dès la naissance ou au cours de la vieillesse.

— Les grains de beauté sont ce qu'on appelle des naevus ; il n'est généralement pas nécessaire de les exciser, à moins qu'ils soient particulièrement inesthétiques ou qu'ils aient subi des traumatismes répétés. Il faut d'ailleurs éviter de les irriter ou de les faire saigner, car la présence de ces taches est reliée dans certains cas à l'apparition d'un cancer de la peau. Si on veut les faire opérer, il est prudent de pratiquer une biopsie au préalable (prélèvement d'une parcelle de peau pour analyse).

— Le « masque de grossesse », composé de taches grises ou brunes, apparaît parfois sur le visage des femmes enceintes au cours du troisième mois de la grossesse, pour disparaître après l'accouchement.

— Les taches de rousseur (éphélides), qui ne prêtent guère à conséquence, apparaissent notamment chez les personnes à la peau très blanche et aux cheveux roux ; elles se développent avec l'exposition au soleil.

— Des taches brunes apparaissent parfois sur la peau des personnes âgées, habituellement sur le dos des mains : le spécialiste les traite par dermabrasion ou électrocoagulation.

PLANTES : Amandes - Lys - Marguerite - Raifort - Souci

- *Les amandes* aident à faire disparaître les taches de rousseur : utilisez de la pâte d'amandes amères ou mélangez de la farine d'amandes et de l'eau de rose. Faites des applications régulières avec l'une ou l'autre de ces pâtes.
- *Le lys* permet de faire disparaître certaines taches : 100 g de fleurs pour 1/2 litre d'eau. Laissez infuser pendant quelques heures avant d'appliquer.
- *La marguerite sauvage* (bellis perennis) aide à faire disparaître les naevus ; utilisez la teinture-mère de la plante, que vous trouverez chez le pharmacien : une goutte déposée chaque jour sur la tache en question avec une tige de verre.
- *Le raifort* sert à traiter les taches de rousseur : mélangez une cuillerée de raifort râpé et un petit bol de lait ou de yogourt nature ; laissez reposer pendant 1/2 heure puis pressez et filtrez le raifort. Appliquez sur les taches de rousseur, laissez sécher et rincez à l'eau chaude.
- *Le souci* aide à faire disparaître les naevus et les taches de pigment causées par l'âge : appliquez plusieurs fois par jour du jus de souci frais, que vous obtiendrez en passant la plante au mixer. Le traitement devra toutefois être poursuivi pendant une assez longue période.

TEINT Voir aussi PEAU

Tout comme nos cheveux et la texture de notre peau, la qualité de notre teint reflète notre état de santé général. C'est pourquoi il faut se garder de soumettre les affections disgracieuses à des remèdes de surface, qui ne font effectivement qu'effleurer le problème. Le corps est un ensemble, et il faut le considérer comme tel si nous voulons arriver à le comprendre réellement ; pour accéder à un état de santé global : c'est le meilleur remède contre toutes les affections mineures.

La constipation, par exemple, est une des principales entraves à un teint clair. En effet, elle fait passer des toxines dans le sang, et ces toxines rendent la peau vulnérable aux infections.

Soins
Deux jours par semaine, deux fois par jour, appliquez sur votre visage le jus d'une carotte et d'une orange.

Alimentation
Dans l'ensemble, il est préférable de ne pas manger de viande en quantités excessives. Voici quelques aliments qui aident à conserver ou à retrouver un joli teint : les betteraves, les carottes râpées, assaisonnées d'huile et de citron, le chou, le cresson, les épinards, la chicorée, la laitue et la salade, les radis, les oignons, les olives, les raisins, les fraises, les figues sèches et les pruneaux, les lentilles, le foie de veau, le lait et les laitages.

Les Egyptiennes utilisaient par ailleurs de la « mousse de bière » pour garder un teint frais et une peau lisse ; elles n'avaient pas tort, car la levure de bière est riche en vitamine B, qui aide la peau à rester douce et souple ; mais elle agit également sur les glandes, qui aident à conserver la fraîcheur du teint.

PLANTES : Bardane - Dépuration corrective - Ortie

- *La bardane* est une plante dépurative et antiseptique recommandée pour toutes les maladies de peau. Prenez 3 tasses de décoction par jour : 40 g de racine pour 1 litre d'eau.
- *La dépuration corrective* (voir cette rubrique) permet de soigner les affections de la peau et d'éclaicir le teint en général.
- *L'ortie* est un excellent dépuratif, qui permet de nettoyer le sang et donc d'éclaircir le teint. Prenez 3 ou 4 tasses de décoction par jour : entre 30 et 60 g de feuilles pour 1 litre d'eau.

TENSION Voir NERVOSITÉ, EXCITATION, STRESS

TENSION ARTÉRIELLE Voir CŒUR, HYPERTENSION, HYPOTENSION

TÉTANIE

Il s'agit d'un ensemble de contractions des muscles causées par la spasmophilie, et qui prend parfois l'allure d'une crise d'épilepsie (la spasmophilie est une affection nerveuse que l'on retrouve plus fréquemment chez les personnes anxieuses et à tendance névrotique).

Chez le nourrisson, la tétanie peut provenir d'une carence en calcium ou en magnésium.

Soins

Le médecin allopathe prescrira vraisemblablement des tranquillisants par intraveineuse pour la tétanie et par voie orale pour la spasmophilie. Au cours de la crise, giflez le visage de la personne avec une serviette imbibée d'eau froide, et appliquez ensuite des compresses humides et froides sur la gorge. Les plantes sont utiles dans la mesure où elles permettent d'obtenir un apaisement. Voir aussi Dépression nerveuse et Antispasmodiques.

PLANTES : Nénuphar - Valériane

- *Le nénuphar* est un antispasmodique qui présente des propriétés sédatives et calmantes appréciables (il faut toutefois savoir qu'il atténue également le désir sexuel). Vous pouvez utiliser le sirop de nénuphar, à raison de 5 ou 6 cuillerées à thé par jour : versez 1 l d'eau bouillante sur 80 g de fleurs ; couvrez et laissez infuser pendant 6 heures ; filtrez, puis ajoutez 1,600 kg de sucre. Faites bouillir jusqu'à ce que le tout prenne la consistance d'un sirop.
- *La valériane* a un effet calmant et antispasmodique. Utile pour les états de surexcitation nerveuse et les névroses, la valériane convient en cas de tension et de fragilité nerveuse. Prenez 2 à 3 tasses d'infusion par jour : entre 40 et 60 g de plante pour 1 litre d'eau. Vous pouvez d'ailleurs lui adjoindre la passiflore, qui aide à calmer les anxiétés et donnera un goût plus agréable : 15 g de passiflore et 20 g de valériane pour 1 litre d'eau.

TÊTE (MAUX DE -) Voir MAUX DE TÊTE

TORTICOLIS

Nul besoin de décrire dans le détail cette affection du cou qui nous donne un air curieusement coincé... Cette contracture des muscles du cou peut être causée soit par un traumatisme, soit par des rhumatismes (si tel est votre cas, consultez plutôt cette rubrique). Le torticolis passe généralement après quelques jours.

Soins

Procédez à des frictions locales. Si vous disposez des médicaments homéopathiques appropriés, vous pouvez y recourir en attendant de consulter un médecin ou un ostéopathe. Enveloppez le cou de laine pour conserver la chaleur et vous protéger des courants d'air.

PLANTES : Arnica - Consoude

- *L'arnica* est une plante que l'homéopathie utilise fréquemment pour ses vertus en cas de traumatismes (hormis les blessures ouvertes). Il suffit d'en prendre les feuilles, de les froisser et de les appliquer en cataplasmes sur le cou. Vous pouvez aussi préparer un peu de teinture d'arnica, qui vous sera utile pour toutes les bosses, contusions, bleus, etc., tant qu'il ne s'agit pas de blessures ouvertes. Mettez 200 g de plante dans 1 litre d'alcool à 60 degrés. Laissez macérer pendant 10 jours. Filtrez. Lorsque vous utilisez cette teinture, prenez soin de la diluer auparavant dans un peu d'eau. Liégeois indiquait la formule suivante pour des compresses : mélangez 20 g de teinture d'Arnica, 50 g de glycérine et 60 g d'eau.
- *La grande consoude* apaise les blessures et est encore souvent utilisée pour les torticolis. Vous pouvez procéder à des compresses de feuilles bouillies : faites un cataplasme chaud et gardez en place à l'aide d'une bande. Les sinapismes sont également utiles : il faut moudre les racines sèches, mélanger la farine ainsi obtenue avec quelques gouttes d'huile d'olive et un peu d'eau très chaude. Mettez la pâte ainsi obtenue sur une toile de lin, et appliquez sur le cou pendant qu'elle est encore chaude. Gardez en place à l'aide d'une bande (Maria Treben).

TOUX Voir aussi ASTHME, BRONCHITE, GRIPPE, LARYNGITE, RHUME

La toux est bien autre chose qu'un phénomène uniquement gênant : elle permet de dégager les bronches et de libérer les voies respiratoires par l'expectoration. C'est pourquoi il n'est pas nécessairement utile de l'éliminer à tout prix. Au contraire. Il vaut parfois mieux stimuler l'expulsion par la bouche des sécrétions bronchiques : voyez à ce sujet la rubrique Expectorants.

Il y a toutes sortes de toux ; cela permet dans certains cas de déceler l'affection qui est en cause. La coqueluche, par exemple, se manifeste par une toux rauque et de plus en plus éteinte (tout comme la voix). Les accès se font fréquents, et l'on peut entendre à distance un sifflement qui provient de la poitrine. La toux de la laryngite striduleuse est rauque, alors que la voix reste claire ; les mucosités descendent dans l'arrière-gorge, ce qui chatouille et irrite le larynx.

Les toux réflexes

Ces toux sont des symptômes, souvent négligés, d'autres problèmes que ceux du domaine respiratoire. La toux du nourrisson est parfois provoquée par la dentition, tandis que celle de l'enfant signale la présence possible de parasites intestinaux. La toux peut également être un symptôme cardiaque ou d'origine nerveuse.

La liste (non exhaustive, bien entendu) qui suit est composée de plantes béchiques : celles qui calment la toux.

Alimentation

L'oignon cuit calme la toux et facilite l'expectoration. De plus, il est riche en vitamine C, utile en cas de toux rebelles et de catarrhes bronchiques, et a une action adoucissante.

PLANTES : Angélique - Bouillon-blanc - Bourrache - Capillaire - Coquelicot - Eucalyptus - Guimauve - Lavande - Lierre terrestre - Romarin - Serpolet - Tussilage - Véronique

- *L'angélique* calme notamment la toux des fumeurs. Prenez un bol de décoction tous les soirs, et le matin, avant la première cigarette : faites bouillir 40 g d'angélique dans 1 litre d'eau pendant 10 minutes.
- *Le bouillon-blanc* calme la toux et permet d'évacuer les glaires. Prenez entre 3 et 4 tasses d'infusion par jour ; entre 20 et 30 g de fleurs pour 1 litre d'eau. Passez soigneusement avec un linge fin pour tamiser les poils irritants qu'il contient.

- *La bourrache* est un béchique et un adoucissant des voies respiratoires, utile notamment en cas de bronchite et de toux sèche. Prenez 3 ou 4 tasses d'infusion par jour : faites infuser 30 à 40 g de plante bien séchée dans 1 litre d'eau. Comme le bouillon-blanc, passez soigneusement avec un linge fin pour tamiser les poils irritants.
- *Le capillaire* apaise en cas de toux persistante. Prenez 2 tasses de décoction par jour : faites bouillir 20 g de plante dans 1 litre d'eau.
- *Le coquelicot* apaise la toux (la toux sèche notamment), calme les spasmes, favorise l'expectoration et facilite la transpiration. Buvez 4 ou 5 tasses d'infusion au cours de la journée ; faites infuser 1 ou 2 cuillerées (10 g environ) de plante dans 1 litre d'eau.
- *L'eucalyptus* apaise les toux quinteuses et favorise les sécrétions bronchiques ; son effet antiseptique sur les voies respiratoires est loin d'être négligeable. Prenez 4 à 6 tasses d'infusion par jour, avec un peu de citron et de miel naturel : entre 20 et 30 g de feuilles pour 1 litre d'eau ; laissez infuser pendant 20 minutes. Vous pouvez aussi préparer le sirop d'eucalyptus : 60 g de feuilles d'eucalyptus pour 1 litre d'eau bouillante ; laissez reposer toute la nuit, passez, ajoutez 800 g de sucre et faites bouillir jusqu'à obtenir un sirop.
- *La guimauve* calme la toux d'irritation et apaise les voies respiratoires irritées. Prenez 2 ou 3 tasses d'infusion par jour : 20 à 30 g de fleurs par litre d'eau. Pour le sirop : laissez macérer 60 g de racine de guimauve dans 1 litre d'eau froide pendant 1 nuit. Ajoutez 900 g de sucre, faites cuire à feu doux pendant 15 à 20 minutes.
- *La lavande* permet de calmer les toux quinteuses, les toux spasmodiques, et est un antiseptique des bronches. Prenez 3 ou 4 tasses d'infusion par jour : entre 20 et 30 g de plante pour 1 litre d'eau.
- *Le lierre terrestre* favorise l'expulsion des crachats et calme l'irritation des muqueuses. Il est aussi un expectorant et un stimulant des bronches, plutôt recommandé pour les toux accompagnées d'expectoration que pour les toux sèches. Prenez 2 ou 3 tasses d'infusion par jour : entre 20 et 30 g de sommités pour 1 litre d'eau.

- *Le romarin* aide à calmer la toux. Prenez 1 tasse d'infusion après les repas : 10 à 15 g de plante pour 1 litre d'eau.
- *Le serpolet* est utile en cas de toux persistante et de bronchite chronique. Prenez 3 tasses d'infusion par jour : 20 g de serpolet pour 1 litre d'eau.
- *Le thym* aide à calmer les toux convulsives et a une action antiseptique. Prenez 3 à 4 tasses d'infusion par jour : entre 20 et 30 g de plante pour 1 litre d'eau (évitez toutefois de faire bouillir la plante.
- *La tisane composée :* mélangez de la bourrache (10 g), du coquelicot, du fumeterre, du romarin et de l'eucalyptus (5 g de chaque) ; faites infuser dans 1 litre d'eau bouillante et sucrez avec un peu de miel ; buvez au cours de la journée.
- *Le tussilage*, qui tient son nom de tussis, toux en latin, est utilisé dans les cas de toux quinteuse, spasmodique, scrofuleuse et bronchitique. Il permet de soigner les toux rebelles et les enrouements. Au cours de la journée, prenez plusieurs tasses d'infusion chaude, sucrées au miel : 20 à 30 g pour 1 litre d'eau ; ajoutez un peu de miel ou d'anis pour le goût. Le sirop de tussilage composé (P. Lieutaghi) : mélangez du tussilage, de l'hysope et du plantain (30 g de chaque) avec de la mauve (20 g) et du coquelicot (10 g) ; versez 1 litre d'eau bouillante sur le mélange, couvrez et laissez reposer pendant une nuit ; filtrez en pressant bien ; ajoutez environ 1 kilo de sucre que vous faites dissoudre au bain-marie (la durée de vie de ce mélange n'est pas très longue).
- *La véronique* est expectorante et aide à reprendre des forces en cas de toux persistante. Prenez une tasse d'infusion avant chaque repas et avant le coucher : 20 à 30 g de plante pour 1 litre d'eau.

TRANSPIRATION EXCESSIVE

La transpiration n'est pas forcément un phénomène nocif ; elle joue même un rôle essentiel dans la santé (Voir à ce sujet Fièvre et les plantes Sudorifiques). Mais il est bien entendu que la vie en société, l'intimité des autres nous obligent à en limiter les effets.

On procède parfois à des opérations pour supprimer la transpiration des pieds, mais ce type d'intervention peut à son tour provoquer de nouveaux problèmes, comme l'apparition de dartres ou de palpitations par exemple. Une alternative consiste à stimuler les fonctions rénales, facilitant ainsi l'évacuation par d'autres voies.

Soins

On dit qu'une façon de combattre la transpiration des pieds consiste à faire chaque jour des lavages froids et chauds, en alternance. Les bains aux herbes sont eux aussi recommandés. Faut-il préciser qu'il est indispensable d'accorder un soin tout particulier à la propreté des pieds, et de changer fréquemment de chaussettes...

Portez du coton plutôt que de la laine, qui provoque souvent la transpiration. Le coton est également plus absorbant que les fibres synthétiques. Saupoudrez vos pieds de talc avant d'enfiler vos chaussettes. Prenez des bains additionnés de quelques gouttes de sauge.

Alimentation

Quel rapport, direz-vous ? C'est que notre régime alimentaire influe effectivement sur notre degré de transpiration. Si vous souffrez de transpiration excessive en été, consultez la rubrique Régime hypotoxique ; mangez frugalement, diminuez votre ingestion de matières grasses, buvez moins (café au lait, boissons chaudes et très froides, bière).

PLANTES : Bouleau - Sauge

- *Le bouleau* est un diurétique qui encourage l'élimination par les voies urinaires : prenez 2 tasses d'infusion par jour, loin des repas ; faites infuser 20 à 30 g de feuilles dans 1 litre d'eau pendant 10 minutes ; ajoutez 1 g de bicarbonate de soude. Vous pouvez réchauffer au bain-marie une quantité d'infusion déjà préparée. Il est possible de prendre parallèlement le bouleau et la sauge.
- *La sauge* est un antisudorifique très courant (quoique déconseillé en cas d'inflammation de l'intestin ou de la vessie). En usage externe, elle agit directement sur les glandes sudoripares. Prenez

1 tasse d'infusion le soir au coucher : 30 g de sauge pour 1 litre d'eau. Laissez infuser pendant 15 minutes. En usage externe, la sauge agit contre les transpirations nocturnes, mais aussi dans le cas des transpirations excessives et désagréables des pieds : faites infuser 60 g de plante dans 2 litres d'eau pendant 10 minutes. Vous trouverez dans le commerce de l'essence de sauge, dont vous pourrez ajouter quelques gouttes à l'eau du bain.

TRAUMATISMES PHYSIQUES Voir aussi CONTUSIONS, BRÛLURES, ECCHYMOSES

Il s'agit ici de traumatismes relativement bénins, car les traumatismes majeurs peuvent impliquer des fractures, des hémorragies internes ou externes, ou encore un état de choc général.

Une petite dose d'homéopathie

En plus des plantes mentionnées ci-dessous, il est bon de toujours avoir à la maison un remède homéopathique : en cas de traumatisme, donnez 10 granules Arnica 15 CH, toutes les deux heures.

PLANTES : Arnica - Camomille - Romarin - Millepertuis

- *L'arnica* est une plante dont l'homéopathie fait un usage important en cas de traumatismes physiques. Cependant, on ne doit jamais utiliser l'arnica pour les blessures ouvertes. Vous pouvez prendre les feuilles, les froisser et les appliquer en cataplasmes. La teinture d'arnica est facile à préparer et elle s'avérera une aide précieuse pour les bosses, les contusions, les bleus, etc., tant qu'il ne s'agit pas de blessures ouvertes. Mettez 200 g de plante dans 1 litre d'alcool à 60 degrés. Laissez macérer pendant 10 jours. Filtrez. Lorsque vous utilisez cette teinture, prenez soin de la diluer auparavant dans un peu d'eau. Vous pouvez d'ailleurs utiliser la formule suivante, indiquée par Liégeois, pour faire des compresses : mélangez 20 g de teinture d'Arnica, 50 g de glycérine et 60 g d'eau.
- *La camomille* sert à apaiser une foule de traumatismes, qu'ils soient causés par des chutes, des entorses ou des coups d'origines diverses. Vous utiliserez l'huile de camomille pour faire des frictions apaisantes ; faites macérer, à la chaleur, 100 g de feuilles de camomille dans 1 litre d'huile d'olive ; filtrez.

- *Le romarin* aide à dissiper les gonflements et la douleur des contusions et des foulures : commencez par écraser des feuilles de romarin que vous faites cuire dans du vin ; appliquez ensuite sous forme de cataplasmes.
- *Le millepertuis* est un vulnéraire par excellence, utile pour soigner une foule de traumatismes, comme les coups, les brûlures, les plaies. Parfois appelé Herbe de Saint-Jean, le millepertuis est le plus souvent utilisé sous forme d'huile, qu'on appelle justement huile de Saint-Jean ; remplissez un bocal de fleurs de millepertuis, que vous noyez d'huile de lin. Gardez le flacon au soleil ou dans la chaleur pendant cinq à six semaines, en l'agitant de temps à autre. Une fois que le liquide vire au rouge, filtrez-le avec une étoffe et gardez-le dans un contenant opaque, où il peut se conserver jusqu'à deux ans. Utilisez en applications externes uniquement.

TUBERCULOSE PULMONAIRE

Même si elle a connu un recul considérable au cours des dernières décennies, il ne faut pas croire la tuberculose vaincue pour autant. La maladie est contagieuse. Elle est causée par un bacille, le bacille de Koch, et se transmet généralement par les gouttes de salive lorsque la personne contaminée tousse. La tuberculose peut prendre racine dans différentes parties du corps : ainsi, il existe la tuberculose pulmonaire et la tuberculose osseuse, mais aussi la tuberculose rénale, génitale, intestinale, cutanée (beaucoup plus rare aujourd'hui).

La tuberculose pulmonaire se manifeste avec les symptômes de maladies plus courantes, comme un rhume, une grippe, une bronchite ou une pneumonie, à cette différence près qu'elles semblent être sans fin. D'autres signes révélateurs sont des crachats sanguinolents, une forte fièvre, des points de côté, des sueurs, un manque d'appétit et une fatigue marquée. Des examens cliniques approfondis permettent de confirmer le diagnostic.

Certains praticiens ont observé que l'apparition de la tuberculose est souvent précédée par celle de petits ganglions durs et douloureux, dans certains cas plusieurs années avant la maladie.

Notons que si elle n'est pas héréditaire, la tuberculose se transmet plus facilement en cas de diabète, d'alcoolisme et de sous-alimentation. Par ailleurs, l'état du système lymphatique est directement impliqué dans la tuberculose : on a souvent dénoncé les logements sombres et dépourvus de lumière naturelle comme facteurs d'apparition de cette maladie.

Soins

La guérison est longue, malgré les progrès accomplis depuis l'utilisation des antibiotiques (voir cette rubrique). Le traitement est long (entre 6 mois et 2 ans) et relativement complexe en raison des réactions de l'organisme, qui accueille souvent les antibiotiques comme les autres corps étrangers : en les combattant.

Dans les cas de logement ou d'environnement humain peu salubres, on recommande le traitement en sanatorium. En effet, le plus souvent, une cure au grand air s'impose, de préférence à l'air pur et sec de la montagne.

La cure

— Le repos (intellectuel, affectif et physique) sera de rigueur, et la marche une compagne de tous les jours (sauf en cas de fièvre matinale).

— La chambre sera orientée au sud ou sud-ouest *et le lit placé assez loin de la fenêtre (qui restera ouverte). En hiver, le lit sera abrité derrière un grand paravent.*

— Le malade portera des vêtements chauds, en laine par exemple.

— Il devra se protéger du soleil.

Les plantes serviront d'adjuvant au traitement, car elles peuvent accélérer la guérison.

Alimentation

Le régime tuberculeux en voie de rétablissement sera reminéralisant et bien vitaminé, de préférence léger en protéines : vous pouvez aussi vous inspirer du régime hypotoxique (voir cette rubrique).

Des jus de pamplemousse, de raisin ou d'orange, des carottes crues râpées, seront consommés quotidiennement, lentement et en salivant bien. Les aliments riches en calcium seront mis à l'honneur, ainsi que, dans la mesure où votre estomac la tolère, l'huile de foie de morue.

Ici encore, la levure de bière peut s'avérer utile. On a constaté que les employés des grandes brasseries sont beaucoup moins atteints que les autres par la tuberculose ("la mortalité due à la tuberculose y est de 30% inférieure à la mortalité moyenne").

PLANTES : Bouillon-blanc - Fenugrec - Lierre terrestre - Marrube - Ortie - Plantain - Prêle - Renouée-bistorte - Rose rouge - Sauge

- *Le bouillon-blanc* permettra de calmer les quintes de toux, dont il atténue la violence. On prendra 3 ou 4 tasses par jour (mais pas avant le coucher, afin de ne pas entraver le sommeil) : 20 g de fleurs pour 1 litre d'eau ; laissez infuser 10 minutes et filtrez pour retirer les poils irritants.
- *Le fenugrec* permet de retrouver l'appétit, contribue à stopper l'amaigrissement et aide le malade à reprendre des forces. Il remplace l'huile de foie de morue pour les personnes qui ne la supportent guère.
- *Le lierre* terrestre est indiqué pour les affections pulmonaires et bronchiques en général ; il aide à surmonter le catarrhe (sécrétions) des bronches, à calmer la toux, et est en même temps un tonique fort utile. Prenez 3 à 4 tasses d'infusion par jour : entre 20 et 30 g de plante pour 1 litre d'eau.
- *Le marrube* permet de combattre les affections bronchiques et de remettre sur pied les malades anémiés, affaiblis par la maladie. Il facilite en outre l'expectoration des sécrétions bronchiques. Prenez 3 ou 4 tasses d'infusion par jour : entre 20 et 30 g de plante pour 1 litre d'eau ; sucrez avec un peu de miel. Cependant, le marrube possède des principes actifs qui se dissolvent mieux dans l'alcool que l'eau. On recommandera donc 2 à 3 verres de Bordeaux par jour : versez 1 litre de vin (porté un peu au-dessous du point d'ébullition) sur 40 g de sommités sèches ; faites macérer pendant 12 heures ; filtrez en pressant bien ;
- *L'ortie*, riche en calcium, en phosphore et en fer, est très utile en cas de tuberculose ; elle contient de la vitamine D et permet dans certains cas de freiner une tuberculose imminente. Vous ajou-

terez de l'ortie finement hachée aux potages, et pourrez en verser le suc frais sur les légumes.

- *Le plantain* est utile pour toutes les affections des voies respiratoires : il atténue fortement l'irritation et contribue à calmer la toux. Prenez 3 à 4 tasses d'infusion par jour : entre 80 et 100 g de plante pour 1 litre d'eau ; laissez reposer pendant 20 minutes au moins.
- *La prêle* est un tonique des poumons ; la silice qu'elle contient contribue largement à cicatriser les lésions pulmonaires et à rétablir la santé du poumon atteint. De plus, elle aide à surmonter la faiblesse générale causée par la maladie. Prise en extrait fluide, la prêle fait cesser les hémorragies. Pour aider la cicatrisation, prenez de la poudre de prêle à raison de 5 ou 6 g par jour.
- *La renouée bistorte*, riche en tanin et en silice, aide à traiter les crachements de sang. On prendra 4 tasses de décoction par jour entre les repas : laissez macérer 50 à 60 g de rhizome écrasé dans 1 litre d'eau pendant 12 heures.
- *La rose* aide à guérir les lésions pulmonaires. Vous pourrez l'utiliser à table, sous forme de confiture (riche en tanin, la confiture de rose est en fait un "aliment-médicament"), à laquelle vous ajouterez une pincée de poudre de prêle. Le miel roseat est un fortifiant pulmonaire et un tonique général : mettez dans un récipient 500 g de pétales de rose séchés, sur lesquels vous verserez 2 litres d'eau bouillante ; laissez macérer au chaud pendant 12 heures ; passez avec un linge en pressant fortement les pétales ; ajoutez 1,5 kg de miel blanc au liquide obtenu et faites cuire à feu doux ; écumez au premier bouillon et filtrez le sirop obtenu avec un linge fin.
- *La sauge* (du latin salvare, sauver) aide à combattre les sueurs causées par la tuberculose, mais aussi l'état de faiblesse et la fatigue, grâce à son effet stimulant et tonique. Prenez 3 ou 4 tasses d'infusion ou 2 ou 3 cuillerées de vin de sauge après les repas ; pour l'infusion, utilisez 20 à 30 g de plante pour 1 litre d'eau ; pour le vin de sauge, faites macérer 60 à 80 g de plante dans 1 litre de vin de liqueur pendant 1 semaine ; une variante consiste à verser le vin bouillant sur les feuilles.

TUMEURS Voir aussi CANCER et LONGÉVITÉ

Les tumeurs sont des proliférations de cellules qui causent des excroissances. A cause de leur volume, elles peuvent causer différents problèmes, et c'est pourquoi on procède le plus souvent à leur ablation chirurgicale. En attendant, il existe des remèdes naturels dont vous pouvez faire l'essai, car leurs résultats ont été fort encourageants dans bien des cas. Cela ne signifie pas pour autant que l'on puisse se passer du médecin, bien au contraire.

Alimentation Voir Cancer

PLANTES : Achillée - Chou - Dépuration corrective - Millepertuis - Noyer - Pomme de terre - Ortie - Petite oseille - Plantain - Prêle - Souci - Thym

- *La dépuration corrective* (voir cette rubrique) permet de combattre la progression des tumeurs. Vous pouvez l'appliquer en compresses pendant 3 à 4 heures chaque après-midi : étendez un peu de saindoux sur l'endroit affecté, puis appliquez une couche de ouate imbibée de liqueur, nous dit Maria Treben, qui ajoute encore une autre couche d'ouate sèche, puis une enveloppe de plastique, pour conserver la chaleur. Une bande permet de garder le tout en place et le fait de saupoudrer la peau une fois le pansement retiré prévient les démangeaisons.
- *Le millepertuis* et la pomme de terre sont parfois associés par certains praticiens pour essayer de combattre les tumeurs : le docteur Vogel donne ainsi une méthode en trois temps, que vous répéterez pendant une période assez longue, afin de lui donner le temps d'agir. Le premier jour, application de pommes de terre (faites-les cuire en robe des champs, puis mettez-les en purée, avec du lait cru) chaudes ou froides ; deuxième jour, compresses de feuilles de chou, débarrassées de leurs grosses côtes et chauffées ; le troisième jour, appliquez de la terre curative préparée avec de la tisane de prêle et de l'huile de millepertuis. L'huile de millepertuis se prépare comme suit : remplissez un bocal avec des feuilles de millepertuis fraîches sans les tasser ; couvrez les feuilles avec de l'huile d'olive vierge. Fermez bien

et placez au soleil ou près d'une source de chaleur. Lorsque le mélange aura viré au rouge, filtrez avec un linge.

- *Le plantain*, une des plantes sacrées des druides, sert à soigner les tumeurs et les enflures de la peau : appliquez sur l'endroit affecté de la purée faite avec des feuilles fraîches que vous lavez et écrasez encore humides à l'aide d'un rouleau à pâte.
- *La prêle* aide à enrayer la progression des tumeurs cancéreuses, d'autant plus que vous pouvez lui adjoindre la dépuration corrective. Faites des applications quotidiennes de prêle (trois fois deux heures, matin, midi et soir pour les cas graves) : passez les feuilles de prêle à l'étuvée, enveloppez-les dans une toile de lin et appliquez sur la tumeur. De même, une tasse le matin à jeun, 1/2 heure avant le petit-déjeuner et une le soir, avant le repas : 50 à 60 g de plante sèche, à faire bouillir pendant 1/2 heure.
- *Le souci* cher aux homéopathes (Calendula) sert aussi contre les tumeurs (voir aussi Cancer) : conjointement aux applications de dépuration corrective et de prêle, Maria Treben recommande l'infusion de prêle et la tisane composée suivante, dont il faut boire entre 1,5 et 2 litres par jour : 300 g de fleurs de souci, 100 g d'achillée, 100 g d'orties ; répartissez dans 6 tasses, ajoutez 4 ou 5 gouttes de jus de petite oseille, et attendez au moins 1 heure entre chaque tasse. Le souci est également utilisé pour combattre les tumeurs du sein : faites des applications de pommade sur le sein affecté : prenez deux bonnes tasses de fleurs, tiges et feuilles fraîches que vous passez au mixer. Mettez le souci dans 500 g de saindoux tout juste fondu, retirez du feu, couvrez, filtrez avec une toile de lin et laissez reposer pendant une journée. Filtrez sur une toile en coton fin et versez dans des pots propres.
- *Les bains de thym* permettent aux malades affaiblis de reprendre des forces, car ils ont un effet revitalisant : faites bouillir 500 g de plante dans 2 litres d'eau pendant 15 minutes, et ajoutez cette décoction à l'eau du bain. Le thym sera également utile en cas de développement d'œdèmes (enflures) importants qui apparaissent souvent au cours des traitements. Le thym remplacera alors les autres tisanes, à raison de 4 ou 5 tasses d'infusion par jour pendant 5 jours : entre 30 et 40 g de plante pour 1 litre d'eau.

ULCÈRES

Il s'agit d'un trou qui apparaît dans la peau ou dans les muqueuses et qui guérit difficilement. On distingue les ulcères aigus, qui attaquent l'estomac (voir Ulcères d'estomac), et les ulcères chroniques, qui atteignent les jambes (voir Ulcères variqueux). Quand aux autres ulcères externes, ils sont susceptibles de guérir beaucoup plus facilement si vous employez les plantes détersives (qui assainissent les plaies) et les vulnéraires (qui aident à guérir).

PLANTES : Bardane - Berce - Lavande - Mauve - Noyer - Plantain - Potentille - Prêle - Thym - Tussilage

- *La bardane* est très efficace en usage externe : utilisez les feuilles fraîches écrasées dans un mortier, et appliquez directement, ou mettez à macérer cette purée avec de l'huile d'olive, dans un endroit chaud, pendant 24 heures. Filtrez en pressant bien. Faites des applications quotidiennes (cette huile se conserve quelques jours seulement).
- *La berce* tend à dissiper les enflements des ulcères : appliquez les feuilles et les racines fraîches broyées.
- *La lavande* agit comme antiseptique et aide la cicatrisation. Pour les compresses, vous pouvez utiliser la décoction (entre 20 et 30 g pour 1 litre d'eau) ou l'alcoolat : faites macérer 50 g de fleurs dans 1/4 de litre d'alcool à 30 degrés ; laissez reposer pendant 2 semaines.
- *La mauve* est adoucissante et émolliente ; elle ramollit les tissus et dissipe l'inflammation et les engorgements (résolutive). Utilisez la décoction concentrée de feuilles ou de racines : 40 à 50 g pour 1 litre d'eau.
- *Le noyer* accélère la cicatrisation et combat l'infection. Utilisez la décoction pour faire des compresses : entre 50 et 60 g de feuilles par litre d'eau.
- *Le plantain* est un adoucissant, un vulnéraire (qui aide à guérir) et un cicatrisant utilisé depuis toujours : lavez les feuilles à l'eau bouillante (il suffit de les tremper quelques instants) avant de les passer au mortier et de les appliquer sur la plaie. Vous pouvez aussi utiliser la décoction en compresses : entre 40 et 60 g de plante pour 1 litre d'eau ; laissez bouillir pendant 3 minutes et infuser pendant 10 minutes.

- *La potentille* (ou la tormentille, dont les propriétés sont semblables) sera utilisée en décoction pour faire des compresses astringentes (qui aident à resserrer les tissus). Entre 40 et 60 g pour 1 litre d'eau.
- *La prêle,* en décoction, sera utilisée comme pansement pour l'ulcère : faites bouillir 40 à 60 g de plante sèche dans 1 litre d'eau pendant 1/2 heure.
- *Le thym* permet de nettoyer et d'aseptiser l'ulcère, et aide aussi à atténuer la douleur. Utilisez la décoction concentrée pour laver l'ulcère et pour faire des compresses : 100 g de plante par litre d'eau ; laissez réduire de moitié.
- *Le tussilage* est utile pour guérir les ulcères scrofuleux, ainsi que les plaies qui se transforment en ulcères. Pour les ulcères scrofuleux, prenez 5 ou 6 tasses de décoction par jour : entre 20 et 30 g de feuilles pour 1 litre d'eau. Pour les plaies ulcérées, écrasez les feuilles fraîches en cataplasmes pour apaiser l'inflammation et faire mûrir la plaie.

ULCÈRES D'ESTOMAC ET DU DUODÉNUM

L'ulcère d'estomac est une lente érosion de la paroi de l'estomac (il y a aussi l'ulcère du duodénum, un cousin proche). De l'ulcère de l'estomac, on sait encore relativement peu de choses, si ce n'est qu'il frappe surtout les hommes d'âge moyen. Sont notamment en cause : le surmenage et les contrariétés, mais aussi certains médicaments, comme les aspirines, les corticoïdes, la phénylbutazone par exemple. Des recherches ont aussi attiré l'attention sur le rôle nocif des liquides ingurgités très chauds.

La douleur causée par l'ulcère d'estomac se fait sentir à jeun, quelques heures après le repas, et se calme par le fait de manger, sauf s'il s'agit de plats épicés. La poussée ulcéreuse se traduit donc par des crises qui surviennent régulièrement après les repas, et ce pendant une ou plusieurs semaines. Elle peut se résorber pour réapparaître quelques mois plus tard. L'ulcère du duodénum, quant à lui, cause une douleur qui apparaît cinq ou six heures après les repas. Les crises aiguës peuvent être graves (voir plus loin).

En fait, on peut dire de l'ulcère d'estomac qu'il est une maladie de civilisation, et que l'ensemble d'un mode de vie est ici en cause : mauvaise alimentation, excès d'alcool et de tabac, avec de l'acidité gastrique (voir cette rubrique).

Cependant, d'autres causes plus profondes peuvent aussi entrer en jeu. On ne peut en aucun cas négliger de consulter un professionnel de la santé. En effet, que l'on parle de perforation de l'estomac, d'hémorragies ou de cancer, les complications possibles de l'ulcère de l'estomac sont toujours sérieuses. Dans le cas de l'ulcère du duodénum, les complications sont l'hémorragie et le rétrécissement d'une partie du duodénum.

Des signes à surveiller

— Un estomac dur comme du bois, contracté en permanence.
— Une douleur brutale, en coup de poing.
— Des selles noirâtres ou des vomissements (noirs ou rouges) indiquent une hémorragie possible.

Ces signes ne sont pas à prendre à la légère ; une intervention médicale est souhaitable dans les plus brefs délais.

— Mesures d'urgence en attendant le médecin.

a) En cas de vomissements de sang, consultez cette rubrique ;

b) En cas de selles noirâtres, la personne devra se mettre au repos absolu, s'étendre la tête basse et garder sur l'estomac une poche de glace. Eviter tout déplacement. Surtout aucun purgatif ; le malade prendra des boissons glacées, à la cuillère, pendant 3 jours.

Soins

Vous vous en doutez, ce n'est pas ici que l'on va vous envoyer avec plaisir sur la table d'opération, alors que la véritable source du problème siège vraisemblablement ailleurs, dans votre propre mode de vie. Selon toute vraisemblance, l'opération chirurgicale ne fera que résoudre le problème en surface, et de façon temporaire.

L'organisme est absolument objectif, et réagit sans complaisance à nos faiblesses et à nos travers. L'ulcère est vraisemblablement sa façon de réagir au stress, aux repas avalés à la hâte, à la précipitation avec laquelle nous réglons trop souvent nos affaires. Voyez les rubriques Digestion, Relaxation et Surmenage.

Les médicaments seuls ne peuvent suffire. Profitez au contraire de cette mise en garde sérieuse pour faire le point sur vous-même et sur votre vie. Si vous entreprenez votre démarche de façon sérieuse et honnête, vous n'aurez pas à la regretter.

Le premier pas qui s'impose pourrait bien être une cure de repos, repos tant moral (pas de chocs affectifs) que physique. Si vous fumez, il est impérieux d'essayer de mettre fin à cette habitude (voir Tabac).

Alimentation

Tâchez d'adopter un régime alimentaire sain, dont seront exclus le café et l'alcool. Consultez le régime hypotoxique. D'autre part, il existe des règles de conduite à mettre en application. Aliments recommandés : bananes, jus de carottes, ananas frais, miel de lavande et de romarin.

Ecologie de la table

— Prenez votre temps : mangez lentement et mastiquez bien vos aliments.

— Evitez les discussions animées, la lecture et la télévision à table.

— Evitez les mets épicés, les boissons gazeuses, les potages bouillants et les liquides très chauds en général.

— Au cours du repas, buvez peu de liquides, et toujours à la température de la pièce.

— Diminuez votre consommation de sel (et supprimez l'aspirine et les produits dérivés de la cortisone).

— Commencez les repas par un jus de pomme de terre et de chou frais (voir Plantes) : vous pouvez l'ajouter à votre soupe si le goût vous en paraît trop amer.

— A la fin du repas, vous pouvez ajouter à ce régime une cuillerée de charbon de bois, diluée dans un verre.

— Remplacez le bicarbonate de soude par des flocons d'avoine crus, mangés secs.

PLANTES : Amande - Chou - Consoude - Géranium - Houblon - Mauve - Pomme de terre - Réglisse - Reine-des-prés - Roseau

- *Les amandes* aident à réduire la production de pepsine, une protéine importante du suc gastrique produite en abondance par l'estomac malade. Elles renforcent aussi l'efficacité de l'intestin et déposent une couche protectrice sur les parois de l'estomac. Vous mangerez 70 g environ d'amandes douces épluchées par jour, en deux fois. Vous pouvez aussi les mélanger à 1 tasse de lait et 1/2 tasse de crème fraîche. Ajoutez 1 amande amère pour les cas d'ulcères rebelles.
- *Le chou* aide à cicatriser l'ulcère : mangez du chou cru et prenez chaque jour 1 ou 2 cuillerées à soupe de suc, que vous obtiendrez en passant le chou au mixer.
- *La consoude* est utilisée pour les hémorragies de l'estomac, car elle a un effet cicatrisant. Elle contient aussi un mucilage visqueux qui protège la paroi de l'estomac, et elle encourage la reproduction des cellules. Boire 3 ou 4 tasses par jour, une gorgée à la fois.
- *Le géranium* aide à reconstituer la paroi de l'estomac. Prenez une tasse de décoction avant les repas de midi et du soir. Faites tremper 50 g de plante séchée dans 1 litre d'eau froide 10 minutes, portez lentement à ébullition (2 minutes) et laissez infuser pendant 10 minutes.
- *Le houblon* a pour effet de calmer l'estomac mais aussi de le tonifier, en en réduisant les spasmes. Avec son effet calmant (et même sédatif, à plus forte dose) il est donc indiqué notamment pour les ulcères reliés à la nervosité. 3 ou 4 tasses d'infusion par jour : 10 à 15 g de cônes de houblon pour 1 litre d'eau.
- *La mauve* agit comme calmant et comme anti-inflammatoire des muqueuses ; on l'associe souvent à l'orge : faites cuire l'orge, laissez refroidir et ajoutez des feuilles de mauve.
- *La pomme de terre* présente des vertus étonnantes : adoucissante et calmante, elle est aussi cicatrisante et antiacide. Elle sera donc recommandée tant pour l'hyperacidité que pour les ulcères. Prenez 4 verres de jus de pomme de terre crue, à raison de 4 verres par jour, avec un peu de citron.
- *La réglisse* permet dans bien des cas de traiter l'ulcère d'estomac, et même parfois celui du duodénum. Elle couvre la paroi de l'estomac d'une couche visqueuse protectrice qui permet de réduire les sécrétions acides de l'estomac et de faire cicatriser plus rapidement les lésions.

La réglisse a aussi un effet relaxant, anti-inflammatoire et antispasmodique. Elle présente une contre-indication : celle de l'hypertension. Evitez d'en faire une absorption prolongée et importante en présence de symptômes nocifs (hypertension, troubles du rythme cardiaque, phénomènes paralytiques, etc.). Prenez 2 ou 3 tasses d'infusion par jour : 15 à 30 g de bois de réglisse pour 1 litre d'eau.

- *Le roseau odorant* est indiqué en cas d'ulcère du duodénum. On en prendra 1 cuillerée à soupe avant et après les repas, sans dépasser 6 cuillerées par jour. Faites macérer une cuillerée de racine dans 2 tasses d'eau froide pour la nuit ; réchauffez toujours au bain-marie avant de boire.
- *Tisane composée n° 1,* un mélange dont vous prendrez 3 ou 4 tasses par jour, à petites gorgées : 80 g de consoude, 40 g de souci, 50 g de renouée des oiseaux ; mélangez, et faites bouillir une cuillerée à thé dans 1/4 de litre d'eau ; laissez infuser et filtrez.
- *Tisane composée n° 2,* dont vous prendrez 5 à 6 tasses par jour, entre les repas : 25 g de guimauve, 25 g de bois de réglisse, 50 g de consoude et 40 g de houblon. Faites bouillir 6 cuillerées à soupe de ce mélange dans 1 litre d'eau. Laissez infuser pendant 20 minutes.

ULCÈRE VARIQUEUX

L'apparition de ces croûtes noires cernées d'inflammations rougeâtres est accompagnée d'une douleur pénible. L'infection qui caractérise les ulcères variqueux et la difficulté avec laquelle ils guérissent en font une affection qui requiert la présence du médecin.

Ici encore, il ne suffit pas de considérer uniquement l'affection en surface : l'ulcère variqueux témoigne d'un mal plus profond, dont il n'est que le symptôme : l'ulcère agit en quelque sorte comme un drain, par lequel le corps se débarrasse de toxines et de germes nocifs.

Si vous réussissez trop rapidement à fermer l'ulcère, vous risquez dans certains cas d'être amené à le réouvrir afin d'apaiser vos malaises : vertiges et nausées par exemple.

L'ulcère variqueux peut être relié à l'artérite, à la constipation, au mauvais fonctionnement des reins ; une mauvaise condition cardiaque et l'artérite sont le plus souvent en cause. En cas de difficultés cardiaques, un tonicardiaque sera peut-être indiqué. De toute façon, il faut obtenir des progrès significatifs sur le mal de base avant de vous attaquer à l'ulcère lui-même.

Danger

Si vous cultivez des plantes épineuses, des rosiers par exemple, et que vous avez un ulcère variqueux, vous courez le risque d'attraper le tétanos : le signe qui ne trompe pas est la difficulté à ouvrir la bouche, auquel cas il faut prévenir le médecin sans tarder.

Soins

Ici aussi, le repos est le seul programme sérieux à envisager. Les jambes à l'horizontale, le pied malade légèrement surélevé (exposé au soleil si possible) ; essayez de trouver des occupations sédentaires qui vous permettront de ne pas trouver ce repos forcé trop pénible.

Consultez la rubrique Visualisation. Vous aurez le temps de passer maître dans l'art de l'autosuggestion et guérirez beaucoup plus rapidement. N'oubliez pas de faire régulièrement des mouvements avec les jambes.

Enfin, l'acide silicique (Silicea) constitue un bon remède externe : vous pouvez l'appliquer sous forme de poudre : prenez les tablettes du remède homéopathique Silicea 12 CH, que vous réduirez en poudre et appliquerez sur l'ulcère. Le médecin allopathe aura recours aux antibiotiques (voir cette rubrique).

Alimentation

Le régime sera autant que possible naturel et fortement inspiré du régime hypotoxique (voir cette rubrique) : pauvre en sel et en protéines, il comportera beaucoup de jus de fruits et de légumes ; vous l'enrichirez de miel de tilleul ou de châtaignier.

PLANTES : Aulne - Chou - Consoude - Noyer - Sauge - Souci - Tisane composée

- *L'aulne* présente des propriétés astringentes que vous mettrez à profit en appliquant des emplâtres de feuilles écrasées et réduites en bouillie, directement sur la plaie.

- *Le chou* servira, grâce à ses vertus cicatrisantes et calmantes, à faire des compresses. Faites macérer pendant quelques heures dans de l'eau boriquée des feuilles de chou lavées, débarrassées de leurs grosses côtes et écrasées avec un rouleau à pâtisserie. Recouvrez soigneusement l'ulcère avec la feuille de chou, que vous maintiendrez en place avec une bande de gaze (sans trop serrer toutefois). Vous renouvellerez cette application 2 fois par jour.
- *La consoude* (qui soude, en latin) aide à cicatriser l'ulcère. Utilisez la racine pour préparer la teinture de consoude (vous la trouverez dans le commerce) ou la macération concentrée, qui servira en lotion ou en compresses : laissez reposer 200 g de racine dans 1 litre d'eau pendant 12 heures.
- *Le noyer* en décoction servira à faire des compresses : faites bouillir 50 g de feuilles dans 1 litre d'eau.
- *La sauge,* utile en cas d'ulcère rebelle, servira à faire des compresses chaudes, à prendre des bains de pieds et à nettoyer la plaie.
- *Le souci* permet de traiter les ulcères rebelles. Vous l'appliquerez en pommade : prenez deux bonnes tasses de fleurs, tiges et feuilles fraîches que vous passez au mixer. Mettez le souci dans 500 g de saindoux tout juste fondu, retirez du feu, couvrez, filtrez avec une toile de lin et laissez reposer pendant une journée. Filtrez sur une toile en coton fin et versez dans des pots propres.
- *La tisane composée* est conseillée pour aider à rétablir la circulation sanguine (Henry Errera) : mélangez et hachez 20 g d'asperge, 20 g de douce-amère en rameau et 20 g de renouée (la plante entière). Ajoutez 20 g d'hamamélis et préparez la tisane en 3 fois, matin, midi et soir en ajoutant le tiers de la préparation à 1 litre d'eau froide, que vous portez lentement à ébullition ; laissez bouillir 15 minutes et ajoutez 10 g de feuilles de saponaire après 10 minutes ; filtrez, aromatisez au miel et buvez le tout.

URÉE, URÉMIE

L'urée est le sous-produit de la transformation et de l'assimilation des protéines par l'organisme. Au-delà d'une certaine quantité d'urée dans le sang, on a affaire à une urémie, causée par une insuffisance rénale (auquel cas l'analyse note un taux d'urée dans le sang supérieur à 2 grammes par litre).

Les signes

Certains signes peuvent vous inciter à consulter votre médecin sans tarder.

— De fréquents maux de tête.
— Des crampes et des douleurs diffuses.
— Des fourmillements dans les extrémités des membres.
— Une manque d'appétit, des nausées, des vomissements.
— Des pertes de mémoire et une sensation de fatigue marquée.

En cas d'urémie grave, d'autres symptômes apparaissent : pâleur, œdèmes et anorexie. On a parfois recours dans ce cas à l'usage du rein artificiel pour compenser l'insuffisance rénale.

Alimentation

Voir Goutte. Mangez peu de pain (250 g de pain hypoazoté), peu de viande et de poisson (60 g de l'un ou l'autre par jour). Diminuez la consommation de sel.

Louis Pommier recommande le « régime en zig-zag » de Van Norden. Pendant une semaine par mois, alternez de la façon suivante : une journée de pommes de terre avec des corps gras ; une journée de fruits ou de légumes ; une journée de riz, fruits et sucre.

Le reste du temps, outre les aliments autorisés (voir régime hypotoxique) : légumineuses, chou-fleur, fruits, légumes verts (sauf épinards et oseille) prenez 100 g de viande ou de poisson blanc par jour, ou encore un œuf et 1/4 de litre de lait. Eaux minérales et infusions à volonté. Peu de café, de thé, de vin rouge, pas de vin blanc, ni apéritifs ni digestifs.

Les infusions et les décoctions joueront un rôle non négligeable dans votre retour à la santé.

PLANTES : Cerisier - Chiendent - Genêt à balai - Ortosiphon - Piloselle - Thym

- *Le cerisier* offre les queues de cerise, d'une grande efficacité comme diurétique. On boira entre 0,5 et 1 litre de décoction par jour. Faites tremper 200 g de queues de cerises dans 1 litre d'eau pendant 12 heures ; faites bouillir pendant 10 minutes.

- *Le chiendent* est un dépuratif et un diurétique, utile dans tous les cas d'inflammation de l'appareil urinaire. Buvez un litre d'infusion par jour : faites bouillir pendant 1 minute 40 g de rhizomes coupés dans 1,5 litre d'eau ; changez l'eau et faites bouillir pendant 1/4 d'heure, ajoutez un peu de bois de réglisse ou un zeste de citron ; laissez refroidir et filtrez.
- *Le genêt à balai* aide à purifier le sang de ses déchets et est aussi un diurétique puissant. Prenez 5 à 6 tasses de décoction par jour : entre 40 et 60 g de tiges pour 1 litre d'eau froide ; faites bouillir pendant quelques minutes et laissez infuser 10 minutes.
- *L'ortosiphon* est un diurétique fort efficace, qui permet d'augmenter le débit urinaire et de procéder à un drainage complet des toxines. Il présente également des vertus sédatives. Boire 1/2 litre d'infusion au cours de la journée : 5 g de feuilles sèches pour 1/2 litre d'eau.
- *La piloselle* favorise l'élimination de l'urée : elle sert donc à régulariser le taux d'urée dans le sang. Elle est aussi anti-infectieuse et stimule l'action du foie. Prenez 2 ou 3 tasses d'infusion par jour : entre 40 et 60 g de feuilles sèches par litre d'eau.
- *Le tilleul* est utile dans les cas d'urée ou d'albumine. Faites une cure prolongée de tilleul, à raison de 3 ou 4 tasses d'infusion par jour : 20 à 30 g de fleurs pour 1 litre d'eau.

URÉTRITE

Cette inflammation de l'urètre, le conduit d'évacuation de la vessie, se traduit par une douleur cuisante au moment d'uriner (d'où l'appellation populaire de « chaude-pisse »). Il s'agit parfois d'une infection causée par un gonocoque ; on parle alors d'urétrite blennorragique.

Dans certains cas, la douleur se déplace vers les reins, et s'accompagne de fièvre ; les urines seront rares et doublées d'écoulements suspects.

A ne pas négliger

Cette affection doit être soignée rapidement et efficacement, notamment chez la femme, chez qui la blennorragie peut causer l'urétrite, mais aussi la bartholinite, la vulvite, voire une salpingite ou une ovarite. De plus, il y a risque de stérilité pour les deux sexes. Il faut donc toujours consulter un médecin, et confirmer la guérison par des tests.

Soins

Le médecin procède habituellement à un traitement par antibiotiques (voir cette rubrique). Il faut augmenter le débit des urines ; les diurétiques seront donc indiqués.

Il est évidemment plus que souhaitable de s'imposer une période de chasteté, au moins pendant la phase aiguë de la maladie, et jusqu'au feu vert donné par les tests. Mettez votre ou vos partenaires au courant de votre état, même si cela demande une certaine dose de courage et de franchise. Evitez de vous fatiguer, surtout dans la position debout, et remettez à plus tard les grandes balades ou les voyages en voiture. Prenez des bains tièdes. Evitez de vous toucher le visage avec les mains, que vous garderez aussi propres que possible, notamment après être allé aux toilettes.

Du côté des plantes, on aura recours aux diurétiques. Il ne faut pas sous-estimer le pouvoir des plantes antiseptiques des voies urinaires. Capables de prévenir la prolifération des bacilles, ces plantes aident en effet à régénérer les muqueuses (ce que les médicaments ne sont pas en mesure de faire), et diminuent ainsi les possibilités de réinfection.

Alimentation

Mangez beaucoup de fruits, buvez des jus de fruits. Ne prenez pas d'alcool, qui ne fait qu'irriter davantage les voies urinaires.

PLANTES : Boldo - Bourrache - Bourse-à-pasteur - Busserole - Eucalyptus - Genévrier - Pin - Verge d'or

- *Le boldo,* avec son pouvoir antiseptique, sera utile en cas d'urétrite chronique ; il jouit d'une bonne réputation en ce qui a trait aux affections de l'appareil génito-urinaire en général. Prenez 1 tasse d'infusion avant les repas : 10 g de feuilles pour 1 litre d'eau. Ajoutez de la menthe pour une efficacité accrue.

- *La bourrache* est utilisée notamment à titre de diurétique : prenez 3 ou 4 tasses d'infusion par jour : entre 30 et 40 g de fleurs pour 1 litre d'eau bouillante.
- *La bourse-à-pasteur* est un antiseptique des voies urinaires, à prendre pendant quelques semaines après l'infection, ce qui aidera à éviter des rechutes fort fréquentes.
- *La busserole* est un diurétique et un antiseptique des voies urinaires très efficace. Il donne aux urines une coloration brunâtre, ce dont il ne faut pas s'inquiéter. Prenez 3 ou 4 tasses d'infusion par jour entre les repas : 20 à 30 g de feuilles sèches pour 1 litre d'eau.
- *l'eucalyptus* est un antiseptique très utile pour combattre les infections des voies urinaires. Prenez 4 ou 5 tasses d'infusion par jour : 20 à 30 g de feuilles pour 1 litre d'eau. Vous pouvez aussi utiliser l'eucalyptus, la busserole et la bruyère pour préparer un mélange dont vous prendrez 3 tasses par jour, matin, midi et soir, entre les repas. Mélangez 30 g de bruyère, 20 g de busserole et 25 g d'eucalyptus ; mettez 1 cuillerée à soupe dans 1 tasse d'eau froide ; portez à ébullition et retirez aussitôt du feu. Laissez infuser 10 minutes.
- *Le genévrier* donne les baies de genièvre, qui sont à la fois diurétiques et antiseptiques, d'où leur utilité en cas de blennorragie et de troubles urinaires en général. Prenez 2 ou 3 tasses d'infusion de baies séchées par jour, entre les repas (sauf en cas de troubles des reins, et s'il s'agit d'une femme enceinte). 20 à 30 g de baies séchées et concassées pour 1 litre d'eau. Comme la bourse-à-pasteur, vous pouvez la consommer au cours des semaines qui suivent l'infection afin d'éviter les rechutes.
- *Le persil,* dépuratif et diurétique, s'avère très utile en cas d'urétrite et d'autres affections urinaires. Chaque matin, au réveil, prenez une cuillerée à soupe de suc de persil fraîchement extrait à la centrifugeuse (vous pouvez aussi piler la plante dans un mortier de porcelaine). Ajoutez un peu d'eau et enveloppez dans un linge que vous tordez ensuite pour presser le liquide.

- *Le pin* est un diurétique et un antiseptique, utile pour traiter les infections de la vessie et les affections urinaires. Prenez entre 3 et 4 tasses d'infusion de bourgeons de pin par jour : faites infuser 30 à 40 g de bourgeons et sucrez bien avec du miel pour dissiper l'amertume de cette infusion.
- *La verge d'or* jouera le même rôle que la bourse-à-pasteur et les autres antiseptiques des voies urinaires. Elle est également astringente, diurétique et anti-inflammatoire. Prenez 3 tasses environ de décoction par jour : 50 g de sommités fleuries, sur lesquelles vous versez 1 litre d'eau bouillante.

URINE (AFFECTIONS URINAIRES)

Tout comme les selles, nos urines nous permettent de détecter des signaux quant au fonctionnement de notre organisme. Il est donc toujours bon ici de prendre note des transformations et des modifications.

Lire les signes

— Des urines de couleur verte (ou bleue) se produisent parfois à la suite d'un traitement au bleu de méthylène ou à la quinine.

— Des urines d'une couleur jaune marquée peuvent se produire à la suite d'un traitement prolongé de vitamine C ou de vitamine B12.

— Des urines de couleur brune indiquent la présence de sang, d'hémoglobine, ou une intoxication (méthémoglobinurie). Toutefois, l'infusion à la busserole peut aussi avoir cet effet.

— Les urines de couleur noire peuvent contenir du sang (voir plus bas). Elles peuvent aussi survenir après l'ingestion d'une bonne portion d'épinards.

— Les urines de couleur blanche risquent de contenir du pus (voir plus bas) ou du phosphate (phosoaturie).

— Les urines dont l'odeur évoque le pipi de chat peuvent être causées par le simple fait de prendre régulièrement des infusions de pensée sauvage.

— Les urines à l'odeur désagréable et très marquée peuvent être le signe, autre autres, d'une colibacillose (infection des voies urinaires, voir Urétrite), d'une cystite (surtout chez les vieillards ou

les personnes atteintes de prostatite) ou encore d'une lithiase (voir ce mot).
— Les urines troubles, boueuses, qui contiennent du sable rouge ou des sédiments de couleur blanchâtre, peuvent être reliées à la goutte, à une uricémie, ou encore à une lithiase rénale.
— Les urines qui contiennent du pus (pyurie) peuvent signaler une grippe, une cystite ou une urétrite, mais aussi un abcès du rein ou une septicémie (infection propagée dans le sang).
— Les urines contenant du sang peuvent indiquer un trouble des reins, de la vésicule ou de la prostate.
— Des urines accompagnées de sensations de brûlures peuvent signifier une urétrite (voir cette rubrique).

Vous trouverez dans la liste qui suit les plantes qui permettent de soigner la rétention d'urine et l'oligurie (lorsque de faibles quantités d'urine seulement sont émises). La rétention d'urine est généralement causée par un adénome (tumeur bénigne) de la prostate, et peut être à l'origine d'infections urinaires : les plantes qui ont un effet antibiotique sont donc fort utiles dans ce cas.

PLANTES : Busserole - Eucalyptus - Fenouil - Frêne - Oignon - Pissenlit - Persil - Pin - Pommier - Thym

- *La busserole* est un diurétique et un puissant antiseptique des voies urinaires. Ses vertus, connues depuis fort longtemps puisque Rabelais y fait référence, ont un effet secondaire étonnant, car il donne aux urines une coloration brunâtre, ce dont il ne faut pas s'inquiéter. Prenez 3 ou 4 tasses d'infusion par jour entre les repas : 20 à 30 g de feuilles sèches pour 1 litre d'eau.
- *L'eucalyptus* est un antiseptique fort utile pour combattre les infections des voies urinaires (gonorrhées et colibacilloses). Vous pouvez notamment le combiner avec la busserole et la bruyère. Prenez 3 tasses par jour, matin, midi et soir, entre les repas. Mélangez 30 g de bruyère, 20 g de busserole et 25 g d'eucalyptus ; mettez 1 cuillerée à soupe dans 1 tasse d'eau froide ; portez à ébullition et retirez aussitôt du feu. Laissez infuser 10 minutes.
- *Le fenouil* est un diurétique qui permet d'agir sur la rétention d'urine et sur l'oligurie. Prenez 3 ou 4 tasses d'infusion par jour :

faites infuser 40 à 60 g de racines dans un litre d'eau pendant 1 heure.

- *Le frêne* est diurétique et rafraîchissant. Il permet de combattre les problèmes de rétention d'urine et de diminuer la quantité d'acide urique contenu dans le sang en l'éliminant par l'urine. Prendre 3 ou 4 tasses d'infusion par jour : entre 40 et 50 g de feuilles pour un litre d'eau.
- *L'oignon* sert à combattre la rétention d'urine par voie externe. Vous ferez des cataplasmes avec de la pulpe d'oignon frais que vous poserez sur le bas-ventre. Comme diurétique, vous pouvez manger un oignon cru par jour, ou, si vous préférez, prendre 2 cuillerées d'alcoolature par jour : faites macérer un oignon cru broyé dans son poids d'alcool ; filtrez et prenez l'alcoolature 2 fois par jour, avant le dîner et avant le coucher, dans un peu d'eau.
- *Le persil* de nos jardins est dépuratif et diurétique, et s'avère un adversaire redoutable des affections urinaires en général (pyélite, cystite, prostatite, lithiase, urétrite, leucorrhée). Chaque matin, au réveil, prenez une cuillerée à soupe de suc de persil fraîchement extrait à la centrifugeuse (vous pouvez aussi piler la plante dans un mortier de porcelaine). Ajoutez un peu d'eau et enveloppez dans un linge que vous tordez ensuite pour presser le liquide.
- *Le pin* est un excellent remède des bronches, mais il joue aussi un rôle efficace comme diurétique, et ses effets antiseptiques sont utiles pour traiter les infections de la vessie et les affections urinaires. Prenez entre 3 et 4 tasses d'infusion de bourgeons de pin par jour : faites infuser entre 30 et 40 g de bourgeons et sucrez bien avec du miel pour dissiper l'amertume de cette infusion.
- *Le pommier* aide à soigner les problèmes de rétention d'urine, tout en agissant sur les maux de la vessie et des reins. Prenez 3 tasses de décoction de pelures par jour. Faites sécher des pelures de pommes que vous réduisez en poudre ; utilisez une cuillerée à soupe de cette poudre pour préparer une tasse de décoction : faites bouillir pendant 15 minutes. Vous pouvez aussi ajouter une ou deux rondelles de pomme et un peu de jus de citron.

- *Le thym* est utilisé comme remède des infections urinaires (et intestinales) ; il est diurétique et antiseptique. Prenez 4 à 5 tasses d'infusion par jour : entre 20 et 25 g pour 1 litre d'eau (évitez de le faire bouillir).

URTICAIRE

« Je ne bois plus de bière, ça me donne de l'urticaire », disait la chanson... Cette affection de la peau ressemble étrangement à une piqûre d'ortie : des plaques rouges accompagnées de sensations de démangeaisons ou de brûlures.

Elle est généralement déclenchée par des allergies. Dans le cas d'urticaire chronique, il peut s'agir d'une allergie aux crustacés, aux fraises, à la viande de porc, aux œufs ou aux fromages. L'urticaire ne provoque habituellement pas de fièvre ; si tel est pourtant le cas, il faut consulter un médecin.

L'urticaire géante

Dans le cas de l'œdème de Quincke, l'enflure se situe au visage ; on l'appelle aussi urticaire géante. Lorsque l'œdème de Quincke gagne la bouche, la langue et la gorge, il peut mettre en danger la personne qui en est atteinte. Si vous disposez d'une trousse homéopathique, vous lui donnerez Apis mellifica 5 CH, 3 granules par heure en attendant d'urgence l'arrivée du médecin.

L'urticaire peut aussi trouver son origine dans d'autres phénomènes : chez certaines personnes, le simple fait d'entrer ou de sortir de l'eau du bain (notamment si l'eau est froide) peut être à l'origine d'une crise d'urticaire. D'autres sont allergiques au nylon. Cette affection dermique, généralement bénigne, peut aussi survenir à la suite de certains traitements allopathiques ou de la manipulation de produits chimiques et pharmaceutiques.

Parmi d'autres sources d'allergie, mentionnons encore le pollen des fleurs ainsi que certains vêtements en fibres textiles animales. L'idéal serait que vous identifiez l'aliment ou le produit coupable, quoique cela demande parfois beaucoup de persévérance et quelques rechutes.

Outre les allergies, responsables de la majorité des cas d'urticaire, les troubles du foie et la constipation sont parfois en cause.

Soins

Lorsque la crise survient, vous devez garder le lit. Frictionnez doucement la région affectée avec du jus de citron.

A éviter

— Méfiez-vous des produits de beauté, comme certaines crèmes, rouges à lèvres, vernis à ongles.

— Les antibiotiques, l'aspirine, la quinine et les médicaments à base de quinine.

— Les champignons, les fromages bleus et le gorgonzola, qui, comme l'aspirine, contiennent de l'acide salicylique. Evitez les aliments riches en protéines et en azote. Vin, bière, liqueurs, apéritifs, tomates et épices seront à mettre de côté.

Alimentation

Ne buvez que de l'eau pendant les prochaines 24 heures.

Puis, buvez du bouillon de légumes pendant quelques jours avant de reprendre progressivement une alimentation solide. Le régime sera sobre : suivez le régime hypotoxique (voir cette rubrique).

Pour combattre l'effet des substances qui causent l'urticaire, vous pouvez absorber de la chaux.

PLANTES : Bardane - Bouleau - Petite centaurée - Fumeterre - Ortie

- *La bardane* est fréquemment employée pour les affections de la peau à cause de son effet diurétique et de son action dépurative sur le sang. En usage externe, vous pouvez utiliser un topique qui ne se conserve toutefois pas au-delà de quelques jours : écrasez des feuilles fraîches de bardane au mortier ; mettez ensuite à macérer dans l'huile d'olive pendant une journée, dans un bocal bien fermé. Filtrez en pressant bien les feuilles.
- *La petite centaurée* est dépurative et utile pour combattre les crises d'urticaire reliées à des troubles du foie ou à la constipation.

Prenez 3 tasses d'infusion par jour pendant 8 jours : 30 g de plante pour 1 litre d'eau. Laissez infuser pendant 10 minutes.

- *Le fumeterre* est dépuratif ; il agit également sur le foie (cholagogue). Prenez 3 ou 4 tasses d'infusion par jour pendant 1 semaine environ : entre 20 et 30 g de plante pour 1 litre d'eau (diminuez la dose pour les enfants).
- *L'ortie* est un diurétique et un dépuratif qui permet d'éliminer les toxines. Prenez 1 cuillerée à thé de décoction par heure : faites bouillir 80 g de feuilles dans 1 litre d'eau pendant 15 minutes.

VARICES

Différentes circonstances peuvent se trouver à l'origine des stases veineuses qui causent les varices : les pieds froids, les longs moments passés debout, l'absence de mouvement, l'obésité, la grossesse, et même une respiration trop peu profonde. Evidemment, l'âge est souvent en cause, car il fait perdre aux veines leur élasticité ; l'alcool, le café, le tabac et les excitants sont aussi des facteurs d'apparition de veines varices des jambes.

Précisons que la présente rubrique porte sur ce dernier type de varices, quoiqu'il en existe d'autres types : les varices de l'anus (les hémorroïdes), les varices des testicules et du scrotum (la varicocèle), les varices de la vessie, du vagin et de la vulve, du pharynx et du larynx.

Lorsqu'il y a stase veineuse, le sang circule moins rapidement à l'intérieur des veines, ce qui le fait stagner et s'accumuler en un point de son parcours. Sous la pression, la paroi des veines finit par s'affaisser et se dilater de façon permanente. Ces faiblesses de la paroi veineuse sont d'ailleurs souvent transmises par hérédité.

Ne négligez pas les veines varices, car au-delà des inconvénients esthétiques qu'elles présentent et des douleurs qu'elles causent, elles peuvent entraîner des complications : ulcères variqueux, hémorragies ou inflammations autour de la veine atteinte (périphlébite).

Attention aux « détournements »

Les interventions drastiques, comme les injections de chlorure de sodium ou de glucose, mettent la veine pour ainsi dire « hors circuit », mais ne règlent pas le problème... au contraire. Elles entraînent une surcharge du reste du réseau, qui n'est pas nécessairement beaucoup plus vaillant que la veine atteinte. De plus, les injections augmentent le risque de thromboses et d'embolies.

Bien sûr, il est recommandé de soigner les veines affaiblies avant que les varices n'apparaissent : les jambes lourdes et la couperose sont des signes de fatigue du système veineux qu'il est préférable de ne pas négliger.

Soins

— Faites le plus d'exercice possible ; cela contribue à activer la circulation du sang et à dégager les veines. La marche active (environ 120 pas à la minute) permet de contracter et de décontracter les muscles assez rapidement pour stimuler la circulation sanguine.

— Prenez des bains de pieds froids chaque jour. Vous pouvez aussi prendre des bains additionnés de 200 g de bicarbonate de soude et 75 g d'alun (formule du Dr Salmanoff, rapportée par R. Tocquet).

— Le plus souvent possible, gardez les jambes surélevées (avec un coussin, la nuit par exemple).

— Ne portez pas de vêtements ou de sous-vêtements qui serrent les jambes. Si vous voulez porter une bande Velpeau ou des bas de soutien, enfilez-les en tenant vos jambes en l'air, avant de vous lever, après un léger massage des veines atteintes.

— N'exposez pas vos jambes au soleil.

— Vos talons ne seront ni trop hauts ni trop plats (4 cm environ).

— Evitez autant que possible les stations debout prolongées.

— Les massages aident à soulager les veines varices, mais il faut qu'ils soient adaptés : effleurements superficiels de la jambe, tapotements légers, etc.

— Les plantes aideront à soigner les varices en tant que telles, mais pourront aussi soulager l'organisme des déchets qui alourdissent le système veineux et favorisent l'apparition des veines varices. N'attendez pas, cependant, le remède-miracle qui vous rendrait en quelques jours les jambes de votre adolescence. Avec le temps et les remèdes appropriés, vous noterez des améliorations sensibles.

Alimentation

Consultez le régime hypotoxique (à la rubrique du même nom). Faites des cures de jus de carottes, alternés avec des jus de fruits comme le citron, le pamplemousse ou l'orange (voir plus loin). Evitez les graisses.

Les vitamines C, P et E sont importantes pour traiter les veines varices. Les vitamines C et P renforcent la résistance des parois veineuses, tandis que la vitamine E permet de tonifier les muscles et de stimuler la circulation sanguine. Pour la vitamine C, consulter la rubrique Vitamines.

La vitamine P se trouve dans les poivrons verts, les agrumes (fruits et légumes à saveur acide : citron, pamplemousse, orange). Un bon moyen d'obtenir de l'extrait de vitamine P consiste à hacher très finement les écorces de 3 oranges, 2 citrons et d'un pamplemousse ; mélangez avec de la pulpe d'orange au sirop. Prenez 2 ou 3 cuillerées par jour.

Quant à la vitamine E, vous la trouverez entre autres dans l'huile de maïs, l'huile de soja, le germe de blé et le blé germé.

PLANTES : Ail - Bourse-à-pasteur - Hamamélis - Lierre - Marron d'Inde - Millefeuille - Sauge - Souci

- *L'ail* nous offre, ici encore, un pouvoir d'action bénéfique, car il a un effet stimulant et dépuratif sur le système sanguin. Il aide aussi à rendre aux veines leur élasticité : piler 100 g d'ail, que vous faites macérer pendant 8 jours dans 1 litre d'eau-de-vie. Pendant 8 jours par mois, prenez une fois par jour 1 cuillerée à thé dans un verre d'eau sucrée. Il est recommandé de manger tous les jours une soupe à l'ail.
- *La bourse-à-pasteur* est un astringent et un tonique. Elle aide aussi à régulariser le flux menstruel. Prenez 3 tasses de décoction par jour : entre 40 et 50 g de plante pour 1 litre d'eau ; laissez bouillir 10 minutes.
- *L'hamamélis* est astringent et tonique, et offre un bon remède pour toutes les affections du système veineux. Utilisez la teinture, que vous vous procurerez dans les établissements spécialisés. Prenez 4 à 5 gouttes, 3 fois par jour, dans un verre d'eau. Vous pouvez aussi associer l'hamamélis et l'hydraste du Canada : 3 gouttes de teinture de chaque, dans un verre d'eau.

- *Le lierre* permet de faire des compresses qui aideront à calmer la douleur. Faites bouillir 50 g de feuilles dans 1/2 litre d'eau pendant 10 minutes.
- *Le marronnier d'Inde* est riche en calcium ; il se montre utile pour les troubles de la circulation et pour soigner tous les types de varices ; de plus, il aide à apaiser la douleur et représente un bon médicament à long terme. Etant donné le goût amer de la décoction (50 g pour 1 litre d'eau), vous pouvez avoir recours à l'extrait de marron d'Inde, disponible dans les établissements spécialisés, ou encore utiliser l'alcoolature : faites macérer 50 g d'écorce dans 1 litre de vin blanc pendant 1 semaine ; prenez un verre à apéritif avant les repas.
- *Le millefeuille* est depuis longtemps recommandé pour les varices. Il aide aussi à soulager les jambes lourdes et, par son action tonique sur le système veineux, il favorise une meilleure circulation. Prenez 3 ou 4 tasses d'infusion par jour : entre 40 et 50 g de sommités fleuries pour 1 litre d'eau.
- *La sauge* sera utile en usage externe. Faites des applications avec des compresses de feuilles chaudes ou prenez des bains de pieds avec des feuilles de sauge. Pour les compresses, faites bouillir 50 g de feuilles de sauge dans 1/2 litre d'eau pendant 1/4 d'heure.
- *La vigne rouge* est un tonique du système veineux qui aide à traiter les troubles de la circulation, notamment les phlébites et les veines varices. A part les raisins, vous pouvez avoir recours à la décoction de feuilles, dont vous prendrez 1 tasse avant chaque repas : 50 g de feuilles pour 1 litre d'eau.
- *Le souci* permet de préparer une pommade pour les soins externes des varices. Prenez deux bonnes tasses de fleurs, tiges et feuilles fraîches que vous passez au mixer. Mettez le souci dans 500 g de saindoux tout juste fondu, retirez du feu, couvrez, filtrez avec une toile de lin et laissez reposer pendant une journée. Filtrez sur une toile en coton fin et versez dans des pots propres. Vous pouvez aussi utiliser le résidu de la pommade pour faire des emplâtres.

VEINES Voir aussi HYPERTENSION, PHLÉBITE, VARICES

Les soins du système veineux sont importants pour garder une bonne santé en vieillissant. Les surmenages de toutes sortes se traduisent souvent par un système sanguin essouflé, en mauvais état.

Vous pouvez reconnaître la fatigue du système sanguin à certains indices, comme les sensations de jambes lourdes, les veines varices, la rupture des veines capillaires, la couperose (voir ces rubriques le cas échéant).

Alimentation

Les vitamines C, P et E jouent un rôle important dans la santé du système veineux. Les vitamines C et P renforcent la résistance des parois veineuses, tandis que la vitamine E permet de tonifier les muscles et de stimuler la circulation sanguine. Pour la vitamine C, consulter la rubrique Vitamines.

La vitamine P aide à prévenir l'hypertension, les hémorragies et les ruptures des veines. Vous la trouverez notamment dans les poivrons verts, les agrumes (fruits et légumes à saveur acide : citron, pamplemousse, orange). Pour obtenir de l'extrait de vitamine P, hachez très finement les écorces de 3 oranges, 2 citrons et d'un pamplemousse ; mélangez avec de la pulpe d'orange au sirop. Prenez 2 ou 3 cuillerées par jour. Le pamplemousse, comme le citron, aide à prévenir la dilatation des vaisseaux capillaires.

Quant à la vitamine E, vous la trouverez entre autres dans l'huile de maïs, l'huile de soja, le germe de blé et le blé germé.

PLANTES : Ail - Citron - Epine-vinette - Hamamélis - Lierre - Marronnier d'Inde - Millefeuille - Peuplier - Tilleul - Vigne rouge

- *L'ail* nous offre ici encore un pouvoir d'action bénéfique, grâce à son effet stimulant et dépuratif sur le système sanguin. Il est un vaso-constricteur et aide à rendre aux veines leur élasticité. Piler 100 g d'ail, que vous faites macérer pendant 8 jours dans 1 litre d'eau-de-vie. 8 jours par mois, prenez 1 cuillerée à thé par jour dans un verre d'eau sucrée.
- *Le citron* aide à combattre la sclérose des artères en maintenant leur souplesse. Il prévient aussi la rupture des vaisseaux capillaires. Faites donc une abondante consommation de citron (qui n'est pas contre-indiqué pour les diabétiques) et faites une cure 3 ou 4 fois par an en prenant chaque jour 3 tasses d'infusion de citron.

Faites infuser 10 g d'écorce pilée (un zeste de citron écrasé) dans 1/2 litre d'eau bouillante.

- *L'épine-vinette* est un vaso-constricteur qui aide à rendre leur tonus aux veines qui ont une tendance à faire des varices. Prenez 3 tasses d'infusion par jour : 60 g de plante pour 1 litre d'eau. Laissez infuser pendant 20 minutes.
- *L'hamamélis* est astringent et tonique, et sert à soigner toutes les affections du système veineux. Utilisez la teinture, que vous vous procurerez dans les établissements spécialisés. Prenez 4 à 5 gouttes, 3 fois par jour, dans un verre d'eau. Vous pouvez aussi associer l'hamamélis et l'hydraste du Canada : 3 gouttes de teinture de chaque, dans un verre d'eau.
- *Le marronnier d'Inde* est riche en calcium. Il s'agit d'un vaso-constricteur utile pour les troubles de la circulation. Etant donné le goût amer de la décoction (50 g pour 1 litre d'eau), vous pouvez avoir recours à l'extrait de marron d'Inde, disponible dans les établissements spécialisés, ou encore utiliser l'alcoolature : faites macérer 50 g d'écorce dans 1 litre de vin blanc pendant 1 semaine ; prenez un verre à apéritif avant les repas.
- *Le millefeuille* a une action tonique sur le système veineux. Il soulage les crampes des vaisseaux sanguins et favorise une meilleure circulation. Efficace pour les varices et les jambes lourdes, il est un dépuratif du sang. Prenez 3 ou 4 tasses d'infusion par jour : entre 40 et 50 g de sommités fleuries pour 1 litre d'eau.
- *Le peuplier* aide à tonifier les veines contractées, ou celles qui commencent à produire des varices. Quatre fois par an, faites pendant 8 jours une cure d'infusion de peuplier, à raison d'une tasse le matin avant de manger (buvez à petites gorgées) : 20 g d'écorce émiettée pour 1 litre d'eau : laissez infuser pendant 1/4 d'heure.
- *Le tilleul* est un vaso-dilatateur qui aidera à rendre aux veines leur élasticité. Prenez 3 tasses par jour, dont 2 après les repas et une avant le coucher.
- *La vigne rouge* est un tonique du système veineux qui aide à traiter les troubles de la circulation, dont les phlébites et les veines varices. Outre les raisins, vous pouvez avoir recours à la décoction de feuilles, dont vous prendrez 1 tasse avant chaque repas : 50 g de feuilles pour 1 litre d'eau.

VERRUES

Ce sont des tumeurs bénignes et sans danger. On distingue les verrues d'origine virale (planes, plantaires, vulgaires) qui apparaissent notamment sur les mains, les pieds ou le visage, et les verrues séborrhéiques, qui atteignent surtout les personnes âgées. Dans certains cas, elles s'effacent d'elles-mêmes.

Soins

On traite habituellement les verrues en les retirant, par différentes interventions : cryothérapie, électrocoagulation, radiothérapie, etc.

Tout en faisant des applications avec la plante que vous aurez choisie, tous les deux jours, passez légèrement une pierre ponce sur votre verrue.

Pour les verrues vulgaires des mains, une autre méthode consiste à concentrer les rayons de soleil sur la verrue à l'aide d'une loupe, plusieurs journées de suite.

PLANTES : Ail - Chélidoine - Souci

- *L'ail* permet de traiter les verrues en hiver, quand les fleurs fraîches comme le souci et la chélidoine ne sont guère disponibles : pilez 3 grosses gousses d'ail au mortier, et ajoutez un peu d'huile d'olive pour obtenir une pommade, que vous appliquerez 2 fois par jour. La nuit, appliquez en cataplasmes mais en protégeant la peau environnante (à cet effet, vous pouvez utiliser du sparadrap).
- *La chélidoine* est d'une efficacité reconnue pour traiter les verrues : normalement, celles-ci ne résistent guère à un traitement de huit jours : appliquez du suc de chélidoine fraîche sur la verrue 2 fois par jour. Il suffit pour ce faire de briser la tige d'une feuille et de déposer le suc sur la verrue (sans toucher la peau environnante). Poursuivez le traitement pendant 2 semaines, au cours desquelles la verrue doit ramollir et finalement disparaître. Evitez par ailleurs de porter ce suc à votre bouche, car la chélidoine est un poison.
- *Le souci* agit de la même façon que la chélidoine, et vous l'utiliserez de la même manière en applications directes, 2 fois par jour, pendant une huitaine.

VERS Voir OXYURES

VERTIGES

La tête vous tourne, vous avez l'impression qu'un tourbillon se prépare à vous happer, par la gauche ou la droite : c'est le vertige, que nous connaissons tous. Il s'agit bien sûr d'une sensation banale si vous vous trouvez dans un téléphérique.

En revanche, le fait d'éprouver cette sensation sur le « plancher des vaches », dans des circonstances normales, devrait vous inciter à consulter un médecin, car le vertige annonce souvent un trouble sérieux. Il peut être un signe d'hypertension artérielle, d'une maladie de l'oreille, d'une intoxication, etc. A ce titre, il faut préciser que le vertige est un signe, un symptôme, plutôt qu'un mal en soi.

Bien entendu, les plantes indiquées ici ne soignent guère ces maux, qui nécessitent un diagnostic et des soins particuliers. Elles serviront à soulager sur le moment en attendant de voir le médecin.

Soins

La personne devra s'allonger, dans un endroit aussi calme que possible. Appliquez des compresses de glace sur les tempes. En dehors des crises, évitez les excitants.

PLANTES : Aubépine - Gui - Lavande - Mélisse - Menthe - Sauge

- *L'aubépine* sera utile dans les cas où l'on craint que des troubles nerveux ou des problèmes d'hypertension soient en cause. Prenez 2 ou 3 tasses d'infusion par jour : entre 20 et 30 g de fleurs pour 1 litre d'eau. Laissez infuser pendant 10 minutes.
- *Le gui* est à considérer comme remède de l'hypertension et des troubles de la circulation par son effet tranquillisant. Prenez 3 ou 4 tasses d'infusion par jour : 20 g de feuilles ou de fleurs pour 1 litre d'eau.
- *La lavande* est bien sûr calmante, une vertu qui est souvent très utile dans ces circonstances. Prenez 3 ou 4 tasses d'infusion : entre 20 et 30 g de fleurs pour 1 litre d'eau.
- *La menthe,* stimulante et antispasmodique, a également un effet

tonique qui peut s'avérer utile. Prenez 3 ou 4 tasses d'infusion : entre 20 et 30 g de feuilles par litre d'eau.
- *La mélisse* est sédative et antispasmodique, et jouera le rôle d'un calmant. Prenez 3 ou 4 tasses d'infusion dans la journée : 20 g de sommités sèches pour 1 litre d'eau.
- *La sauge* vient, une fois de plus, nous aider, notamment en présence d'une faiblesse ou d'une convalescence. Prendre 3 ou 4 tasses d'infusion par jour : entre 20 et 30 g de plante pour 1 litre d'eau.

VIEILLISSEMENT Voir LONGÉVITÉ, SÉNESCENCE, SÉNILITÉ

VISAGE Voir PEAU, RIDES

VISUALISATION Voir aussi AUTO-SUGGESTION et RELAXATION

La visualisation est la contrepartie mentale de l'effort que vous faites pour vous aider à guérir par les plantes. En effet, le corps agit sur l'esprit, et il est plus difficile de guérir si vous êtes dans un état de tension constante ou si vous vous tourmentez sans arrêt.

Lorsque les forces physiques font défaut, il vous reste encore vos forces mentales, et à travers elles vous pouvez trouver un pouvoir considérable. C'est sans doute là que commence la reconstruction. La visualisation vous aide à prendre confiance en vos propres forces. Songez que des expériences faites à Washington, aux Etats-Unis, ont montré que des personnes souffrant de leucémie avaient réussi à augmenter leur production de globules rouges en employant des techniques de visualisation.

Lorsque vous décidez de vous soigner par les plantes en plus d'avoir recours à la médecine, vous entreprenez une action concrète pour votre propre bien-être. Ce ne sont pas uniquement les plantes qui vous font du bien quand vous agissez de la sorte, mais vous-même.

Idéalement, la voie vers la guérison est donc double. D'une part, une démarche concrète, qui implique un régime alimentaire adéquat, l'utilisation de remèdes naturels comme les plantes et le recours à la médecine dès que cela s'avère nécessaire.

D'autre part, la gymnastique mentale qu'est la visualisation, afin de stimuler vos forces de guérison et de lever les barrières mentales qui s'y opposent parfois : « ... la visualisation créatrice demeure toujours un complément utile pouvant accompagner n'importe quelle méthode de soins. Dans tous les cas, l'utilisation consciente de la visualisation créatrice hâtera et adoucira étonnamment le processus de la guérison » (S. Gawain).

Ajoutons que la visualisation, si elle s'avère utile pour guérir et garder une bonne santé, est également précieuse pour atteindre tous les objectifs que vous vous fixez : paix, amour, prospérité, créativité, etc.

La visualisation pour la santé

Le fait de pratiquer la visualisation lorsque vous êtes en bonne santé permet de la développer un peu comme un réflexe, ce qui facilite les choses une fois que vous souffrez ou que la maladie vous affaiblit. Celle-ci a tendance, en effet, à saper nos réserves à tous les points de vue, et l'enthousiasme de la santé est bien difficile à conserver au moment où les forces nous quittent. N'est-ce pas là que l'on prend pleinement conscience de l'importance et de la valeur de ce bien vital qu'est la santé ? Elle mérite tous nos efforts.

Comment fonctionne la visualisation ? On ne peut que s'en tenir, pour l'instant, aux hypothèses et supposer que notre conscience à l'état de veille représente une partie seulement de notre esprit.

La technique de la visualisation nous permettrait de nous mettre en contact avec d'autres dimensions, dont nous ne faisons encore que prospecter les ressources.

Nous avons de bonnes raisons de croire que ces autres niveaux de notre conscience ont accès à des informations et des énergies supérieures à celles dont nous disposons à l'état de veille ordinaire.

Le processus de la visualisation est donc mystérieux... mais l'essentiel, pour vous, est qu'il fonctionne. Il est donc inutile de vous casser la tête pour comprendre comment se produira ce que vous avez souhaité. Et même, ne vous préoccupez absolument pas des modalités, de la façon dont vous allez guérir.

On pourrait résumer et formuler ceci autrement en disant que c'est le pouvoir créateur en chacun de nous qui nous aidera à matérialiser dans notre monde extérieur ce que nous aurons construit pour nous-même dans notre monde intérieur.

En effet, avec la méditation, la prière et l'affirmation, la visualisation est un des moyens par lesquels nous pouvons influer sur les niveaux de notre conscience qui ne sont pas accessibles aux raisonnements, ni aux simples souhaits.

Ces niveaux de conscience, qu'on pourrait appeler le « biocomputer », jouent un rôle important dans notre vie. En ayant accès au biocomputer, nous pouvons avoir une influence bénéfique sur notre réalité, sur notre santé. Et c'est pourquoi, à l'inverse, les personnes qui parlent continuellement de maladie finissent la plupart du temps par l'attirer.

Visualiser : principe de base

* *Commencez par pratiquer l'exercice de relaxation décrit à la rubrique Relaxation. Vous n'arriverez pas forcément du premier coup à un état de détente, mais avec un peu de pratique, cela viendra tout seul. Cette relaxation présente, en outre, l'avantage d'atténuer la douleur dans bien des cas. Dès que vous vous sentez en état de réceptivité, passez à l'étape suivante.*
* *Donnez-vous un objectif clair.*
* *Une fois l'objectif fixé, façonnez-vous une image ou une série d'images qui représentent l'objectif en voie de se réaliser d'une manière ou d'une autre. Il n'y a pas besoin d'être réaliste : la façon dont se réalise votre objectif peut même être des plus fantaisistes.*
* *Créez toujours des images détaillées, vivantes, avec des couleurs vives, des détails, en allant pour ainsi dire jusqu'aux odeurs.*
* *Les séances de visualisation sont des moments de détente et de concentration, au cours desquels vous vous représentez l'image ou la série d'images comme si elle était déjà vraie.*
* *Enfin, renforcez l'image périodiquement par l'usage d'affirmations.*

Ce qui est important, c'est d'arriver à voir une séquence qui finisse par régler, éliminer ou réduire le problème sur lequel vous travaillez, ou dans laquelle vous puissiez vous voir dans la situation que vous souhaitez.

Représentez-vous bien la conclusion recherchée : elle est essentielle au processus. Lorsque vous vous êtes fixé un but, vérifiez s'il est clairement illustré dans votre esprit. Vous devez le voir en détail.

Par exemple, voyez-vous en pleine forme, plein d'entrain et d'énergie, faisant les choses que vous aimez et qui vous sont interdites (pourvu qu'elles ne nuisent pas à votre santé, bien entendu !) par la maladie.

Vous pouvez compléter le tout par des affirmations, de l'autosuggestion (voir cette rubrique). Des scénarios de visualisations efficaces vous seront suggérés (sans jeu de mots !) un peu plus loin.

Enfin, le plus important. Une fois que vous avez composé l'image de ce que vous souhaitez, laissez le reste entre les mains de la Providence. Il est important de ne visualiser que le résultat accompli, définitif — et non les moyens précis par lequel cette situation se produira. Ayez confiance : c'est la clé.

Croire en soi

** Une attitude convaincue est indispensable à ce processus : vous devez d'abord désirer profondément le résultat que vous avez choisi. Les miracles arrivent rarement aux personnes qui ne veulent pas guérir à tout prix !*

** C'est parfois le moment d'un petit examen de conscience : de quelle façon cette maladie, cet accident s'intègrent-ils au scénario de votre vie ? S'agit-il plutôt d'une exception ou d'une continuité ?*

** Ensuite, vous devez croire en la possibilité que ce résultat se produise.*

** Enfin, attendez les résultats avec confiance.*

Les visualisations données ici sont des exemples, mais vous apprendrez rapidement à créer vous-même celles qui répondent à vos besoins spécifiques. Cela vous donnera une grande autonomie, renouvellera votre confiance en vous et en l'univers.

Ces exemples sont seulement destinés à vous familiariser avec cet instrument merveilleux qu'est votre esprit. Autrement dit, il n'est pas nécessaire de répéter les exercices mot à mot. Il est plus important de voir se dérouler dans votre esprit les événements que vous souhaitez voir se réaliser. Une bonne méthode consiste à les enregistrer, et à passer l'enregistrement lorsque vous êtes en état de relaxation profonde.

Avec un peu d'habitude, dès lors que vous aurez intégré la technique, vous pourrez utiliser les affirmations et les visualisations dans votre vie de tous les jours. Après avoir appris à projeter des images sur votre écran intérieur, rien ne vous empêche d'y repenser au cours de la journée, et de renforcer le processus — prenez garde toutefois de ne pas laisser vos pensées tourner à l'obsession.

L'espace intérieur

* *Relaxez-vous. Fermez les yeux.*

* *Visualisez l'intérieur de la partie de votre corps atteinte de maladie. Pour ce faire, il est utile d'avoir au moins une idée schématique du problème, pour pouvoir vous le représenter : un mauvais fonctionnement du foie par exemple, ou encore le durcissement des artères. Vous pouvez demander à votre médecin de vous faire un petit croquis pour vous faciliter les choses, ou consulter un dictionnaire médical.*

* *Représentez-vous la scène de façon colorée, dans les détails. Un peu comme un film de science-fiction sur un voyage dans votre « espace intérieur », vous pouvez vous voir atteignant une très petite taille, puis pénétrant dans votre organisme par une oreille, ou par la bouche, et vous rendant jusqu'à l'endroit affecté. Trouvez la partie atteinte et observez-la attentivement.*

* *Mettez en marche la guérison. Pour ce faire, vous allez visualiser l'action bienfaisante des plantes, songer à leurs effets spécifiques, en vous basant sur les descriptions données. En cas de durcissement des artères, vous verrez par exemple les dépôts de graisse se « dissoudre » (vous pouvez même employer une image comme de petits hommes avec des torches, par exemple). L'important est de voir une action qui corresponde à un processus de réparation.*

* *Parallèlement, imaginez les forces de défense naturelle de votre organisme qui s'éveillent, stimulées par les plantes et par l'action*

de votre esprit, qui est en train de les libérer de leur léthargie. Les globules rouges s'activent, les forces affluent, les tissus reprennent une allure saine.
* *Après les « réparations », le ménage : nettoyez (à grande eau par exemple), la région qui vient d'être l'objet de vos soins et assurez-vous qu'elle affiche une allure propre et pimpante de santé.*
* *Félicitez-vous pour votre bon travail.*
* *Vous vous voyez libéré de la douleur, en bonne santé, faisant les choses qui vous plaisent.*
* *Eveillez-vous doucement.*

Vous pourrez utiliser la visualisation pour apaiser vos douleurs, en passant plus ou moins par les mêmes étapes. La douleur pourra prendre une apparence symbolique : un bourreau, par exemple, ou un nuage noir, peu importe. Vous pouvez aussi alléger vos souffrances en vous représentant une grosse paire de ciseaux, très aiguisés, sectionnant le nerf qui conduit la douleur de la région atteinte à votre cerveau.

Ou encore, engagez le dialogue avec la représentation symbolique de votre douleur. L'important est de ne pas composer l'image qui représentera cette douleur, mais de laisser votre esprit la choisir le plus spontanément possible, sans l'enjoliver ni l'embellir. Demandez-lui la cause de sa persistance, et ce qu'il faudrait faire pour qu'elle vous laisse vivre en paix.

La lumière dorée

* *Procédez à la relaxation. Fermez les yeux.*
* *Tout votre corps est entouré d'une lumière dorée. Cette lumière possède une énergie curative. Vous la sentez vous pénétrer de sa chaleur bienfaisante. Elle se répand partout en vous, et se concentre à l'endroit malade.*
* *Entrez en communication avec la partie malade ou celle qui cause votre maladie, et demandez-lui s'il y a quelque chose que vous pouvez faire, quelque chose de précis ou non, portant sur un détail ou sur l'ensemble de votre vie. Si une « réponse » surgit, promettez-vous d'en tenir compte, d'essayer de la comprendre.*

* *Dirigez l'énergie réparatrice sur la partie de votre corps atteinte par le mal.*
* *Félicitez-vous pour votre bon travail.*
* *Voyez-vous libéré de la douleur, en bonne santé, faisant les choses qui vous plaisent.*
* *Eveillez-vous doucement.*

Les plantes

* *Procédez à la relaxation. Fermez les yeux.*
* *Visualisez l'intérieur de la partie de votre corps atteinte de maladie. Représentez-vous l'action bienfaisante des plantes, songez à leurs effets spécifiques, en vous basant sur les descriptions données. En cas d'abattement par exemple, si vous avez recours à du ginseng, vous pourrez « voir » les molécules de ginseng en train de rebâtir vos défenses, colmater les brèches, corriger les faiblesses.*
* *Félicitez-vous pour votre bon travail.*
* *Voyez-vous libéré de la douleur, en bonne santé, faisant les choses que vous aimez faire.*
* *Eveillez-vous doucement.*

L'aide des Lilliputiens

* *Procédez à la relaxation. Fermez les yeux.*
* *Imaginez que des globules blancs ou de petits bonshommes souriants viennent réparer les dégâts et faire les pansements nécessaires. L'imagination n'a pas à se limiter dans le choix de ces images.*
* *Après les « réparations », le ménage : vous voyez les bonshommes nettoyer la région qui vient d'être l'objet de leurs soins et constatez qu'elle affiche une allure propre et pimpante de santé.*
* *Remerciez vos petits amis, félicitez-les et félicitez-vous pour le bon travail accompli.*
* *Voyez-vous libéré de la douleur, en bonne santé, faisant les choses qui vous étaient interdites par la maladie.*
* *Eveillez-vous doucement.*

Dans certains cas, pour surmonter les résistances du début, vous pouvez user d'un stratagème qui mise sur nos habitudes. Il s'agit de faire comme si la visualisation en question se déroulait à la télévision. La télévision fait tellement partie de notre vie qu'elle acquiert indubitablement un pouvoir sur notre inconscient. Nous pouvons donc utiliser son pouvoir à des fins que nous aurons nous-mêmes choisies.

Voir la télévision

** Procédez à la relaxation. Fermez les yeux.*

** Visualisez une télévision éteinte. Représentez-vous brièvement ce que vous allez voir une fois que vous l'allumerez. Une fois que vous l'avez allumée, la télévision ne vous donnera pas nécessairement l'image désirée : si les événements sont proches de ceux que vous désirez visualiser, laissez les images se dérouler jusqu'à ce que vous obteniez celles que vous vouliez.*

** Si l'image n'a toujours aucun rapport... changez de chaîne, peut-être les résultats seront-ils meilleurs ! Lorsque l'image aura atteint une certaine netteté, vous pourrez y transposer votre maladie, comme s'il s'agissait d'une émission scientifique ou d'un reportage sur le mal dont vous souffrez. Agissez ensuite en conséquence, en vous inspirant des exemples donnés plus haut.*

Peu importe que certains éléments que vous incorporez à vos visualisations vous paraissent fantastiques, comme des anges, des fées, des elfes ou des extra-terrestres guérisseurs par exemple. L'important est que vous utilisiez la puissance de ces images pour développer votre confiance en vous. Certaines apparaîtront spontanément, déjà formées et en couleurs. Il ne vous restera qu'à leur donner un peu plus de relief et à rehausser encore les coloris.

Vous compléterez les séances de visualisation par des affirmations positives qui reflètent l'objectif désiré comme s'il était déjà atteint : « Voilà qui est fait », ou « Ceci se réalise maintenant », ou encore « Ceci s'accomplit en ce moment ». Bannissez le doute de votre esprit pendant le temps nécessaire aux affirmations.

Pour obtenir des résultats probants, vous devrez pratiquer la visualisation de façon régulière : une fois par semaine si vous êtes en bonne santé et au moins une fois par jour si vous êtes malade. Vous pouvez aussi y repenser au cours de la journée. Observez cependant le principe du moindre effort : exprimez votre désir de façon légère, sans insister lourdement. En faire une obsession risquerait de contrecarrer vos plans.

Enfin, lorsque vous avez procédé à une visualisation, il est important de toujours terminer en vous félicitant pour l'excellent travail accompli. Si vous avez reçu l'aide de petits hommes, d'un ange ou d'un guide sous une forme ou une autre, vous serez aussi bien inspiré de les remercier. Ceci a le pouvoir de rehausser l'effet de votre effort mental.

VITAMINES, MINÉRAUX

Les vitamines et les minéraux sont indispensables à la santé. Il n'est plus de mise, aujourd'hui, de parler de maladie sans parler de santé. Elle est, répétons-le, la meilleure prévention contre la maladie. Les chemins vers la santé poursuivent et prolongent de façon passionnante ceux qui permettent de se dégager de l'emprise de la maladie.

Le saviez-vous ? Les vitamines naturelles sont plus actives que les vitamines synthétiques. Elles présentent aussi beaucoup moins de danger d'hypervitaminose (comme quoi même les meilleures choses, en trop grande quantité, finissent par être néfastes).

Si vous prenez le temps de parcourir les listes des aliments fournissant les différentes vitamines, vous constaterez facilement qu'une grande diversité y règne. C'est pourquoi un régime varié est nécessaire pour obtenir l'apport vitaminique le plus varié possible.

Les vitamines et vous

— Après avoir fait vos achats, en arrivant à la maison, rangez immédiatement vos légumes au réfrigérateur ou au garde-manger : certaines vitamines (A, B2, D et K notamment, mais aussi B1, B6, L1, L2) sont sensibles à la lumière.

— Les vitamines hydrosolubles (A, D, E, F) se dissolvent si on laisse l'aliment trop longtemps dans l'eau.

— Rappelons qu'une longue cuisson vous prive généralement de l'apport en vitamines des légumes. Les vitamines A, B5, C et D sont sensibles à la chaleur, tandis que la vitamine B1 y est même très sensible. Cuisez les légumes à la vapeur ou mettez-les dans

un peu d'eau bouillante, couvrez et faites cuire rapidement. Plus un légume est croquant, plus il aura de saveur, et plus il aura de chances d'être riche en substances nutritives.

— Il est préférable de choisir les légumes dits « biologiques », qui n'ont pas été soumis à la ronde des fertilisants et des pesticides. Leur valeur nutritive est plus grande et ils sont dépourvus de substances toxiques. De plus, il est loin d'être prouvé que les effets à long terme des légumes traités ne sont pas nocifs.

— Cette recommandation pour les légumes biologiques concerne à plus forte raison toutes les préparations avec des plantes : citrons, miel, etc.

— Si vous voulez aromatiser vos infusions, décoctions, etc., préférez le miel pur au sucre blanc raffiné : le miel contient des sels minéraux en abondance, ainsi que les vitamines A, C et E.

— Note : les vitamines du complexe B sont allergiques, en quelque sorte, à l'alcool, qui les fait disparaître de l'organisme.

Les indications qui suivent vous permettront d'avoir sous la main des informations schématiques sur les vitamines A, B1, B2, B3, B4, B5, C, D, E, F, G, H, H2, I, J, K, L1, L2 et P. Vous trouverez ensuite quelques notes sur les principaux minéraux.

LES VITAMINES

VITAMINE A (sous forme de protovitamine, transformée en vitamine A par l'action du foie).

Apport : Croissance, yeux, peau, femmes enceintes et qui allaitent, cicatrisation.

Besoins journaliers : 1,5 mg.

Sources alimentaires végétales : Betterave - blé - cardon - carotte crue - céleri - cerise - chou - chou-fleur - courge - courgette - cresson - endive - épinards - huiles végétales vierges - laitue - mâche - maïs - mandarine - olive - orange - orge - ortie - oseille - persil - piment - pissenlit - pois frais - prune - pruneau - scarole - tomate - tournesol.

COMPLEXE VITAMINIQUE B (voir aussi phosphore, dans la rubrique des minéraux)
Apport général : peau, cheveux.
Sources alimentaires végétales : germe et son de céréales - germe de blé - levure de bière - riz complet.

VITAMINE B1 (neurine, ou thiamine)
Apport : digestion, tonus général, antinévrique, antibéribérique, lutte contre l'anémie pernicieuse, aide à garder la couleur naturelle des cheveux. Facilite la guérison de certains troubles nerveux, de la peau et du foie.
Besoins journaliers : 1,5 mg.
Sources alimentaires végétales : ail - abricot - algues - arachide - avoine - banane - blé - blé germé - cassis - chou - dattes - figue sèche - germe de blé - haricot sec - lentille - levure de bière - melon - noisette - noix - orge - orange - pain complet - persil - pois sec - pommes - prunes - raisins secs - salades - sarrasin - soja.

VITAMINE B2 (riboflavine)
Apport : croissance des enfants, oxydation cellulaire, yeux et vision nocturne (aussi appelée « vitamine de longévité »).
Besoins journaliers : 2 mg.
Sources alimentaires végétales : abricot - bette - blé germé - cassis - choux - courges - épinards - farine de blé et de maïs - germe de blé - levure de bière - melon - noisettes - orange - orge - pain complet - pommes - prunes - pruneau - raisins secs - sarrasin - soja.

VITAMINE B3 (acide nicotinique, ou vitamine PP)
Apport : maintient la peau en bon état et conserve la pureté du sang (oxyréduction cellulaire), facilite la digestion, agit comme vaso-dilatateur (artères périphériques), agit sur le foie.
Besoins journaliers : 20 mg.
Sources alimentaires végétales : céréales (non décortiquées) - épinards - farine de froment complète - farine de soja - fruits en général - germe de blé - haricots - levure - mélasse - petits pois - riz brut - son.

VITAMINE B5 (acide panthoténique)
Apport : aide au fonctionnement de différentes glandes, retarde l'apparition de cheveux blancs.
Besoins journaliers : 15 mg.
Sources alimentaires végétales : surtout : gelée royale - germe de blé - levure - pollen. Aussi : soja - son de blé et de riz - levure - tomate - tournesol - maïs.

VITAMINE C (acide L-ascorbique)
Apport : reproduction du tissu conjonctif, vaisseaux sanguins, cartilage (dents et os), globules rouges, élimination de toxines, tonus général, antifatigue, agit comme calmant.
Besoins journaliers : 75 mg (davantage pour les fumeurs et en cas d'infection).
Sources alimentaires végétales : ail - airelle - artichaut - asperge - aubergine - bette - betterave - cardon - cassis - céleri - cerfeuil - cerise - châtaigne - chicorée - chou - chou de Bruxelles - chou-fleur - chou-rouge - ciboulette - citron - concombre - coque - cynorrodon - fraise - framboise - goyave - grenade - groseilles - haricots verts - kiwi - mâche - mandarine - mange-tout - mangue - melon - mûre - myrtille - navet - noisette - oignon - orange - ortie - pamplemousse - panais - pastèque - pois frais - pomme - pomme de terre - prune - radis - raifort - raisin frais - rhubarbe - rutabaga - scarole - soja - tomate - topinambour.

VITAMINE D (antirachitique ; la vitamine D1 fixe la vitamine par l'action du soleil)
Apport : régularisation métabolique, fixation du calcium.
Besoins journaliers : 0,25 mg.
Sources alimentaires végétales : algues - amandes - ananas - avoine - soja - tournesol.

VITAMINE E (alpha-tocophérol)
Apport : appareil génital et fécondité (« vitamine de la jeunesse »), sexualité.
Besoins journaliers : 20 mg.
Sources alimentaires végétales : algues - blé germé - chou - cres-

son - huiles d'arachide, d'olive et de soja vierges - germe de blé - germe de maïs - laitue - noix - pain complet au germe de blé - sarrasin - soja.

VITAMINE F (acides linoléiques)
Apport : métabolisme des graisses, peau fraîche.
Besoins journaliers : non encore précisés.
Sources alimentaires végétales : asperges - épinards - huiles (non raffinées) d'arachide, de soja et de lin - petits pois - soja.

VITAMINE G (pyridoxine, aussi appelée vitamine B6)
Apport : équilibre nerveux, fonctionnement du cerveau, sommeil.
Besoins journaliers : 2 mg.
Sources alimentaires végétales : algues - amande et arachide fraîches - blé germé - chou - cresson - germe de blé - germe de maïs - huiles d'arachide, de palme et de soja vierges - laitue - noix - pain complet au germe de blé.

VITAMINE H (biotine, aussi appelée vitamine B8)
Apport : antianémique, santé de la peau (« vitamine de la beauté »), entretient les facultés intellectuelles en vieillissant.
Besoins journaliers : 20 mg.
Sources alimentaires végétales : banane - blé - champignon - épinards - haricots - levure de bière (surtout) - maïs - pollen - pomme de terre - riz décortiqué - tomate.

VITAMINE H2 aussi appelée vitamine B10 (acide para-amino-bensoïque)
Apport : avec la vitamine L1.
Sources alimentaires végétales : banane - céréales - champignons - chou - chou-fleur - levure de bière - son de riz.

VITAMINE I (méso-inositol, aussi appelée vitamine B7)
Apport : anti-anémique, croissance, croissance des cheveux, métabolisme des graisses.
Sources alimentaires végétales : blé - épinards - gelée royale - levure de bière - soja.

VITAMINE J (chlorhydrate de choline)
Sources alimentaires végétales : betterave - citron - foie - levure de bière - pissenlit.

VITAMINE K (phyloquinone)
Apport : participe à la coagulation.
Besoins journaliers : 4 mg.
Sources alimentaires végétales : algues - avoine - chou - épinards - fraise - levure de bière - luzerne - soja - tomate.

VITAMINE L1, aussi appelée vitamine B9 (acide folique)
Apport : croissance, formation des acides aminés (unités constitutives des protéines).
Besoins journaliers : 15 mg.
Sources alimentaires végétales : asperge - carotte - épinards - germe de blé.

VITAMINE L2, aussi appelée vitamine B12 (cyanocobalamine)
Apport : formation des globules rouges, maladies du foie et des nerfs, migraines, problèmes de peau, remède contre l'anémie (avec la vitamine L1).
Besoins journaliers : 2 mg.
Sources alimentaires végétales : algues - levure de bière - pollen.

VITAMINE P (rutine)
Apport : protection de la paroi interne des vaisseaux, maintien de l'équilibre de la pression artérielle.
Besoins journaliers : 40 mg.
Sources alimentaires végétales : laitue - pensée (feuilles) - rue - sarrasin.

LES MINÉRAUX

Ils ont pour fonction la régulation de l'organisme, jouent un rôle important dans le bon maintien du système nerveux, l'assimilation des aliments et la formation du sang : mentionnons notamment le calcium, le cuivre, le fer, le magnésium et la silice.

Les minéraux sont aussi considérés par certains comme une source de longévité. Voyez la fin de la rubrique pour une liste des plantes reminéralisantes.

CALCIUM : il aide à la formation du collagène, qui prévient la formation des rides en permettant à la peau de mieux conserver son élasticité. Il est aussi un calmant naturel. Associé au phosphore, il permet la croissance d'une saine ossature et d'une bonne dentition (il se pourrait par ailleurs que le calcium joue un rôle de premier plan dans la lutte contre le cancer).
Besoins journaliers : 880 mg.
Aliments de source végétale : abricot - ananas - amandes - avoine - carotte - cassis - cerise - chou - ciboulette - cresson - épinards - maïs - mûre - noix - oignon - orge - petits pois - pissenlit - riz - semoule - soja - tomate.
Plantes médicinales : Camomille - Ortie - Oseille - Reine-des-prés.
- *La camomille :* en infusion, 30 à 40 g de feuilles pour 1 litre d'eau.
- *L'ortie :* 40 à 50 g de feuilles pour 1 litre d'eau ; laissez infuser pendant 10 minutes ; buvez avant les repas.
- *L'oseille :* 30 à 40 g de feuilles pour 1 litre d'eau, en infusion.
- *La reine-des-prés :* 40 à 50 g de feuilles pour 1 litre d'eau ; laissez infuser pendant 10 minutes (sans faire bouillir).

FER : une composante essentielle du sang, car il contribue à régénérer les globules rouges et est nécessaire au fonctionnement du foie. Pour les enfants et les femmes enceintes notamment, il s'agit d'un nutriment indispensable.
Besoins journaliers : 0,0016 mg.
Sources alimentaires végétales : abricot - ananas - asperge - avoine - banane - blé - céleri - épinards - framboise - lentilles - noix - orange - orge - ortie - persil - poireau - pomme de terre - riz - tomate.
Plantes médicinales : Bouillon-blanc - Framboisier - Ortie - Patience - Persil - Reine-des-prés.
- *Le bouillon-blanc :* 30 g de feuilles pour 1 litre d'eau ; laissez infuser 10 minutes et passez avec un linge ; à boire entre les repas.
- *Le framboisier :* 60 g de feuilles pour 1 litre d'eau ; laissez infuser 10 minutes.

- *L'ortie :* 60 g de feuilles pour 1 litre d'eau ; laissez infuser 10 minutes.
- *Patience :* en décoction, à raison de 20 g de racine pour 1 litre d'eau, que vous laissez bouillir 5 minutes.
- *Persil :* en infusion, 10 g de semences pour 1 litre d'eau ; en décoction, 40 g de racine pour 1 litre d'eau.
- *La reine-des-prés :* 40 à 50 g de feuilles par litre d'eau ; laissez infuser pendant 10 minutes (sans faire bouillir).

CUIVRE : il est nécessaire à l'assimilation du fer. Le manque de cuivre se traduit par des cheveux qui grisonnent plus facilement et un organisme sujet à des troubles nerveux et cardiaques.
Sources alimentaires végétales : abricot - ananas - cassis - châtaigne - datte - figue - fraise - framboise - noix - orange - petits pois - persil (une demi-tasse de persil contient autant de fer que 250 g de foie).
Plantes médicinales : Bardane - Cresson - Kelp - Millefeuille - Ortie - Persil.

- *La bardane :* en décoction, 50 g de racines pour 1 litre d'eau ; faites bouillir pendant 5 minutes.
- *Le cresson :* le suc, extrait à la centrifugeuse ou au mixer (jusqu'à 150 g par jour).
- *Le kelp :* chaque jour, entre 5 et 10 g de cette algue marine, séchée.
- *L'ortie :* 60 g de feuilles pour 1 litre d'eau ; laissez infuser 10 minutes.
- *Le millefeuille :* 40 à 50 g de sommités fleuries pour 1 litre d'eau bouillante ; laissez infuser 10 minutes.
- *Le persil :* en infusion, 10 g de semences pour 1 litre d'eau ; en décoction, 40 g de racine pour 1 litre d'eau.

L'IODE : indispensable au travail des cellules phagocytes (du verbe grec « phagein », manger) qui détruisent les microbes et les déchets par... phagocytose. Il participe aussi au bon fonctionnement des glandes endocrines : thyroïde, hypophyse, testicules, ovaires.
Besoins journaliers : 100 microgrammes.
Sources alimentaires végétales : ananas - artichaut - betterave - champignons - cresson - épinards - oignon.

Plantes médicinales : Ail - Kelp.
- *L'ail :* faites bouillir 3 gousses dans 150 g d'eau ou de lait.
- *Le kelp :* chaque jour, entre 5 et 10 g de cette algue marine, séchée.

MAGNÉSIUM : protecteur du système nerveux, il agit comme calmant naturel. Les sels de magnésium joueraient aussi un rôle important dans la prévention du cancer. Un régime normal assure la ration quotidienne de magnésium.
Besoins journaliers : 200 mg.
Sources alimentaires végétales : banane - blé - carotte - chou rouge - oignon - orange - pissenlit - riz - seigle - tomate.
Plantes médicinales : Kelp - Menthe poivrée - Noyer - Reine-des-prés.
- *Le kelp :* chaque jour, entre 5 et 10 g de cette algue marine, séchée.
- *La menthe poivrée :* 30 à 40 g de feuilles pour 1 litre d'eau ; laissez infuser pendant 10 minutes (sans faire bouillir).
- *Le noyer* : 20 à 30 g de feuilles pour 1 litre d'eau, en infusion.
- *La reine-des-prés :* 40 à 50 g de feuilles pour 1 litre d'eau ; laissez infuser pendant 10 minutes (sans faire bouillir).

PHOSPHORE : essentiel au bon fonctionnement de l'organisme, car c'est lui qui transforme en énergie les vitamines du complexe B. Avec la lécithine, il contribue aussi à dissoudre les graisses.
Besoins journaliers : 5 g.
Sources alimentaires végétales : abricot - amandes - blé - carotte - citron - maïs - noisette - orange - oignon - pomme de terre - petits pois - pissenlit - soja - tomate.
Plantes médicinales : Ail - Bouillon-blanc - Carvi - Roseau odorant - Réglisse - Reine-des-prés - Souci.
- *L'ail :* faites bouillir 3 gousses dans 150 g d'eau ou de lait.
- *Le bouillon-blanc :* 30 g de feuilles pour 1 litre d'eau ; laissez infuser 10 minutes et passez avec un linge ; à boire entre les repas.
- *La réglisse :* faites infuser 20 à 30 g de bois de réglisse dans 1 litre d'eau.
- *La reine-des-prés :* 40 à 50 g de feuilles pour 1 litre d'eau ; laissez infuser pendant 10 minutes (sans faire bouillir).
- *Le roseau odorant :* 10 g de rhizome pour 1 litre d'eau, en infusion ; faites bouillir pendant 2 minutes.
- *Le souci :* 30 g de fleurs pour 1 litre d'eau ; laissez infuser 10 minutes.

SILICE : elle aide à garder une peau ferme et une bonne vue.
Sources alimentaires végétales : ortie - pissenlit.
Plantes médicinales : Consoude - Pulmonaire - Prêle.

- *La consoude :* 20 à 30 g de racines en infusion prolongée (2 heures) pour 1 litre d'eau.
- *La pulmonaire :* en décoction, 30 à 50 g de feuilles pour 1 litre d'eau. Laissez bouillir pendant 5 minutes et infuser pendant 8 minutes.
- *La prêle :* entre 40 et 60 g de plante sèche par litre d'eau, en décoction prolongée (30 minutes minimum).

PLANTES MINÉRALISANTES : Ces plantes aident à refaire le plein de minéraux : Ache odorante - Artichaut - Avoine - Betterave - Carotte - Cresson - Epinards - Fève - Fraise - Froment - Haricots - Prêle.

Vous pouvez les consommer comme aliments. Pour la betterave, vous emploierez la décoction de feuilles : 50 g pour 1 litre d'eau ; faites bouillir pendant 10 minutes. Mangez aussi les feuilles. Pour la prêle, voir plus haut (Silice).

VITILIGO

Cette affection de la peau se traduit par une plus faible pigmentation de certains endroits, qui sont entourés de peau fortement pigmentée. Elle était autrefois causée par la syphilis, mais sa présence est plutôt liée, aujourd'hui, à des troubles nerveux, endocriniens ou hépatiques. Le traitement varie selon le diagnostic.

PLANTES : Bette - Cyprès

- *La bette* servira à faire des cataplasmes sur les régions à faible pigmentation : pilez les feuilles et ajoutez un peu d'huile d'amandes douces.
- *Le cyprès* servira à faire des bains de mains : mettez à bouillir 25 g de baies pulvérisées dans 1/4 de litre d'eau, pendant 10 minutes ; lavez-vous les mains avec cette décoction.

VOMISSEMENTS Voir aussi DYSPEPSIE, GROSSESSE

Outre des problèmes banals de digestion (voir Dyspepsie), les vomissements peuvent être dus à différents troubles, comme le mal de mer, le mal de voiture, une intoxication, des parasites, une appendicite, une méningite, une tumeur cérébrale, etc... Les vomissements accompagnent également des maladies comme la coqueluche et la scarlatine.

Chez le nourrisson, les vomissements peuvent indiquer une coqueluche, une otite, une appendicite voire une péritonite.

Chez la personne âgée atteinte d'hypertension, les vomissements peuvent signaler un infarctus.

Soins

En cas de vomissements causés par une indigestion, abstenez-vous de manger ou de boire (sauf un peu d'eau avec de la glace, après quelques heures). Des compresses, chaudes ou glacées, selon le cas, pourront apporter un certain soulagement.

PLANTES : Aneth - Lichen d'Islande - Menthe - Tilleul

- *L'aneth,* antispasmodique, est efficace en cas de vomissements nerveux : 2 à 3 tasses d'infusion ; 10 g de semences pour 1 litre d'eau.
- *Le lichen d'Islande,* tonique et stomachique, sera utile pour tous les malaises provoquant des vomissements. Ne l'utilisez pas de façon continue, évitez les fortes doses et ne l'employez pas en cas d'ulcus gastroduodénal. Prenez 3 ou 4 tasses de décoction au cours de la journée : faites bouillir 20 à 30 g de lichen d'Islande dans 1 litre d'eau, jusqu'à réduction du quart.
- *La mélisse* est antispasmodique, utile en cas de nervosité, de grossesse et de digestion difficile. Prenez 3 ou 4 tasses d'infusion au cours de la journée : entre 20 et 25 g de plante pour 1 litre d'eau. — La menthe, également antispasmodique et tonique, est notamment utile en cas de vomissements nerveux. Prenez 3 ou 4 tasses d'infusion au cours de la journée : entre 20 et 30 g de feuilles sèches pour 1 litre d'eau.
- *Le tilleul,* antispasmodique, légèrement hypnotique, est également indiqué en cas de vomissements nerveux. Prenez 3 ou 4 tasses d'infusion au cours de la journée : 20 à 30 g de feuilles pour 1 litre d'eau.

VOMISSEMENTS DE SANG (HÉMATÉMÈSE)

Ce phénomène est d'autant plus inquiétant que le débit est important. Si tel est le cas, n'hésitez pas à appeler un médecin de toute urgence, ou à conduire la personne à l'hôpital le plus proche. Les indications qui suivent peuvent vous être utiles pour identifier la source du malaise, quoiqu'elles n'aient pas valeur de diagnostic.

Quelques indices

— Origine digestive : les vomissements sont précédés par des nausées ; des particules de nourriture et du liquide gastrique sont mélangés au sang, qui est rouge ou noir selon le temps qu'il a passé dans l'estomac.

— Origine pulmonaire : le sang sort plutôt sous forme de crachat, ou est expulsé brutalement ; il est d'un rouge vif, quelquefois mélangé à du mucus, et la personne l'expulse avec beaucoup d'efforts.

— Le sang coule aussi par le nez : possibilité d'une hémorragie des gencives.

Les vomissements de sang peuvent signaler différentes affections : cirrhose, ulcère, maladie infectieuse (diphtérie, rougeole, etc.), lithiase biliaire, voire cancer.

Soins

Couchez la personne sur le dos, en lui relevant la tête. Mettez-lui sur le ventre une poche de glace recouverte d'une flanelle ou d'une compresse froide. Faites-lui sucer un peu de glace.

Alimentation

Uniquement liquide : au total, pas plus de 1,5 litre en 24 heures.

PLANTE : Prêle des champs

- *La prêle des champs* est un hémostatique (qui arrête le sang) utile en cas de vomissements de sang. Prenez 1 tasse d'infusion prolongée : faites bouillir 50 g de plante dans 1 litre d'eau, pendant 1/2 heure.

YEUX Voir aussi CONJONCTIVITE et OPHTALMIES

« Les yeux sont le miroir de l'âme », dit le vieil adage. Si nous sommes myopes, cela signifie-t-il que nous nous désintéressons des détails de la vie ici-bas ? Ou encore, si nous utilisons du citron pour avoir les yeux plus brillants, faut-il en déduire que notre âme est radieuse ?

De toute façon, les plantes sont fort utiles pour toutes sortes d'affections qui touchent les yeux et la vision. Les affections des yeux sont parfois causées par des troubles du foie, le surmenage ou la constipation. Si tel est le cas, il faut commencer par soigner l'affection principale, dont le trouble oculaire n'est que le symptôme.

Une bonne circulation sanguine, une alimentation adéquate et un organisme bien reposé sont essentiels pour avoir des yeux en bonne santé. Plus la circulation est bonne, plus l'œil est bien irrigué, plus il reçoit l'apport vitaminique et plus l'activité visuelle est stimulée.

Soins

Pour les yeux enflés par une exposition au soleil, battez légèrement un blanc d'œuf, que vous déposerez sur un linge propre et appliquerez ainsi sur les yeux. En cas d'inflammations ou d'irritations, faites des compresses de plantes.

Les compresses

— Utilisez toujours la décoction de plantes pour vous faire des applications sur les yeux. Ceci permet de se débarrasser des microbes et de stériliser la préparation, ce qui n'est pas toujours le cas avec les infusions.

— Filtrez soigneusement la décoction (deux et même trois fois) pour empêcher qu'une brindille quelconque ne s'y trouve au moment de faire la compresse.

— Est-il besoin de le préciser : les personnes qui portent des lentilles de contact les retireront auparavant.

Alimentation

C'est bien connu, la carotte nous aide à voir la nuit ; elle est riche en carotène, la protovitamine A. La laitue, elle, contient de la vitamine D, tout comme les bananes, le cresson, les épinards, les tomates. La vitamine B2 est utile pour aider à soulager certains troubles de la vue. Vous la trouverez en quantité dans la levure de bière. Voir aussi la silice, un oligo-élément, dans la rubrique Vitamines.

PLANTES : Bardane - Camomille - Chélidoine majeure - Citron - Euphraise - Pomme de terre - Rose - Rue fétide

- *La bardane,* en usage externe, permet de **resserrer** la peau affaissée sous les yeux. En usage interne, elle met à notre service ses propriétés dépuratives pour les yeux gonflés. En cas de poches sous les yeux, appliquez des compresses quotidiennes : faites bouillir 50 g de racines de bardane, réduites en poudre, dans 1/4 de litre d'eau pendant 10 minutes ; laissez infuser 10 minutes. Pour la peau affaissée, prenez une tasse de décoction de bardane le matin à jeun (40 g pour 1 litre d'eau) et utilisez l'oignon (voir plus bas).
- *Le bleuet* (aussi appelé casse-lunette) permet de dissiper l'inflammation des paupières et donne des yeux brillants. Il est également utilisé pour soigner les yeux fatigués et malades, et est réputé réparer la faiblesse de la vue. Prenez 3 bains d'yeux par jour ou faites des compresses avec la lotion suivante : mélangez 5 g de feuilles de bleuet, 10 g de feuilles de plantain et 5 g de mélilot ; versez sur 150 g d'eau bouillante ; laissez bouillir 5 minutes et infuser 10 minutes ; filtrez en pressant bien.
- *La camomille* soulage les yeux fatigués et les paupières enflées. Elle aide aussi à soigner les yeux malades. Le soir, avant de vous coucher, appliquez des compresses de décoction de camomille concentrée : 60 à 80 g de plante pour 1 litre d'eau. Pour les yeux cernés, vous conjuguerez la camomille et le plantain.
- *La chélidoine majeure* est souvent employée avec succès pour aider à retrouver l'acuité visuelle. Elle soulage les yeux en cas de surmenage et est réputée aider à guérir les cataractes et les taches sur la cornée. Maria Treben souligne que la grande chélidoine « agit même contre les hémorragies et les décollements de la rétine ». Elle recommande d'écraser la tige avec les doigts et de l'appliquer sur la paupière de l'œil fermé, en direction du coin de l'œil. Appliquez le jus frais sur la paupière ; lavez la plante et passez-la à la centrifugeuse.

- *Le citron* aide à avoir les yeux brillants : une goutte ou deux dans chaque œil. Le citron permet également de resserrer les pores de la peau dilatés, comme c'est souvent le cas des poches sous les yeux.
- *L'euphraise (euphraisia officinalis)* est aussi appelée casse-lunettes, herbe-aux-myopes, délice des yeux et... luminalis. Elle permet de décongestionner la région oculaire et de combattre l'irritation des paupières, les larmoiements et les conjonctivites. Elle aide en outre à soigner les yeux faibles et larmoyants. Pour faire des compresses, utilisez la décoction : faites bouillir 1 g d'euphraise pendant 10 minutes dans 100 g d'eau. Pour les yeux fatigués et gonflés, vous pouvez aussi préparer une décoction concentrée d'euphraise (2 g pour 100 g), avec laquelle vous préparerez des cubes de glace : utilisez-les au moment voulu, en compresses, dans un linge. Pour les larmoiements, appliquez à l'aide d'une bande un morceau de lin trempé dans la décoction d'euphraise. Vous pouvez aussi choisir d'associer l'euphraise, la valériane, les fleurs de lilas, la rue fétide (10 g de chaque), l'alchémille (15 g) et la camomille (20 g). Mélangez bien et laissez macérer 15 g dans 1/2 litre d'eau froide pendant une nuit ; le matin, faites chauffer sans faire bouillir, laissez infuser pendant 5 minutes et préparez ces compresses avec un linge bien propre, en lin ou en coton ; gardez la compresse pendant 1/2 heure au moins, en la trempant de temps à autre dans la préparation (Maria Treben).
- *Le noyer* servira à soigner les irritations et les inflammations des yeux et des paupières. Utilisez la décoction : entre 40 et 60 g de feuilles fraîches pour 1 litre d'eau ; faites bouillir pendant 5 à 7 minutes.
- *L'oignon,* utilisé conjointement à la bardane, aide à soigner les yeux gonflés : faites des compresses avec la décoction : 4 à 6 oignons pour 1 litre d'eau.
- *La pomme* est utile pour les yeux fatigués et gonflés : râpez une pomme crue, que vous étalerez sur un morceau de gaze et appliquerez sur les yeux.
- *La pomme de terre* sert à dissiper les poches sous les yeux. Faites des compresses plusieurs fois par jour : râpez une pomme de terre crue, que vous laisserez en place pendant 15 minutes environ.

- *La rose* permet de soigner les yeux rougis et les yeux malades qui coulent. Appliquez des compresses avant le coucher : mélangez à parts égales de l'eau tiède (bouillie au préalable) et de l'eau de rose. Utilisez ce mélange pour imbiber les compresses, que vous garderez sur les yeux pendant 15 minutes.
- *La rue fétide* permet d'accroître l'acuité visuelle. Mélangez une cuillerée à thé de fleurs de rue (sans jeu de mots), 1/2 cuillerée à soupe de vin blanc, et 60 ml d'eau minérale ; couvrez et faites chauffer doucement au bain-marie, dans un bol en verre, pendant 2 heures ; laissez refroidir le mélange, toujours couvert ; passez au moyen d'un filtre à café et versez dans un récipient stérilisé. Pendant 3 jours, utilisez ce mélange pour prendre des bains d'yeux avec une œillère ; puis préparez un nouveau mélange. Comptez plusieurs semaines avant de voir des résultats.

ZONA

Cette maladie de la peau, causée par un virus proche de celui de la varicelle, touche généralement le vieillard et l'adulte. Il s'accompagne d'une légère fièvre, parfois de douleurs névralgiques pénibles.

Précédée d'une douleur brûlante qui dure quelques jours, l'éruption est caractérisée par des rougeurs et l'apparition de vésicules (petites cloches remplies de liquide). Les croûtes disparaissent en laissant derrière elles des cicatrices blanchâtres. Le zona est accompagné d'une inflammation des ganglions, et loge le plus souvent le long de la colonne vertébrale.

Le zona est une maladie dont la guérison peut être fort longue (au moins quelques semaines, souvent davantage pour les personnes âgées), et qui exige la consultation du médecin. Allopathe, il prescrira des antibiotiques — voir cette rubrique. Homéopathe, il permettra d'abréger la maladie le plus souvent sans recourir aux antibiotiques.

Soins

Il est préférable d'isoler la personne atteinte, notamment les enfants qui n'ont pas eu la varicelle. Elle gardera le lit et évitera les refroidissements.

Alimentation

Pendant 2 jours, mieux vaut vous contenter d'eau de source et de bouillon de légumes. Adoptez le régime hypotoxique (voir cette rubrique), en éliminant les œufs, la viande et les fromages. Blé, riz et orge sont recommandés. Buvez beaucoup de jus de carottes, mangez peu salé et recherchez les aliments riches en vitamine B, notamment B1 (voir Vitamines) : il est utile de prendre de la levure de bière vivante et du germe de blé.

PLANTES : Joubarbe - Saponaire - Souci

- *La joubarbe* permet d'apaiser la douleur causée par le zona. Utilisez le suc frais de la plante ; passez quelques feuilles au mixer ou coupez-les dans le sens de l'épaisseur ; recueillez le jus, que vous appliquerez sur l'endroit atteint à plusieurs reprises au cours de la journée.
- *La saponaire* est utilisée en traitement externe du zona depuis fort longtemps. Utilisez l'infusion concentrée de racines séchées : entre 50 et 60 g pour 1 litre d'eau. Laissez infuser pendant 1/4 d'heure et appliquez en compresses.
- *Le souci* est le calendula homéopathique, fort utile pour guérir les maux cutanés. Utilisez la teinture de souci (faites macérer des fleurs dans 3 fois leur volume d'alcool à 40 degrés au soleil ou à la chaleur, pendant 10 jours). L'infusion (30 g de fleurs pour 1 litre d'eau) servira également à préparer des compresses en applications locales.

Bibliographie

AIROLA Paavo : *Rejuvenation secrets from around the World*, Health Plus Publishers, Phoenix, Arizona, Etats-Unis, 1980 (1974).

BARDEAU Fabrice : *La pharmacie du Bon Dieu*, Stock, France, 1973.

BUCHMAN Dian Dicin : *Herbal medicine*, The Herb Society / Rider, Londres, 1983.

CAPRA Fritjof : *The turning point*, Science, Society and the Rising Culture, Bantam Books, New York, 1982.

COTTE Micheline : *Les secrets bienfaisants de la levure de bière vivante*, Edinat, La Seyne/Mer, 1981.

DEBUIGNE Gérard : *Dictionnaire des plantes qui guérissent*, Librairie Larousse, France, 1972.

DELAVEAU Pierre : *Histoire et renouveau des plantes médicinales*, Albin Michel, Sciences d'Aujourd'hui, Paris, 1982.

DOMART André, Prof., et BOURNEUF Jacques, Dr. : *Dictionnaire de la médecine*, Larousse de Poche, Paris, 1985.

ERRERA, Henry : *L'herbier magique*, Belfond, Paris, 1982.

GAWAIN Shakti : *Techniques de visualisation créatrice*, Editions Soleil, Genève, 1984.

GIRRE Loïc : *Nouveau guide des vieux remèdes naturels*, Ouest France, 1985.

HOWARD, Dr. A. B. : *Herbal extracts*, The Blue Goose Press, Michigan, 1983.

LIEUTAGHI Pierre : *Le livre des bonnes herbes*, Les Nouvelles Editions Marabout, Verviers, Belgique, 1966.

LITTLE Kitty : *Book of herbal beauty*, Penguin Books, Angleterre, 1980.

LUST John : *The herb book*, Bantam Books, Grande-Bretagne, 1983.

MAGRINI Gigliola : *Les plantes de la santé*, Editions Atlas, Paris, (1977), 1978.

MESSÉGUÉ Maurice : *Mon herbier de santé*, Robert Laffont - Opéra Mundi, Paris, 1975.

MESSÉGUÉ Maurice : *Mon herbier de beauté*, Opéra Mundi, Paris, 1979.
MEYER Eric : *Encyclopédie familiale d'homéopathie*, Editions Jean-René Fleming, Idégraf, Suisse, 1987.
MILLS Simon Y. : *The dictionary of modern herbalism*, Thorsons Publishing Group, Grande-Bretagne, 1985.
MOATTI, Dr. Roger et DELUCHEY Guy, *Le guide Marabout des plantes médicinales*, Les Nouvelles Editions Marabout, Alleur, Belgique, 1985.
MONGEAU, Dr. Serge, et ROY, Marie-Claude : *Dictionnaire des médicaments de A à Z*, Editions Québec/Amérique, Montréal, 1980.
MULOT Marie-Antoinette : *Réponses à 200 maladies*, Editions du Dauphin, Paris, 1986.
MULOT Marie-Antoinette : *Secrets d'une herboriste*, Editions du Dauphin, Paris, 1984.
PIERRE Michel : *Les plantes de l'herboriste*, Robert Jauze, France, 1983.
POMMIER Louis : *Dictionnaire homéopathique d'urgence*, Maloine, Paris, 1985.
ROBERT Suzanne : *Tous mes secrets de santé*, Artefact, France, 1985.
Dr. ax ROMART : *Petit manuel d'herboristerie*, Editions de la Rue aux Herbes, Nice, 1980.
SHONE Ronald : *Creative visualization*, Thorsons Publishers, Grande-Bretagne, 1984.
SKOUSEN Max : *Aloe vera hand book*, Aloe Vera Research Institute, Californie, Etats-Unis, 1982.
TREBEN Maria : *La santé à la pharmacie du Bon Dieu*, Wilhelm Ennsthaler, Steyr, Autriche, 1983.
TOQUET Robert : *Manuel de thérapeutique naturelle*, St-Jean-de-Braye, France, 1979.
VAGA Eugène : *Encyclopédie de médecine naturelle*, Editions de Vecchi, Paris, 1976.
VAGA Eugène : *Votre beauté par les plantes*, Editions de Vecchi, Paris, 1985.
VALNET Jean : *Docteur nature*, Stock, Paris, 1980.
VINCENT Paul : *Docteur légume*, Editions France-Empire, Paris, 1985.
VOGEL A. : *Le petit docteur*, Ariston, Genève, Suisse, 1980.

INDEX DES PLANTES

Cet index vous permettra de retrouver instantanément les diverses indications correspondant à chaque plante nommée dans cette Encyclopédie.

Ainsi, vous constaterez de la façon la plus simple que la plante adaptée à votre malaise est en mesure de soulager d'autres troubles éventuels. Il vous suffit de consulter la table des matières pour chacun des développements qui vous intéressent.

ABSINTHE
apéritive - cicatrisation - coliques - hoquet - manque d'appétit

ACHILLÉE
antiseptique - cancer - emménagogue - fébrifuge - fièvre - hémorragies - hémorroïdes - hémostatique - pyorrhée - rachitisme - règles - seins - tumeurs

ACHILLÉE MILLEFEUILLE
aérophagie - cicatrisation - dépurative - ménopause

AIGREMOINE
angines - antidiarrhéique - aphte - astringente - cholagogue - diarrhée - digestion - digestive - diurétique - foie - gorge (maux de) - ictère - lithiase biliaire

AIL
antiseptique - antiseptique urinaire - asthme - athérosclérose - cœur infarctus - palpitations - tachycardie, tonicardiaques - cors aux pieds - cystite - dents - gangrène - hypertension - hypotensive - infection - longévité - maladies infectieuses - oxyures - oxyurose - panaris - phlébite - révulsif - rhumatismes - rougeoles - varices - veines - vermifuge

AIL AUX OURS
artériosclérose - antidiarréhique - cicatrisation - diarrhée - œdème

AIL CHELIDOINE
verrues
AIL DES BOIS
hypertension - hypotensive - rhumatismes
ALCHEMILLE
abcès - diarrhée - leucorrhées - relaxation - saignement de nez - sédative - tonicardiaque - tonique
ALGUES
longévité
ALKEKENGE
acidulée - diurétique - rhumatismes
ALOE VERA
arthrite - blessures - brûlures - cancer - cicatrices - colite - constipation - gerçures - laxative - longévité - peau (cancer de la peau) - vulnéraire
AMANDE
inflammations - ulcères de l'estomac et du duodénum - taches
AMANDIER
peau
ANEMONE PULSATILLE
maux de tête
ANETH
carminative - stimulante - vomissements
ANETH DOUX
haleine fétide
ANGELIQUE
amaigrissement - apéritive - aromatique - asthénie - béchique - bronchite - convalescence - digestion - digestive - emménagogue - fébrifuge - fièvre - galactogène - hoquet - indigestion - manque d'appétit - mémoire (pertes de) - plaies - pneumonie - règles - relaxation - sédative - toux
ANGELIQUE OFFICINALE
aérophagie
ANIS
apéritive - aromatique - coliques - manque d'appétit

ANIS VERT
aérophagie - carminative - digestion - digestive - galactogène
ARMOISE
apéritive - gangrène - règles - relaxation
ARNICA
blessures - foulure - hypertension - hypotensive - torticolis - traumatismes physiques - vulnéraire
ARTEMISE
digestion - digestive
ARTICHAUT
acné - arthrite - arthérosclérose - cholagogue - cholécystite - cholérétique - cholestérol - cirrhose - dermatoses - foie (crise de) - hépatique - ictère - lithiase biliaire - reminéralisante - tonique
ASPERULE ODORANTE
hépatique - insomnies - stress
AUBEPINE
angine de poitrine - angoisse - arythmie - athérosclérose - bourdonnements d'oreille - calmantes - cœur infarctus - palpitations - tachycardie - tonicardiaques - dépressifs (états) - hypertension - hypertensive - hypotension (basse pression) - hypotensive - hystérie - insomnies - ménopause - nervosisme - nervosité - palpitations - relaxation - sédative - surmenage - tonicardiaque - vertiges
AUBERGINE
relaxation - sédative
AULNE
pieds - ulcère variqueux
AUNEE
anémie - antiseptique - apéritive - asthénie - cholagogue - expectorante - foie - infection - leucorrhées - manque d'appétit
AVOINE
gerçures - reminéralisante - stimulante - tonique
BADIANE
aromatique
BAIE DE PALMETTE
dépressifs (états)

BALLOTE
arythmie - calmante - hystérie - insomnies - palpitations
BALLOTE NOIR
bourdonnements d'oreille - nervosisme - nervosité - nausées au cours de la grossesse
BARDANE
abcès - acné - alopécie - amygdalyte - aphte - arthrite - cheveux ternes - cholérétique - dépurative - dermatoses - diabète diurétique - furoncles - goutte - herpès - hypoglycémiante - impétigo - prurit - psoriasis - pyorrhée - rhumatismes - séborrhée - teint - ulcères - urticaire - yeux
BASILIC
angoisse - aromatique
BERCE
abcès - aphrodisiaque - frigidité - ulcères
BETTE
vitiligo
BETTERAVE
prurit - reminéralisante
BISTORTE
antidiarrhéique - diarrhée - gingivite - stomatite
BLEUET
conjonctivite - ophtalmies - sénescence - sénilité
BOLDO
antiseptique - antiseptique urinaire - cholagogue - foie - urétrite
BOUILLON BLANC
asthme - béchique - bronchite - brûlures - coqueluche - émolliente expectorante - grippe - hémorroïdes - inflammations - panaris - pectorale - plaies - toux - tuberculose pulmonaire
BOULEAU
abcès - albuminurie - antisudorifique - cellulite - cholestérol - coliques hépatiques - dépurative - goutte - impétigo - œdème - rhumatismes - seborrhée - transpiration excessive - urticaire
BOURDAINE
constipation - laxative

BOURRACHE
abcès - antiseptique urinaire - antiseptique vésical - béchique - bronchite - diurétique - lupus - néphrite - pectorale - pneumonie - rafraîchissante - rhume de cerveau - rougeole - toux - urétrite
BOURSE-PASTEUR
albuminurie - antiseptique urinaire - dysménorrhées - hémorragies - hémostatique - hypertensive - hypotension (basse pression) - métrorragies - règles - urétrite - varices
BRUYERE
antiseptique urinaire - astringente - cellulite - colibacillose - urinaires aiguës - cystite - prostate
BRYONE
révulsive - sciatique
BUGRANE
amaigrissante - obésité
BUSSEROLE
antiseptique urinaire - prostate - urétrite - urine (affections urinaires)
CAMOMILLE
ampoules - antispasmodique - apéritive - aphte - arthrite - calmantes - cheveux ternes - cicatrisation - coliques - conjonctivite - dents - dépressifs (états) - dermatoses - digestion - digestive - dysménorrhées - excitation nerveuse - fièvre - gerçures - indigestion - insomnies - manque d'appétit - météorisme - migraines - nausées au cours de la grossesse - névralgies - ophtalmies - panaris - règles - rhumatismes - rhume de cerveau - sédative - sinusite - stress - traumatismes physiques - yeux
CAMOMILLE ROMAINE
maux de tête
CAMOMILLES
inflammations
CANNELLE
grippe
CAPILLAIRE
béchique - toux
CAPUCINE
alopécie - antibiotique - aphrodisiaque - sénescence - sénilité

CARDAMOME
aromatique - carminative - digestion - digestive
CARLINE
neurasthénie
CAROTTE
anémie - antidiarrhéique - brûlures - carminative - cholérétique - dépurative - dermatoses - diarrhée - digestion - impétigo - peau - reminéralisante
CAROUBE
antidiarrhéique - diarrhée
CAROUBIER
amaigrissante
CARRAGHEEN
amaigrissant
CARVI
aérophagie - apéritive - aromatique - carminative - digestion - galactogène - manque d'appétit
CASSIS
antidiarrhéique - diarrhée - piqûres - sénescence - sénilité
CATAIRE
dysménorrhées
CAYENNE
gorge (maux de)
CELERI
acné - amaigrissant - apéritive - aphrodisiaque - aromatique - carminative - cholérétique - dépurative - goutte
CENTAUREE (PETITE)
apéritive - manque d'appétit - météorisme - surmenage
CEPRIER
digestion - digestive
CERFEUIL
dépurative - digestion - digestive - indigestion - ophtalmies
CERFEUIL CHELIDOINE
dermatoses

CERISES
acidulée
CERISIER
amaigrissant - obésité - œdème - urée - urémie
CHARDON
phlébite
CHARDON BENI
anémie
CHARDONMARIE
hypertensive - hypotension (basse pression)
CHELIDOINE
angine de poitrine - cancer - cholagogue - cholécystite - comédons - cors aux pieds - foie - ictère - ophtalmies - peau (cancer de la peau)
CHELIDOINE MAJEURE
cataracte - psoriasis - yeux
CHENE
anémie - hémorroïdes
CHICORÉE
cholagogue - cholérétique - constipation - dépurative - dermatoses - diabète - foie - hypoglycémiante - ictère - laxative - lithiase biliaire - rafraîchissante - reminéralisante - tonicardiaque - tonique
CHICORÉE SAUVAGE
amaigrissante - coliques hépatiques - obésité
CHIENDENT
cholagogue - coliques - hépatiques - comédons - constipation - dépurative - dermatoses - foie - grippe - ictère - laxative - lithiase biliaire - rafraîchissante - urée - urémie
CHOU
abcès - acné - angines - colite - furoncles - impétigo - plaies - prurit - reminéralisante - rhumatismes - sciatique - tumeurs - ulcère variqueux - ulcères de l'estomac et du duodénum
CITRON
acidulée - haleine fétide - rides - veines - yeux
CITRON CHIENDENT
grippe

CITRONNIER
reminéralisante
CONCOMBRE
peau - rides
CONSOUDE
arthrite - blessures - brûlures - cancer - goutte - peau - règles - rhumatismes - rides - torticolis - ulcère - variqueux - ulcères de l'estomac et du duodénum - vulnéraire
CONTUSIONS
constipation
COQUELICOT
béchique - coqueluche - toux
CORIANDRE
aromatique - carminative - dépressifs (états) - digestion - digestive - mémoire (pertes de)
CRESSON
acné - alopécie - antiscorbutique - dents - dépurative - dermatoses - expectorante - reminéralisante - rhumatismes - scorbut - tabac
CUMIN
aromatique - carminative - digestion - digestive - galactogène - indigestion
CYPRES
astringent - ménopause - vitiligo
DEPURATION CORRECTIVE
arnica - arthrite - cancer - cataracte - cicatrices - digestion - fièvre - foie - foie (crise de) - goutte - indigestion - inflammations - manque d'appétit - rhumatismes - rougeole - teint - tumeurs
DAMIANA
aphrodisiaque - convalescence
DIGITALE
cœur - infarctus - palpitations - tachycardie - tonicardiaques
DOUCEAMERE
cholestérol - dermatoses
DROSERA
coqueluche

EPILOBE
prostate
EPINARDS
reminéralisante
EPINE-VINETTE
veines
ERGOT
migraines
ERYSIMUM
laryngite - tabac
ESTRAGON
aromatique - digestion - digestive - emménagogue - règles
EUCALYPTUS
antiseptique urinaire - balsamique - béchique - bronchite - cicatrisation - colibacillose urinaire aigue - cystite - coqueluche - désinfectant - diabète - digestion - expectorante - fébrifuge - fièvre - hypoglycémiante - pectorale - rhume de cerveau - sédative - sinusite - tonicardiaque - tonique - toux - urétrite - urine (affections urinaires)
EUPHRAISE
ophtalmies - rhume de cerveau
EUPHRAISIE
orgelet
FENOUIL
aérophagie - aromatique - carminative - galactogène - grippe - rhumatismes - seins - stimulante - urine (affections urinaires)
FENUGREC
amaigrissement - anémie - furoncles - galactogène - hypoglycémiante - sinusite - tonique - tuberculose - pulmonaire
FEVE
reminéralisante
FRAISES
rides
FRAISIER
antiseptique intestinal - dysentrie

FRENE
amaigrissant - fébrifuge - fièvre - goutte - urine (affections urinaires)
FRENE (ECORCE)
astringente
FROMENT
reminéralisante
FUMETERRE
dermatoses - herpès - tonique - urticaire
GAILLET
acné - cancer - comédons
GALANGA
rhumatismes
GALEGA
diabète - hypoglycémiante - seins
GENET
cholagogue - foie - ictère - œdème - plaies - pneumonie
GENET-BALAI
albuminurie - angine de poitrine - arythmie - bourdonnements d'oreille - urée - urémie
GENEVRIER
antiseptique urinaire - stimulante - urétrite
GENIEVRE
dépurative
GENTIANE
anémie - apéritive - cholagogue - dépurative - digestion - digestive - fébrifuge - fièvre - foie - indigestion - manque d'appétit - oxyures - oxyurose - tonicardiaque - tonique - vermifuge
GERANIUM
ulcères d'estomac et du duodénum
GERME DE BLE
convalescence
GINGEMBRE
aphrodisiaque - dysménorrhées - foulure

GINSENG
abattement - acné - apéritive - aphrodisiaque - asthénie - convalescence - longévité - manque d'appétit - mémoire (pertes de) - surmenage - tonique

GIROFLE
aromatique - dépressifs (états) - névralgies

GOTUKOLA
longévité - mémoire (pertes de)

GRANDE CENTAUREE
hépatique

GUI
abattement - antiseptique intestinal - athérosclérose - cancer - cœur - infarctus - palpitations - tachycardie - tonicardiaques - crises nerveuses - dysentrie - hypertension - hypotensive - hystérie - ménopause - vertiges

GUIMAUVE
abcès - angines - aphte - arthrite - béchique - bronchite calmante - calmantes - coliques - dents (enfants qui font leurs) - dermatoses - émolliente - pectorale - prurit - rafraîchissante - toux

HAMAMELIS
hémorroïdes - varices - veines

HARICOT
diabète - hypoglycémiante - reminéralisante

HARPAGOPHYTUM
rhumatismes

HOUBLON
anaphrodisiaque - anémie - apéritive - calmante - calmantes - dépurative - excitation sexuelle - galactogène - insomnies - manque d'appétit - nervosisme - nervosité - tonique - ulcères de l'estomac et du duodénum

HYDRASTE
antiseptique urinaire - cystite

HYDRASTE DU CANADA
rhume des foins

HYDRASTIS CANADENSIS
blessures - vulnéraire
HYSOPE
angines - asthme
JOUBARBE
zona
KELP
longévité
KOLATIER
migraines
LAITUE
anaphrodisiaque - antispasmodique - couperose - relaxation - sédative
LAMIER BLANC
leucorrhées - métrorragies - orchite
LAPACHO
cancer
LAURIER
aromatique
LAVANDE
angoisse - antiseptique - aromatique - asthme - béchique - calmante - cholérétique - coqueluche - dépressifs (états) - excitation nerveuse - grippe - infection - migraines - panaris - piqûres - sédative - toux - ulcères - vertiges
LICHEN D'ISLANDE
vomissements
LIERRE
cellulite - varices - veines
LIERRE TERRESTRE
asthme - béchique - bronchite - catarrhe - pulmonaire - rhume de cerveau - rhume des foins - toux - tuberculose pulmonaire
LIN
constipation - émolliente - inflammations - laxative - lithiase biliaire - maladies infectieuses

LIS
couperose
LOTUS
insomnies
LYCOPODE
cancer - cicatrices - orgelet
LYS
taches
MAIS
amaigrissant - arthrite - rhumatismes
MARGUERITE
stimulante - taches
MARJOLAINE
cancer - gorge (maux de) - nervosisme - nervosité
MARRON D'INDE
varices
MARRONNIER D'INDE
veines
MARRUBE
amaigrissant - apéritive - asthme - bronchite - manque d'appétit - tuberculose - pulmonaire
MARRUBE BLANC
arythmie - cœur - infarctus - palpitations - tachycardie - toni-cardiaques - expectorante - fébrifuge - fièvre
MATE
amaigrissante - cœur - infarctus - palpitations - tachycardie - toni-cardiaques - neurasthénie - obésité - surmenage
MATRICAIRE
oxyures - oxyurose - vermifuge
MATRICAIRE CAMOMILLE
dysménorrhées - maux de tête - migraines
MAUVE
abcès - amygdalyte - antiseptique vésical - coliques - dermatoses - émolliente - herpès - inflammations - orchite - peau - prurit - rafraî-

chissante - rhume de cerveau - rides - ulcères de l'estomac et du duodénum

MELILOT

antispasmodique

MELISSE

angoisse - antispasmodique - aromatique - calmantes - carminative - cholérétique - dépressifs (états) - digestion - digestive - dysménorrhées - emménagogue - expectorante - indigestion - mémoire (pertes de) - nervosisme - nervosité - neurasthénie - palpitations - règles - relaxation - syncope - tonicardiaque - vertiges

MENTHE

antiseptique - aromatique - carminative - cholérétique - dents - dépressifs (états) - dermatoses - expectorante - frigidité - haleine fétide - hoquet - ménopause - migraines - peau - seins engorgés - sudorifique - vertiges - vomissements

MENTHE POIVREE

digestion - digestive - indigestion

MENTHE SAUVAGE

stimulante

MENYANTHE

anémie - fébrifuge - fièvre

MILLEFEUILLE

convalescence - ménopause - métrorragies - phlébite - varices - veines

MILLEPERTUIS

antiseptique urinaire - blessures - brûlures - cholérétique - convalescence - cystite - hystérie - luxation - névralgies - orchite - prostate - rhumatismes - sciatique - traumatismes physiques - tumeurs

MILLET

arthrite

MOURON DES OISEAUX

convulsions

MOUTARDE

arthrite - bronchite - pneumonie

MUGUET

cœur - infarctus - palpitations - tachycardie - tonicardiaques - maux de tête - sinusite

MURIER
diabète
MYRTILLE
antidiarrhéique - antiseptique - intestinal - antiseptique urinaire - colibacillose urinaire aiguë - cystite - diabète - diarrhée - dysenterie - hypoglycémiante - stomatite
NENUPHAR
excitation sexuelle - tétanie
NOYER
albuminurie - alopécie - angines - aphte - astringente - conjonctivite - dépurative - dermatoses - diabète - gale - gingivite - gorge (maux de) - hypoglycémiante - impétigo - pyorrhée - rachitisme - tumeurs - ulcère variqueux - ulcères - yeux
OIGNON
albuminurie - alopécie - cheveux ternes - foulure - furoncles - oxyures - oxyurose - panaris - piqûres - plaies - rhume de cerveau - rougeole - sinusite - urine (affections urinaires) - vermifuge - yeux
OLIVE
cholérétique
OLIVIER
antiseptique vésical - fébrifuge - fièvre - hypertension - hypotensive - ongles
ORANGER
angoisse - antispasmodique - calmantes - fébrifuge - fièvre - insomnies - migraines - nervosisme - nervosité - relaxation - sédative
ORGE
peau - psoriasis
ORGE PERLE
rides
ORIGAN
aromatique
ORTIE
alopécie - anémie - angines - aphte - cancer - cheveux ternes - dépurative - dermatoses - diabète - digestion - digestive - furoncles - hémorragies - hémostatique - hypertension - hypoglycémiante - hypo-

tensive - métrorragies - rhumatismes - sciatique - stress - teint - tuberculose pulmonaire - tumeurs - urticaire
ORTOSIPHON
urée - urémie
PAPAYE
infection
PARIETAIRE
hémorroïdes
PASSIFLORE
antispasmodique - insomnies - relaxation
PAVOT
rides
PENSEE DES CHAMPS
acné
PENSEE SAUVAGE
dépurative - dermatoses - goutte - psoriasis - rhumatismes
PERSIL
aromatique - carminative - dépurative - dysménorrhées - fébrifuge - fièvre - longévité - piqûres - rachitisme - règles - rhumatismes - seins engorgés
PETASITE
asthme - blessures - cancer
PETASITE OFFICINALE
antibiotique
PETITE CENTAUREE
anémie - fébrifuge - fièvre - urticaire
PETITE OSEILLE
tumeurs
PEUPLIER
algies - veines
PILOSELLE
urée, urémie
PIMENT
révulsive

PIMPRENELLE
galactogène
PIN
antiseptique - antiseptique urinaire - désinfectant - expectorante - pectorale - sinusite - urétrite - urine (affections urinaires)
PIN (BOURGEONS)
balsamique
PISSENLIT
antiseptique vésical - arthérosclérose - cholagogue - cholestérol - dermatoses - diabète - foie (crise de) - furoncles - hypoglycémiante - ictère - lithiase biliaire - prurit - rhumatismes - stress - urine (affections urinaires)
PLANTAIN
antidiarrhéique - blessures - catarrhe pulmonaire - conjonctivite - dents (enfants qui font leurs) - dermatoses - diarrhée - maladies infectieuses - ophtalmies - piqûres - tuberculose pulmonaire - tumeurs - ulcères
POIREAU
cheveux ternes, gerçures
POLLEN
convalescence
POLYGALA
catarrhe pulmonaire - laryngite
POLYGALA AMARA
coqueluche
POMME
hypertension - hypotensive
POMME DE TERRE
brûlures - rides - tumeurs - ulcères - yeux
POMMIER
gorge (maux de) - soif - urine (affections urinaires)
POTENTILLE
leucorrhées - ulcères
POTIRON
oxyures - oxyurose

PRELE
albuminurie - ampoules - antiseptique vésical - bronchite - cancer - dépurative - glaucome - hémorragies - hémorroïdes - hémostatique - lupus - métrorragies - néphrite - reminéralisante - saignement de nez - seins engorgés - tuberculose pulmonaire - tumeurs - ulcères
PRELE DES CHAMPS
vomissements de sang (hématémèse)
PRIMEVERE
rhumatismes
PULSATILLE
relaxation
QUINQUINA
fébrifuge - fièvre
RADIS
cholagogue - foie
RADIS NOIR
cholécystite - furoncles - lithiase biliaire
RAIFORT
anémie - angines - antibiotique - antiscorbutique - coqueluche - révulsive - rhumatismes - scorbut - taches
RAISIN
amaigrissant
REGLISSE
colite - laryngite - ulcères de l'estomac et du duodénum
REINE DES PRES
amaigrissante - antiseptique - urinaire - arthrite - astringente - cellulite - cystite - digestion - digestive - névralgies - obésité - œdème - rhumatismes - sciatique - sudorifique - ulcères de l'estomac et du duodénum
RENOUEE BISTORTE
incontinence d'urine (énurésie) - tuberculose pulmonaire
RHUBARBE ASIATIQUE
digestion
ROMARIN
alopécie - aromatique - asthénie - balsamique - béchique - chola-

gogue - cholérétique - cholestérol - convalescence - fièvre - foie frigidité - grippe - ictère - mémoire (pertes de) - palpitations - peau - stérilité - surmenage - toux - traumatismes physiques

RONCE
angines - antidiarrhéique - antiseptique intestinal - aphte - diarrhée - dysenterie

ROSE
arnica - astringente - gorge (maux de) - infection - inflammations - leucorrhées - ophtalmies - peau - rides - yeux

ROSE ROUGE
angines - tuberculose pulmonaire

ROSEAU ODORANT
acidité gastrique - amaigrissement - cancer - digestion - digestive - pieds - tabac

RUE FETIDE
yeux

SAFRAN
aromatique

SALICAIRE
métrorragies prurit

SALSEPAREILLE
dermatoses - stérilité

SAPIN
rhume de cerveau

SAPONAIRE
zona

SARRASIN
hypertension - hypotensive - longévité

SARRIETTE
aphrodisiaque - aromatique - carminative - colite - frigidité

SAUGE
acné - amygdalyte - antiseptique - antisudorifique - apéritive - aphte - aromatique - balsamique - carminative - cheveux ternes

- cholagogue - dents - dépressifs (états) - digestion - digestive - emménagogue - fébrifuge - fièvre - foie - frigidité - gencives - gorge (maux de) - haleine fétide - impétigo - indigestion - infection - inflammations - leucorrhées - manque d'appétit - ménopause - peau - piqûres - psoriasis - pyorrhée - règles - rhumatismes - rougeole - stérilité - surmenage - tonique - transpiration excessive - tuberculose pulmonaire - ulcère variqueux - varices - vertiges

SAUGE OFFICINALE
antiseptique

SELS MINERAUX
antiseptique urinaire - cystite

SERPOLET
aromatique - astringente - béchique - carminative - digestion - digestive - indigestion - oxyures - oxyurose - pectorale - toux - vermifuge

SESAME
longévité

SOUCI
ampoules - arnica - brûlures - cancer - cholagogue - dermatoses - foie - foulure - gale - glaucome - hématurie - hémorragies - hémostatique - ictère - impétigo - inflammations - peau (cancer de la peau) - phlébite - pieds - pneumonie - règles - taches - tumeurs - ulcère - variqueux - varices - verrues

SUREAU
émolliente - néphrite - œdème - ophtalmies - orgelet - rhumatismes - stomatite - sudorifique

THYM
arnica - aromatique - asthénie - carminative - cholérétique - colite - coqueluche - dents - dépressifs (états) - dépurative - digestion - digestive - dysménorrhées - gingivite - gorge (maux de) - grippe - indigestion - infection - leucorrhées - migraines - nervosisme - nervosité - neurasthénie - oxyures - oxyurose - peau - rachitisme - rhumatismes - rhume de cerveau - rougeole - sinusite - surmenage - tumeurs - ulcères - urée - urémie - urine (affections urinaires) - vermifuge

THYM SERPOLET
excitation nerveuse

TILLEUL
angoisse - antispasmodique - arthrite - athérosclérose - calmantes - coliques hépatiques - courbatures - grippe - hypertension - hypotensive - insolation - insomnies - migraines - nervosisme - nervosité - relaxation - sciatique - sédative - veines - vomissements

TISANE AMAIGRISSANTE
amaigrissant

TISANE ANTIINFECTION
maladies infectieuses

TISANE ANTISEPTIQUE
antiseptique - maladies infectieuses

TISANE APERITIVE
manque d'appétit

TISANE COMPOSEE
constipation - grippe - névralgies - rhume de cerveau - ulcère variqueux

TISANE DIAPHORETIQUE
maladies infectieuses

TISANES APHRODISIAQUES NO. 1 ET 2
aphrodisiaque

TOMATE
acné

TOURNESOL
longévité

TUSSILAGE
ampoules - aphte - asthme - béchique - bronchite - expectorante - phlébite - pieds - rhume de cerveau - toux - ulcères

USNEA
antibiotique

VALERIANE
angoisse - asthme - calmantes - convulsions - dépressifs (états) - excitation nerveuse - excitation sexuelle - insomnies - nervosisme - nervosité - neurasthénie - palpitations - tétanie

VARECH VESICULEUX
amaigrissante - obésité
VERGE D'OR
antiseptique urinaire - cellulite - colibacillose urinaire aiguë - cystite - rhume des foins - urétrite
VERGERETTE DU CANADA
goutte
VERONIQUE
béchique - cholagogue - cholestérol - dermatoses - foie - glaucome - prurit - surmenage - toux
VERONIQUE OFFICINALE
nervosisme - nervosité
VERVEINE
convalescence - digestion - digestive - frigidité - indigestion - insomnies - névralgies - relaxation - sédative - stress
VERVEINE OFFICINALE
rhumatismes
VIGNE ROUGE
amaigrissante - ménopause - obésité - veines
VINAIGRE DES TROIS VOLEURS
désinfectant
VIOLETTE
psoriasis

Lexique principal

A

Abattement VOIR AUSSI *Fatigue, Surmenage, Toniques 147*
Abcès *148*
Acidité gastrique (hyperchlorhydrie) *149*
Acné *151*
Aérophagie *153*
Agitation VOIR AUSSI *Nervosité, calmantes 155*
Albuminurie VOIR AUSSI *Néphrite 155*
Algies *157*
Alopécie *157*
Amaigrissant *159*
Amaigrissement *162*
Aménorrhée *163*
Ampoules *163*
Amygdalite *164*
Anémie VOIR AUSSI *Asthénie 165*
Angine VOIR AUSSI *Amygdalite 168*
Angine de poitrine *171*
Angoisse VOIR AUSSI *Dépression nerveuse, Nervosisme 173*
Angoisse cardiaque VOIR *Angine de poitrine 171*
Anorexie VOIR AUSSI *Apéritives, appétit 177*
Antibiotiques VOIR AUSSI *Antiseptiques et Infections 178*
Antibiotiques *(Réaction aux antibiotiques) 179*
Antiseptiques VOIR AUSSI *Antibiotiques et Infections 180*
Antiseptiques et infections *178*
Antiseptiques urinaires VOIR *Urétrite 519*
Antispasmodiques VOIR *Spasmes 482*
Anxiété VOIR *Angoisse 173*
Aphrodisiaques VOIR AUSSI *Impuissance* et *Frigidité 182*
Aphtes *185*
Apoplexie cérébrale VOIR *Athérosclérose 206*
Appétit (manque d') VOIR AUSSI *Anorexie 186*
Artériosclérose *191*
Artérite VOIR AUSSI *Athérosclérose 192*

Arthrite VOIR AUSSI *Rhumatismes 193*
Arthrose VOIR AUSSI *Arthrite, Rhumatismes 198*
Arythmie *198*
Asthénie VOIR AUSSI *Abattement, Fatigue* et *Surmenage, Toniques 200*
Asthme *202*
Athérosclérose VOIR AUSSI *Artériosclérose, Cholestérol* et *Hypertension 206*
Autosuggestion VOIR AUSSI *Relaxation* et *Visualisation 211*
Avitaminose VOIR AUSSI *Vitamines 219*

B

Blennorragie VOIR *Urétrite 519*
Blessures VOIR AUSSI *Antiseptiques, Brûlures* et *Cicatrisation 219*
Bleus VOIR *Contusions 266*
Bouche VOIR *Aphtes* et *Ulcères 185, 510*
Bouffées de chaleur VOIR *Ménopause 396*
Bourdonnements d'oreille *221*
Bronchite *222*
Brûlures VOIR AUSSI *Blessures 224*
Brûlures d'estomac VOIR *Acidité gastrique, Digestion, Dyspepsie 149, 294, 303*

C

Café VOIR *Peau 427*
Caillots de sang VOIR AUSSI *Circulation 226*
Calculs VOIR *Lithiases biliaires* et *Lithiases rénales 368, 372*
Calmantes (plantes -) *226*
Calvitie VOIR *Alopécie 157*
Cancer VOIR AUSSI *Longévité* et *Tumeurs 227*
Carminatives *236*
Cataracte *238*
Catarrhe pulmonaire VOIR AUSSI *Bronchite 239*
Cellulite *240*
Cheveux *Cheveux secs, cheveux gras, cheveux ternes 242*
Cholécystite *246*
Cholestérol *246*
Cicatrices VOIR AUSSI *Blessures* et *Cicatrisation 248*
Cicatrisation VOIR AUSSI *Blessures* et *Cicatrices 249*
Cirrhose *250*
Cœur VOIR AUSSI *Angine de poitrine, Arythmie, Hypertension, Infarctus, Palpitations, Tachycardie, Tonicardiaques 251*
Colibacillose urinaire aiguë, Cystite *255*
Coliques *257*
Coliques hépatiques VOIR AUSSI *Lithiases biliaires 258*
Coliques néphrétiques VOIR

AUSSI *Lithiases rénales 259*
Colite *260*
Conjonctivite *261*
Comédons *263*
Constipation *264*
Contusions VOIR AUSSI *Blessures 266*
Convalescence VOIR AUSSI *Appétit* et *Anémie 267*
Convulsions *269*
Coqueluche *270*
Cors aux pieds *272*
Couperose *273*
Coupures VOIR AUSSI *Blessures* et *Plaies 273*
Courbatures *273*
Crises nerveuses *273*
Cystite *274*

D

Dents *275*
Dents (Enfants qui font leurs -) *278*
Dépressifs (états) *278*
Dépuration corrective VOIR *Fièvre 311*
Dermatoses *281*
Dermite VOIR *Dermatose 286*
Désinfectant VOIR *Antiseptiques 286*
Diabète *288*
Diarrhée *291*
Digestion *294*
Dysenterie *301*
Dysménorrhées *301*
Dyspepsies VOIR AUSSI *Brûlures d'estomac* et *Digestion 303*

E

Eczéma VOIR AUSSI *Dermatoses, Prurit 304*
Entorses VOIR *Foulures* et *Traumatismes 319, 503*
Enfants agités VOIR *Angoisse 173*
Excitation nerveuse VOIR AUSSI *Convulsions nerveuses, Dépression* et *Hystérie 304*
Excitation sexuelle VOIR AUSSI *Excitation nerveuse 306*

F

Fatigue VOIR AUSSI *Asthénie* et *Tonique 307, 608*
Fébrilité VOIR *Angoisse 173*
Fièvre *307*
Flatulences VOIR AUSSI *Digestion 312*
Foie VOIR AUSSI *Cholagogues 313, 600*
Foie (Crise de) VOIR AUSSI *Foie 318*
Foulure *319*
Frigidité VOIR AUSSI *Aphrodisiaques 319*
Furoncle, Furonculose VOIR AUSSI *Dermatoses, Dépuratives 320*

G

Gale *322*
Gangrène *323*
Gargarismes VOIR *Angine 168*
Gencives *323*
Gercures *324*
Gingivite *324*
Glaucome *325*
Gorge (Maux de) VOIR AUSSI *Amygdalite, Angine, Laryngite 326*
Goutte VOIR AUSSI *Arthrite 327*
Gravelle VOIR *Lithiase rénale 372*
Grippe *329*
Grossesse *332*

H

Haleine fétide *334*
Hématémèse VOIR *Vomissements de sang 553*
Hémorragies *335*
Hémoptysie VOIR *Hémorragies 335*
Hémorroïdes *337*
Hépatite VOIR *Foie 313*
Herpès *340*
Hoquet *341*
Hyperacidité VOIR *Acidité 149*
Hyperchlorhydrie VOIR *Acidité gastrique 149*
Hypercholestérolémie VOIR *Cholestérol 246*
Hypertension *342*
Hypotension (basse pression) *347*
Hystérie VOIR AUSSI *Dépression nerveuse* et *Névrose 349*

I

Ictère VOIR *Foie 313*
Idées noires VOIR *Dépressifs (états) 278*
Impetigo *351*
Impuissance VOIR AUSSI *Aphrodisiaques 353*
Incontinence d'urine (énurésie) *353*
Indigestion VOIR *Digestion* et *Dyspepsie 354*
Infection VOIR AUSSI *Anti-infectieux, Antiseptiques, Blessures 355*
Infection intestinale VOIR *Dysenterie* et *Infection 301, 355*
Infection urinaire VOIR *Cystite 274*
Inflammations *357*
Insolation *359*
Insomnies *359*
Intertrigo VOIR *Impetigo 351*
Irritabilité *362*
Ivresse *362*

J

Jambes *363*
Jambes lourdes *363*
Jaunisse VOIR *Foie 313*

L

Lactation *363*
Laryngite *365*
Larynx (Inflammations du) VOIR *Laryngite 365*
Laxatifs VOIR *Constipation 264*
Leucémie VOIR *Cancer 227*
Leucorrhées *366*
Lipothymie VOIR *Syncope 491*
Lithiases *368*
Lithiase biliaire *368*
Lithiase rénale *372*
Longévité *373*
Lumbago *457*
Lupus *391*
Luxation *392*
Lymphatisme VOIR *Fatigue 307*

M

Maigreur VOIR *Amaigrissement 162*
Maladies infectieuses VOIR AUSSI *Antiseptiques* et *Désinfectants 392*
Maux de gorge VOIR *Angine 168*
Maux de tête VOIR AUSSI *Migraines 394*
Mélancolie VOIR *Dépression* et *Neurasthénie 278, 405*
Mémoire (Pertes de -) *394*
Ménopause *396*
Ménorragies VOIR *Métrorragies 398*
Menstruels (Troubles -) VOIR *Aménorrhée, Dysménorrhée, Métrorragies 163, 301, 398*
Météorisme VOIR *Digestion 294*
Métrorragies *398*
Migraines VOIR AUSSI *Mal de tête 399*

N

Néphrite *402*
Nerveux (troubles -) VOIR *Agitation, Bourdonnements d'oreilles, Convulsions, Crises nerveuses, Dépressifs (états -), Hypertension, Hystérie, Insomnie, Nervosisme, Relaxation, Stress, Surmenage, Toniques*
Nervosisme, Nervosité VOIR AUSSI *Angoisse, Anxiété, Insomnie 403*
Neurasthénie *405*
Névralgies VOIR AUSSI *Rhumatismes 407*

Névrose VOIR *Dépressif, Neurasthénie 278, 405*

O

Obésité VOIR AUSSI *Amaigrissement 409*
Odeur corporelle VOIR *Transpiration 501*
Œdème *413*
Ongles, Ongles incarnés *415*
Ophtalmies VOIR AUSSI *Conjonctivite 417*
Orchite *418*
Orgelet VOIR *Ophtalmie 417*
Oxyures, Oxyurose *419*

P

Palpitations VOIR AUSSI *Arythmie, Cœur, Nervosité 422*
Panaris *424*
Parodontolyse *426*
Paupières enflammées VOIR *Orchite (Bleuet) 418*
Peau VOIR AUSSI *Dermatites 427*
Peau (Cancer de la peau) VOIR *Cancer 436*
Pertes blanches VOIR *Leucorrhées 366*
Phlébite *437*
Pieds *438*
Piqures *440*
Plaies VOIR AUSSI *Cicatrisation 442*
Pleurésie *443*
Pneumonie *445*
Prostate *446*
Priapisme VOIR *Excitation nerveuse 304*
Protéinurie VOIR *Albuminurie 155*
Prurit *447*
Psoriasis *449*
Psychologiques (Troubles -) VOIR *Agitation, Angoisse, Anorexie, Crises nerveuses, Dépressifs (Etats -), Excitation nerveuse, Excitation sexuelle, Hystérie, Insomnie, Nervosisme, Neurasthénie, Névrose, Relaxation, Stress, Surmenage*
Pyorrhée VOIR AUSSI *Dents* et *Parodontolyse 451*

R

Rachitisme *452*
Régime hypotoxique *453*
Règles *454*
Règles douloureuses VOIR *Dysménorrhées 301*
Relaxation VOIR AUSSI *Excitation nerveuse 456*
Rhinite VOIR *Rhume 463*
Rhumatismes *457*
Rhume de cerveau *463*
Rhume des foins *466*

Rides VOIR AUSSI *Peau 466*
Rougeole *471*
Rubéole *473*
Rythme cardiaque (Troubles du) VOIR *Arythmie 198*

S

Sang VOIR *Fièvre (dépuration corrective) 311*
Saignement VOIR *Hémorragies 335*
Saignement de nez VOIR *Hémorragies* et *Blessures 335, 219*
Salpingite VOIR *Infection 355*
Scarlatine *474*
Sciatique *474*
Scorbut *476*
Séborrhée *477*
Seins *478*
Seins engorgés *478*
Sénescence, Sénilité VOIR AUSSI *Longévité 479*
Sénilité VOIR *Sénescence 479*
Shampooings naturels VOIR *Cheveux 242*
Sinusite *480*
Soif *482*
Sommeil VOIR *Insomnie 359*
Somnolence VOIR *Asthénie 200*
Spasmes *482*
Spasmes digestifs VOIR *Digestion 294*
Spasmes nerveux VOIR *Calmantes 226*
Stérilité VOIR AUSSI *Aphrodisiaques* et *Impuissance 483*
Stimulants VOIR *Toniques 608*
Stomatite VOIR AUSSI *Gencives* et *Gingivite 484*
Stress VOIR AUSSI *Relaxation* et *Surmenage 485*
Sudorifique VOIR AUSSI *Transpiration 487*
Surmenage VOIR AUSSI *Asthénie, Dépression nerveuse, Fatigue, Relaxation, Stress, Toniques 488*
Syncope *491*

T

Tabac VOIR AUSSI *Toux 492*
Taches *494*
Tachycardie VOIR *Palpitations 422*
Teint VOIR AUSSI *Peau 495*
Tension VOIR *Nervosité, Excitation, Stress 403, 304, 485*
Tension artérielle VOIR *Cœur, Hypertension, Hypotension 251, 342, 347*
Tétanie *496*
Tête (Maux de -) VOIR *Maux de tête 394*
Torticolis *497*
Toux VOIR AUSSI *Asthme, Bronchite, Grippe, Laryngite, Rhume 498*
Tranquillisants naturels VOIR *Sédatives 607*
Transpiration excessive *501*

Traumatismes physiques VOIR AUSSI *Contusions, Brûlures, Ecchymoses 503*
Tremblements VOIR *Nervosisme 403*
Tuberculose pulmonaire *504*
Tumeurs VOIR AUSSI *Cancer* et *Longévité 508*

U

Ulcères *510*
Ulcères de la bouche VOIR *Aphtes 185*
Ulcères d'estomac et du duodénum *511*
Ulcère variqueux *515*
Urée, Urémie *517*
Urétrite *519*
Urine (affections urinaires) *522*
Urticaire *525*

V

Vaginite VOIR *Leucorrhées 366*
Varices *527*
Veines VOIR AUSSI *Hypertension, Phlébite, Varices 530*
Vénériennes (Maladies) VOIR *Antiseptiques, Urétrite 180, 519*
Vermifuges VOIR *Oxyures 419*
Verrues *533*
Vers VOIR *Oxyures 419*
Vertiges *534*
Vieillissement VOIR *Longévité, Sénescence, Sénilité 373, 479*
Visage VOIR *Peau, Rides 427, 466*
Visualisation VOIR AUSSI *Autosuggestion* et *Relaxation 535*
Vitamines, Minéraux *543*
Vitiligo *552*
Voies digestives (Troubles des -) VOIR *Acidité, Appétit, Cirrhose, Carminatives, Colique, Constipation, Diarrhée, Digestion, Diurétiques, Dyspepsies, Flatulences, Foie, Gaz, Ictère, Lithiases, Oxyures*
Voies respiratoires (Troubles des -) VOIR *Aérophagie, Angine, Asthme, Gorge, Rhume de cerveau 153, 168, 202, 326, 463*
Voies urinaires (Troubles des -) VOIR *Albuminurie, Cystite, Diurétiques, Hématurie, Néphrite, Urée, Urétrite, Urine (affections urinaires)*
Vomissements VOIR AUSSI *Dyspepsie, Grossesse 552*
Vomissements de sang (Hématémèse) *553*

Y

Yeux VOIR AUSSI *Conjonctivite* et *Ophtalmies 554*

Z

Zona *558*

INDEX THÉRAPEUTIQUE

Ce lexique complémentaire est destiné à vous permettre d'identifier les propriétés thérapeutiques des plantes et de les retrouver selon vos besoins. Il vous sera utile notamment lorsque vous voudrez obtenir des effets spécifiques.

Chaque propriété est accompagnée de quelques exemples de plantes, choisies parmi les plus courantes et les plus faciles à trouver. En parcourant ces rubriques, vous pourrez aussi constater à quel point la nature est riche.

Lorsqu'une propriété thérapeutique donne lieu à un développement plus important, la liste des plantes est accompagnée du renvoi au lexique principal. Dans certains cas, la qualité thérapeutique se passe d'explications (exemple : les plantes amaigrissantes).

(Note : les rubriques précédées d'un astérisque * contiennent les posologies des plantes indiquées ; les autres renvoient à l'index principal).

Acidulées VOIR AUSSI *Rafraîchissantes*
Adoucissantes VOIR AUSSI *Emollientes*
Amaigrissantes
Analgésiques VOIR *Sédatives*
Anaphrodisiaques
Antibiotiques
Antidiabétiques VOIR *Hypoglycémiantes*
Antidiarrhéiques
Antiscorbutiques
Antiseptiques

Antiseptiques intestinales
Antiseptiques urinaires VOIR *Cystite, Urétrite*
Antiseptiques vésicales
Antispasmodiques
Antisudorifiques
Aphrodisiaques VOIR AUSSI *Impuissance* et *Frigidité*
Aromatiques
Astringentes
Apéritives
Balsamiques
Béchiques VOIR AUSSI *Expectorantes* et *Pectorales*
Calmantes VOIR AUSSI *Sédatives*
Carminatives
Cholagogues
Cholérétiques
Dépuratives
Digestives
Diurétiques
Emménagogues
Emollientes
Excitantes VOIR *Stimulantes*
Expectorantes
Febrifuges
Fortifiantes VOIR *Toniques*
Galactogènes
Hémostatiques
Hépatiques
Hypertensives
Hypoglycémiantes, Antidiabétiques
Hypotensives
Laxatives
Pectorales VOIR AUSSI *Béchiques* et *Expectorantes*
Rafraîchissantes VOIR AUSSI *Acidulées*
Reminéralisantes
Révulsives
Sédatives
Stimulantes VOIR AUSSI *Toniques*

Sudorifiques
Tonicardiaques VOIR *Toniques* et *Cœur,* lexique principal
Toniques VOIR AUSSI *Asthénie, Faiblesse, Fatigue,* lexique principal
Tranquillisants naturels VOIR *Sédatifs*
Vermifuges
Vulnéraires

* Acidulées VOIR AUSSI *Rafraîchissantes*

Elles permettent de calmer la soif.

Alkékenge - Citron - Cerises.

- *L'alkékenge*, en infusion : 60 g de baies séchées pour 1 litre d'eau. La décoction : 50 g de baies séchées dans 1 litre d'eau froide ; laissez tremper 5 minutes puis portez à ébullition pendant 5 minutes ; laissez infuser 15 minutes. Filtrez.
- *Le citron* : en limonade.
- *Le cerisier*, en décoction : 40 g pour 1 litre d'eau ; laissez bouillir pendant 10 minutes.

Adoucissantes VOIR *Emollientes*

Amaigrissantes VOIR *Obésité,* lexique principal

Bugrane - Cerisier - Chicorée sauvage - Maté - Reine-des-Prés - Varech vésiculeux - Vigne rouge.

Analgésiques VOIR *Sédatives*

* Anaphrodisiaques

Inversement aux aphrodisiaques, elles ont pour effet d'apaiser le désir sexuel.

Houblon - Laitue.

- *Le houblon*, en infusion : versez 1 litre d'eau bouillante sur 20 à 30 g de cônes, laissez infuser dix minutes. Utilisez du miel pour compenser le goût amer.
- *La laitue* en salade, mais aussi en décoction : entre 60 et 80 g de feuilles pour 1 litre d'eau ; 3 tasses par jour.

Antibiotiques
Ces plantes aident à combattre les bactéries. (Descriptions et posologies : VOIR *Antibiotiques,* lexique principal).
Capucine - Raifort - Usnéa - Pétasite officinale.

Antidiabétiques VOIR *Hypoglycémiantes*

Antidiarrhéiques
(Description et posologie : VOIR *Diarrhée,* lexique principal).
Aigremoine - Ail des ours - Bistorte - Carotte - Caroube - Cassis - Myrtille - Plantain - Ronce.

Antiscorbutiques
(Description et posologie : VOIR *Scorbut,* lexique principal).
Cresson - Raifort.

Antiseptiques
Ces plantes permettent de combattre les infections et de réduire les risques de prolifération des germes (description et posologie : VOIR *Antiseptiques,* lexique principal).
Achillée - Ail - Aunée - Boldo - Menthe - Pin - Sauge.

Antiseptiques intestinaux
(Description et posologie : VOIR *Dysenterie,* lexique principal).
Fraisier - Gui - Myrtille - Ronce.

Antiseptiques urinaires VOIR *Cystite, Urétrite*
Elles aident à prévenir et à combattre les infections des voies urinaires.
a) Ail - Bruyère - Hydraste - Millepertuis - Myrtille - Reine des prés - Sels minéraux (descriptions et posologies : VOIR *Cystite,* lexique principal).
b) Boldo - Bourrache - Bourse-à-pasteur - Busserole - Eucalyptus - Genévrier - Pin - Verge d'or (descriptions et posologies : VOIR *Urétrite,* lexique principal).

* Antiseptiques vésicales

Elles aident à prévenir et à combattre les infections de la vessie.
Bourrache - Mauve - Olivier - Pissenlit - Prêle.

- *La bourrache*, en décoction : 40 g pour 1 litre d'eau ; laissez bouillir 10 minutes.
- *La mauve* en infusion : 30 à 40 g de feuilles ou de fleurs sèches pour 1 litre d'eau ; laissez infuser 20 minutes.
- *L'olivier* : 1 ou 2 cuillerées d'huile d'olive, avec un peu de citron.
- *Le pissenlit*, en décoction : portez à ébullition 50 à 60 g de plante pour 1 litre d'eau.
- *La prêle* : entre 40 et 60 g de plante sèche pour 1 litre d'eau, en décoction prolongée (30 minutes minimum).

* <u>Antispasmodiques</u>
Elles permettent de calmer l'état d'excitation nerveuse et anormale, d'un organe, caractérisée par des contractions involontaires (éréthisme).
Camomille - Laitue - Mélilot - Mélisse - Oranger - Passiflore - Tilleul.

- *La camomille* : en infusion, 30 à 40 g de feuilles pour 1 litre d'eau.
- *La laitue* en salade, mais aussi en décoction : entre 60 et 80 g de feuilles pour 1 litre d'eau ; 3 tasses par jour.
- *Le mélilot*, en infusion : 20 à 30 g pour 1 litre d'eau.
- *La mélisse*, en infusion : après le repas, 30 à 50 g de sommités fleuries pour 1 litre d'eau bouillante ; laissez infuser 10 minutes.
- *L'oranger*, en infusion : 20 à 30 g de fleurs pour 1 litre d'eau ; laissez reposer pendant 15 minutes ; 2 tasses par jour.
- *La passiflore*, en infusion : entre 20 et 30 g de feuilles et de fleurs pour 1 litre d'eau.
- *Le tilleul*, en infusion : entre 30 et 40 g de fleurs pour 1 litre d'eau.

<u>Antisudorifiques</u>
Elles permettent de diminuer la sécrétion excessive de transpiration.
Bouleau - Sauge (descriptions et posologies : VOIR *Transpiration*, lexique principal).

<u>Aphrodisiaques</u> VOIR AUSSI *Impuissance* et *Frigidité*
Berce - Capucine - Céleri - Damiane - Gingembre - Ginseng - Sar-

riette (descriptions et posologies : VOIR *Aphrodisiaques,* lexique principal).

Aromatiques

Elles ajoutent de la saveur aux aliments, c'est bien connu, mais aident aussi à stimuler la digestion.

Angélique - Anis - Badiane - Basilic - Cardamome - Carvi - Céleri - Coriandre - Cumin - Estragon - Fenouil - Girofle - Laurier - Lavande - Mélisse - Menthe - Origan - Persil - Romarin - Safran - Sarriette - Sauge - Serpolet - Thym.

* Astringentes

Elles resserrent les tissus, réduisent les sécrétions et facilitent la cicatrisation.

Aigremoine - Bruyère - Cyprès - Frêne (écorce) - Noyer - Reine-des-prés - Rose - Serpolet.

- *L'aigremoine*, en décoction concentrée : 80 à 100 g de plante pour 1 litre d'eau. Laissez réduire des deux tiers.
- *La bruyère*, en décoction : 30 g de plante fleurie pour 1 litre d'eau ; laissez bouillir pendant 10 minutes.
- *Le frêne*, en décoction concentrée : 50 à 60 g de feuilles pour 1 litre d'eau ; laissez bouillir pendant 15 minutes.
- *Le noyer* : 20 à 30 g de feuilles par litre d'eau, en infusion.
- *La reine-des-prés*, en infusion : entre 20 et 30 g de sommités fleuries (fraîches si possible) pour 1 litre d'eau, en prenant soin de ne pas ébouillanter la plante et d'attendre que l'eau ait atteint 90 degrés.
- *La rose*, en infusion concentrée : 60 g pour 1 litre d'eau.
- *Le serpolet*, en décoction : 20 g pour 1 litre d'eau ; faire bouillir pendant 5 minutes ; laisser infuser 10 minutes.

Apéritives

(Descriptions et posologies : VOIR *Appétit,* lexique principal).

Absinthe - Anis - Angélique - Armoise - Aunée - Camomille - Carvi - Céleri - Centaurée (Petite) - Gentiane - Houblon - Ginseng - Marrube - Sauge.

* Balsamiques

Le terme vient de "baume" : ces plantes sont odorantes et ont un effet calmant sur les voies respiratoires.

Eucalyptus - Pin (bourgeons) - Romarin - Sauge.

- *L'eucalyptus*, en décoction : 15 g pour 1 litre d'eau ; laissez bouillir 3 minutes et infuser 20 minutes.
- *Le pin*, en décoction : une cuillerée à café par tasse ; faire bouillir 3 minutes et laisser reposer 10 minutes.
- *Le romarin*, en infusion : 30 à 40 g de fleurs pour 1 litre d'eau ; laissez infuser 15 minutes.
- *La sauge*, en décoction : 100 g pour 1 litre d'eau ou de vin.

<u>Béchiques</u> VOIR AUSSI *Expectorantes* et *Pectorales*

Les plantes béchiques calment la toux et apaisent les irritations des voies respiratoires. (Descriptions et posologies : VOIR *Toux,* lexique principal.)

Angélique - Bouillon-blanc - Bourrache - Capillaire - Coquelicot - Eucalyptus - Guimauve - Lavande - Lierre terrestre - Romarin - Serpolet - Tussilage - Véronique.

<u>Calmantes</u> VOIR AUSSI *Sédatives*

Elles ont un effet apaisant sur le système nerveux, dont elles aident à diminuer l'activité trop prononcée. (Descriptions et posologies : VOIR *Agitation,* lexique principal).

Ballotte - Aubépine - Camomille - Guimauve - Houblon - Lavande - Mélisse - Oranger - Tilleul - Valériane.

* <u>Carminatives</u>

Ces plantes favorisent l'expulsion des gaz intestinaux.

Aneth - Anis vert - Cardamome - Carotte - Carvi - Céleri - Coriandre - Cumin - Fenouil - Mélisse - Menthe - Persil - Sarriette - Sauge - Serpolet - Thym.

- *L'aneth*, en infusion : 5 g pour 1 litre d'eau, laissez infuser 45 minutes.
- *L'anis vert* : 15 g de graines pour 1 litre d'eau.
- *La cardamome*, en infusion : 2 grains dans une tasse d'eau bouillante, avec une cuillerée à café d'anis vert. Laissez bouillir pendant 3 minutes et infuser 10 minutes.

- *La carotte*, employée le plus possible à table (crue et râpée par exemple) ou en jus, pour une plus grande efficacité.
- *Le carvi* : 10 g de semences, bouillies dans 1 litre d'eau pendant 2 minutes ; laissez infuser pendant 10 minutes.
- *Le coriandre*, en décoction : 30 g de fruits pour 1 litre d'eau.
- *Le cumin* : 30 g de graines pour 1 litre d'eau ; une tasse 1 heure après le repas.
- *Le fenouil*, en décoction légère : faites bouillir pendant 5 minutes puis infuser pendant 10 minutes 20 à 30 g de racine dans 1 litre d'eau ; ou encore, faites infuser 15 à 30 g de semences dans 1 litre d'eau.
- *La mélisse*, en infusion : après le repas, 30 à 50 g de sommités fleuries pour 1 litre d'eau bouillante ; laissez infuser 10 minutes.
- *La menthe* en infusion : 20 à 30 g de feuilles pour 1 litre d'eau.
- *Le persil* : en infusion, 10 g de semences pour 1 litre d'eau ; en décoction, 40 g de racine pour 1 litre d'eau.
- *La sarriette* : ajoutée à la cuisson, ou en infusion : une cuillerée à café par tasse.
- *La sauge*, en infusion : 10 g de feuilles sèches pour 1 litre d'eau.
- *Le serpolet*, en décoction : 20 g pour 1 litre d'eau ; faire bouillir pendant 5 minutes, laisser infuser 10 minutes.
- *Le thym*, en infusion : 30 g de plante pour 1 litre d'eau bouillante.

Cholagogues

Elles favorisent l'évacuation de la bile (en provenance de la vésicule en particulier) vers l'estomac.

Aigremoine - Artichaut - Aunée - Boldo - Chélidoine - Chicorée - Chiendent - Genêt - Gentiane - Pissenlit - Radis - Romarin - Sauge - Souci - Véronique (Descriptions et posologies : VOIR *Foie,* lexique principal).

Aussi : Eupatoire - Laurier - Lavande - Lilas - Mélisse - Menthe - Millepertuis - Olive (huile d'-) - Reine des prés - Thym

* Cholérétiques

Plantes qui stimulent la sécrétion biliaire (foie).

Artichaut - Bardane - Carotte - Céleri - Chicorée - Lavande - Mélisse - Menthe - Millepertuis - Olive - Romarin - Thym.

- *L'artichaut* : vu que la décoction d'artichaut est des plus amères, il est recommandé de vous procurer de l'extrait ou de la teinture-mère chez votre pharmacien : l'extrait, très actif, se prend à raison de 0,60 g par jour ; la teinture-mère, elle, à raison de 20 à 30 gouttes 3 fois par jour, 1/4 d'heure avant les repas.
- *La bardane* : en décoction, 50 g de racines pour 1 litre d'eau ; faites bouillir pendant 5 minutes.
- *La carotte*, employée le plus possible à table (crue et râpée par exemple) ou en jus, pour une plus grande efficacité.
- *La chicorée*, en infusion : 50 g de racines pour 1 litre d'eau.
- *La mélisse*, en infusion : après le repas, 30 à 50 g de sommités fleuries pour 1 litre d'eau bouillante ; laissez infuser 10 minutes.
- *La lavande*, en infusion : 30 g de fleurs pour 1 litre d'eau ; laissez infuser 10 minutes (déconseillé en cas d'inflammation interne).
- *La menthe*, en infusion : 20 à 30 g de feuilles pour 1 litre d'eau.
- *Le millepertuis*, en infusion : 35 g de sommités fleuries ; laissez infuser 1/4 d'heure.
- *Le romarin*, en infusion : 30 à 40 g de fleurs pour 1 litre d'eau ; laissez infuser 15 minutes.
- *Le thym*, en infusion : 30 g de plante pour 1 litre d'eau bouillante.

* <u>Dépuratives</u>

Elles permettent de nettoyer le sang et favorisent l'élimination des déchets à travers la peau, les intestins et les reins (elles sont par ailleurs fort nombreuses).

Achillée millefeuille - Bardane - Bouleau - Carotte - Céleri - Chicorée - Cerfeuil - Chiendent - Cresson - Genièvre - Gentiane - Houblon - Noyer - Ortie - Pensée sauvage - Persil - Prêle - Thym

- *L'achillée millefeuille* : 40 à 50 g de sommités fleuries pour 1 litre d'eau bouillante ; laissez infuser 10 minutes.
- *La bardane* : en décoction, 50 g de racines pour 1 litre d'eau ; faites bouillir pendant 5 minutes.
- *Le bouleau*, en infusion : 30 à 50 g de jeunes feuilles pour 1 litre d'eau.
- *La carotte*, employée le plus possible à table (crue et râpée par exemple) ou en jus, pour une plus grande efficacité.

- *Le cerfeuil* : faire infuser 1 cuillerée par tasse de feuilles déshydratées pendant 10 minutes.
- *La chicorée*, en infusion : 50 g de racines pour 1 litre d'eau.
- *Le chiendent*, en décoction : 30 g de racines hachées dans 1 litre d'eau, que vous laisserez par la suite macérer pendant quelques heures.
- *Le cresson* : le suc, extrait à la centrifugeuse ou au mixer.
- *La gentiane*, en décoction : 15 à 20 g de racines hachées pour 1 litre d'eau ; laissez bouillir pendant 10 minutes. Ne faites pas une consommation quotidienne de gentiane, car elle risque à la longue de générer certains malaises (maux de tête, nausées).
- *Le houblon*, en infusion : versez 1 litre d'eau bouillante sur 20 à 30 g de cônes, laissez infuser dix minutes. Utilisez du miel pour compenser le goût amer.
- *Le noyer* : 20 à 30 g de feuilles pour 1 litre d'eau, en infusion.
- *L'ortie*, en infusion : 40 à 50 g de feuilles pour 1 litre d'eau.
- *La pensée sauvage*, en décoction : faites bouillir 20 à 30 g de plante fraîche dans 1 litre d'eau.
- *Le persil* : en infusion, 10 g de semences pour 1 litre d'eau ; en décoction, 40 g de racine pour 1 litre d'eau.
- *La prêle* : entre 40 et 60 g de plante sèche pour 1 litre d'eau, en décoction prolongée (30 minutes minimum).
- *Le thym*, en infusion : 30 g de plante pour 1 litre d'eau bouillante.

Digestives

Elles aident le travail de l'estomac et facilitent ainsi la digestion. (Descriptions et posologies : VOIR *Digestion,* lexique principal.)
- Aigremoine - Angélique - Anis vert - Artemise - Camomille - Câprier - Cardamome - Cerfeuil - Coriandre - Cumin - Estragon - Gentiane - Mélisse - Menthe poivrée - Ortie - Rhubarbe asiatique - Roseau odorant - Reine des prés - Sauge - Serpolet - Thym - Verveine.

* Diurétiques

Ces plantes facilitent l'évacuation par les voies urinaires.
Aigremoine - Alkékenge - Bardane - Bourrache.
- *L'aigremoine*, en infusion : 20 à 30 g pour 1 litre d'eau.
- *L'alkékenge*, en infusion : 60 g de baies séchées dans 1 litre d'eau

froide. La décoction : 50 g de baies séchées dans 1 litre d'eau froide ; faites tremper 5 minutes puis portez à ébullition pendant 5 minutes ; laissez infuser 15 minutes. Filtrez.

- *La bardane*, en décoction : 50 g de racines pour 1 litre d'eau ; faites bouillir pendant 5 minutes.
- *La bourrache*, en décoction : 40 g pour 1 litre d'eau ; laissez bouillir 10 minutes.

<u>Emménagogues</u>
Elles favorisent ou augmentent l'écoulement des règles. (Descriptions et posologies : VOIR *Règles,* lexique principal).
Achillée - Angélique - Estragon - Mélisse - Sauge.

* <u>Emollientes</u>
Elles relâchent les tissus et les décongestionnent, dissipent les inflammations.
Bouillon-blanc - Guimauve - Lin - Mauve - Sureau.

- *Le bouillon-blanc* : 30 g de feuilles pour 1 litre d'eau ; laissez infuser 10 minutes et passez avec un linge ; à boire entre les repas.
- *La guimauve*, en infusion : 40 g de feuilles et de fleurs pour 1 litre d'eau. Laissez infuser 10 minutes.
- *Le lin*, en infusion : entre 40 et 50 g de grains ; laissez reposer pendant quelques heures.
- *La mauve*, en infusion : 30 à 40 g de feuilles ou de fleurs sèches pour 1 litre d'eau ; laissez infuser 20 minutes.
- *Le sureau* : pour les rhumatismes, vous utiliserez les feuilles et surtout la deuxième écorce, dont vous prendrez 2 ou 3 tasses par jour ; 50 à 60 g de deuxième écorce pour 1 litre d'eau ; laissez bouillir jusqu'à réduction de moitié.

<u>Excitantes</u> VOIR *Stimulantes*

* <u>Expectorantes</u>
Elles favorisent l'évacuation par la bouche des sécrétions provenant des bronches et de la gorge.
Aunée - Bouillon-blanc - Cresson - Eucalyptus - Marrube blanc - Mélisse - Menthe - Pin - Tussilage.

- *Le bouillon-blanc* : 30 g de feuilles pour 1 litre d'eau ; laissez infuser 10 minutes et passez avec un linge ; à boire entre les repas.
- *Le cresson* : le suc, extrait à la centrifugeuse ou au mixer.
- *L'eucalyptus*, en décoction : une cuillerée de feuilles séchées et brisées par tasse d'eau bouillante ; laissez bouillir 1 minute, puis infuser 15 minutes.
- *La mélisse*, en infusion après le repas : 30 à 50 g de sommités fleuries pour 1 litre d'eau bouillante ; laissez infuser 10 minutes.
- *La menthe*, en infusion : 20 à 30 g de feuilles pour 1 litre d'eau.
- *Le pin*, en décoction : une cuillerée à café par tasse ; faire bouillir 3 minutes et laisser reposer 10 minutes.
- *Le tussilage*, en infusion : 60 à 80 g pour 1 litre d'eau ; ajoutez de l'anis ou du thym, pour le goût.

Fébrifuges

Elles aident à prévenir ou à faire tomber la fièvre. (Descriptions et posologies : VOIR *Fièvre,* lexique principal).
Achillée - Angélique - Petite centaurée - Eucalyptus - Frêne - Gentiane - Marrube blanc - Ményanthe - Olivier - Oranger - Persil - Quinquina - Sauge.

Fortifiantes VOIR *Toniques*

Galactogènes

Elles favorisent la sécrétion de lait. (Descriptions et posologies : VOIR *Règles,* lexique principal).
Plantes - Angélique - Anis vert - Carvi - Cumin - Fenouil - Fenugrec - Houblon - Pimprenelle.

Hémostatiques

Elles aident à arrêter le sang, à freiner les hémorragies. (Descriptions et posologies : VOIR *Hémorragies,* lexique principal).
Achillée - Bourse-à-pasteur - Ortie - Prêle - Souci.

Hépatiques

Elles favorisent l'activité du foie.
Artichaut - Aspérule odorante - Grande centaurée.

Hypertensives
Elles permettent d'élever la tension du réseau artériel. (Descriptions et posologies : VOIR *Hypotension,* lexique principal).
Aubépine - Bourse-à-pasteur - Chardon-Marie.

Hypoglycémiantes, antidiabétiques
Elles permettent de faire baisser le taux de sucre dans le sang. (Descriptions et posologies : VOIR *Diabète,* lexique principal).
Bardane - Chicorée - Eucalyptus - Fenugrec - Galega - Haricot - Myrtille - Noyer - Ortie - Pissenlit.

Hypotensives
Elles permettent d'abaisser la tension du réseau artériel. (Descriptions et posologies : VOIR *Hypertension,* lexique principal).
Ail - Ail des bois - Aubépine - Arnica - Gui - Olivier - Ortie - Pomme - Sarrasin - Tilleul.

Laxatives
Leur effet est bien connu : elles permettent de purger l'estomac en douceur. (Descriptions et posologies : VOIR *Constipation,* lexique principal).
Aloe vera - Bourdaine - Chicorée - Chiendent - Lin.

* Pectorales VOIR AUSSI *Béchiques* et *Expectorantes*
Elles ont sur les voies respiratoires une action bienfaisante (bronches, poumons, larynx). On retrouve parmi elles les béchiques et les expectorantes.
Bouillon-blanc - Bourrache - Eucalyptus - Guimauve - Pin - Serpolet.
- *Le bouillon-blanc* : 30 g de feuilles pour 1 litre d'eau ; laissez infuser 10 minutes et filtrez avec un linge ; à boire entre les repas.
- *La bourrache*, en décoction : 40 g pour 1 litre d'eau ; laissez bouillir 10 minutes.
- *L'eucalyptus*, en décoction : une cuillerée de feuilles séchées et brisées par tasse d'eau bouillante ; laissez bouillir 1 minute, puis infuser 15 minutes.
- *La guimauve*, en infusion : 40 g de feuilles et de fleurs pour 1 litre d'eau. Laissez infuser 10 minutes.

- *Le pin*, en décoction : une cuillerée à café par tasse ; faire bouillir 3 minutes et laisser reposer 10 minutes.
- *Le serpolet*, en décoction : 20 g pour 1 litre d'eau ; faire bouillir pendant 5 minutes, laissez infuser 10 minutes.

* Rafraîchissantes VOIR AUSSI *Acidulées*
Elles permettent d'étancher la soif et de faire diminuer la température.
Bourrache - Chicorée - Chiendent - Guimauve - Mauve.
- *La bourrache*, en décoction : 40 g pour 1 litre d'eau ; laissez bouillir 10 minutes.
- *La chicorée*, en infusion : 50 g de racines pour 1 litre d'eau.
- *Le chiendent*, en décoction : 30 g de racines hachées dans 1 litre d'eau, que vous laisserez par la suite macérer pendant quelques heures.
- *La guimauve*, en infusion : 40 g de feuilles et de fleurs pour 1 litre d'eau. Laissez infuser 10 minutes.
- *La mauve*, en infusion : 30 à 40 g de feuilles ou de fleurs sèches pour 1 litre d'eau ; laissez infuser 20 minutes.

Reminéralisantes
(Descriptions et posologies : VOIR *Vitamines,* lexique principal).
Plantes : Artichaut - Avoine - Betterave - Carotte - Chicorée - Chou - Citronnier - Cresson - Epinards - Fève - Froment - Haricots - Prêle.

* Révulsives
En applications locales, elles permettent de provoquer une rougeur de la peau et une impression de chaleur.
Ail - Bryone - Piment - Raifort.
- *L'ail* : faites bouillir 3 gousses dans 150 g d'eau ou de lait.
- *La bryone*, en usage externe, sert à apaiser la douleur : faites un cataplasme avec la pulpe fraîche râpée. Vous pouvez aussi la mélanger avec de la mie de pain, ou imprégner la mie de pain avec le suc de la plante.
- *Les piments*, tiédis à l'eau chaude, en applications locales.
- *Le raifort*, en sinapisme, comme la moutarde.

* Sédatives

Elles permettent de calmer la douleur et les états d'agitation par leur action sur le système nerveux central.

Alchémille - Angélique - Aubépine - Aubergine - Camomille - Eucalyptus - Laitue - Lavande - Oranger - Tilleul - Verveine.

- *L'alchémille*, en infusion, à raison de 20 g de feuilles pour 1 litre d'eau ; 3 tasses par jour.
- *L'angélique* : l'infusion se prépare de préférence avec la plante fraîche. 20 g de racine pour 1 litre d'eau. Météorisme : 3 tasses d'infusion : 40 g de semences pour 1 litre d'eau.
- *L'aubépine*, en infusion : 30 à 40 g de fleurs pour 1 litre d'eau ; 2 à 3 tasses par jour.
- *L'aubergine* : vous en consommerez le fruit cru (pour enlever la peau, faites-la griller).
- *La camomille* : en infusion, 30 à 40 g de feuilles pour 1 litre d'eau.
- *L'eucalyptus*, en décoction : une cuillerée de feuilles séchées et brisées par tasse d'eau bouillante ; laissez bouillir 1 minute, puis infuser 15 minutes.
- *La lavande*, en infusion : 30 g de fleurs pour 1 litre d'eau ; laissez infuser 10 minutes (déconseillé en cas d'inflammation interne).
- *La laitue*, en salade, mais aussi en décoction : entre 60 et 80 g de feuilles pour 1 litre d'eau ; 3 tasses par jour.
- *La mélisse*, en infusion après le repas : 30 à 50 g de sommités fleuries pour 1 litre d'eau bouillante ; laissez infuser 10 minutes.
- *La menthe*, en infusion : 20 à 30 g de feuilles pour 1 litre d'eau.
- *L'oranger*, en infusion : 20 à 30 g de fleurs pour 1 litre d'eau ; laissez reposer pendant 15 minutes ; 2 tasses par jour.
- *Le tilleul*, en infusion : entre 30 et 40 g par de fleurs pour 1 litre d'eau.
- *La verveine* : 30 à 50 g de plante pour 1 litre d'eau. Evitez toutefois d'en faire une consommation à cause de son effet irritant sur les muqueuses de l'estomac.

Stimulantes VOIR AUSSI *Toniques*

Elles aident à stimuler l'organisme des personnes qui se trouvent dans un état dépressif.

Aneth - Avoine - Fenouil - Genévrier - Marguerite - Menthe sauvage.

Sudorifiques
Elles permettent de déclencher une forte transpiration, utile pour éliminer les toxines au cours de certaines maladies. (Descriptions et posologies VOIR *Sudorifiques,* lexique principal).
Menthe - Reine-des-prés - Sureau.

Tonicardiaques VOIR *Toniques* et *Cœur,* lexique principal
Ou cardiotoniques : elles augmentent le tonus du muscle cardiaque.
Alchémille - Aubépine - Chicorée - Eucalyptus - Gentiane - Mélisse.
- *L'alchémille* : en infusion, à raison de 20 g de feuilles pour 1 litre d'eau ; 3 tasses par jour.
- *L'aubépine*, en infusion : 30 à 40 g de fleurs pour 1 litre d'eau ; 2 à 3 tasses par jour.
- *La chicorée*, en infusion : 50 g de racines pour 1 litre d'eau.
- *L'eucalyptus*, en décoction : une cuillerée de feuilles séchées et brisées par tasse d'eau bouillante ; laissez bouillir 1 minute, puis infuser 15 minutes.
- *La gentiane*, en décoction : 15 à 20 g de racines hachées pour 1 litre d'eau ; laissez bouillir pendant 10 minutes. N'en faites pas une consommation quotidienne, car elle risque à la longue de générer certains malaises (maux de tête, nausées).
- *La mélisse*, en infusion : après le repas, 30 à 50 g de sommités fleuries pour 1 litre d'eau bouillante ; laissez infuser 10 minutes.

* Toniques VOIR AUSSI *Asthénie, Faiblesse, Fatigue,* lexique principal
Elles donnent de l'énergie, du courage, aident à retrouver de l'entrain, en exerçant sur l'organisme une action fortifiante et durable.
Alchémille - Artichaut - Avoine - Chicorée - Eucalyptus - Fenugrec - Fumeterre - Gentiane - Ginseng - Houblon - Sauge.
- *L'alchémille* : en infusion, à raison de 20 g de feuilles pour 1 litre d'eau ; 3 tasses par jour.
- *L'artichaut* : vu que la décoction d'artichaut est des plus amères, il est recommandé de vous procurer de l'extrait ou de la teinture-mère chez votre pharmacien : l'extrait, très actif, se prend à raison de 0,60 g par jour ; la teinture-mère, elle, à raison de 20 à 30 gouttes 3 fois par jour, 1/4 heure avant les repas.

- *Avoine* : les flocons, en potages et en bouillies.
- *La chicorée*, en infusion : 50 g de racines pour 1 litre d'eau.
- *L'eucalyptus*, en décoction : une cuillerée de feuilles séchées et brisées par tasse d'eau bouillante ; laissez bouillir 1 minute, puis infuser 15 minutes.
- *Le fenugrec* : l'extrait (disponible chez le pharmacien), ou la farine (2 g par jour).
- *Le fumeterre*, en infusion : 40 g de plante (sans la racine) ; laissez infuser 1/2 heure.
- *La gentiane*, en décoction : 15 à 20 g de racines hachées pour 1 litre d'eau ; laissez bouillir 10 minutes. Ne pas faire de la gentiane un breuvage quotidien : elle risque à la longue de générer certains malaises (maux de tête, nausées).
- *Le ginseng*, en infusion : 1 à 2 g de racine séchée par tasse ; le même morceau peut servir à plusieurs reprises. Une cure d'une semaine à 10 jours, 2 ou 3 fois l'an, pas plus.
- *Le houblon*, en infusion : versez 1 litre d'eau bouillante sur 20 à 30 g de cônes ; laissez infuser dix minutes. Utilisez du miel pour compenser le goût amer.
- *La sauge*, en infusion : 10 g de feuilles sèches par litre d'eau.

Vermifuges
Elles permettent de combattre la présence de parasites dans l'intestin. (Descriptions et posologies : VOIR *Oxyures,* lexique principal).
Ail - Gentiane - Oignon - Matricaire - Serpolet - Thym.

Vulnéraires VOIR AUSSI *Blessures, Cicatrisation*
Elles aident à guérir et à cicatriser les blessures, les lésions externes (descriptions et posologies : VOIR *Blessures,* Lexique I).
Aloe vera - Arnica - Consoude - Hydrastis canadensis.

Achevé d'imprimer en octobre 2012
sur les presses de l'imprimerie EMD S.A.S.
53110 Lassay-les-Châteaux
Numéro d'impression : 27395

Imprimé en France